Heilkräfte der Natur

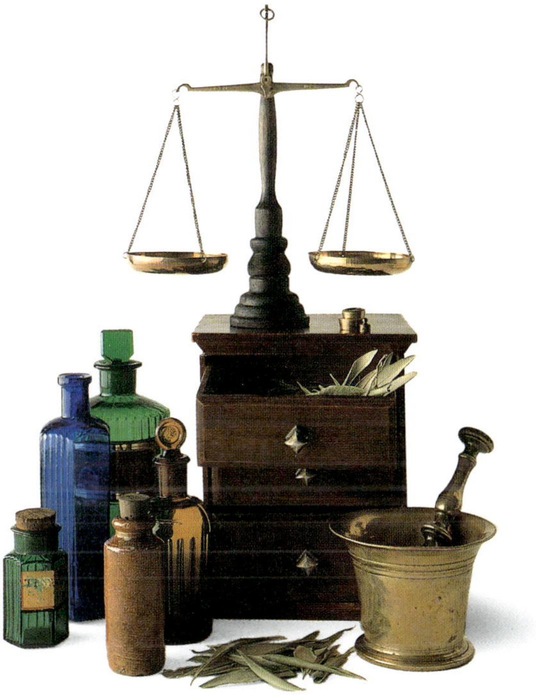

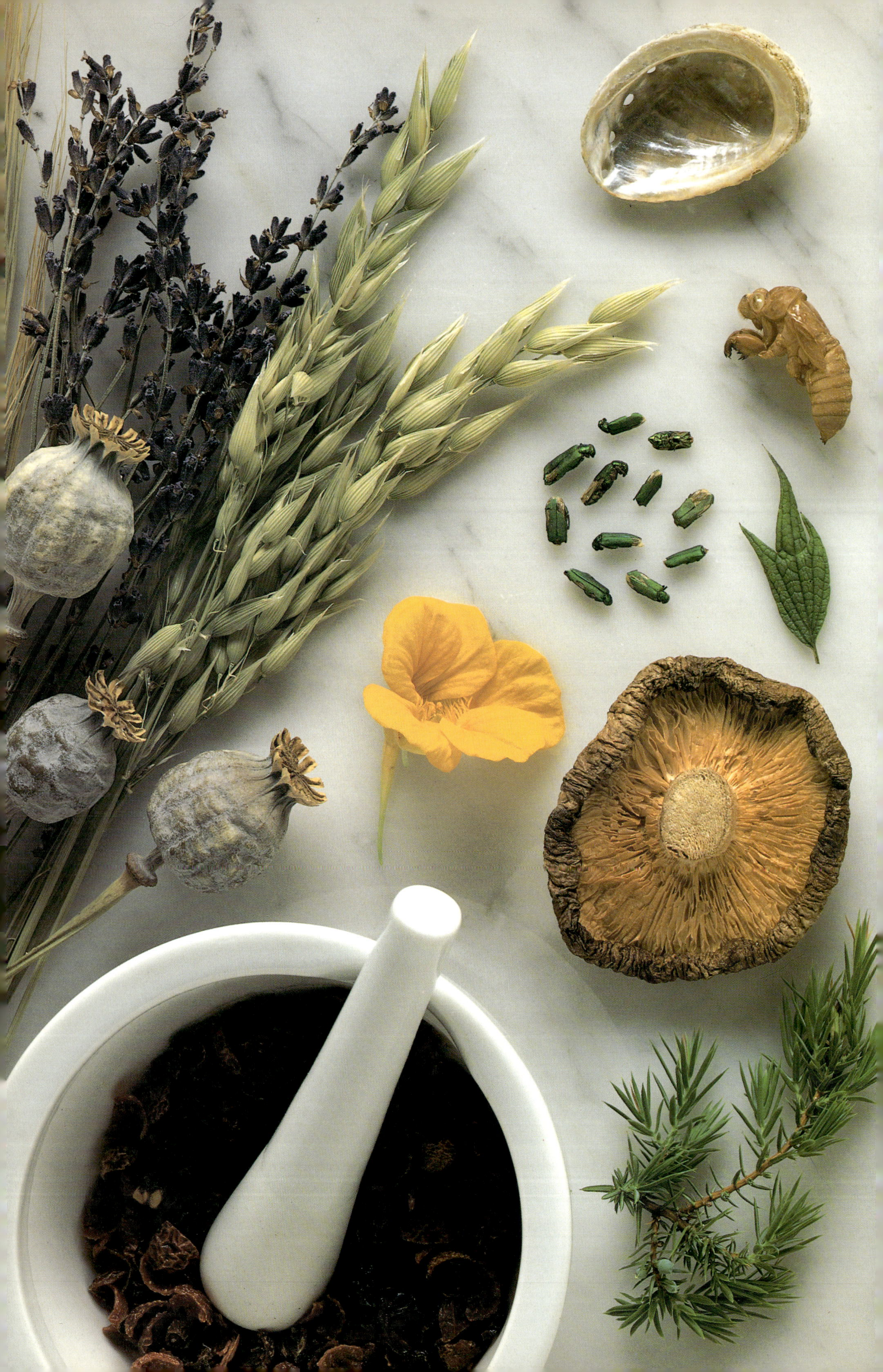

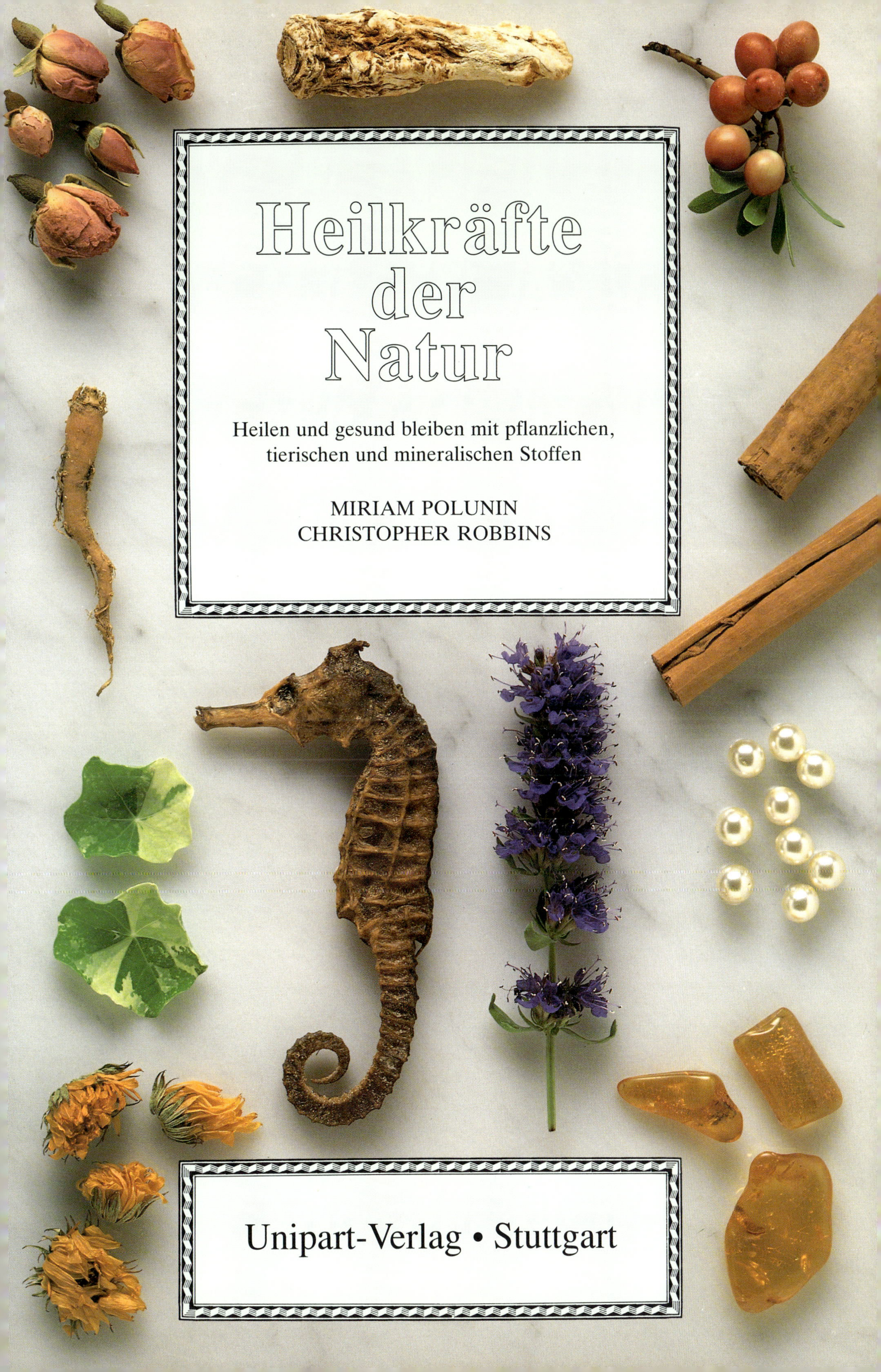

Heilkräfte der Natur

Heilen und gesund bleiben mit pflanzlichen, tierischen und mineralischen Stoffen

MIRIAM POLUNIN
CHRISTOPHER ROBBINS

Unipart-Verlag • Stuttgart

Lizenzausgabe für
UNIPART VERLAG GMBH
Remseck bei Stuttgart, 1997

Aus dem Englischen übersetzt von Angelika Feilhauer
Redaktion: Angelika Franz
Fachliche Beratung: Andreas Fehrig
Korrektur und Register: Petra Tröger

Die Originalausgabe mit dem Titel *The Natural Pharmacy*
wurde erstmals 1992 im Velag Dorling Kindersley Limited, London, veröffentlicht

Ein Dorling Kindersley Buch

ISBN 3 8122 3627 3

WICHTIGER HINWEIS

Dieses Buch ist kein medizinisches Fachbuch.
Alle Informationen sind allgemeiner Art und nicht auf individuelle Befindlichkeiten bezogen. Weder die Autoren noch die Verlage und ihre Mitarbeiter können irgendeine Haftung übernehmen für eventuelle Unverträglichkeitsreaktionen bezüglich der Heilmittel, Ratschläge oder Anleitungen, die in diesem Buch enthalten sind. Es wird dringend davon abgeraten, Selbstdiagnosen zu stellen oder bei schwerwiegenden und längerfristigen Problemen eine Eigenbehandlung ohne qualifizierten Fachmann durchzuführen. Von jeglicher Selbstbehandlung ist außerdem prinzipiell abzuraten, während man sich in ärztlicher Behandlung befindet und Medikamente einnimmt.

Inhalt

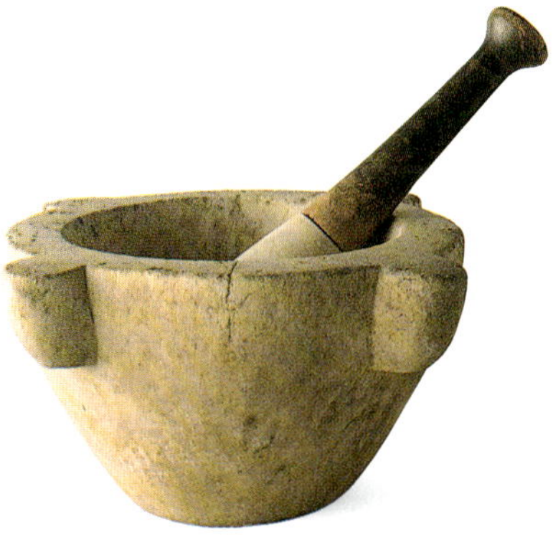

Einleitung

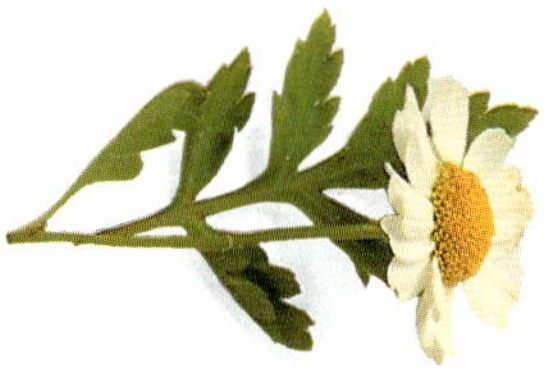

In jeder Kultur der Menschheitsgeschichte wurden Pflanzen, Tiere und Mineralien verwendet, um Heilmittel herzustellen. Schon in ägyptischen Hieroglyphen, der Bibel und alten chinesischen Kräuterbüchern wird ausführlich der umfassende Gebrauch natürlicher Arzneien geschildert, und die Natur ist selbst bis zum heutigen Tag der Hauptlieferant von Heilmitteln. In diesem Buch sind mehr als 230 der wichtigsten Pflanzen, tierischen Substanzen und Mineralien beschrieben, die heute in der Heilkunde eingesetzt werden.

Nach Schätzungen der Weltgesundheitsorganisation benutzen mindestens vier Fünftel der Weltbevölkerung überwiegend, wenn nicht ausschließlich, Naturheilmittel. Selbst in den industrialisierten Ländern basieren bis zu 40 Prozent aller Medikamente auf natürlichen Substanzen. Oft werden sie naturbelassen verarbeitet, in manchen Fällen werden sie entweder im Labor synthetisch hergestellt, oder es handelt sich um Abwandlungen natürlicher Stoffe.

In den Industriegesellschaften erfreuen sich Naturheilmittel einer immer größeren Beliebtheit. Dies ist keineswegs eine Folgeerscheinung des »New Age«, sondern ist darauf zurückzuführen, daß die traditionelle ganzheitliche Praxis neben der modernen pharmazeutischen Industrie wieder zunehmend an Bedeutung gewinnt. Für diese Renaissance gibt es viele Gründe. Die Schulmedizin wurde während der letzten hundert Jahre immer stärker von im Labor hergestellten Substanzen abhängig. Mit diesen Medikamenten konnten in den 40er und 50er Jahren des 20. Jahrhunderts enorme Erfolge bei Infektionskrankheiten erzielt werden, aber bei so verbreiteten Leiden wie Brust-, Lungen- und Darmkrebs, Herzerkrankungen oder Rheumatismus brachten sie keine Heilung. Darüber hinaus nimmt die Sorge über das Ausmaß ihrer Nebenwirkungen ständig zu.

Die Erkenntnis, daß moderne Medikamente keine Wundermittel sind und mehr Probleme verursachen können, als sie beseitigen, kam parallel zu einem sich international entwickelnden Bewußtsein für die Ausbeutung und Zerstörung der Umwelt auf. All dies bildete die Basis für eine erhöhte Sensibilität gegenüber dem komplizierten Netz der wechselseitigen Abhängigkeiten zwischen Lebewesen und führte zu einem größeren Verständnis gegenüber ganzheitlichen Gesundheitssystemen und natürlichen Heilmethoden.

Das Wissen um die Heilwirkungen von Pflanzen, Tieren und Mineralien ist ein außergewöhnliches Zeugnis für die kulturelle und intellektuelle Entwicklung der menschlichen Zivilisation. Wenn man bedenkt, wie wenig wir heute über unseren Planeten wissen, muß man sich verwundert fragen, wie »primitive« Kulturen die in ihrer Umwelt verborgenen Heilkräfte entdeckten. Noch erstaunlicher ist, daß in Tausende von Kilometern auseinanderliegenden Gesellschaften, zwischen denen es offenbar keinen Informationsaustausch gab, die gleichen oder eng verwandte Pflanzen für dieselben Krankheiten verwendet wurden.

Unsere Vorfahren, die nicht einmal einen Stift besaßen, um ihre Entdeckungen niederzuschreiben, müssen über eine außergewöhnliche Beobachtungsgabe und Intuition verfügt haben, diese Heilmittel der Natur zu entdecken. Es standen ihnen weder Laboratorien noch Computer zum Austesten zur Verfügung, doch wahrscheinlich unterzogen sie ihre Mittel einer weitaus umfangreicheren praktischen Überprüfung, als es jedes moderne Medikament erfährt. Jeder einzelne der Gesellschaft, der eine Arznei einnahm, testete sie letztendlich, und nur Mittel, die man als wirksam und sicher einstufte, fanden auch in der nächsten Generation noch Verwendung. So wurden über Generationen hinweg die therapeutischen Eigenschaften von Pflanzen, Tieren und Mineralien einer kontinuierlichen Beurteilung unterzogen. Es ist daher nicht verwunderlich, daß die moderne Naturwissenschaft immer wieder Wirkungsweisen von Mitteln bestätigt, die man bereits vor Jahrhunderten verwendete.

Die Heilkunde war schon immer eng mit Mythen, Religion und Macht verknüpft. Wir mögen heute über manchen Aberglauben, der sich um die Medizin rankte, spotten, doch zu ihrer Zeit lieferten diese Vorstellungen – gemessen an den beschränkten Möglichkeiten unserer Vorfahren – akzeptable Erklärungen für die Geheimnisse der Welt. Obwohl sich unsere naturwissenschaftlichen Kenntnisse beträchtlich vergrößert haben, hat sich bis heute mancher dieser Aberglauben erhalten, und Religionen bieten noch immer spirituelle Erklärungen für die Rätsel der Welt und des Lebens.

Auch wenn in weit voneinander entfernten Teilen der Welt nach wie vor die gleichen Arzneien Verwendung finden, werden sie doch in verschiedenen Heilsystemen auf unterschiedliche Weise eingesetzt. Systeme wie die traditionelle chinesische Medizin oder Indiens Ayurweda unterscheiden sich von der Schulmedizin durch ihren ganzheitlichen Ansatz, das heißt, sie behandeln stets den ganzen Menschen. In ihnen wird die Gesundheit als ein Zustand der Harmonie oder des Gleichgewichts, sowohl innerhalb des Körpers als auch zwischen Individuum und Umwelt, betrachtet. Demnach ist Krankheit die Folge eines Ungleichgewichts, und Arzneien dienen dazu, die verlorengegangene individuelle Harmonie wiederherzustellen.

Die Natur hält Tausende interessanter und wichtiger Heilmittel bereit. Die für dieses Buch ausgewählten Pflanzen, tierischen Substanzen und Mineralien werden entweder heute noch verwendet oder erlangten in der Geschichte der Medizin einmal große Bedeutung. Darüber hinaus wirft die Auswahl ein Licht auf das breite Spektrum von Krankheiten, die mit Naturheilmitteln behandelt werden können. Nicht aufgenommen wurden Mittel, die zwar immer noch in Gebrauch sind, aber von bedrohten Arten stammen, etwa von Moschustieren, Schuppentieren, Walen oder Nashörnern.

Es erscheint als Ironie des Schicksals, daß heute die größten Pharmakonzerne Wissenschaftler in die Dschungel Südamerikas entsenden, damit sie dort nach natürlichen Wirkstoffen für neue Medikamente suchen. Mittlerweile gibt es Indizien dafür, daß der enge Kontakt mit der vollkommenen Harmonie unberührter Natur ein größeres Verständnis für die Verwendung der dort vorhandenen natürlichen Heilmittel aufkommen läßt, und möglicherweise wächst dadurch auch die Einsicht, Krankheit und Heilung in Beziehung zum ganzen Menschen und seiner Umwelt zu sehen. Die Natur wird weiterhin Krankheitssymptome und Erkrankungen, die die Folge eines Lebens in einer hochzivilisierten Gesellschaft sind, mildern.

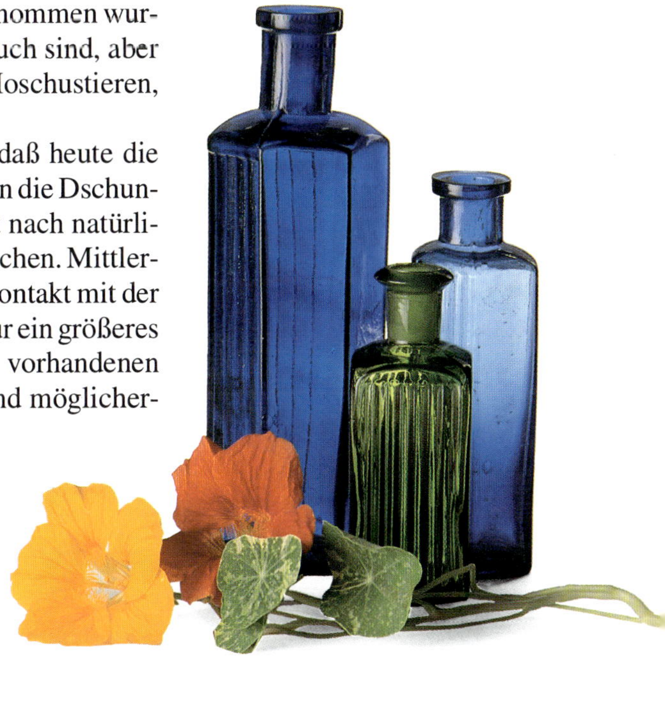

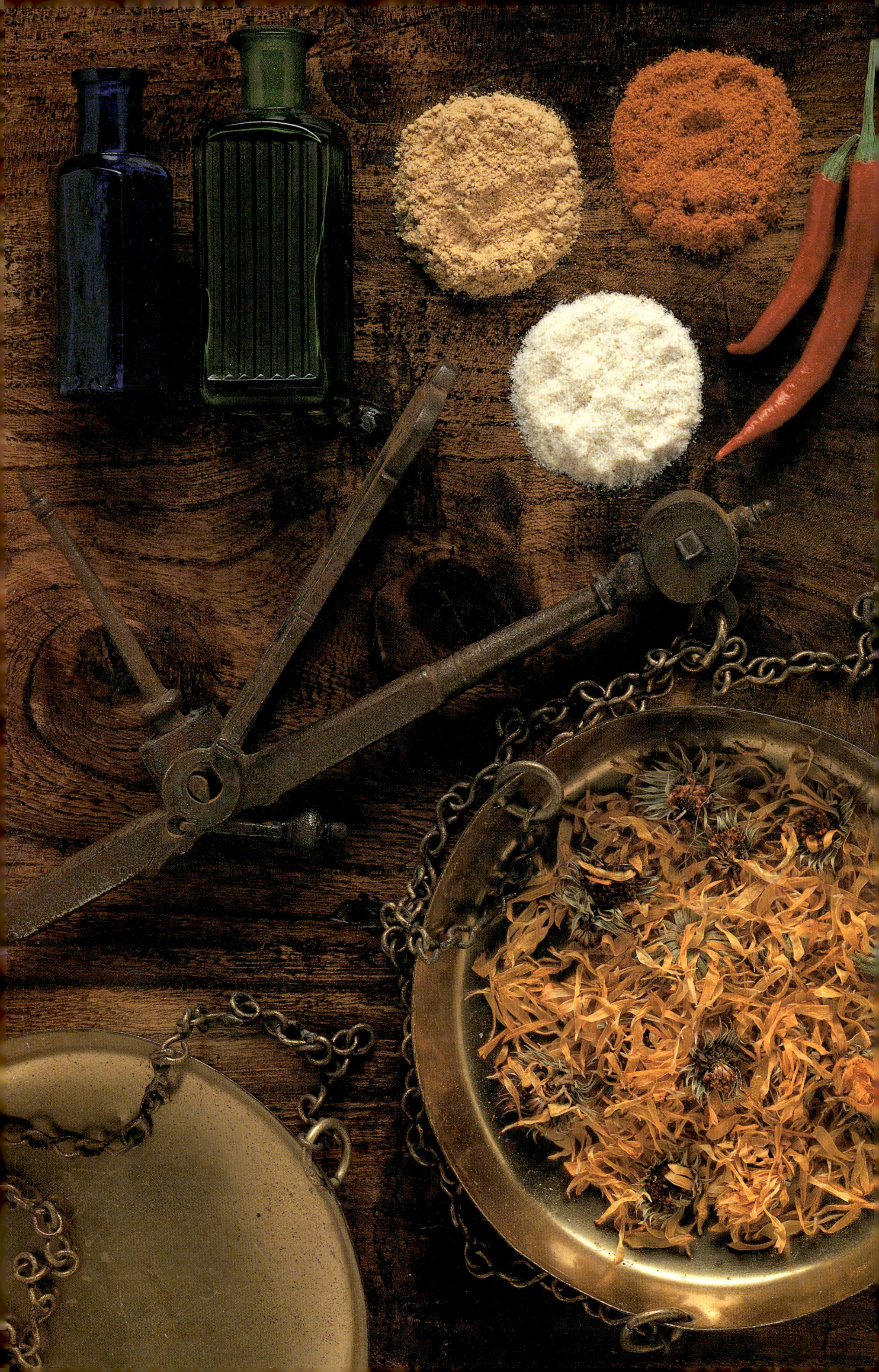

Heilmethoden der Vergangenheit und Gegenwart

Das folgende Kapitel zeigt die Entwicklung und Ausbreitung der Medizin seit ihren Anfängen. Daneben sind in einer Übersicht die Verfahren und Substanzen dargestellt, die in den wichtigsten medizinischen Systemen verwendet werden.

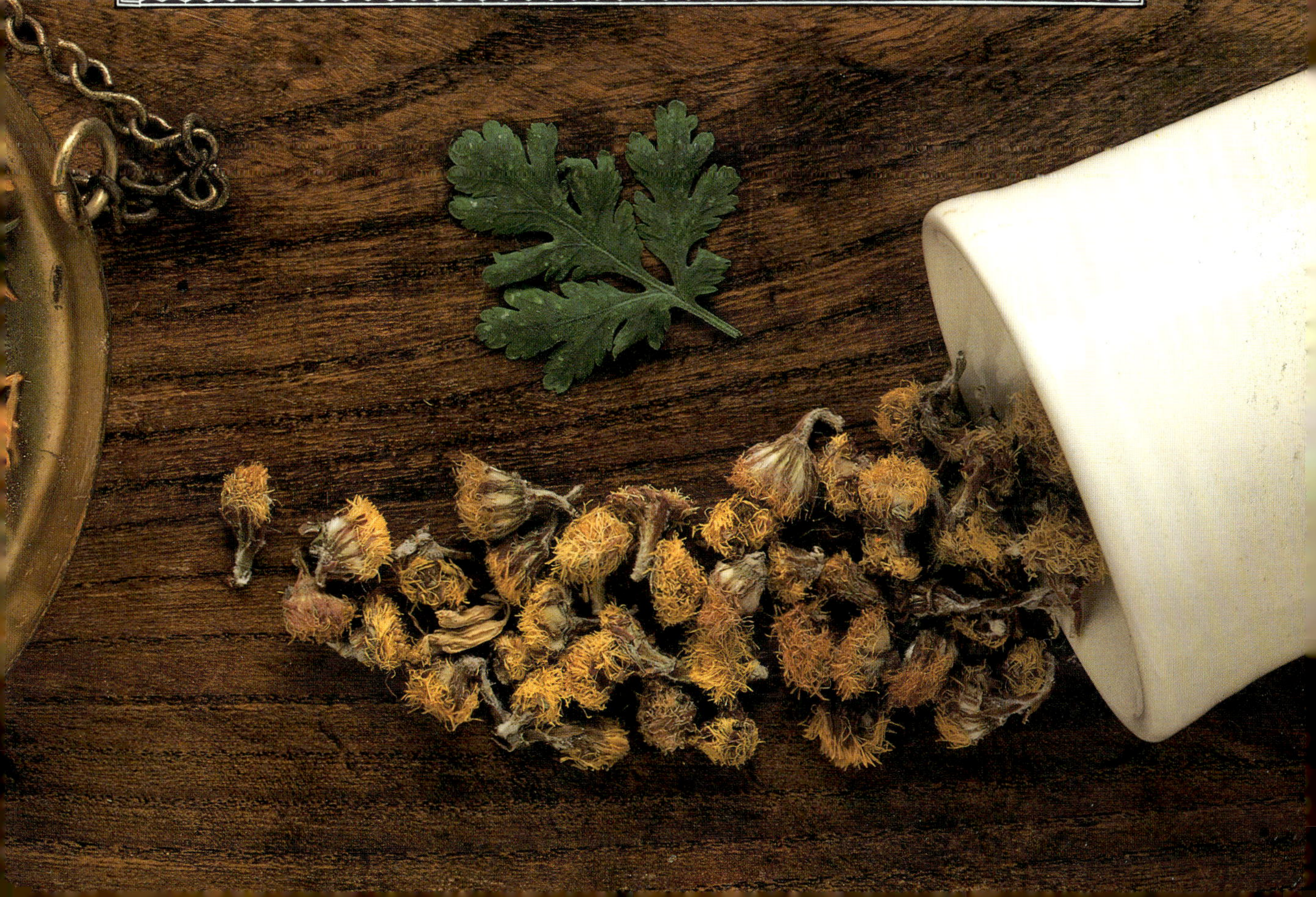

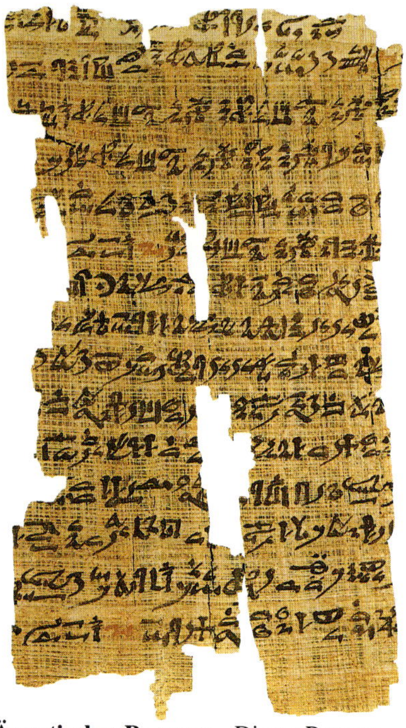

Ägyptischer Papyrus Dieses Papyrusfragment stammt etwa aus dem Jahr 1200 v. Chr. Auf ihm findet sich ein Rezept für ein Kopfschmerzmittel mitsamt einer Zauberformel, die »über einem Krokodil aus Ton mit Korn im Maul« gesprochen werden mußte.

Kleine Geschichte der Medizin

Schon von jeher diente den Menschen die Natur als Quelle für Heilmittel. Die ältesten schriftlichen medizinischen Aufzeichnungen sind etwa 3500 Jahre alt, doch haben Paläontologen auch unter den Überresten von Neandertalern Sträuße aus Heilkräutern gefunden.

Alte Zivilisationen

Ägyptische Papyrusrollen aus der Zeit um 1600 v. Chr. nennen eine Fülle von pflanzlichen, tierischen und mineralischen Arzneien, von denen viele heute noch benutzt werden. So finden sich dort beispielsweise Pflanzen wie Koriander, Fenchel, Enzian, Bilsenkraut, Wacholder, Granatapfel, Kassie, Thymian und Wermut, Mineralien wie Aluminiumhydroxid, Kupfer, Eisen, Kalk, Magnesiumhydroxid und Quecksilber oder tierische Substanzen wie Honig, Ochsenleber, Wachs und verschiedene Fette. Etwa aus der gleichen Zeit stammen Tontafeln aus Mesopotamien, jenem fruchtbaren Dreieck zwischen Euphrat und Tigris, mit Listen von pflanzlichen Heilmitteln wie Rizinusöl, Myrrhe und Opium. In China ritzte man während der Zeit der Shang-Dynastie, die um 1500 v. Chr. herrschte, Informationen über pflanzliche Arzneien in Knochen (sogenannte Orakelknochen), von denen Archäologen bisher etwa 160 000 Stück entdeckt haben. Auch das Alte Testament ist voll von Hinweisen auf natürliche Heilmittel aus Alraune, Zimt, Weihrauch und Stinkasant.

Medizin des alten Ägypten Bereits 1600 v. Chr. legten die Ägypter den Gebrauch von Arzneien schriftlich nieder. Dieses Steinrelief zeigt Schreiber mit Papyrusrollen.

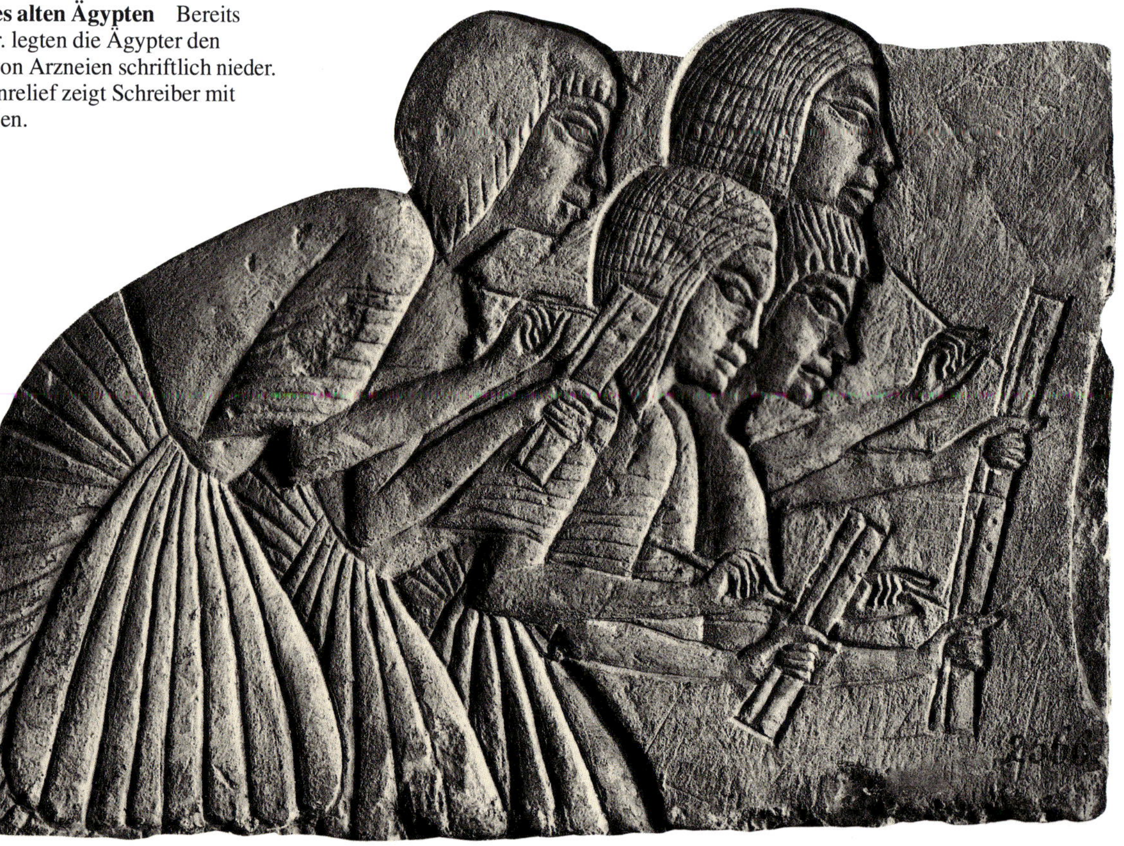

Wie kamen die Menschen damals zu ihrem Wissen? Vermutlich entwickelte sich im Verlauf von etwa 300 000 Jahren Naturbeobachtung allmählich ein umfangreicher Gebrauch von Pflanzen, Mineralien und tierischen Substanzen, mit denen bestimmte Wirkungen hervorgerufen werden sollten. Doch wahrscheinlich nahm diese Entwicklung lange vor dem Beginn der Menschheitsgeschichte ihren Anfang, denn auch Tiere suchen sich instinktiv die Nahrungsmittel und Futtermengen, die sie brauchen, um gesund zu bleiben. Außerdem meiden sie giftige Pflanzen und »wissen« mitunter sogar, was sie im Krankheitsfall fressen müssen. Ähnlich verhielt es sich sicher mit den ersten Menschen.

Schon lange vor der Erfindung der Schrift gab es in allen Gemeinschaften bestimmte Personen, die sich ein besonders großes Wissen über Heilmittel angeeignet hatten und zu Rate gezogen wurden, wenn spezielle Sachkenntnis notwendig schien. So begann die Trennung zwischen Medizin und Eigenbehandlung.

Die traditionelle chinesische Medizin

Die Anfänge der chinesischen Naturheilkunde sind von Legenden umgeben und sollen mehr als 5000 Jahre zurückliegen. Sicher ist, daß das chinesische Wissen über die Verwendung von pflanzlichen, tierischen und mineralischen Arzneien erst im 2. Jahrhundert n. Chr. langsam seinen Weg nach Europa fand. Dennoch wurden bereits vor dieser Zeit in der chinesischen und der ägyptischen Medizin verblüffend viele ähnliche Mittel benutzt. So waren in beiden Kulturen Opium und Chinesischer Rhabarber (mit ihnen wurde um Christi Geburt bereits international gehandelt), Zimt, Hydnocarpusöl (auch im alten Indien gebräuchlich) und Quecksilber bekannt.

Noch heute gibt es bei den in Ost und West verwendeten Arzneien Überschneidungen, für die hinter ihrer Anwendung stehenden Denkweisen trifft dies jedoch nicht mehr zu. Zunächst gingen beide Systeme von der Vorstellung aus, daß Gesundheit auf einem Zustand des Gleichgewichts zwischen den wesentlichen natürlichen Elementen, die einen Menschen ausmachen, beruhen würde. Während jedoch bis zum 16. Jahrhundert die meisten europäischen Ärzte dazu übergegangen waren, ihre Arzneien aufgrund des jeweiligen Leidens zu verordnen, betrachtete man in der chinesischen Medizin Krankheit weiterhin als Folge mangelnder Harmonie zwischen einem Patienten, seinen Lebensumständen und seiner Umwelt.

Im Mittelpunkt der chinesischen Medizin steht die Idee von fünf natürlichen Erscheinungen (Holz, Feuer, Erde, Metall und Wasser), die – gekoppelt mit den Theorien über Yin und Yang und Qi (Energie oder Lebenskraft) – zur Erklärung aller Veränderungen und Prozesse herangezogen wird, welche in einem Menschen beziehungsweise zwischen Mensch und Umwelt geschehen. Entsprechungen findet die chinesische Elemententheorie im Ayurweda und der frühen griechischen Medizin, die sich etwa zur gleichen Zeit entwickelten.

In vielen Dingen war die chinesische Heilkunde der im Westen weit voraus. Verblüffende Beispiele sind die Beschreibung des Blutkreislaufes, etwa 2000 Jahre früher als im Westen, die Erkennung von Diabetes im 7. Jahrhundert sowie die Pockenimpfung im 10. Jahrhundert. Darüber hinaus hatte bereits 800 Jahre vor Erfindung der Druckerpresse im Westen in ganz China ein gedrucktes Heilpflanzenbuch Verbreitung gefunden.

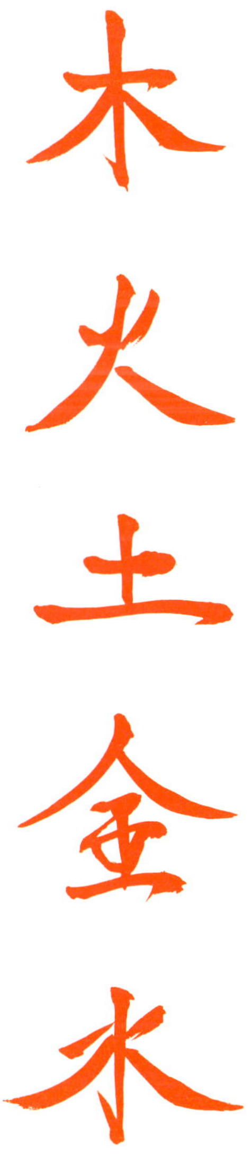

Die fünf Elemente Diese chinesischen Schriftzeichen stehen für Holz, Feuer, Erde, Metall und Wasser – jene fünf Elemente, die in der traditionellen chinesischen Medizin bei der Diagnose und Behandlung von Krankheiten auch heute noch eine wichtige Rolle spielen.

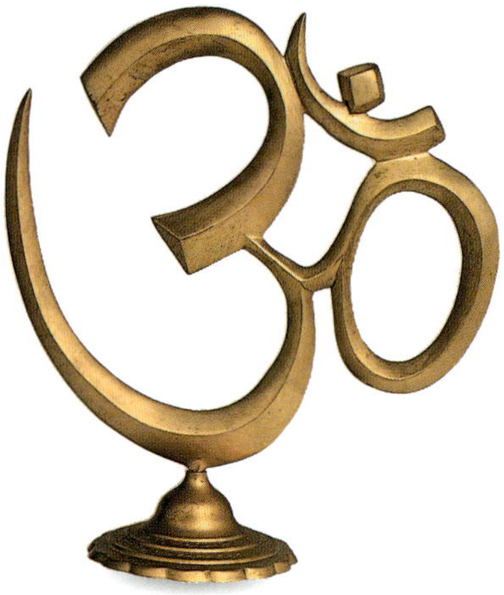

Om Dieses Symbol repräsentiert in der ayurwedischen Medizin die Lebenskraft und dient bei Meditationen oft als Konzentrationshilfe.

Ayurweda in Indien

Die ayurwedische Medizin ist ebenfalls ein System, das vermutlich früher als westliche Heilmethoden entstand und sich, wie die chinesische Heilkunde, im Laufe seiner Geschichte kaum verändert hat. Auch sie definiert Gesundheit als ein Gleichgewicht zwischen Mensch und Umwelt. Als ganzheitliches System berücksichtigt die Ayurwedik Faktoren wie Klima, Arbeit, Eßgewohnheiten, Körperbewegung, Emotionen, Spiritualität und sogar Sexualität. Die Theorie von den fünf ayurwedischen Elementen – Erde, Luft, Feuer, Wasser und Äther – läßt ebenfalls einen Austausch mit anderen Kulturen, etwa mit dem alten Griechenland, vermuten. Wie die chinesische Medizin kennt Ayurweda eine Lebenskraft, die *prana* genannt wird.

Da viele Inder Vegetarier sind, bedient sich die Ayurwedik hauptsächlich Pflanzenheilmitteln, und auch darin gibt es viele Überschneidungen mit den in China und im Westen verwendeten Pflanzen. Unter den zahlreichen Mitteln, die sowohl früher als auch heute von Ayurweda praktizierenden Ärzten eingesetzt werden, befinden sich beispielsweise Süßholz, Ingwer, Granatapfel, Myrrhe, Basilikum, Knoblauch, Kurkuma, Eisenhut und Aloe.

Während der Zeit des Mogulreiches (16. bis 19. Jahrhundert) verlor die ayurwedische Medizin an Bedeutung, und die griechisch-arabische Tradition des Unani Tibb fand Eingang in Indien (siehe Seite 14 und 26). Das Volk wandte jedoch die ayurwedische Medizin weiterhin an, und auch die Ärzte schenken ihr wieder verstärkt Aufmerksamkeit.

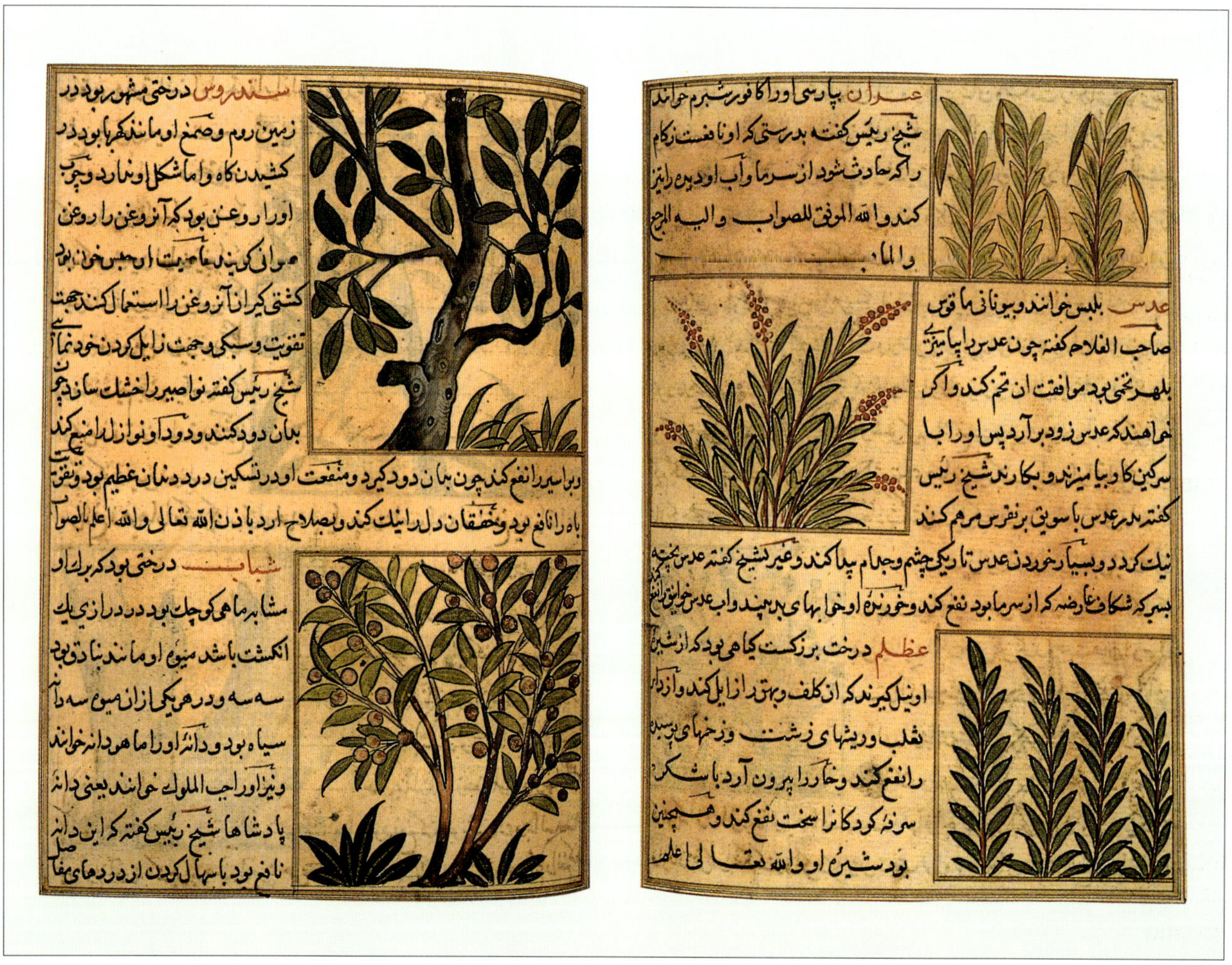

Indisches Heilpflanzenbuch Das im 17. Jahrhundert in Persisch verfaßte Heilpflanzenbuch entstand während der Mogulherrschaft in Indien.

Die Entwicklung der griechischen Medizin

Im alten Griechenland begann im 5. Jahrhundert v. Chr. Empedokles von Akragas zu lehren, alles Leben würde auf vier Elementen – Feuer, Wasser, Luft und Erde – beruhen, und diese wiederum würden mit vier Körpersäften korrespondieren – Schleim, Blut, schwarzer und gelber Galle. Von nun an gingen die griechischen Ärzte davon aus, daß Gesundheit ein Zustand ist, der vom richtigen Gleichgewicht zwischen den Körpersäften abhing. Diese Theorie war die erste, die Krankheiten nicht übernatürlichen Ursachen zuschrieb. Sie sollte die Medizin des Westens für mehr als 2000 Jahre beherrschen.

Hippokrates (460–375 v. Chr.), der heute noch als Begründer der Medizin gilt, setzte mit seinen Methoden Maßstäbe. Er untersuchte die jeweiligen Reaktionen eines Patienten auf eine bestimmte Krankheit und nutzte dessen Selbstheilungskräfte, um Disharmonien wieder ins Gleichgewicht zu bringen. Seine Behandlung war auf den einzelnen Patienten abgestimmt und bezog neben pflanzlichen Heilmitteln unter anderem auch eine Diät, Massagen und Wassertherapie mit ein. Selbst die besten griechischen Ärzte wußten wenig über die Wirkungsweise ihrer Mittel, doch sie beobachteten die Reaktionen der Patienten äußerst genau und erweiterten auf diese Weise ihr Wissen. Im 3. Jahrhundert v. Chr. verfaßte Theophrast ein Werk, das 455 Heilpflanzen enthielt; vermutlich war es das erste westliche Arzneipflanzenbuch.

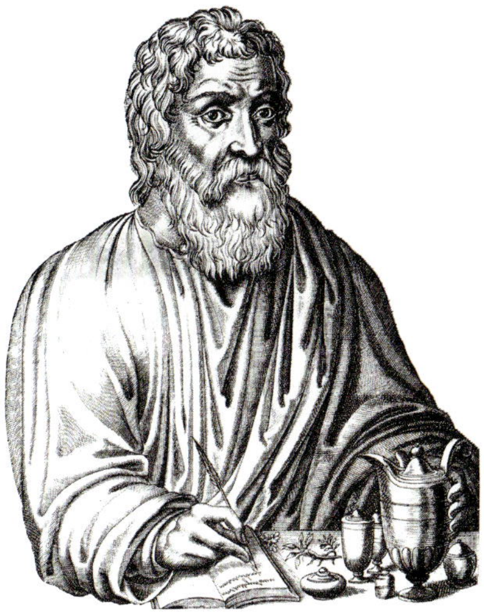

Begründer der Medizin Hippokrates kannte etwa 300 Heilmittel, von denen viele heute noch verwendet werden, wie Zaunrübe, Kamille, Tausendgüldenkraut, Kassie, Knoblauch, Zimt und Rosmarin. Diese Mittel waren überall erhältlich und konnten als fertige Präparate gekauft oder nach den Anweisungen eines Arztes frisch zubereitet werden.

Medizin der alten Römer

Die Medizin der Römer bestand im wesentlichen aus hippokratischen Behandlungsmethoden und einer betäubenden Mischung aus Magie und Religion. Dennoch gelangen ihnen enorme Fortschritte in der Krankheitsvorbeugung, indem sie im 6. Jahrhundert v. Chr. eine Trinkwasserversorgung und Abwasserbeseitigung einführten. Darüber hinaus war ihnen das Problem der Ansteckung und Krankheitsübertragung bewußt: Sie sonderten daher infizierte Kranke bei Epidemien ab.

In den ersten zwei Jahrhunderten n. Chr. wurde die Medizin der Römer von drei Männern entscheidend geprägt. Celsus schrieb ein umfangreiches medizinisches Werk, in dem sich auch Mineralien wie Quecksilber, Arsen und Blei fanden, die die Ägypter benutzt hatten. Dioskurides verfaßte eine der größten Arzneimittellehren aller Zeiten, in der 600 Pflanzen beschrieben und farbig illustriert waren. Neben Anweisungen zur Auswahl und Aufbewahrung von Pflanzen enthielt sie auch ausführliche Angaben über die Verwendung der Silberweide (aus der ursprünglich Aspirin gewonnen wurde) zur Schmerzbekämpfung. Noch größeren, wenn auch mitunter zweifelhaften Einfluß hatte Galen. Er forderte von offiziellen Stellen eine Prüfung, ob Heilmittel tatsächlich die behaupteten Substanzen enthielten. Daneben stellte er aber auch Kräutermixturen her, sogenannte galenische Mittel, bei denen es sich um eine Neuauflage älterer ägyptischer und griechischer Mixturen handelte und die als Allheilmittel zu einem enormen Preis verkauft wurden. Komplizierte Mischungen aus bis zu hundert Substanzen, Theriaks genannt, waren zu dieser Zeit weit verbreitet und öffneten in den folgenden Jahrhunderten Betrug und Geldschneiderei Tür und Tor.

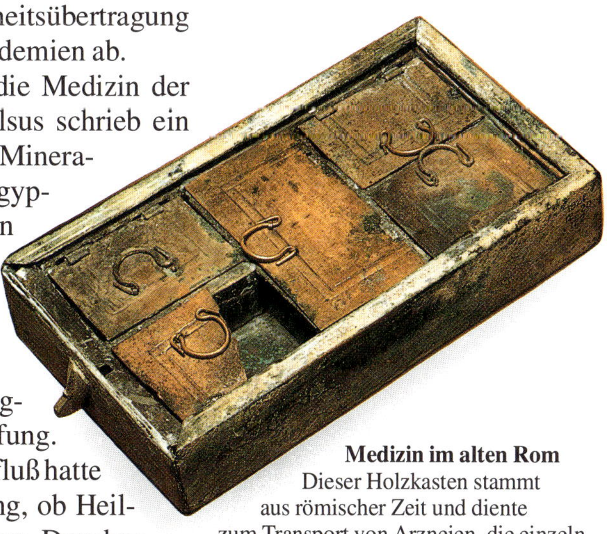

Medizin im alten Rom
Dieser Holzkasten stammt aus römischer Zeit und diente zum Transport von Arzneien, die einzeln in die mit Deckeln verschlossenen Fächer gefüllt wurden.

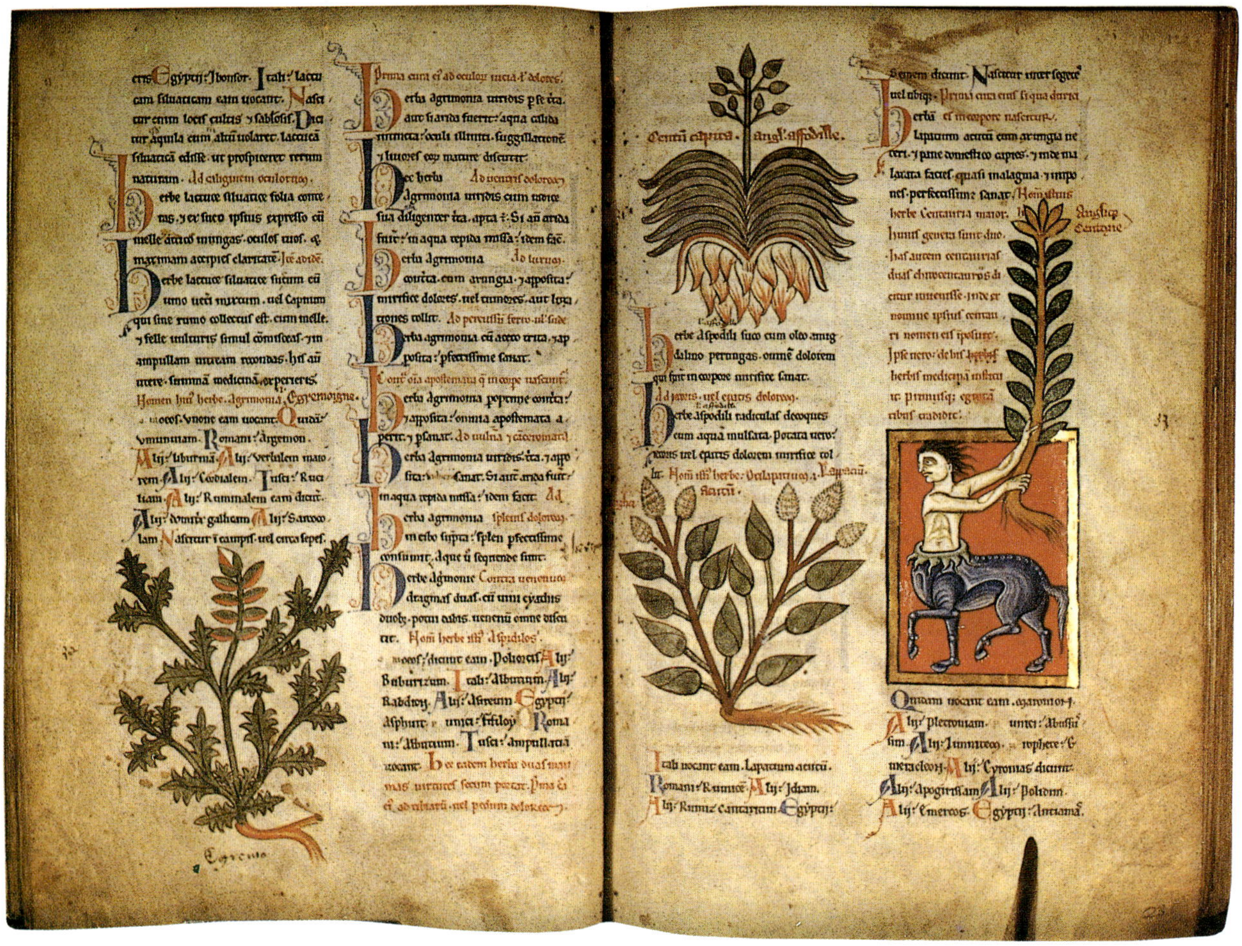

Alte Heilpflanzenkunde Diese anglonormannische Handschrift aus dem 12. Jahrhundert ist ein schönes Beispiel für die mittelalterlichen Pflanzenbücher Europas. Sie zeigt in der damaligen Medizin verwendete Pflanzen, doch muß es schwierig gewesen sein, sie anhand solch einfacher Darstellungen zweifelsfrei zu bestimmen.

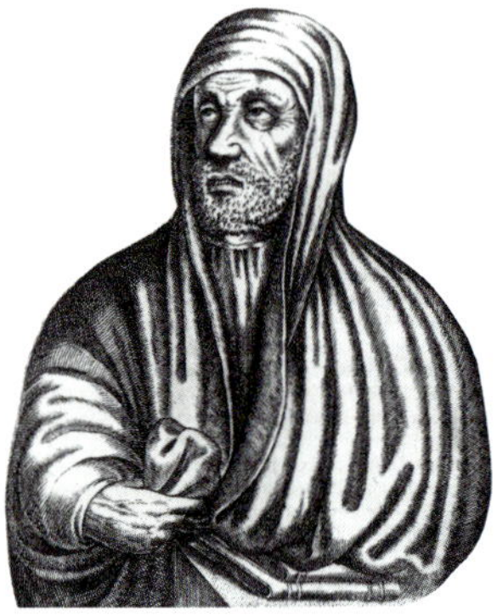

Avicenna Der berühmte persische Arzt Avicenna verfaßte ein medizinisches Handbuch, das die Heilkunde der Welt in den folgenden Jahrhunderten prägen sollte.

Der Islam übernimmt die Führung

Das europäische Mittelalter bedeutete für den Islam ein goldenes Zeitalter. Nach dem Niedergang Roms war es das muslimische Reich, das über 1200 Jahre die Tradition der griechischen Heilkunde lebendig hielt. Perser und Araber ergänzten sie durch Mittel wie Kampfer, Moschus, Brechnuß und Borax, blieben aber den Ideen Galens treu, und judaistische Vorstellungen stärkten die Rolle der Individual- und Sozialhygiene bei der Vorbeugung von Krankheiten.

Die sich daraus entwickelnde griechisch-arabische Medizin wurde im 11. Jahrhundert von dem Arzt Ibn Sina – besser bekannt unter dem Namen Avicenna – in einer Enzyklopädie mit dem Titel *Canon medicinae* beschrieben. Dieses Werk fand im Westen Verbreitung und wurde im späteren Mittelalter und den nachfolgenden Jahrhunderten die Basis der Heilkunde. In Indien findet Avicennas Medizin, der das griechische System der Körpersäfte zugrunde liegt, unter der Bezeichnung Unani Tibb heute noch Anwendung. »Unani« bedeutet im Arabischen »von den Griechen«, und »Tibb« ist das arabische Wort für Medizin und Heilung.

Nach dem Niedergang des Römischen Reiches sollten in Europa sechs Jahrhunderte vergehen, bevor dort erneut medizinische Werke entstanden und die Forschung zu neuem Leben erwachte. In dieser Zeit mußten sich die meisten Menschen im Krankheitsfall mit Volksmedizin, Ritualen und Magie begnügen. Allein die Klöster blieben Orte der Bildung und Wissenschaft, wo man das Wissen über Medizin und Heilpflanzen bewahrte und Manuskripte mühevoll von Hand kopierte.

Renaissance – die Zeit der neuen Ideen

Zu den Ereignissen, die im Westen zu einer erneuten Beschäftigung mit der von arabischen Heilern aufrechterhaltenen medizinischen Tradition führten, gehörten die Verbreitung byzantinischen Wissens, die Genesung Europas von der Pest, die Entdeckungsfahrten des Christoph Kolumbus und die Erfindung der Druckerpresse. Zwar nahmen die Kenntnisse über Bau und Funktionsweise des menschlichen Körpers enorm zu, doch die Ideen von Galen und Avicenna hatten noch immer so viel Einfluß, daß die Unterschiede zwischen dem Verlauf der gleichen Krankheit bei den einzelnen Patienten vernachlässigt wurden.

Unter der Führung des Theophrastus Bombastus von Hohenheim (1493–1541), der sich selbst Paracelsus nannte, was wörtlich übersetzt »besser als Celsus« (der römische Arzt) bedeutet, formierte sich schließlich Widerstand. Er begründete die Signaturenlehre und sagte die Entdeckung von Wirkstoffen in Pflanzen voraus. Darüber hinaus suchte er die Ursachen von Krankheit nicht in einem Ungleichgewicht der Körpersäfte, sondern in äußeren Ereignissen. Da Paracelsus als junger Mann in Quecksilberminen gearbeitet hatte, galt Metallen und Mineralien sein besonderes Interesse. Er trieb die Behandlungsmethoden mit Quecksilber und Antimon voran, wobei er irrtümlicherweise glaubte, ihre schädlichen Wirkungen durch Purifizierung vermeiden zu können. Seine Behandlungsmethoden erfuhren bei seinen Schülern einen Aufschwung, als neue Mittel südamerikanischer Indianer aufkamen. Der Chinarindenbaum lieferte nun Chinin, das wie ein Zaubermittel gegen Malaria erscheinen mußte. Dagegen war die Syphilis offenbar ein perfektes Beispiel für eine Krankheit, die ein stärkeres Mittel als Quecksilber erforderte.

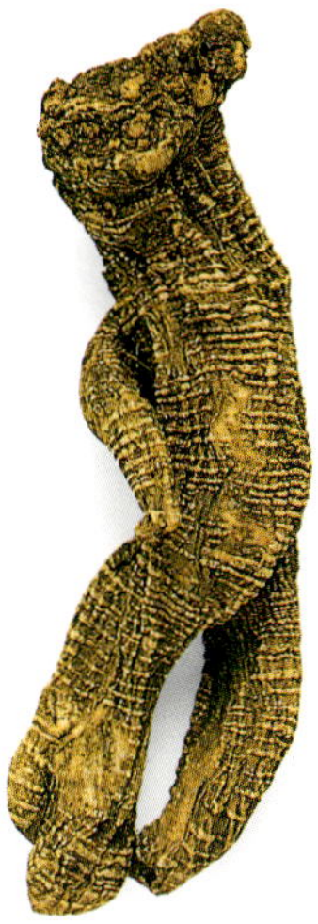

Alraune Nach der Signaturenlehre wurden natürliche Heilmittel von Gott mit einem sichtbaren Hinweis auf ihren besten Verwendungszweck ausgestattet. Zum Beispiel erinnert die Alraune an eine menschliche Gestalt, und daher glaubte man, daß sie diese Gestalt hervorbringen konnte, das heißt gegen Unfruchtbarkeit half.

Arzneien der Neuen Welt Als die Europäer Nord- und Südamerika eroberten, entdeckten sie dort zahlreiche neue Heilmittel wie etwa die Brechwurzel, ein wirksames Mittel gegen die Ruhr.

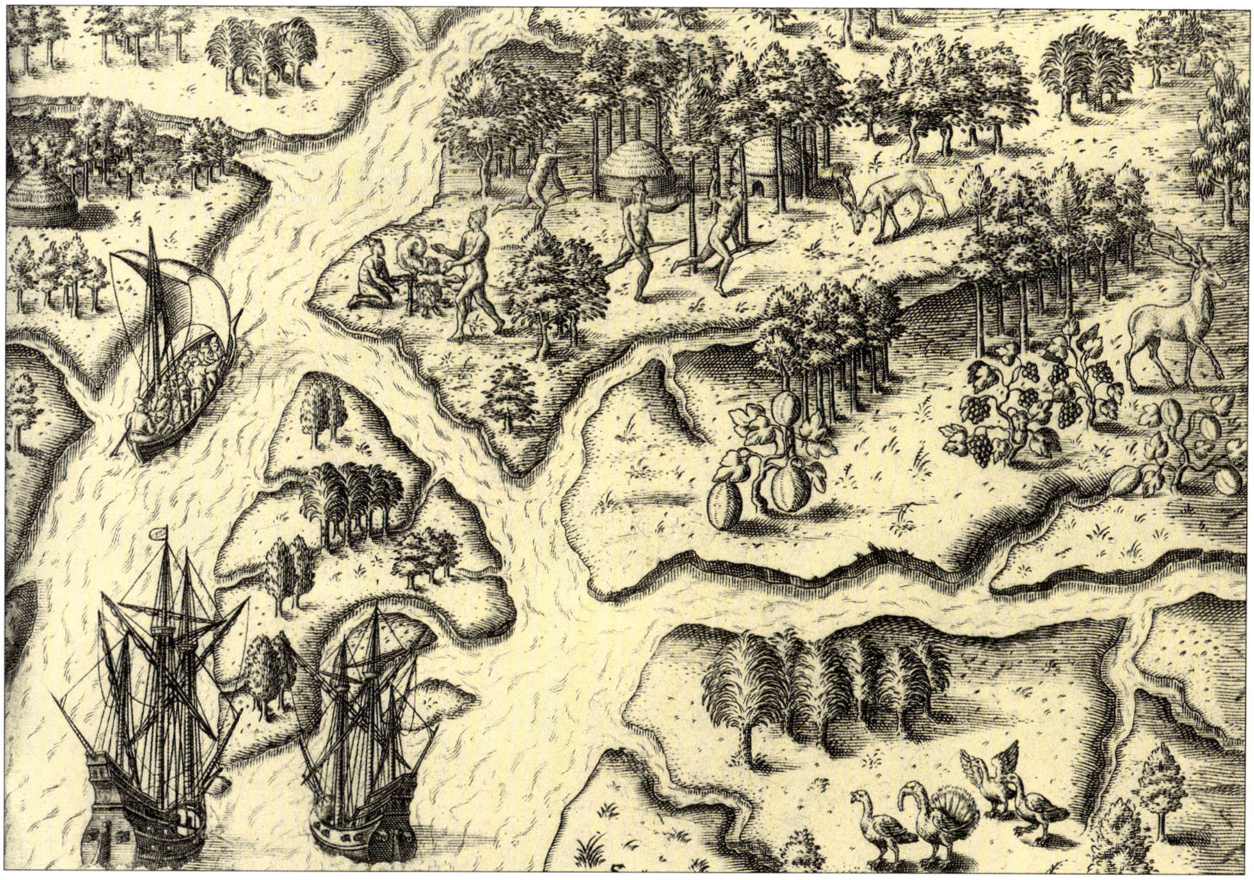

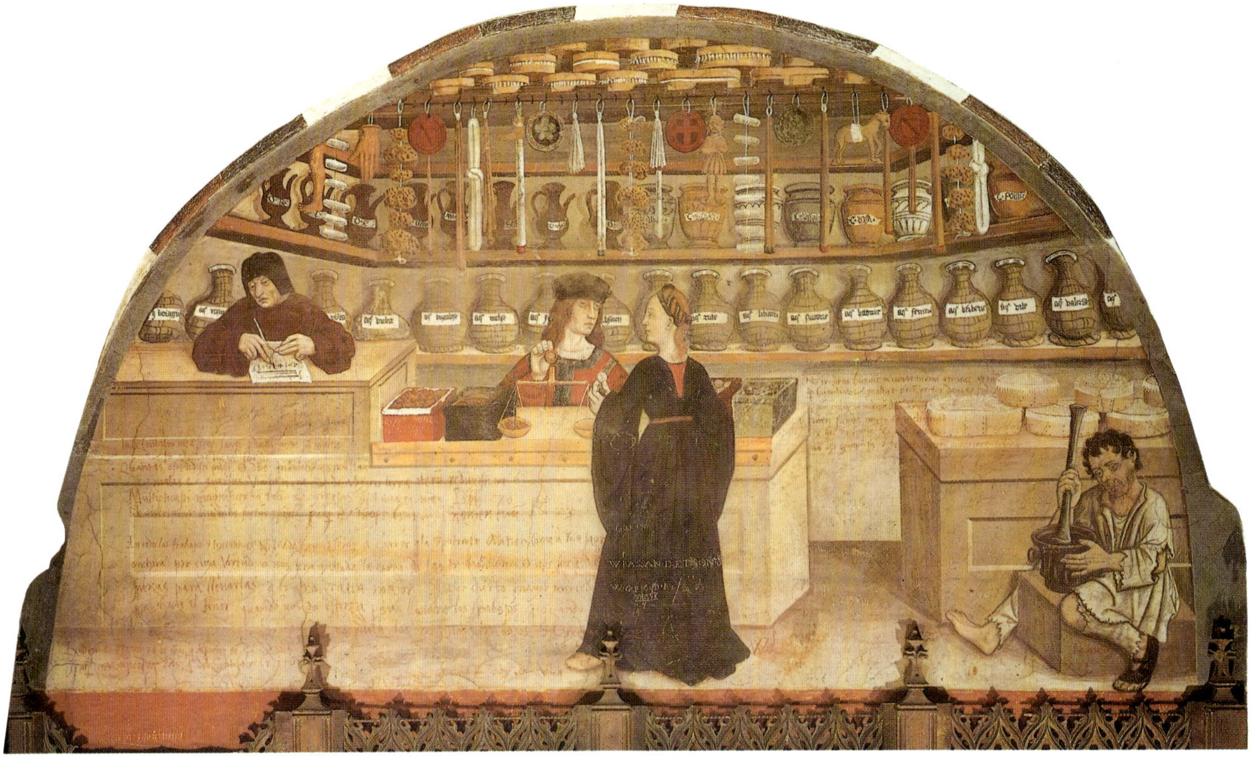

Eine alte Apotheke Dieses im 15. Jahrhundert entstandene Fresko aus der Villa Issogna zeigt Kräuterhändler bei der Arbeit sowie das typische Warenangebot einer mittelalterlichen italienischen Apotheke.

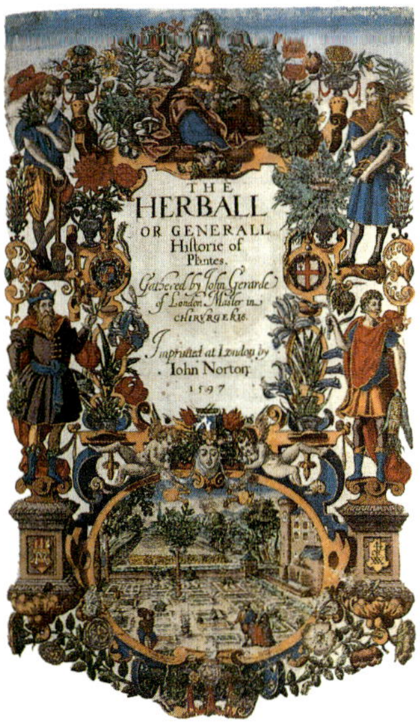

John Gerard Das Titelblatt von Gerards berühmtem Buch *The Herball or Generall Historie of Plantes*, das 1597 erschien und die Beschreibungen von mehr als 2000 Pflanzen enthält.

Heilpflanzen kontra Schreckensmedizin

Die westliche Medizingeschichte der nun folgenden 300 Jahre bis ins 19. Jahrhundert nahm alptraumhafte Züge an. Mit der gleichen Geschwindigkeit, mit der das Wissen über den menschlichen Körper zunahm, wuchs auch die Bevölkerung der Städte. Schmutziges Wasser, verseuchte Kloaken, zu enge Wohnverhältnisse und bedrückende Armut bildeten den Nährboden für Krankheiten. Als Therapie setzte man gewöhnlich drastische Mittel ein, die von Aderlaß über Laudanum, von Quecksilber bis zu Arsen reichten.

Dennoch erschien im 16. und 17. Jahrhundert auch eine Vielzahl von wichtigen Heilpflanzenbücher. Die Erfindung des Buchdrucks machte es möglich, Übersetzungen klassischer griechischer Werke und anderer medizinischer Bücher zu veröffentlichen, die mit dem aktuellen Wissen ergänzt wurden. Zu den englischsprachigen Klassikern gehörten die Bücher von William Turner (1568), John Gerard (1597), John Parkinson (1640) und Nicholas Culpeper (1652). Darüber hinaus wurden in dieser Zeit von Spaniern die ersten wissenschaftlichen Studien über die Neue Welt veröffentlicht, und ein Portugiese verfaßte einen Bericht über die indianische Medizin Südamerikas. Bei den meisten der beschriebenen Mittel handelte es sich um Pflanzen, doch es fanden sich auch zahlreiche tierische Substanzen wie Schlangenfleisch, Regenwürmer, Gallensteine von verschiedenen Säugetieren und Geweihe.

Während dieser Ära gelang es den Ärzten zunehmend, sich der Konkurrenz der Heiler zu entledigen. Sie nutzten ihre Macht, um Gesetze durchzubringen, die die Ausübung des Heilberufes einschränkten. Dadurch vergrößerte sich die Kluft zwischen Ärzten und traditionellen Heilern. Dagegen gewannen die Apotheker, einst nur »Gemischtwarenhändler«, die die von den Ärzten verschriebenen Mittel verkauften, an Bedeutung. Im 17. Jahrhundert erhielten sie die Erlaubnis, sich medizinisch zu schulen und ihre Kunden zu beraten.

Gifte und ihre Dosierung

Im 19. Jahrhundert verwendete die Schulmedizin viele Substanzen, die bei den Patienten schwere Nebenwirkungen hervorriefen, doch gab es einige Ärzte, die mit den hohen Dosen von bekanntermaßen schädlichen Substanzen nicht einverstanden waren. Besonders skandalös schien die Verwendung von Quecksilber, das gegen viele Krankheiten eingesetzt wurde und das unter anderem auch zum Tod von Charles II. 1685 und George Washington 1799 führte.

In Deutschland bemühte sich Samuel Hahnemann (1755–1843), die kleinste noch wirksame Dosis von Medikamenten zu finden. Er konzentrierte sich auf giftige Substanzen und entwickelte schließlich die Lehre von der Homöopathie. Nachdem er seine Mittel jahrelang an sich selbst und Freunden ausprobiert hatte, begann Hahnemann zu untersuchen, in welcher Dosierung sie am wirksamsten sind. Er verwendete immer kleinere Mengen, um schädliche Nebenwirkungen zu vermeiden, bis er endlich zu dem Schluß kam, daß ein einziges Molekül einer Substanz ebenso wirksam oder sogar wirksamer sein konnte als größere, schädlichere Dosen.

Die Medizin der nordamerikanischen Indianer

Als die ersten Europäer in der Neuen Welt ankamen, machten sie sich bald auf die Suche nach einheimischen Heilpflanzen, und viele entdeckten sie bei den Indianern. Die Indianer besaßen ein umfangreiches Wissen über pflanzliche Arzneien, das häufig auf dem Grundsatz basierte, »Gleiches mit Gleichem zu heilen«. Oft war das Aussehen einer Pflanze ausschlaggebend für ihre Verwendung. Schwitz- und Dampfbäder sowie rituelle Zeremonien mit psychotherapeutischem Charakter dienten häufig zur Unterstützung des Heilungsprozesses. Darüber hinaus erfuhren die Siedler von den Indianern etliches über Operationstechniken, Wundheilung, sichere Empfängnisverhütung und die Einrichtung von Knochenbrüchen. Die indianischen Schamanen (Medizinmänner und -frauen) behaupteten, daß sie ihr Wissen aus Träumen schöpften, tatsächlich aber beruhte es auf aufmerksamer Beobachtung und praktischen Versuchen.

Während Persönlichkeiten wie John Josselyn, der 1672 unter dem Titel *New England's Rarities Discovered* einen Führer über die Medizin der Indianer veröffentlichte, den Wert des indianischen Wissens erkannten, wurde es von der Schulmedizin ignoriert. Indianische Heilpflanzen wie Schlangenwurzel, Sassafras, Hartriegel, Weide, Rotulme, Buntfarbige Schwertlilie und Goldrute wurden zwar Standardmittel der ersten Siedler, doch die meisten Ärzte hielten an den Schauerlichkeiten der Alten Welt wie Quecksilber und Aderlaß fest. George Washingtons Tod nach einer solchen Behandlung fiel mit Samuel Thomsons Bemühungen zusammen, als Gegenreaktion zur »heroischen« Medizin die Naturheilkunde wiederzubeleben. Obwohl er dies nicht offiziell zugab, basierten seine Dampfbäder, Schwitzmethoden oder die Verordnung von Lobelia und anderen Kräutern offenbar auf indianischen Praktiken.

Doch auch Thomsons Methoden waren radikal, und als Mitte des 19. Jahrhunderts die Homöopathie aufkam, wurde sie aufgrund ihrer

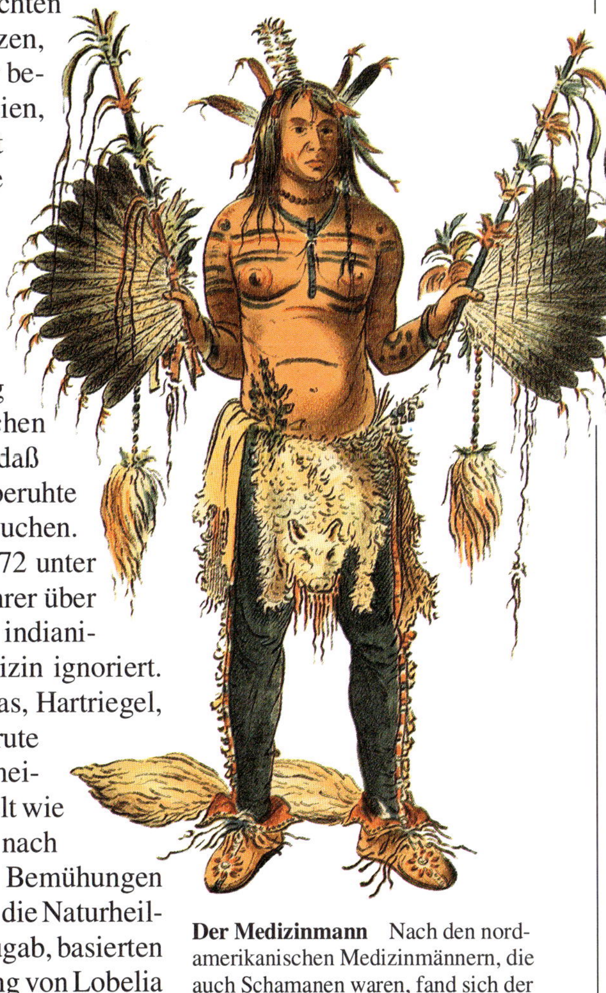

Der Medizinmann Nach den nordamerikanischen Medizinmännern, die auch Schamanen waren, fand sich der Schlüssel zur Heilung in Träumen. Tatsächlich besaßen sie enorme medizinische Kenntnisse, die von Generation zu Generation weitergegeben wurden.

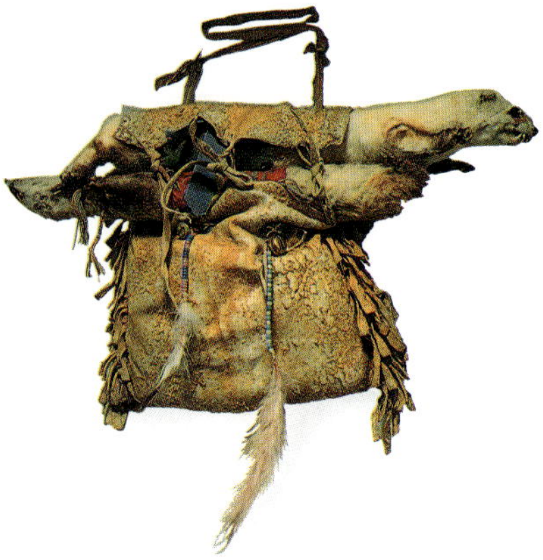

Arzneienbündel Nordamerikanische Indianer verwendeten bei Ritualen, die sie zur Förderung der Fruchtbarkeit und Vergrößerung ihres Stammes durchführten, Bündel wie dieses, in denen sich heiliger Tabak befand.

sanften Behandlungsweisen bei vielen Nordamerikanern bereitwillig aufgenommen. Es war eine unsichere Zeit, geprägt von Patentmitteln, die auf einheimischen indianischen Kräutern, europäischen Abführmitteln oder beidem basierten, und widersprüchlichen Ratschlägen, die von Ärzten und umherziehenden Medizinmännern stammten oder Volksweisheiten entsprangen. Wenig später aber schuf die Schulmedizin ein mächtiges Monopol und drängte die Naturheilkunde und die Homöopathie an den Rand der Legalität.

Bis zum heutigen Tag hat die Schulmedizin nur wenige Pflanzen aus der Heilkunde der nordamerikanischen Indianer übernommen, obwohl pflanzliche Substanzen aus anderen Kulturen – wie etwa Chinin, Tubocurarin, Aspirin und Reserpin – Eingang in sie fanden. Doch ungeachtet dessen verwenden in Nordamerika wie auch in Europa (wo die Heilmittel der nordamerikanischen Indianer in der Vergangenheit eine wichtige Rolle gespielt haben) Phytotherapeuten und jene, die nach den Prinzipien der Volksmedizin arbeiten, in der täglichen Praxis weiterhin stillschweigend nordamerikanische Heilkräuter.

Arzneien des 19. Jahrhunderts

Obwohl es seit römischer Zeit Usus war, Kranke von den Gesunden abzusondern, erkannten westliche Mediziner erst im 19. Jahrhundert im vollen Umfang die Zusammenhänge zwischen Hygiene und Gesundheit. In den Städten begann man eine Wasserversorgung und Kanalisation nach römischem Vorbild einzurichten. Durch die von Edward Jenner (1749–1823) entwickelte Pockenschutzimpfung bekam man eine lebensbedrohliche Krankheit in den Griff, und Louis Pasteur (1822–1895) und Robert Koch (1843–1910) erzielten Fortschritte bei der Immunitätserzeugung gegen andere Infektionskrankheiten – all dies geschah zu einer Zeit, in der die Hälfte aller Erwachsenen an Tuberkulose starb. Während dieser Phase wurden Betäubungsmittel entwickelt, Joseph Lister (1827–1912) begründete die Antisepsis, und die Volksgesundheit begann sich allmählich deutlich zu bessern.

Zu Beginn des 19. Jahrhunderts dienten noch auf der ganzen Welt natürliche Substanzen als Heilmittel, und viele standen im Zentrum des medizinischen Fortschritts: Chinin setzte man gegen Malaria ein und Fingerhut gegen Herzleiden, durch die Destillation von Alkohol und Chlorkalk gewonnenes Chloroform verwendete man für die Anästhesie und Phenol aus Steinkohlenteer als Desinfektionsmittel. All diese Substanzen haben seitdem einen Beitrag zur Gesundheit von Millionen Menschen geleistet, doch es gab auch natürliche Stoffe von zweifelhafterem Nutzen wie das aus der Brechnuß gewonnene Strychnin oder Mittel, die nach wie vor falsch verabreicht wurden wie etwa Quecksilber zur Behandlung von Syphilis. Durch die Erweiterung der wissenschaftlichen Kenntnisse wurde es möglich, Wirkstoffe aus Pflanzen zu isolieren; damit ging ein Traum von Paracelsus in Erfüllung. Den Durchbruch brachte die Analyse des Morphins, einer im Opium enthaltenen Substanz, die 1803 dem zwanzigjährigen deutschen Pharmaziestudenten Friedrich Sertürner (1783–1841) gelang. 1819 wurde aus der Tollkirsche das Atropin isoliert, gefolgt vom Hyoszin, beides Substanzen, die Nerven blockieren und in der Medizin vielfältigen Nutzen haben. 1820 wurde aus der Rinde des Chinarindenbaumes das gegen Malaria wirksame Chinin gewonnen, und 1829 erhielt man

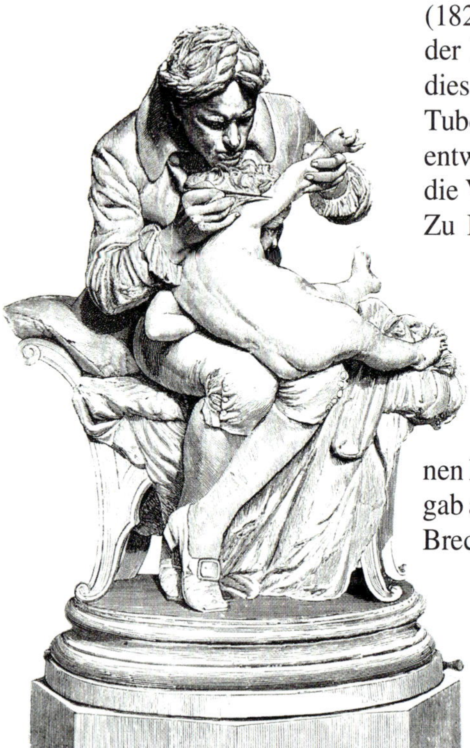

Edward Jenner 1796 entwickelte der Pfarrerssohn Jenner die Pockenschutzimpfung. Diese Skulptur von Monteverde zeigt ihn bei der Ausführung seiner ersten Impfung.

mit dem Emetin aus der Brechwurzel ein wertvolles Emetikum (Brechmittel). 1860 extrahierte man Kokain aus Kokablättern und verfügte damit über ein lokales Betäubungsmittel, das viele Operationen möglich machte. Der nächste Schritt war die Synthese von Substanzen im Labor, wobei entweder die chemische Formel eines natürlichen Wirkstoffes kopiert oder ein vollkommen neuer Stoff geschaffen wurde. Ein klassisches Beispiel ist die Synthese von Aspirin. 1827 isolierte ein französischer Chemiker einen Wirkstoff aus Mädesüß, den er Salicin nannte. (Die traditionelle Medizin verwendete diese Substanz unwissentlich schon seit Jahrhunderten in Form von Weidenrinde.) 1899 wurde aus dem Salicin dann Acetylsalicylsäure (Aspirin) gewonnen, und bald konnte man diese, auch ohne Mädesüß, synthetisch im Labor herstellen.

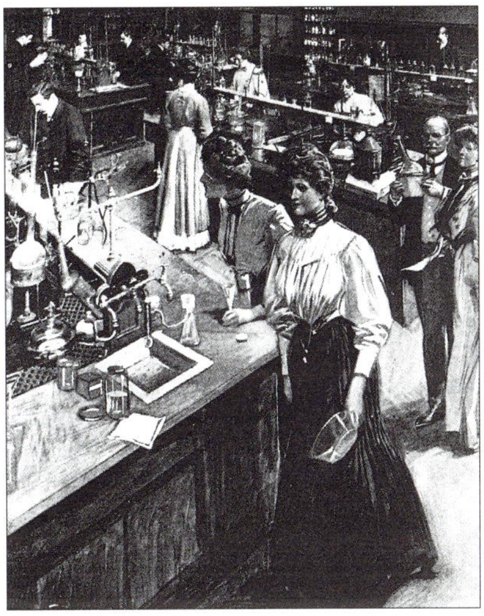

Entwicklung der Wissenschaft Ein Chemielabor um die Jahrhundertwende. Im 20. Jahrhundert verdrängten industriell hergestellte Medikamente immer mehr die natürlichen Heilmittel.

Das 20. Jahrhundert

Im Laufe der letzten 90 Jahre traten in den Industriegesellschaften natürliche Heilmittel immer mehr in den Hintergrund, während die pharmazeutische Industrie immer größer wurde. Gleichzeitig mit den Fortschritten in der öffentlichen Gesundheitspflege, der Wohnraumsituation, bei Operationstechniken, der Immunisierung und der Krankheitsvorbeugung trat die Schulmedizin ihren Triumphzug an. Dennoch befriedigt sie die Bedürfnisse vieler Menschen nicht, und Grundprobleme wurden nach wie vor nicht gelöst. Starke Medikamente heilen Krankheiten nicht immer, können aber schwere Nebenwirkungen hervorrufen. Sind sie trotzdem besser als traditionelle Mittel? Und sollten wir uns weiterhin so sehr auf die Behandlung von Krankheiten konzentrieren, anstatt die individuellen Abwehrkräfte zu stärken? Darüber hinaus messen die meisten nicht schulmedizinisch orientierten Systeme bei der Behandlung von Leiden der Ernährung eine ebenso große Bedeutung bei wie den Medikamenten. Die Entdeckung von Nährstoffen in Nahrungsmitteln durch die Wissenschaft im 20. Jahrhundert hat Ärzte in die Lage versetzt, Mangelerkrankungen zu erkennen und gesunde Ernährungsweisen zu entwickeln. Aber dieses Gebiet ist relativ neu, und vieles, was traditionelle Heiler vielleicht aus Erfahrung wissen, wartet noch auf eine wissenschaftliche Erklärung. 1897 erkannte beispielsweise ein holländischer Arzt, daß Beriberi (Schädigung des Nervensystems) durch falsche Ernährung hervorgerufen wird, was die Chinesen bereits im 3. Jahrhundert wußten und mit einer geeigneten Diät behandelten. Außer Nährstoffen enthalten Nahrungsmittel noch viele andere Substanzen, die Auswirkungen auf die Selbstheilungskräfte des Körpers haben. So finden sich zum Beispiel in manchen Nahrungsmitteln Relaxanzien (etwa in Kamillentee), Stimulanzien (in Kaffee, Tee und Schokolade) oder verdauungsfördernde Mittel (wie Bitterstoffe in Chicorée).

Was also wird uns die Zukunft bringen? Möglicherweise führt das neue Bewußtsein für die Abhängigkeit des Menschen von seiner Umwelt dazu, daß natürliche Heilmittel breitere Anerkennung finden.

Tropisches Immergrün Diese Regenwaldpflanze liefert zwei Medikamente, die sich bei der Behandlung von Leukämie und anderen, seltenen Krebsarten als wirksam erwiesen haben.

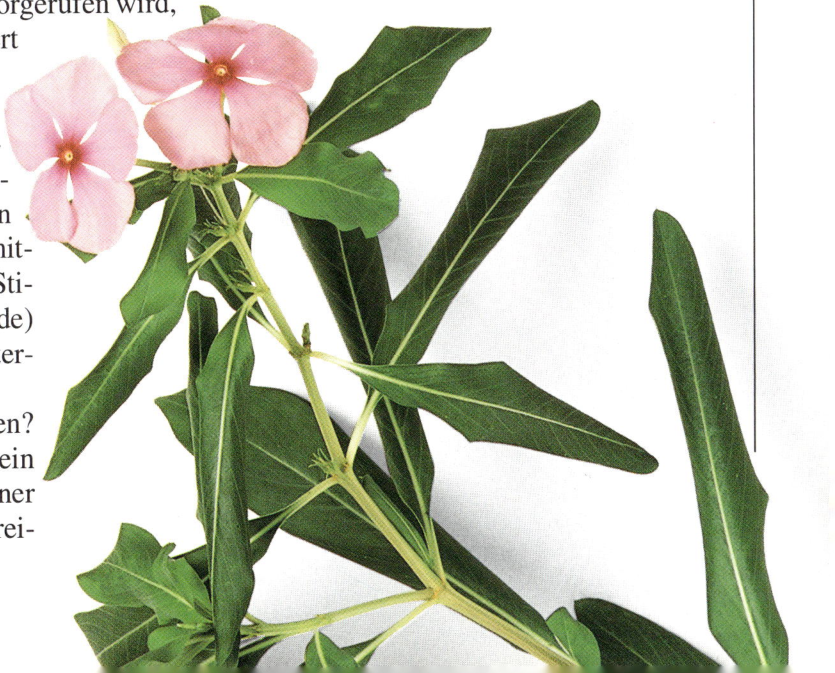

Pflanzenheilkunde

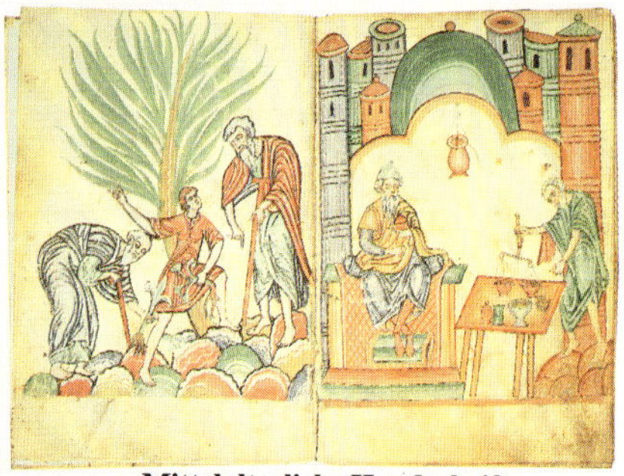

Mittelalterliche Handschrift, die Heilpflanzenkundige bei der Arbeit zeigt.

Die moderne Pflanzenheilkunde basiert auf einer ganzheitlichen Weltanschauung und dem ausschließlichen Gebrauch von pflanzlichen Heilmitteln. Der Arzt beleuchtet bei jedem Patienten neben seiner Krankheitsgeschichte auch physische und psychische Faktoren sowie Umwelteinflüsse, um den Ursachen der Krankheitssymptome auf den Grund zu gehen. Die Behandlung strebt aber nicht allein die Beseitigung oder Linderung der Symptome an, sondern hat vielmehr die Wiederherstellung der normalen Körperfunktionen zum Ziel, um die Selbstheilungskräfte in Gang zu setzen. So werden beispielsweise bei der Behandlung von Ekzemen neben Mitteln zur Heilung der Haut und Linderung des Juckreizes möglicherweise Pflanzen verordnet, die sowohl auf die Leber und die Nieren als auch auf das Nerven- und das Lymphsystem wirken. Die Mittel können aus der ganzen Pflanze, Pflanzenteilen (Blättern, Blüten, Früchten, Stengeln, Wurzeln oder Samen) oder Extrakten (zum Beispiel Tinktur oder Öl) bestehen und aus einer einzelnen Pflanzenart oder aus einer Mischung verschiedener Kräuter hergestellt sein. Über 2000 Heilpflanzen stehen zur Auswahl, und selbst heute noch verlassen sich 80 Prozent der Weltbevölkerung auf Pflanzenheilmittel. Viele Pflanzenarten werden seit alters in verschiedenen Teilen der Welt für die gleichen Zwecke verwendet.

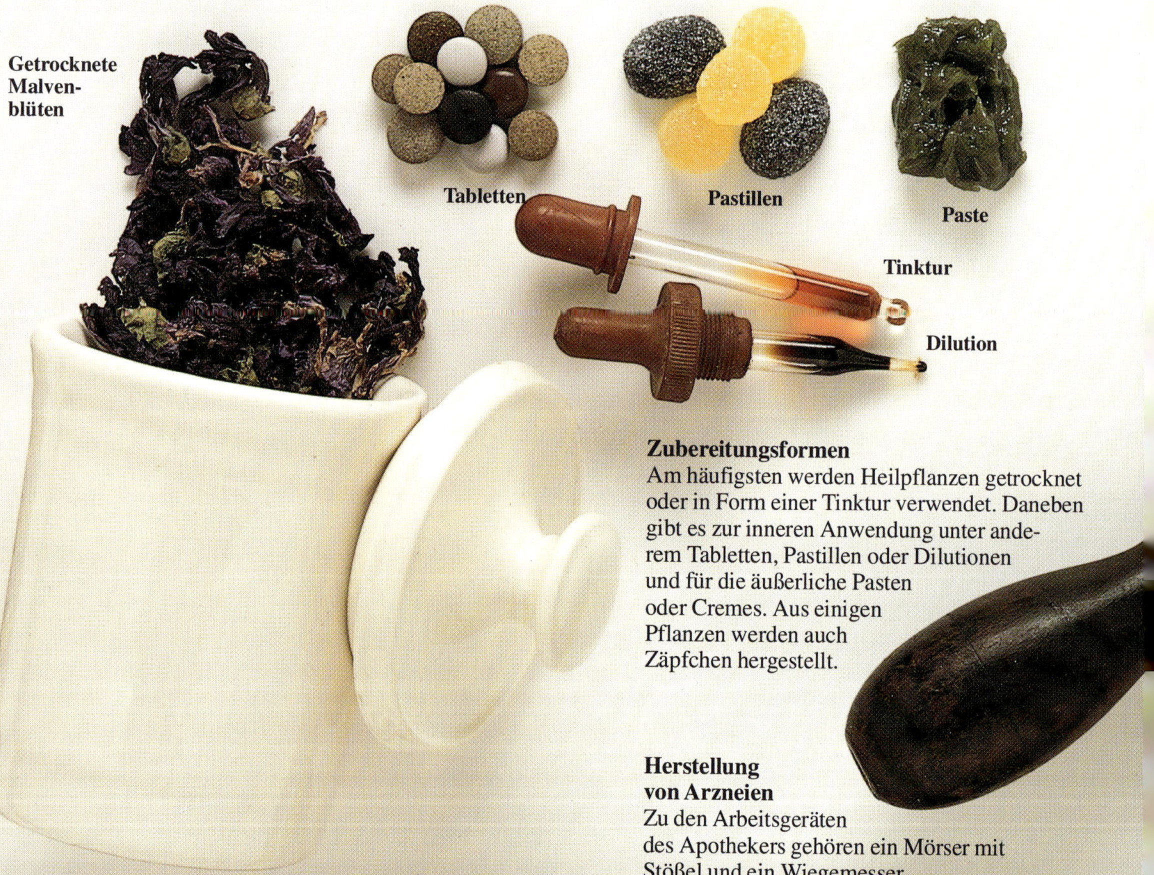

Zubereitungsformen
Am häufigsten werden Heilpflanzen getrocknet oder in Form einer Tinktur verwendet. Daneben gibt es zur inneren Anwendung unter anderem Tabletten, Pastillen oder Dilutionen und für die äußerliche Pasten oder Cremes. Aus einigen Pflanzen werden auch Zäpfchen hergestellt.

Herstellung von Arzneien
Zu den Arbeitsgeräten des Apothekers gehören ein Mörser mit Stößel und ein Wiegemesser.

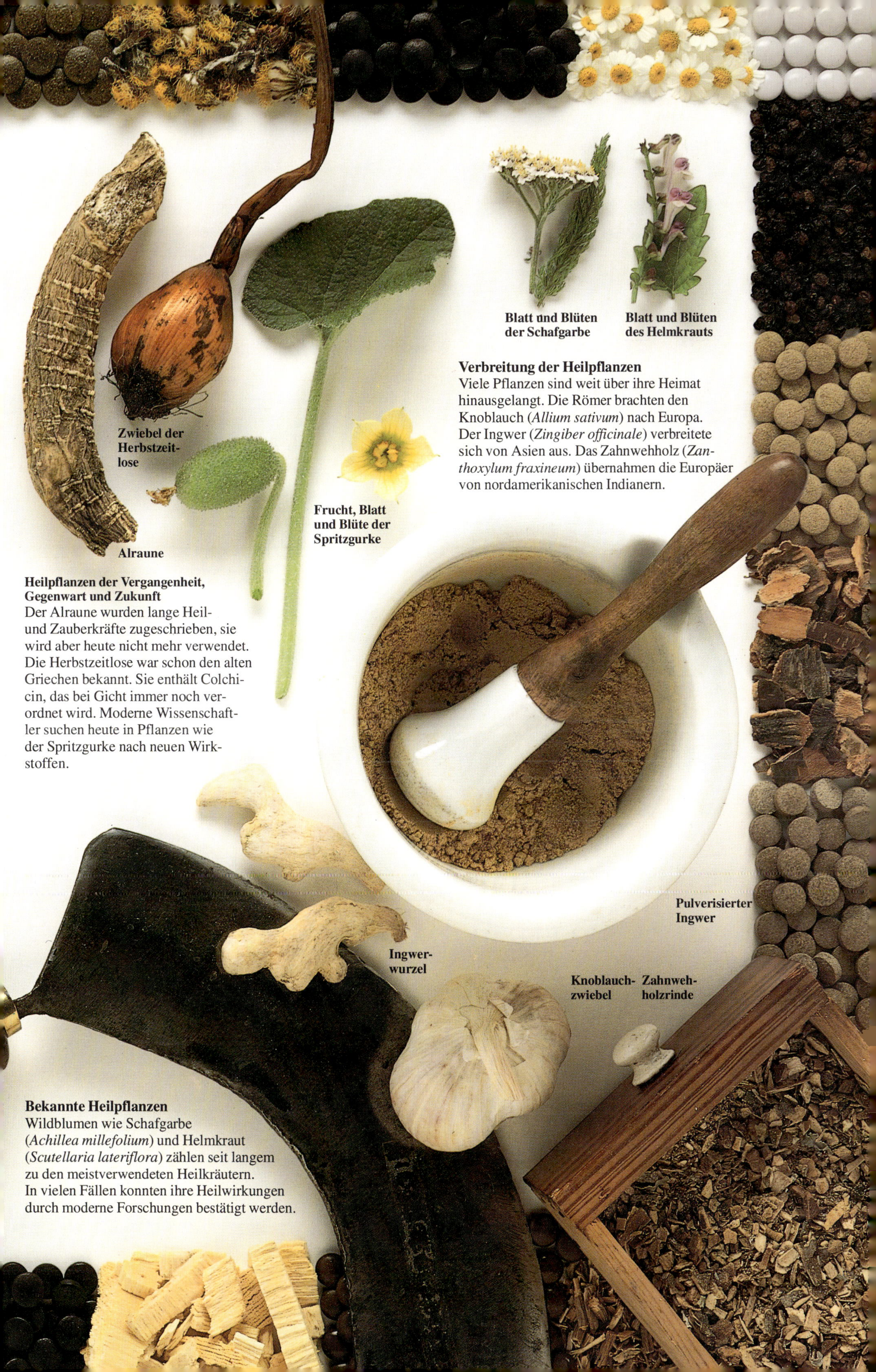

Verbreitung der Heilpflanzen
Viele Pflanzen sind weit über ihre Heimat hinausgelangt. Die Römer brachten den Knoblauch (*Allium sativum*) nach Europa. Der Ingwer (*Zingiber officinale*) verbreitete sich von Asien aus. Das Zahnwehholz (*Zanthoxylum fraxineum*) übernahmen die Europäer von nordamerikanischen Indianern.

Heilpflanzen der Vergangenheit, Gegenwart und Zukunft
Der Alraune wurden lange Heil- und Zauberkräfte zugeschrieben, sie wird aber heute nicht mehr verwendet. Die Herbstzeitlose war schon den alten Griechen bekannt. Sie enthält Colchicin, das bei Gicht immer noch verordnet wird. Moderne Wissenschaftler suchen heute in Pflanzen wie der Spritzgurke nach neuen Wirkstoffen.

Bekannte Heilpflanzen
Wildblumen wie Schafgarbe (*Achillea millefolium*) und Helmkraut (*Scutellaria lateriflora*) zählen seit langem zu den meistverwendeten Heilkräutern. In vielen Fällen konnten ihre Heilwirkungen durch moderne Forschungen bestätigt werden.

Chinesische Naturheilkunde

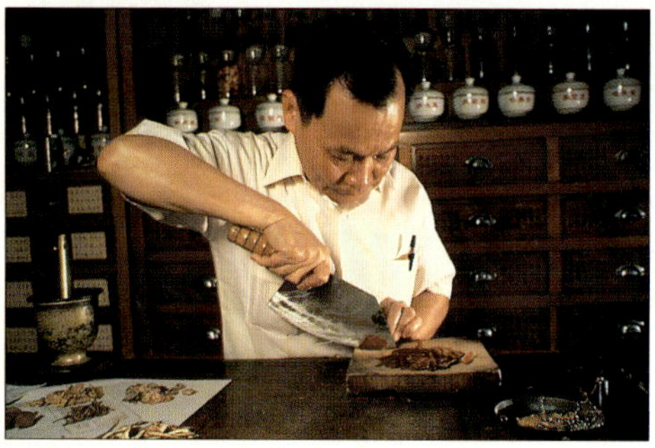

Chinesischer Apotheker bei der Zubereitung einer Arznei.

Theorie und Praxis der chinesischen Medizin sind mehrere tausend Jahre alt, und ihre Diagnose- und Behandlungsmethoden unterscheiden sich grundlegend von denen des Westens. Ein traditioneller chinesischer Arzt sucht nicht nach einer einzelnen Ursache für eine Krankheit oder ein Symptom, sondern überprüft den ganzen Menschen auf Unausgewogenheit und Disharmonien. Auf der Basis des Yin-Yang-Prinzips, das das Ineinandergreifen aller Ereignisse innerhalb des Universums beschreibt, wird das gestörte Gleichgewicht erklärt. Darüber hinaus beruht aus chinesischer Sicht die Antriebsenergie des Körpers nicht auf biochemischen Reaktionen, sondern auf dem sogenannten Qi, das in unterschiedlicher Form existiert. Qi fließt durch den Körper und hat viele Funktionen, wie etwa den Körper vor Infektionen zu schützen. Zu den Behandlungsverfahren der chinesischen Naturheilkunde gehören Akupunktur, Phytotherapie und Moxibustion (Wärmebehandlung).

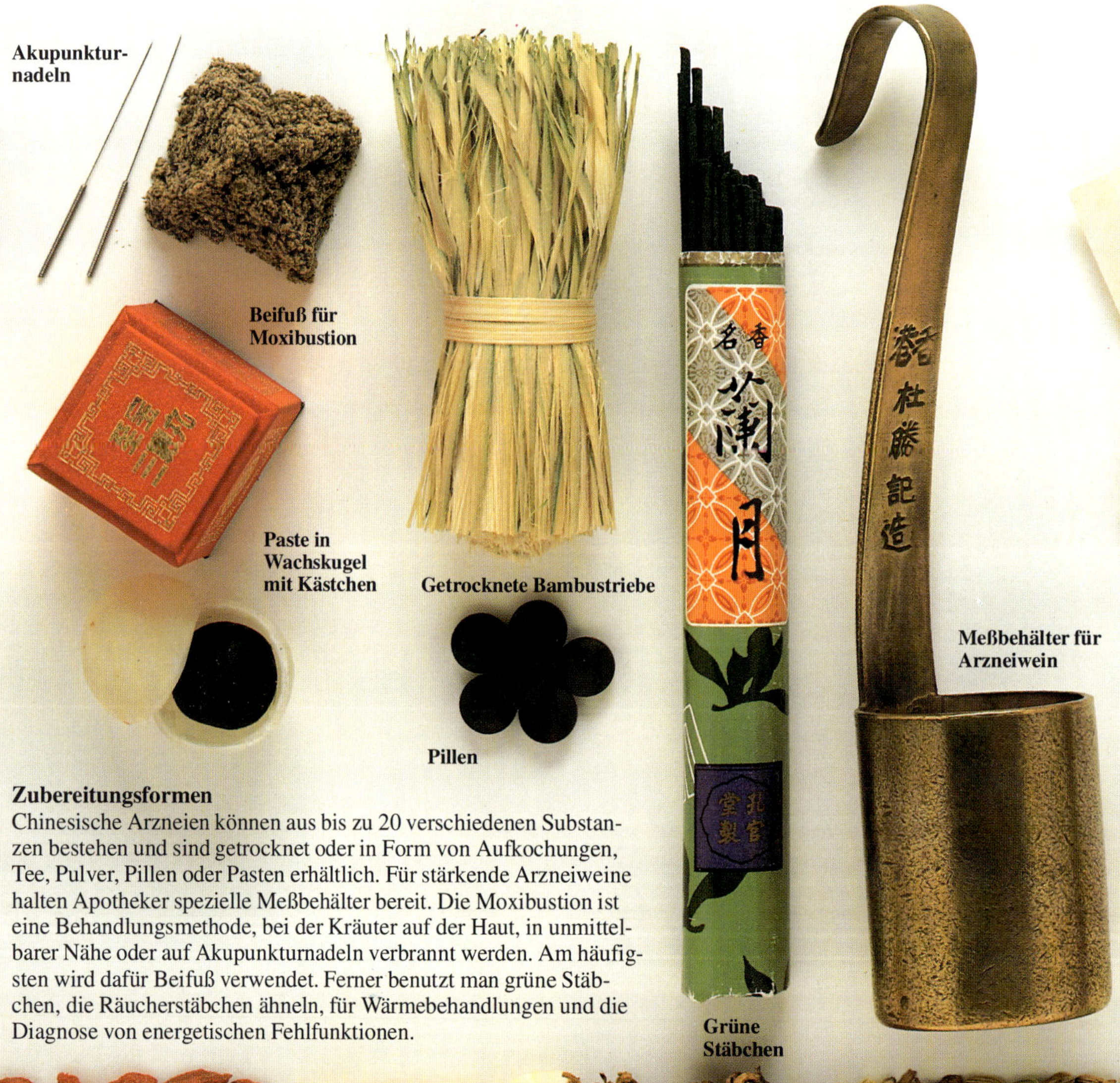

Zubereitungsformen

Chinesische Arzneien können aus bis zu 20 verschiedenen Substanzen bestehen und sind getrocknet oder in Form von Aufkochungen, Tee, Pulver, Pillen oder Pasten erhältlich. Für stärkende Arzneiweine halten Apotheker spezielle Meßbehälter bereit. Die Moxibustion ist eine Behandlungsmethode, bei der Kräuter auf der Haut, in unmittelbarer Nähe oder auf Akupunkturnadeln verbrannt werden. Am häufigsten wird dafür Beifuß verwendet. Ferner benutzt man grüne Stäbchen, die Räucherstäbchen ähneln, für Wärmebehandlungen und die Diagnose von energetischen Fehlfunktionen.

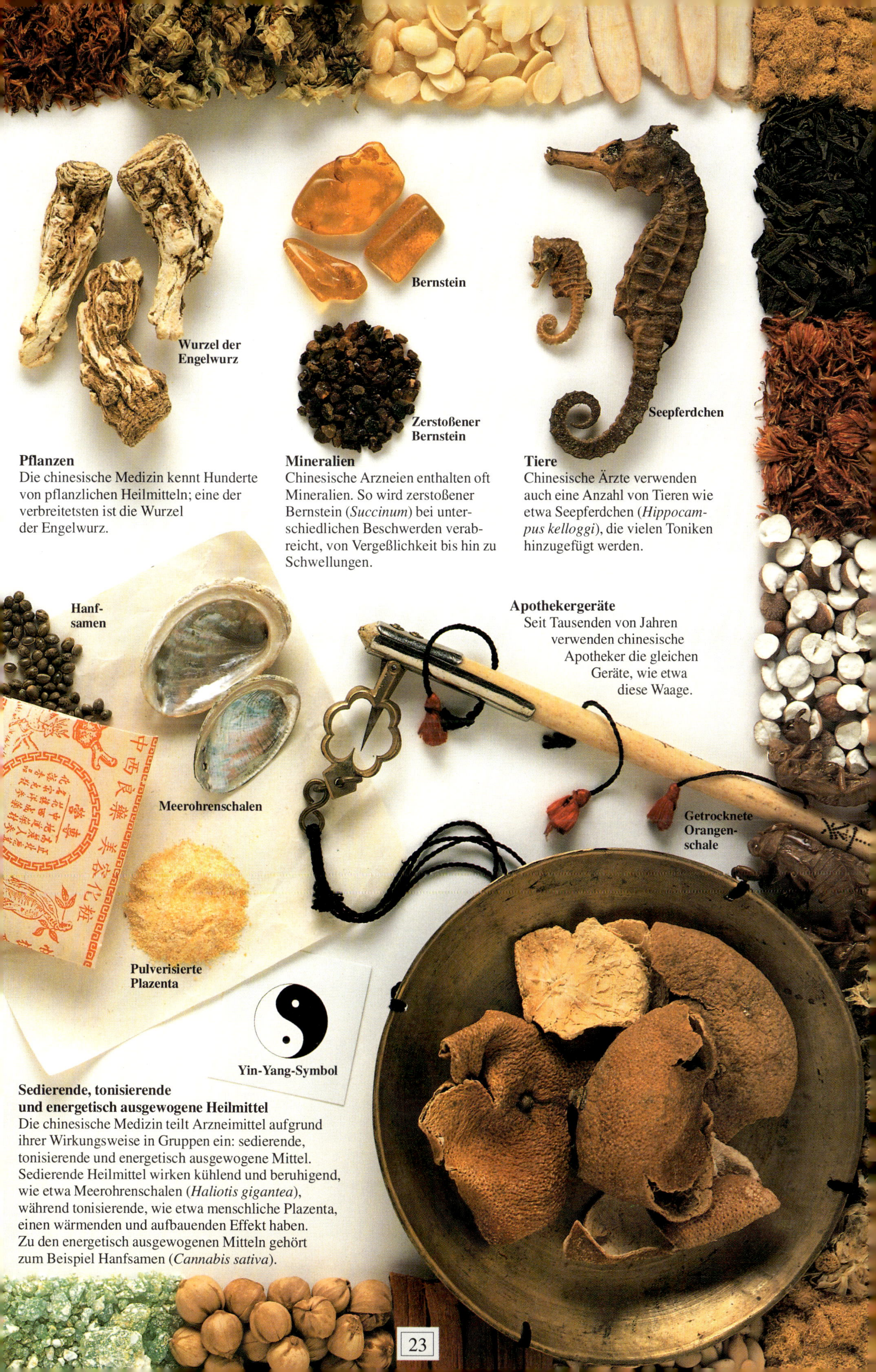

Pflanzen
Die chinesische Medizin kennt Hunderte von pflanzlichen Heilmitteln; eine der verbreitetsten ist die Wurzel der Engelwurz.

Mineralien
Chinesische Arzneien enthalten oft Mineralien. So wird zerstoßener Bernstein (*Succinum*) bei unterschiedlichen Beschwerden verabreicht, von Vergeßlichkeit bis hin zu Schwellungen.

Tiere
Chinesische Ärzte verwenden auch eine Anzahl von Tieren wie etwa Seepferdchen (*Hippocampus kelloggi*), die vielen Toniken hinzugefügt werden.

Apothekergeräte
Seit Tausenden von Jahren verwenden chinesische Apotheker die gleichen Geräte, wie etwa diese Waage.

Sedierende, tonisierende und energetisch ausgewogene Heilmittel
Die chinesische Medizin teilt Arzneimittel aufgrund ihrer Wirkungsweise in Gruppen ein: sedierende, tonisierende und energetisch ausgewogene Mittel. Sedierende Heilmittel wirken kühlend und beruhigend, wie etwa Meerohrenschalen (*Haliotis gigantea*), während tonisierende, wie etwa menschliche Plazenta, einen wärmenden und aufbauenden Effekt haben. Zu den energetisch ausgewogenen Mitteln gehört zum Beispiel Hanfsamen (*Cannabis sativa*).

Homöopathie

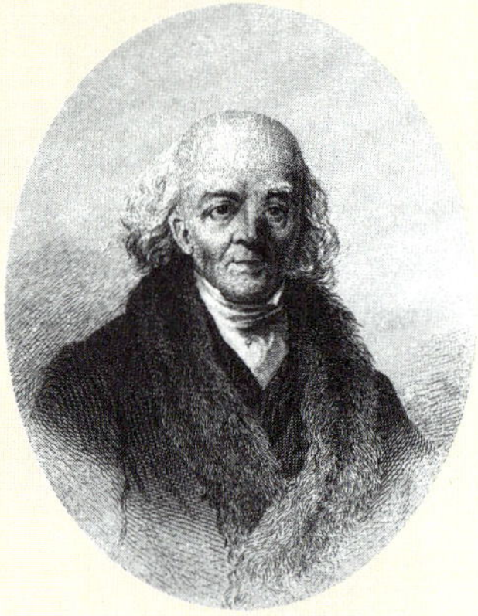

Samuel Hahnemann (1755–1843), der Begründer der Homöopathie.

Homöopathische Mittel enthalten kleinste Mengen derjenigen Substanzen, die, in größerer Dosis verabfolgt, die gleichen Symptome auslösen, wie sie die zu heilende Krankheit aufweist. Das Ziel dieser Behandlungsmethode ist es, die Abwehrmechanismen des Körpers gegen die Krankheit zu stimulieren. Da in der Homöopathie mit äußerst geringen Dosierungen gearbeitet wird – die Mischungen werden so lange verdünnt, bis sie möglicherweise nicht einmal mehr ein Molekül der ursprünglichen Substanz enthalten –, stellt sie ein ungewöhnlich gefahrloses Heilverfahren dar, obwohl auch hier bei unsachgemäßer Behandlung Nebenwirkungen auftreten können. Viele der 3000 verwendeten Mittel werden aus Pflanzen, Mineralien oder tierischen Substanzen hergestellt, die in hoher Dosierung hochgiftig sind. Der Gedanke, »Gleiches mit Gleichem zu behandeln«, ist Jahrtausende alt, die Homöopathie wurde jedoch erst vor etwa 200 Jahren durch den deutschen Arzt Samuel Hahnemann begründet. Er führte Versuche durch, um die kleinste wirksame Dosis zu finden, da er nicht die großen, oft schädlichen Dosen verwenden wollte, die damals in der Medizin üblich waren.

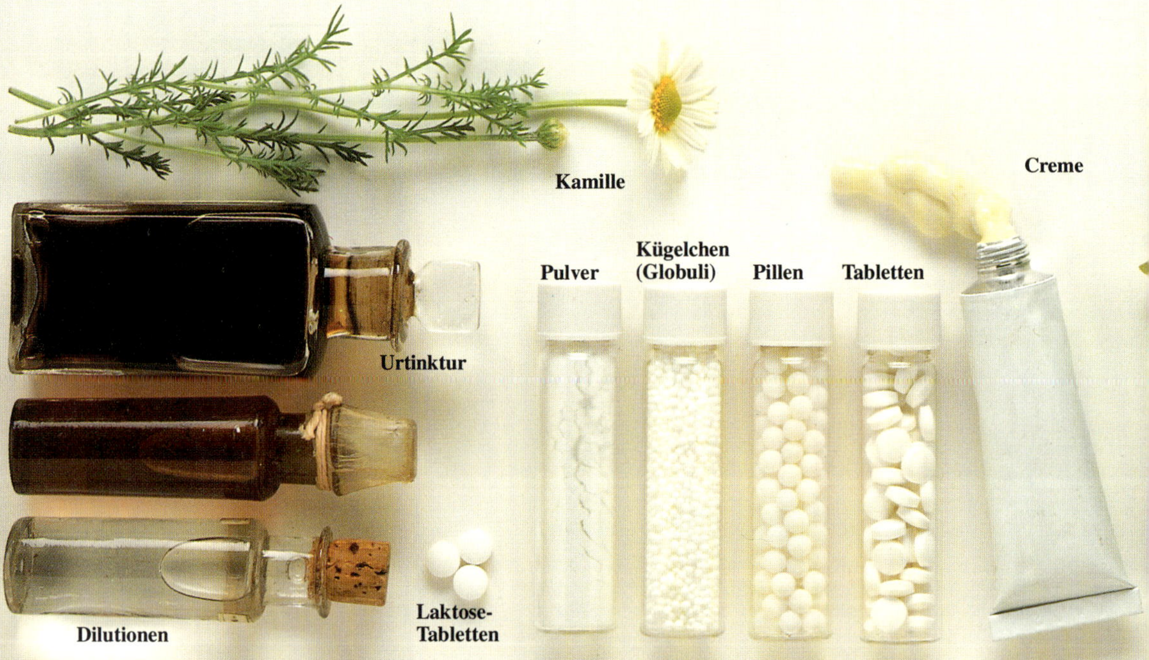

Herstellung von Arzneien
Zur Herstellung einer C1-Dilution von zum Beispiel Kamille *(Matricaria chamomilla)* wird diese für etwa einen Monat in Alkohol gelegt. Anschließend mischt man einen Tropfen der filtrierten Flüssigkeit – die sogenannte Urtinktur – mit 99 Tropfen Alkohol und verschüttelt beides. Von dieser Mischung gibt man wiederum einen Tropfen auf 99 Tropfen Alkohol usw.

Zubereitungsformen
Homöopathische Mittel werden gewöhnlich als Tropfen, in Form kleiner weißer Tabletten oder Kügelchen (Globuli) aus Laktose (Milchzucker) eingenommen, die mit homöopathischer Lösung »imprägniert« wurden. Es werden Dezimalpotenzen (D1 = 1:10 verdünnt), Centesimalpotenzen (C1 = 1:100 verdünnt) und LM-Potenzen (LM = 1:50 000 verdünnt) verwendet. Die Auswahl der Potenzierung eines Heilmittels richtet sich unter anderem danach, ob eine akute oder chronische Erkrankung vorliegt. Kleinkinder und Alkoholkranke erhalten Globuli oder Tabletten, die keinen Alkohol enthalten, nie Dilutionen. Einige Mittel, beispielsweise zur Applikation auf Verbrennungen oder Wunden, gibt es als Cremes oder Salben.

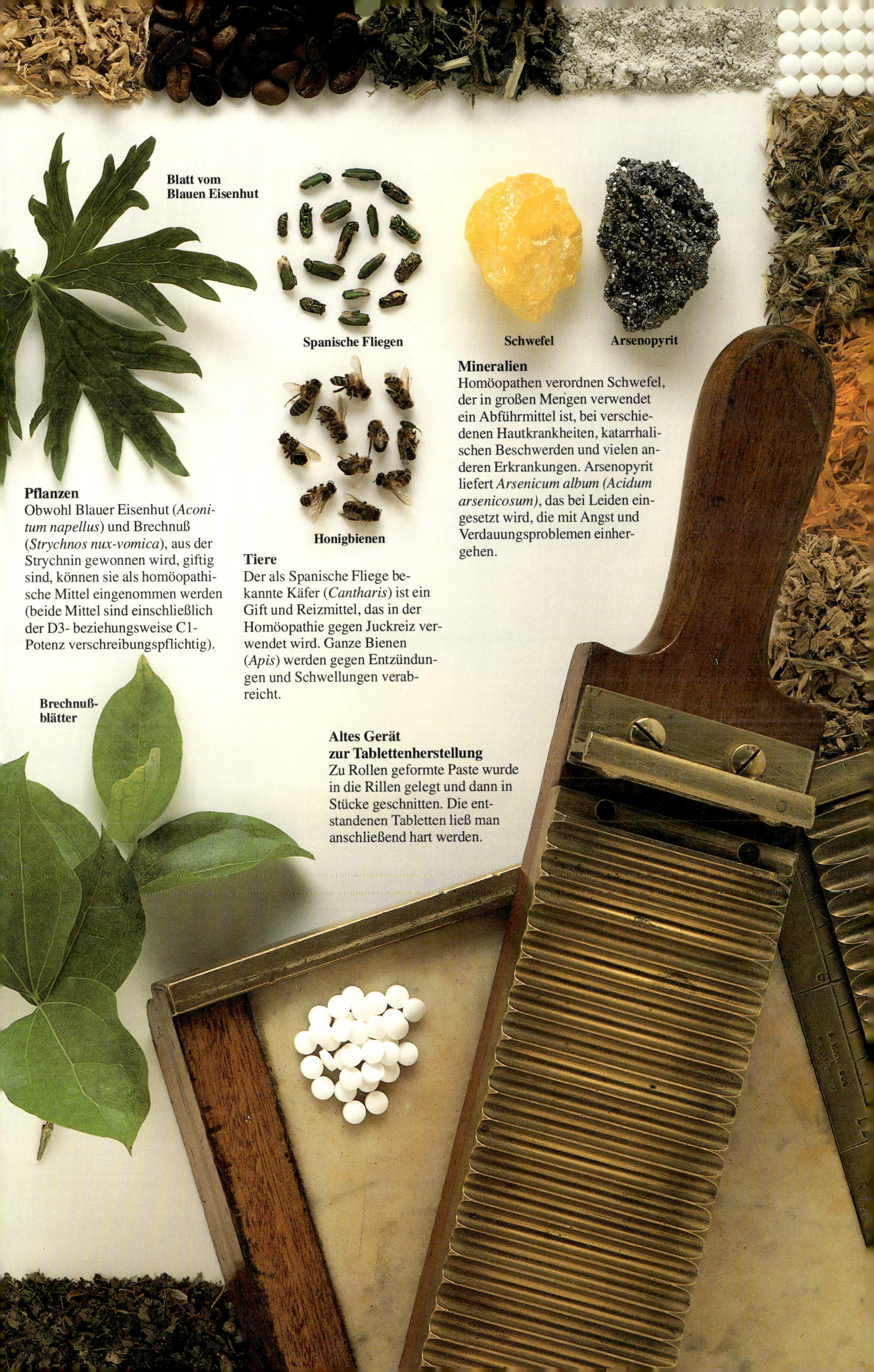

Blatt vom Blauen Eisenhut

Spanische Fliegen

Schwefel

Arsenopyrit

Honigbienen

Brechnuß-blätter

Pflanzen
Obwohl Blauer Eisenhut (*Aconitum napellus*) und Brechnuß (*Strychnos nux-vomica*), aus der Strychnin gewonnen wird, giftig sind, können sie als homöopathische Mittel eingenommen werden (beide Mittel sind einschließlich der D3- beziehungsweise C1-Potenz verschreibungspflichtig).

Tiere
Der als Spanische Fliege bekannte Käfer (*Cantharis*) ist ein Gift und Reizmittel, das in der Homöopathie gegen Juckreiz verwendet wird. Ganze Bienen (*Apis*) werden gegen Entzündungen und Schwellungen verabreicht.

Mineralien
Homöopathen verordnen Schwefel, der in großen Mengen verwendet ein Abführmittel ist, bei verschiedenen Hautkrankheiten, katarrhalischen Beschwerden und vielen anderen Erkrankungen. Arsenopyrit liefert *Arsenicum album (Acidum arsenicosum)*, das bei Leiden eingesetzt wird, die mit Angst und Verdauungsproblemen einhergehen.

Altes Gerät zur Tablettenherstellung
Zu Rollen geformte Paste wurde in die Rillen gelegt und dann in Stücke geschnitten. Die entstandenen Tabletten ließ man anschließend hart werden.

Indische Medizin

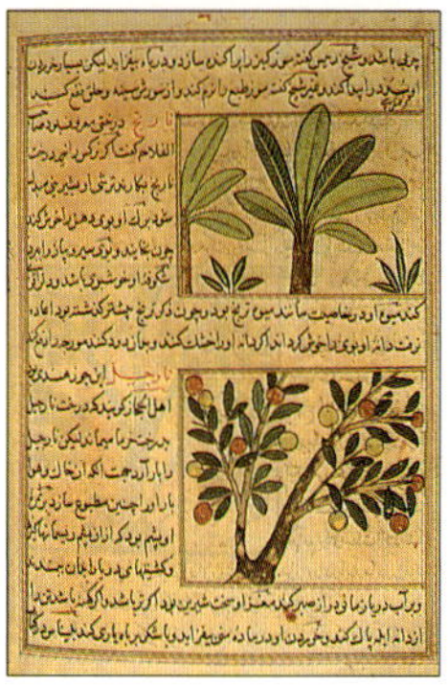

Indische Handschrift aus dem 17. Jh. mit der Darstellung von sauerschmeckenden Früchten.

In Indien ist Ayurweda das medizinische System mit der ältesten Tradition. Es bedeutet »das Wissen vom Leben«. In der Ayurwedik dienen die Heilmittel dazu, das Gleichgewicht zwischen einem Patienten und den Grundprinzipien oder Elementen des Lebens wiederherzustellen. Die ayurwedische Elementenlehre weist Ähnlichkeiten mit dem zweiten traditionellen Medizinsystem Indiens auf, das Unani Tibb genannt wird. Beide Systeme betrachten den Menschen als mikrokosmisches Abbild der Natur, die aus den Elementen Feuer, Wasser, Luft, Erde und – im Ayurweda – Äther besteht, und beide legen großes Gewicht auf eine gesunde Lebensweise, um Krankheiten vorzubeugen. Die Unani-Medizin kam während der Mogulherrschaft nach Indien. Ihr liegen die Lehren Avicennas (980–1037) zugrunde, einem berühmten persischen Arzt, der einmal schrieb: »Die meisten Krankheiten entstehen allein durch beständige Fehler in der Ernährung und der Lebensweise.« In der Ayurwedik werden hauptsächlich pflanzliche Arzneien verwendet, aber auch kleine Mengen von Milchprodukten, Honig und Mineralien, in der Unani-Medizin nehmen Substanzen tierischer Herkunft dagegen einen breiteren Raum ein.

Ayurweda

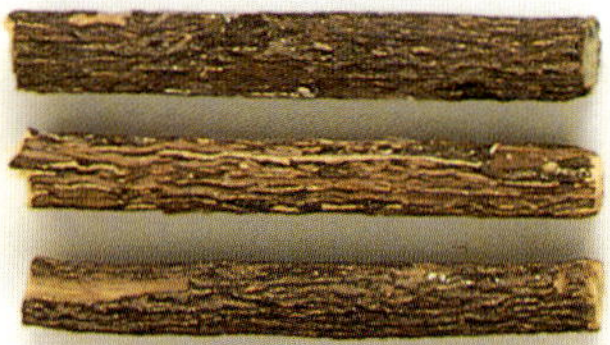

Süßholzwurzel

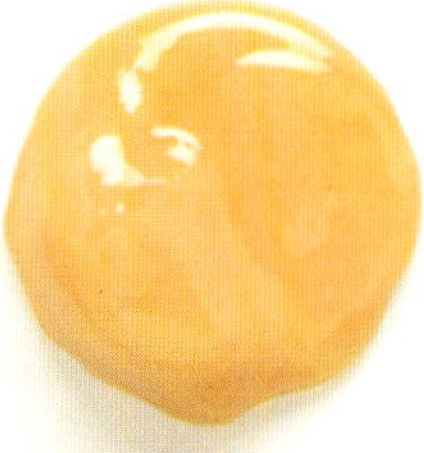

Honig

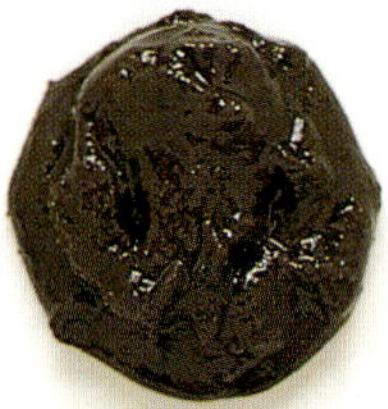

Paste

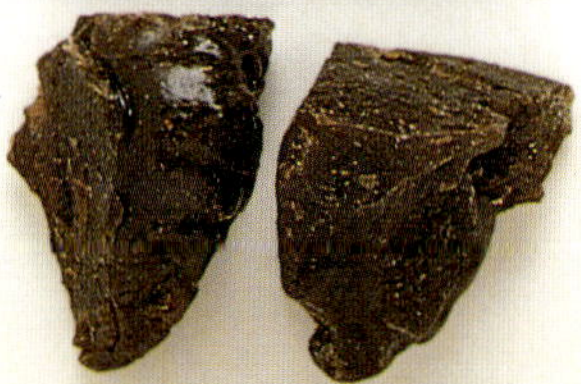

Asantgummi

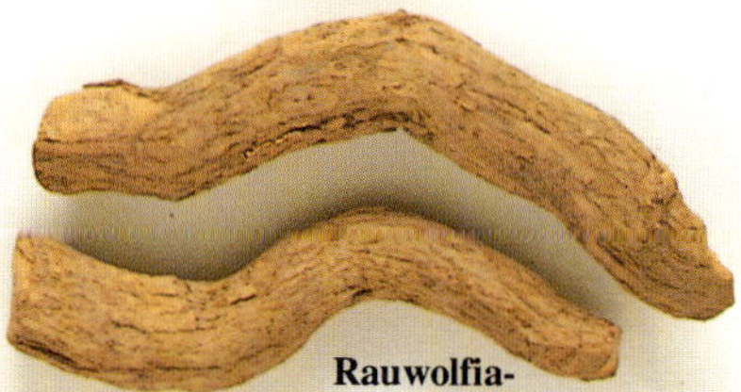

Rauwolfia-wurzel

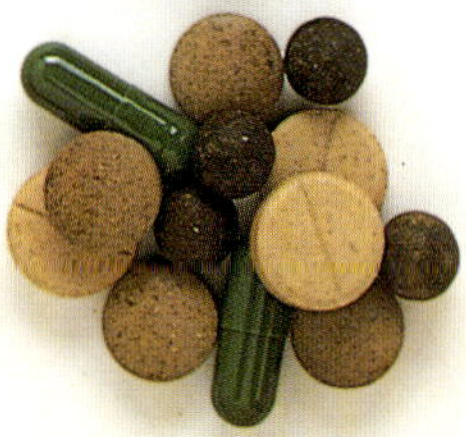

Tabletten und Kapseln

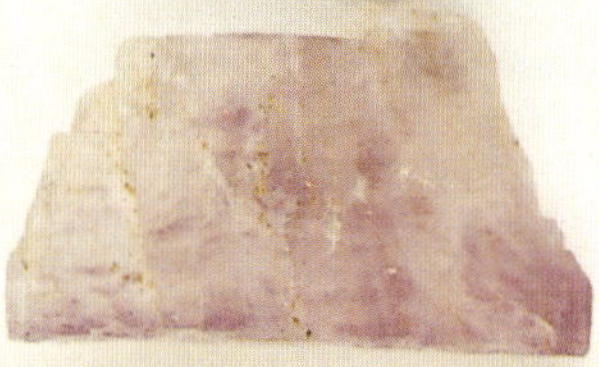

Steinsalz

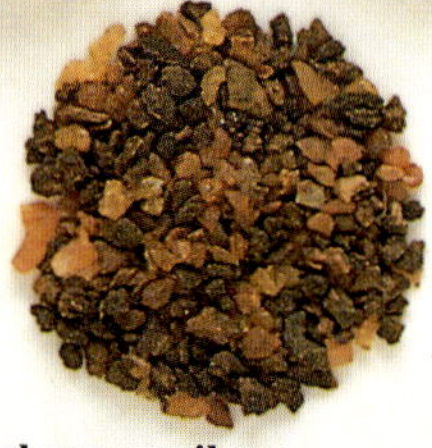

Myrrhengummiharz

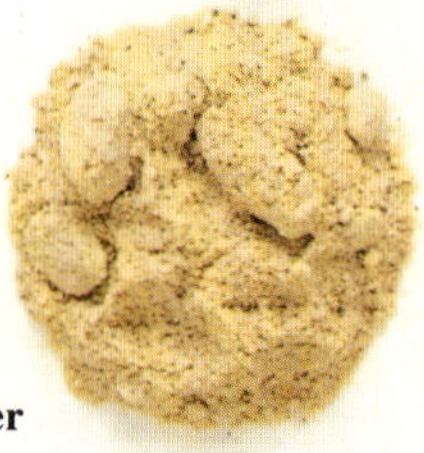

Pulver

Die sechs Geschmacksrichtungen

Das Ayurweda klassifiziert Pflanzen nach einer oder mehreren von sechs Geschmacksrichtungen, die in Beziehung zu der Heilwirkung stehen. Süßholzwurzel (*Glycyrrhiza glabra*) ist »süß« und »bitter«, Gummi des Stinkasant (*Ferula assa-foetida*) »scharf«. Steinsalz ist »salzig«, Honig sowohl »zusammenziehend« als auch »süß«, Rauwolfiawurzel (*Rauvolfia serpentina*) »bitter«. Das Gummiharz der Myrrhe (*Commiphora molmol*) ist »bitter« und »scharf«. Der sechsten Geschmacksrichtung, »sauer«, wird Obst zugeordnet.

Zubereitungsformen

In der Ayurwedik werden Mittel entweder als Paste verabreicht, die man in die Haut einmassiert, für Umschläge verwendet, in Form von Tabletten und Kapseln eingenommen oder als Pulver, das als Grundlage für Lotionen und Klistiere dient, gebraucht.

Unani-Medizin

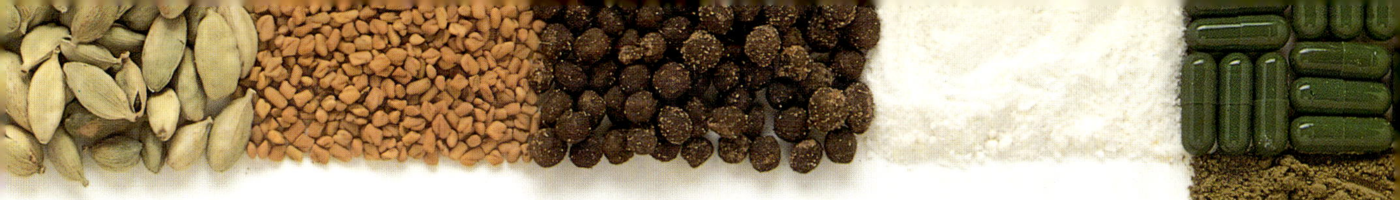

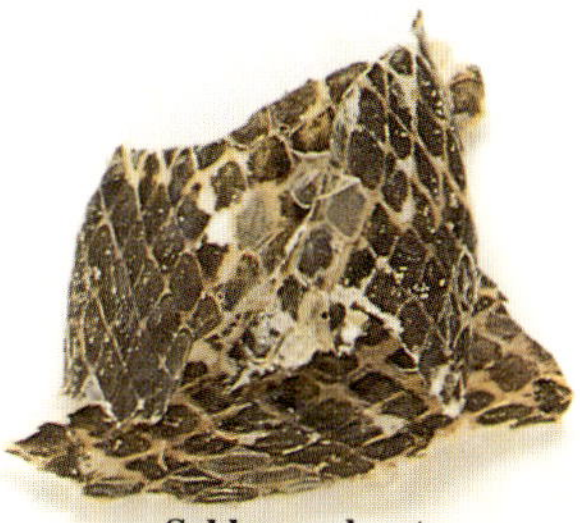

Schlangenhaut

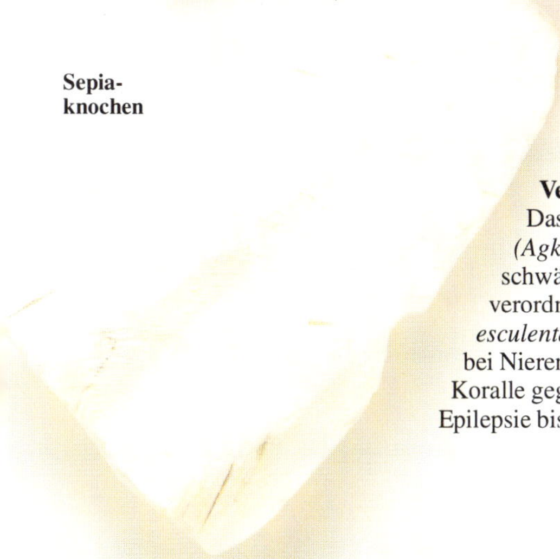

Sepia-knochen

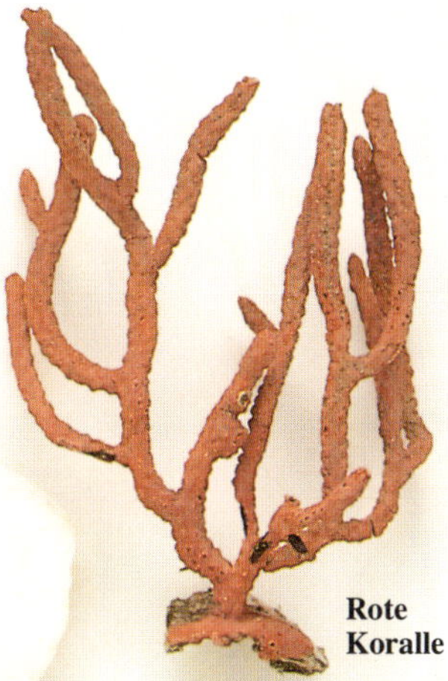

Rote Koralle

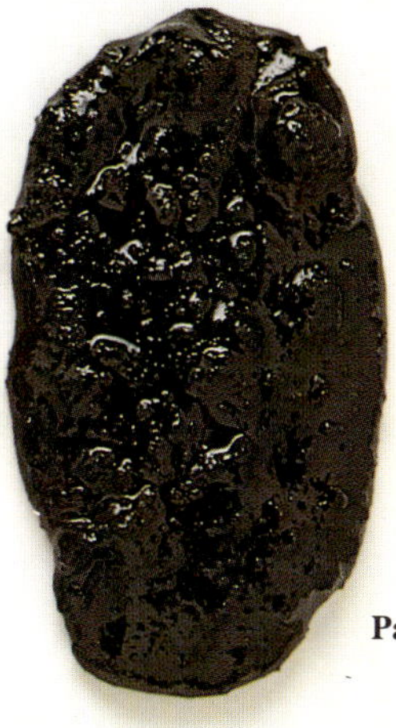

Paste

Verwendete Arzneistoffe
Das Fleisch der Grubenotter *(Agkistrodon)* wird bei Sehschwäche und Muskelschmerzen verordnet. Sepiaknochen (*Sepia esculenta*) gibt man zum Beispiel bei Nierensteinen oder Übelkeit, Rote Koralle gegen Krankheiten, die von Epilepsie bis Ohrenschmerzen reichen.

Zubereitungsformen
In Pulverform eignen sich die Mittel zur inneren Anwendung. Für den äußeren Gebrauch stellt man von den Substanzen Asche her, aus der mit Honig eine Paste (Surma) bereitet wird.

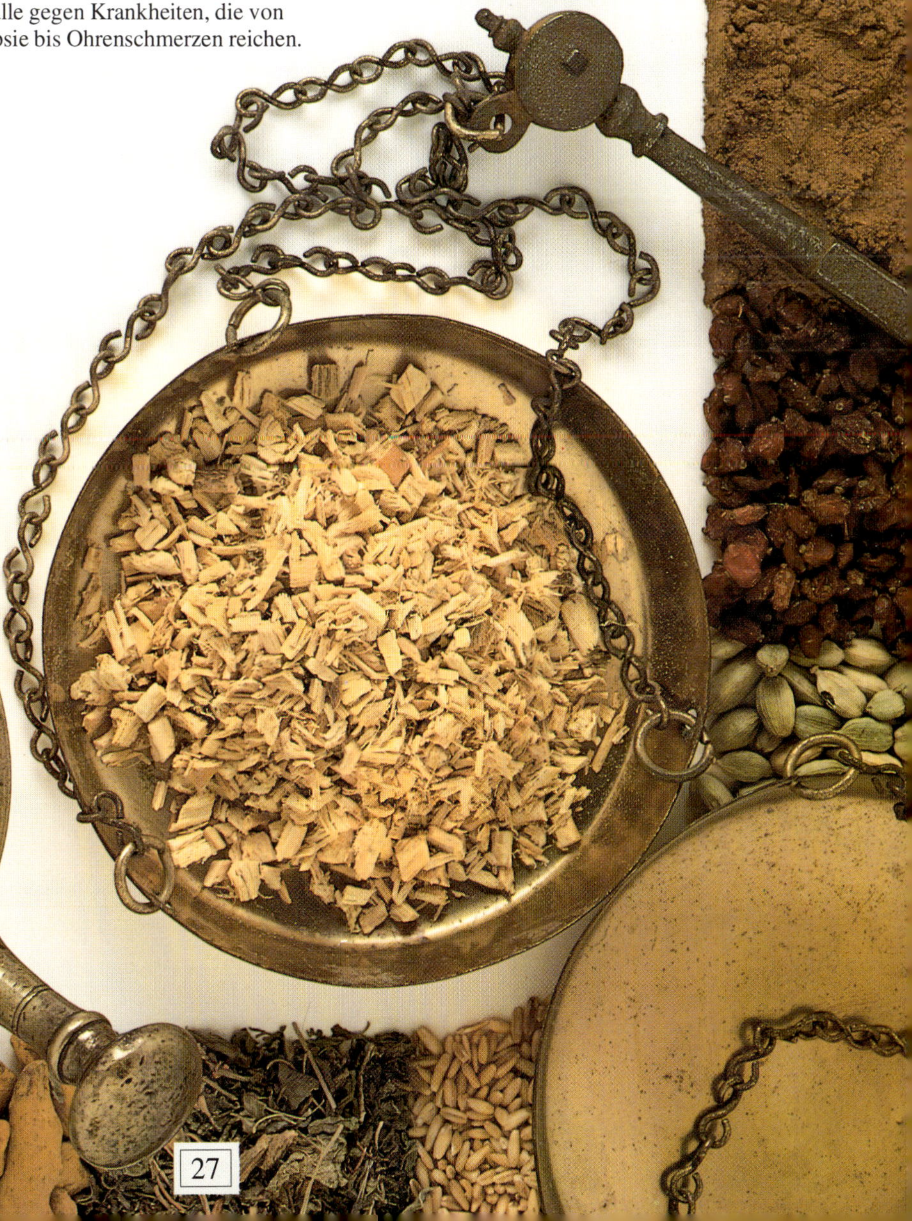

Herstellung indischer Arzneien
Geräte zur Arzneimittelherstellung: eine Waage aus Messing mit Süßholzwurzel und ein Messingmörser zum Zerreiben von Arzneistoffen, hier Koriander.

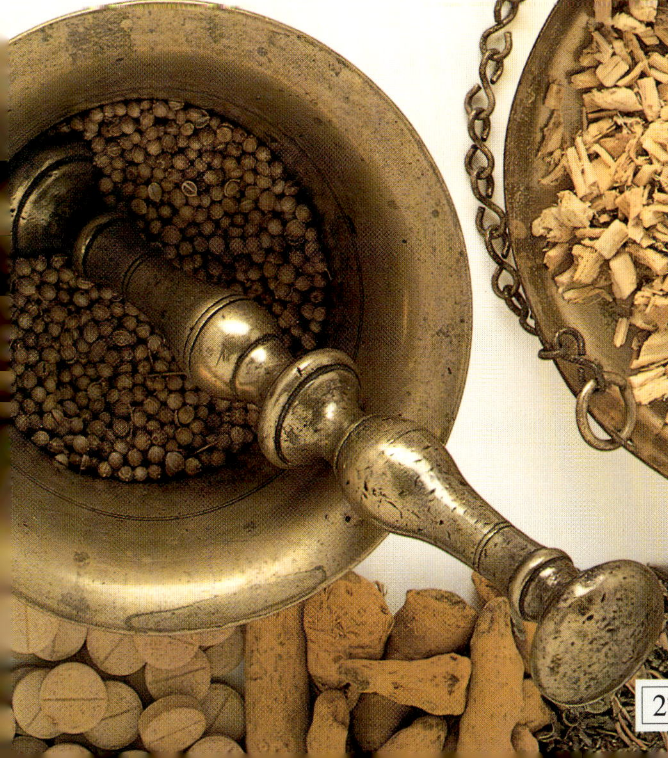

Schulmedizin

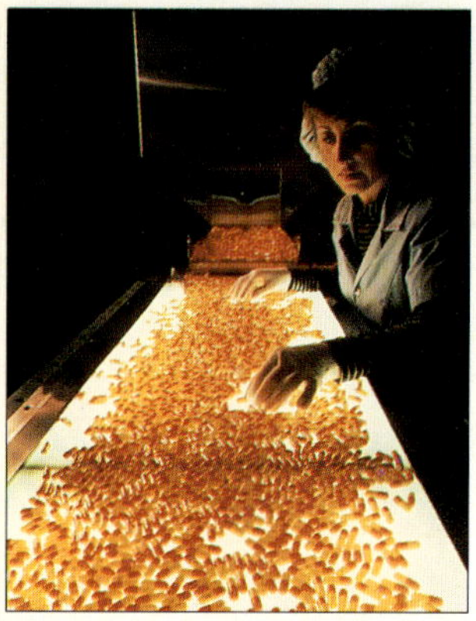

Industrielle Arzneimittelherstellung

Die in der Schulmedizin verschriebenen Medikamente enthalten Wirkstoffe in genau festgelegten Dosen und werden für spezifische Symptome oder Krankheiten verordnet. Obwohl immer wieder Versuche unternommen wurden, die heilenden Wirkstoffe von Pflanzen, Tieren oder Mineralien zu bestimmen, war deren Isolierung erst durch die Weiterentwicklung der Chemie möglich. Zwei Meilensteine auf diesem Weg waren die Gewinnung von ätherischen Pflanzenölen durch die Wasserdampfdestillation im 16. Jahrhundert und die Isolierung des ersten Alkaloids, dem Morphin, aus Schlafmohn im Jahre 1803. Heute analysieren, extrahieren und kopieren Wissenschaftler natürliche Stoffe, um dadurch Medikamente herzustellen, die wirksamer, ungefährlicher, preiswerter und leichter dosierbar sind als die ursprünglichen Substanzen. Die Schulmedizin verwendet aber immer noch viele in der Natur vorkommende Substanzen, und es werden umfangreiche und aufwendige Forschungen durchgeführt, um neue zu finden.

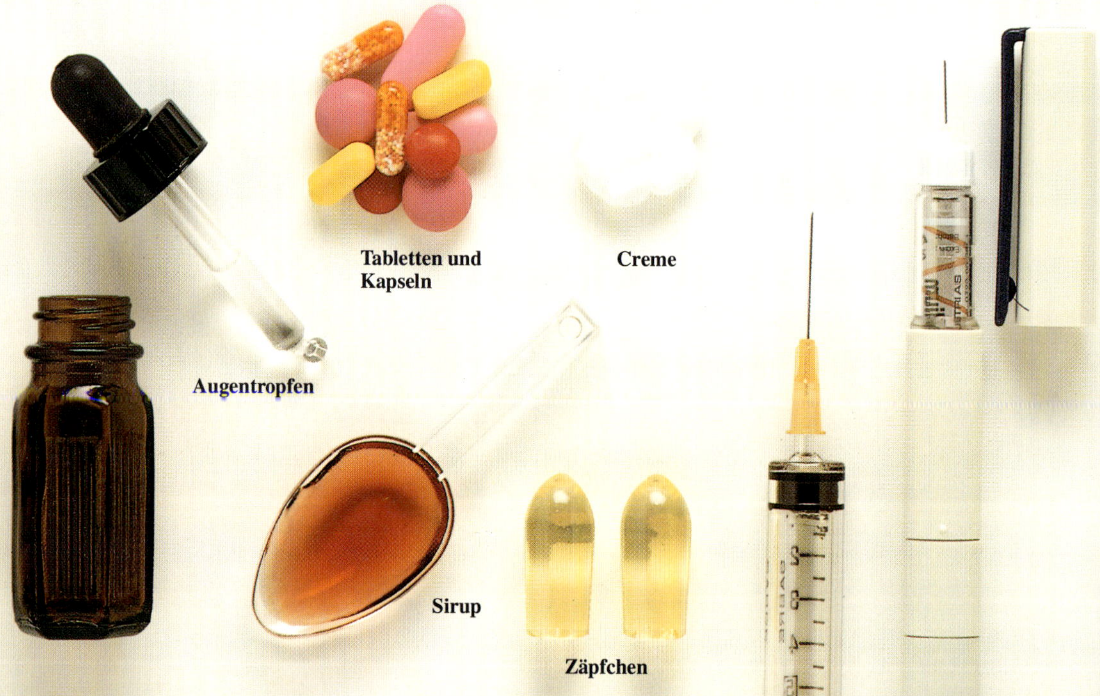

Zubereitungsformen
Augentropfen, Sirup, Injektionen, Cremes – die Frage, in welcher Form Arzneien am wirksamsten sind, wurde beinahe ebenso gründlich untersucht wie die Arzneistoffe selbst. Zäpfchen verwendet man beispielsweise, damit der Wirkstoff über die Darmwand absorbiert wird, weil er für den Magen vielleicht schädlich ist oder seine Wirkung verliert. Als Träger für Arzneistoffe dienen viele natürliche Substanzen wie Wachs, Tonerde, Milchpulver und Lanolin. Und es werden ständig neue Methoden zur Verabreichung von Medikamenten entwickelt. Der Insulin-Pen beispielsweise versorgt Diabetiker vor jeder Mahlzeit mit winzigen Mengen Insulin.

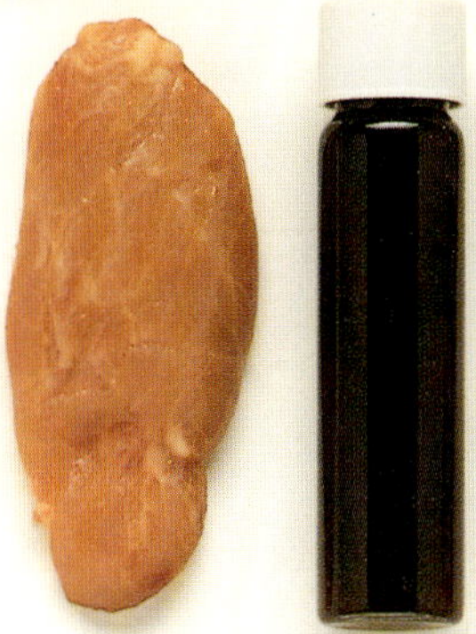

Bauchspeicheldrüse des Schweins **Menschliches Blut**

Tiere
Das Schwein ist Lieferant für mehrere bekannte Arzneimittel, wie etwa Insulin aus der Bauchspeicheldrüse. Menschliches Blut wird für Transfusionen verwendet und liefert Blutgerinnungsfaktoren, wie etwa den Faktor VIII, oder Stoffe zur Infektionsabwehr wie Gamma-Globuline, die als Schutz vor Hepatitis B gegeben werden.

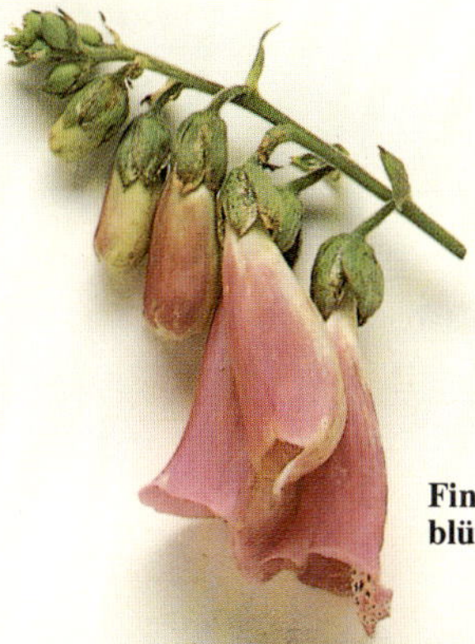

Fingerhutblüten

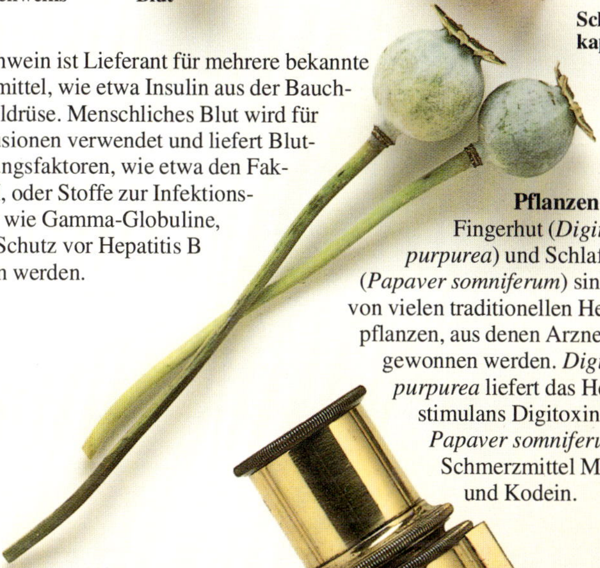

Schlafmohnkapseln

Pflanzen
Fingerhut (*Digitalis purpurea*) und Schlafmohn (*Papaver somniferum*) sind zwei von vielen traditionellen Heilpflanzen, aus denen Arzneistoffe gewonnen werden. *Digitalis purpurea* liefert das Herzstimulans Digitoxin und *Papaver somniferum* die Schmerzmittel Morphin und Kodein.

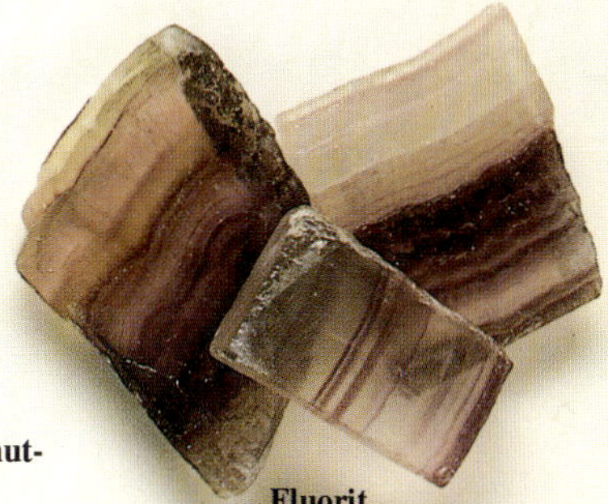

Fluorit

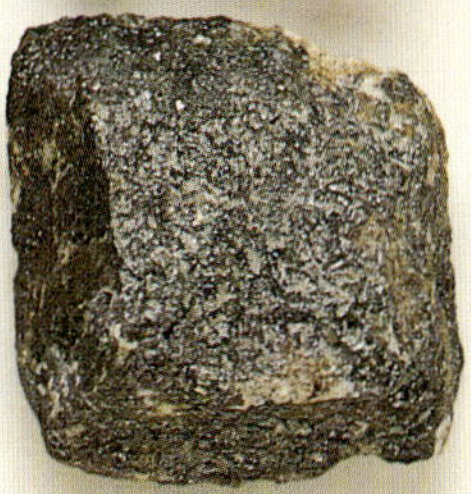

Bismut

Mineralien
Das aus dem Fluorit gewonnene Fluor wird zur Kariesvorbeugung in Zahnpasten verwendet. Bismutsalze finden sich häufig in Mitteln gegen Verstopfung und Hämorrhoiden, und neuerdings verwendet man sie auch zur Behandlung von Magengeschwüren.

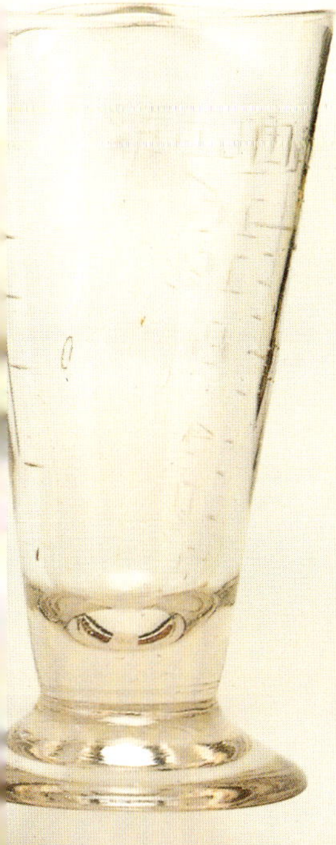

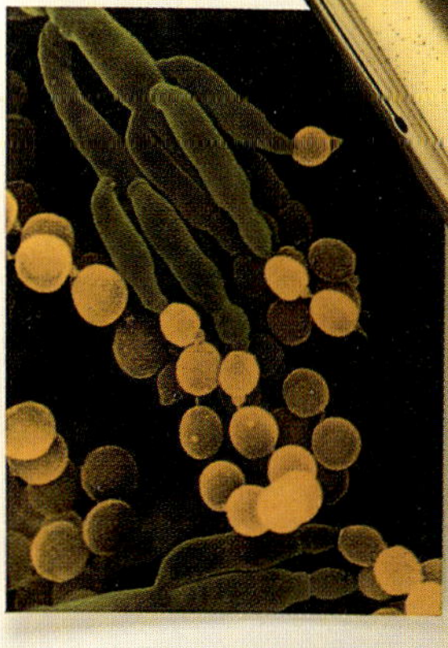

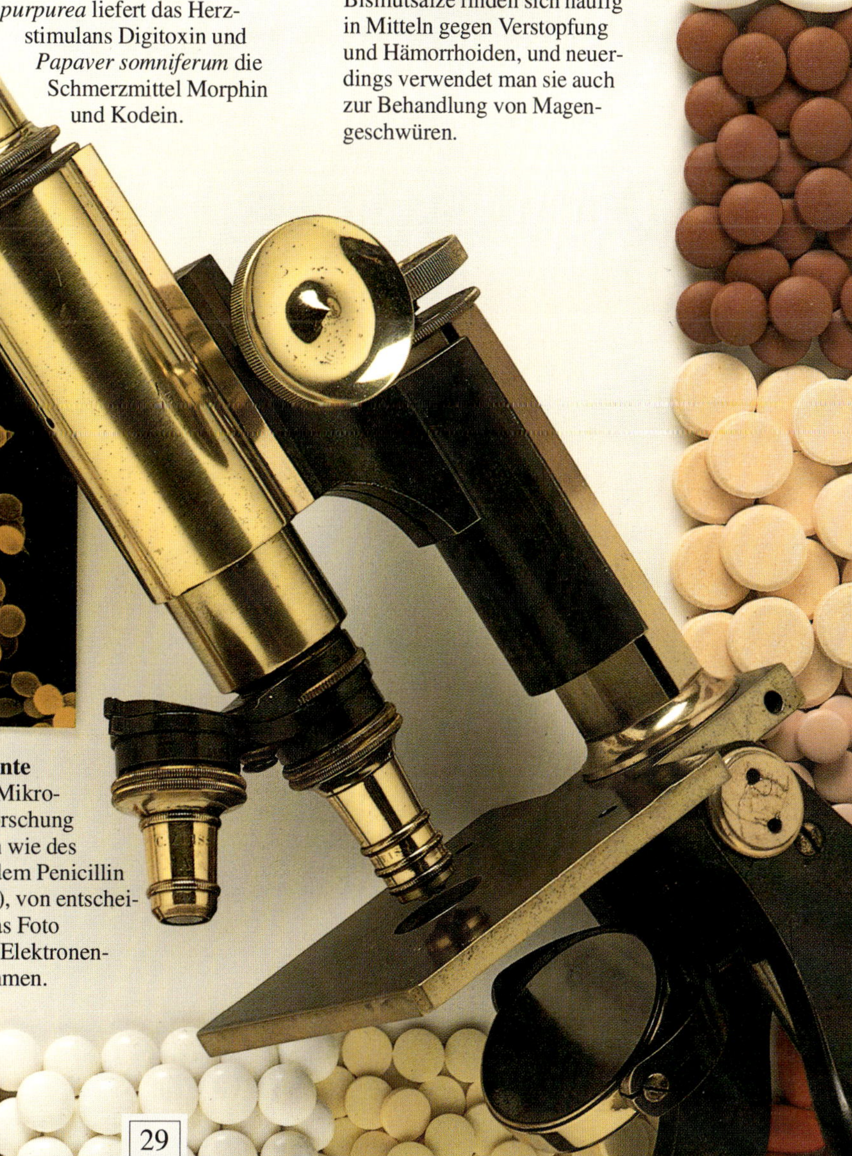

Forschungsinstrumente
Die Entwicklung des Mikroskops war für die Erforschung von Mikroorganismen wie des Schimmelpilzes, aus dem Penicillin gewonnen wird (oben), von entscheidender Bedeutung. Das Foto wurde mit Hilfe eines Elektronenmikroskops aufgenommen.

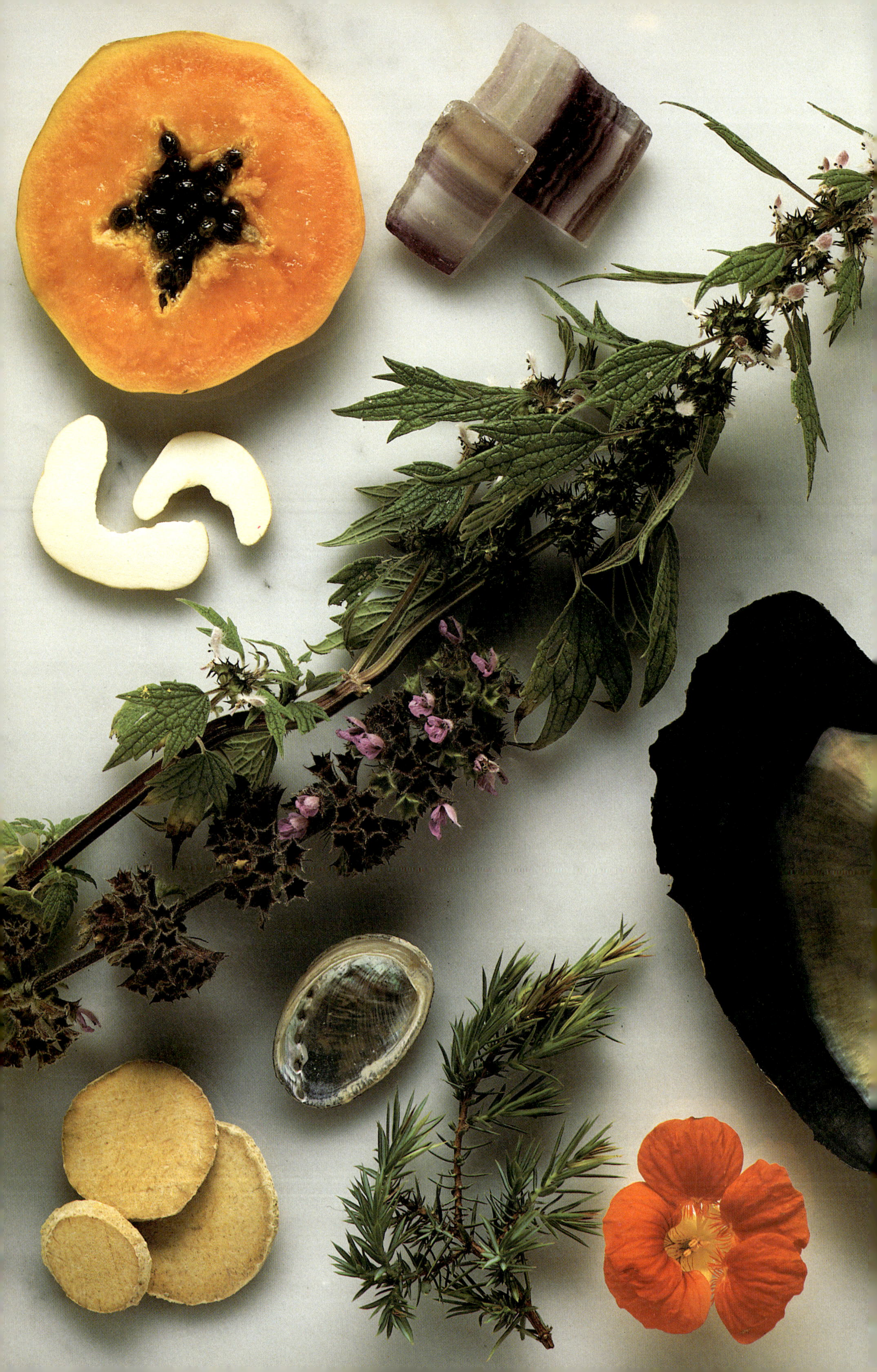

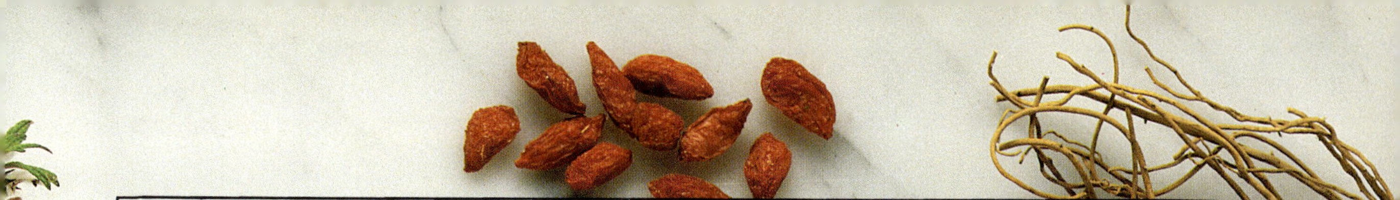

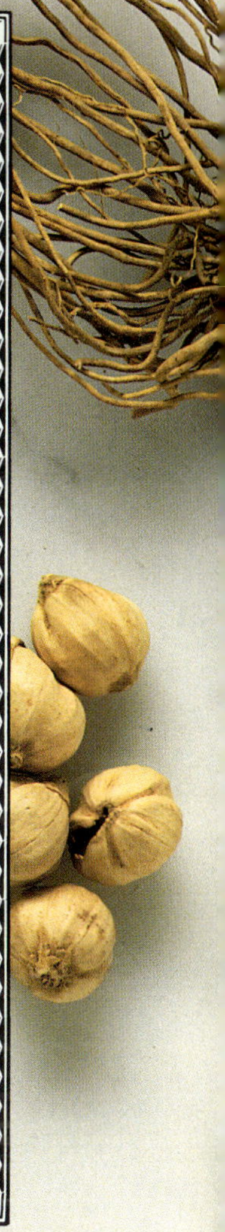

ABBILDUNGEN DER NATURHEILMITTEL VON A–Z

Im folgenden Kapitel sind mehr als 230 Substanzen pflanzlicher, tierischer oder mineralischer Herkunft in farbigen Abbildungen dargestellt, beschrieben und aufgrund ihrer international gebräuchlichen lateinischen Namen alphabetisch geordnet; sind zwei durch Schrägstrich getrennte lateinische Namen angegeben, so werden diese synonym verwendet.

(☠ bedeutet Gift)

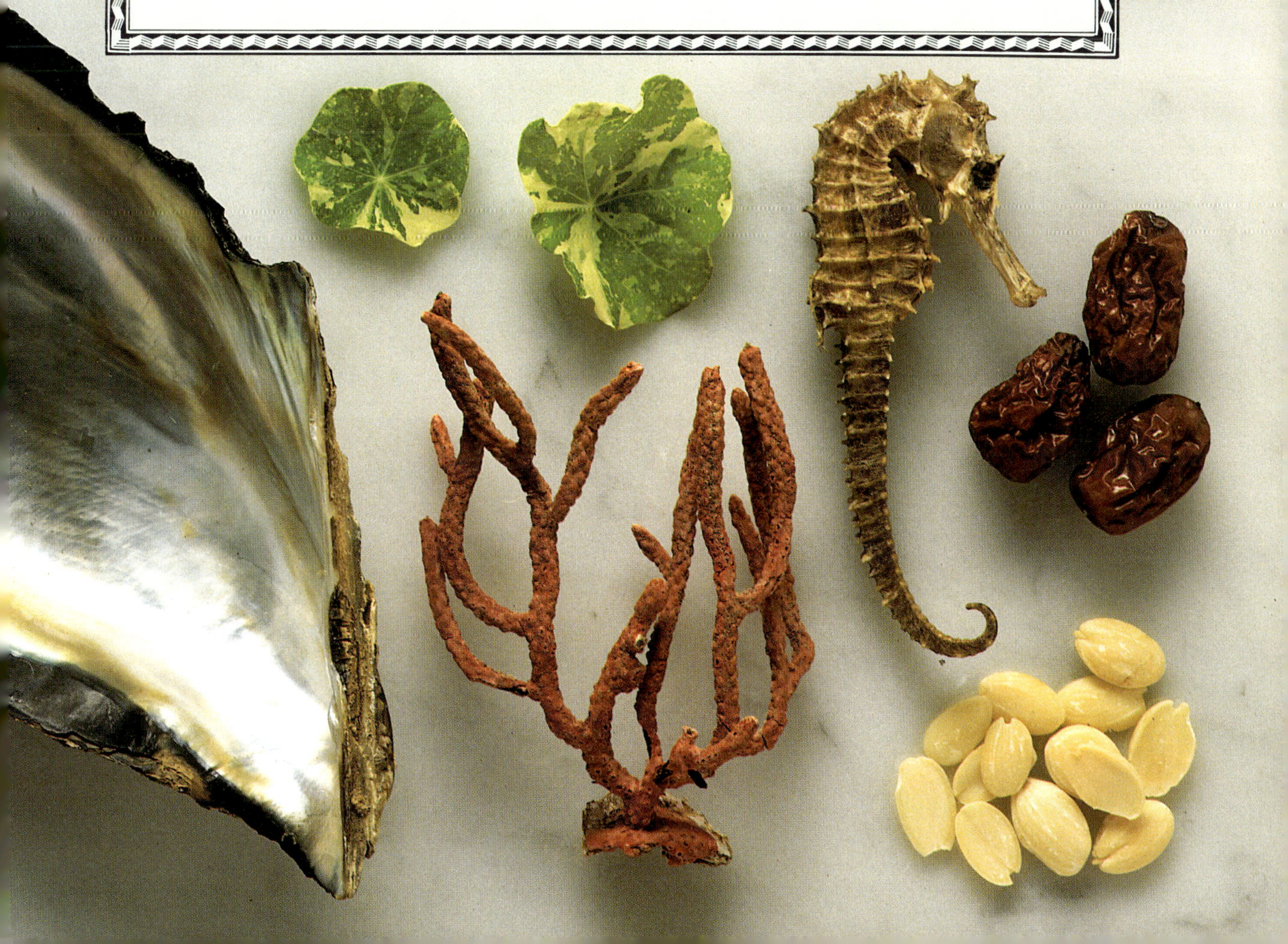

ACHILLEA MILLEFOLIUM

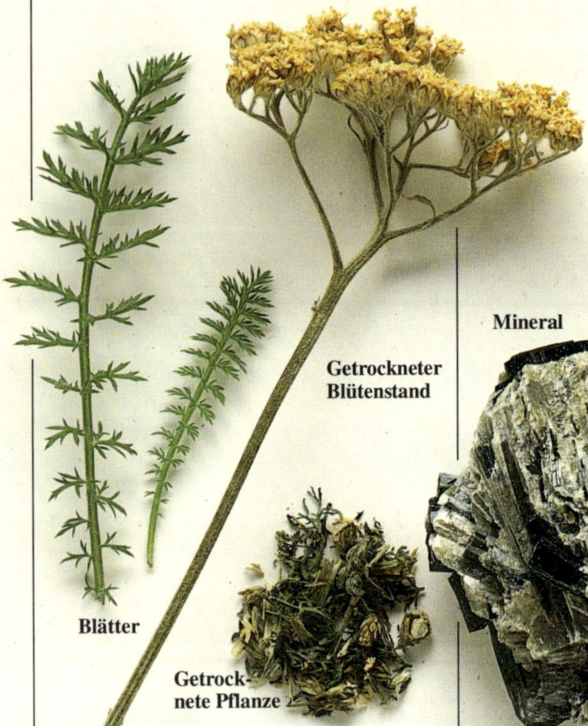

Achillea millefolium
SCHAFGARBE
Schon die alten Griechen nahmen die Schafgarbe bei Fieber und Blutungen ein. Sie kann innerlich angewendet oder für Umschläge benutzt werden.
Siehe Seite 82.

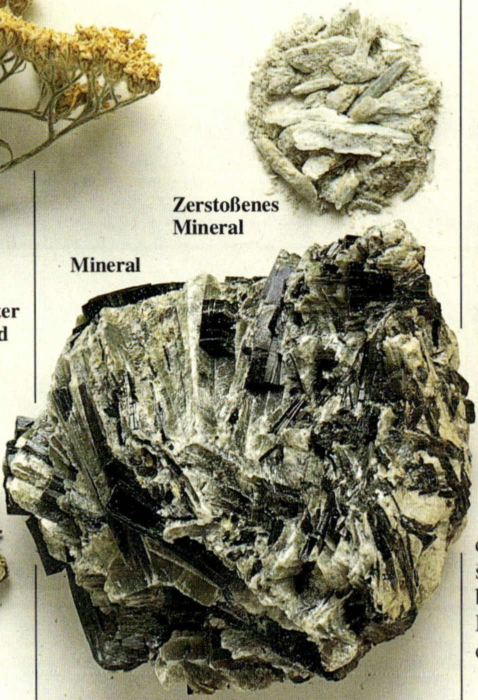

Actinolith
AKTINOLITH, STRAHLSTEIN
Chinesische Ärzte verordnen die hübschen grüngrauen Kristalle dieses Minerals bei Entzündungen, Krämpfen und Koliken. Das zerstoßene Mineral wird in Form von Pillen oder einer Abkochung eingenommen.
Siehe Seite 82.

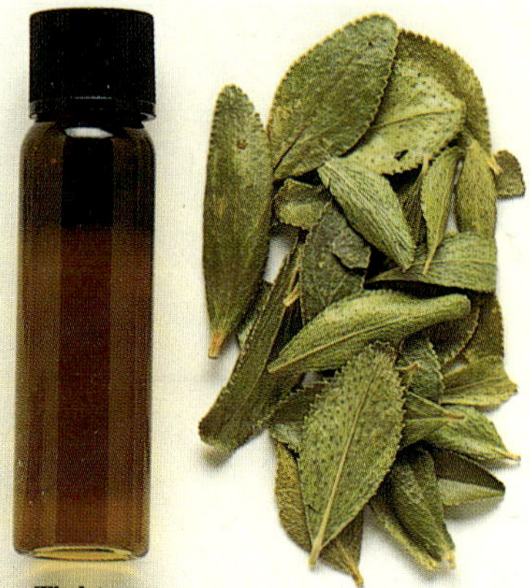

Agathosma betulina / Barosma betulina
BUKKOSTRAUCH
In der Pflanzenheilkunde werden aus den getrockneten Blättern des Bukkostrauches Tinkturen hergestellt, die man bei entzündlichen Erkrankungen der Harnwege, wie Blasenentzündung, und der Prostata einsetzt. Siehe Seite 82.

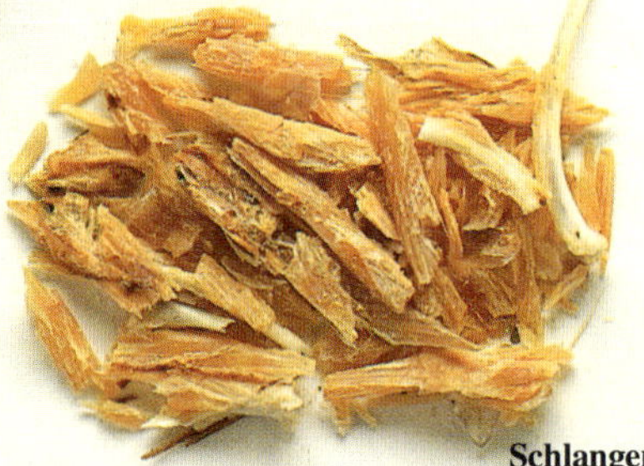

Agkistrodon acutus ☠
GRUBENOTTER
Das Fleisch dieser chinesischen Grubenotter wird von chinesischen Ärzten und in der Unani-Medizin für vielfältige Leiden verordnet, insbesondere bei Muskelerkrankungen. Siehe Seite 82f.

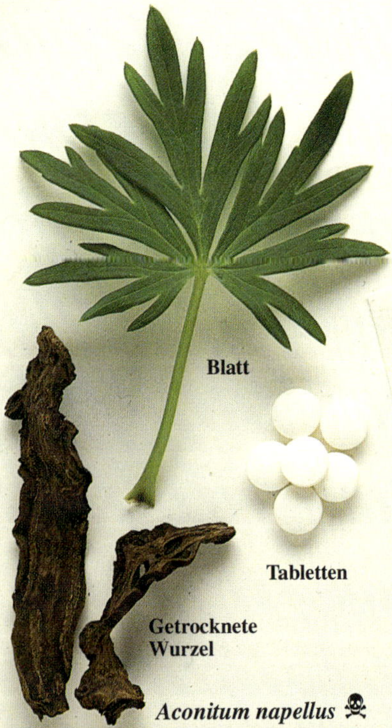

Aconitum napellus ☠
BLAUER EISENHUT
Homöopathen setzen den Blauen Eisenhut bei akuten Erkrankungen und zur Unterstützung der Schocktherapie ein. Phytotherapeuten wenden die Wurzel äußerlich bei Quetschungen, Rheumatismus und Ischiasbeschwerden an; in der chinesischen Medizin dient sie als lokales Betäubungsmittel. Siehe Seite 82.

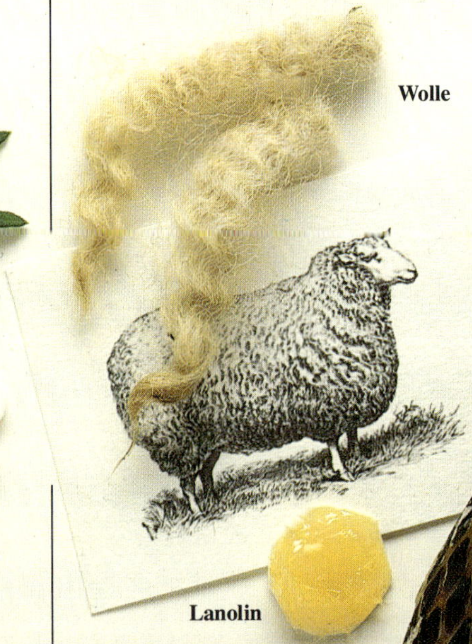

Adeps lanae
WOLLFETT
Wollfett und das aus ihm hergestellte Lanolin gehören zu den gebräuchlichsten Substanzen von Kosmetika, Seifen und medizinischen Cremes. Sie machen die Haut weich, geschmeidig und durchlässiger für andere Stoffe. Siehe Seite 82.

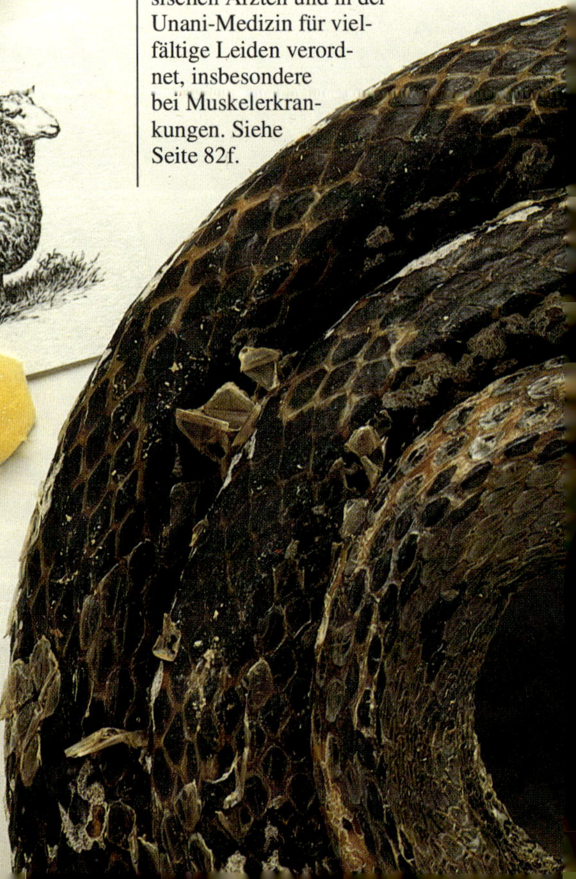

ALLIUM SATIVUM

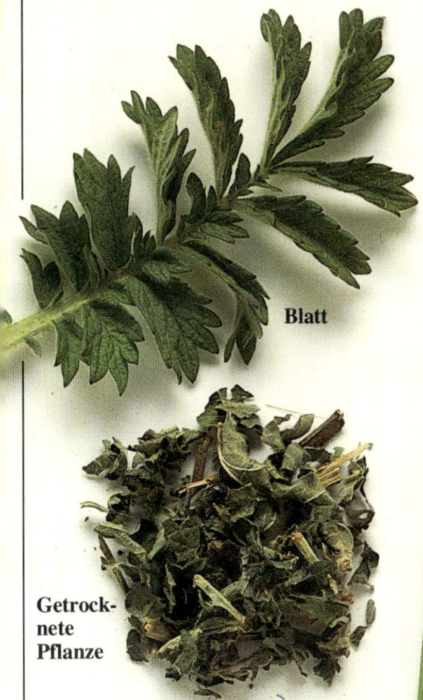

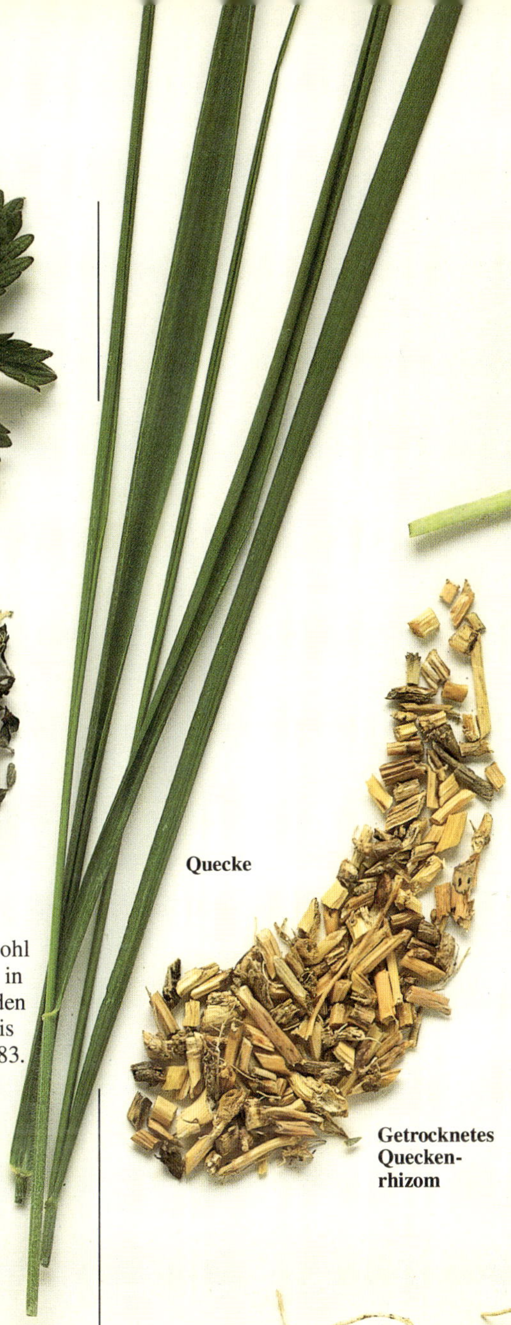

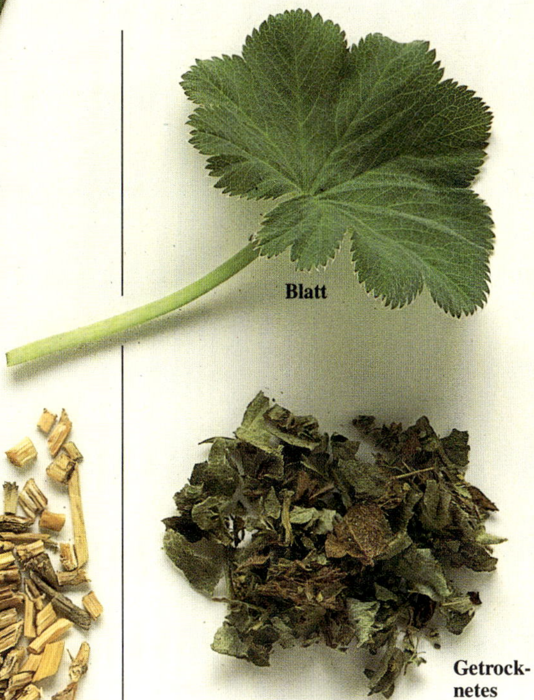

Agrimonia eupatoria
KLEINER ODERMENNIG
Die getrocknete Pflanze wird sowohl in der Pflanzenheilkunde als auch in der chinesischen Medizin für Leiden verordnet, die von Ulzerationen bis Tuberkulose reichen. Siehe Seite 83.

Agropyron repens
QUECKE
Bei Gärtnern ist die Quecke unbeliebt, doch Phytotherapeuten schätzen sie zur Behandlung von Harnwegsleiden. Siehe Seite 83.

Alchemilla xanthochlora
FRAUENMANTEL
Seit Jahrhunderten stellt man aus Blättern und Blüten Auszüge her, die bei einer Vielzahl von Erkrankungen – darunter Halsentzündungen und Zahnfleischbluten – innerlich und äußerlich Anwendung finden.
Siehe Seite 83.

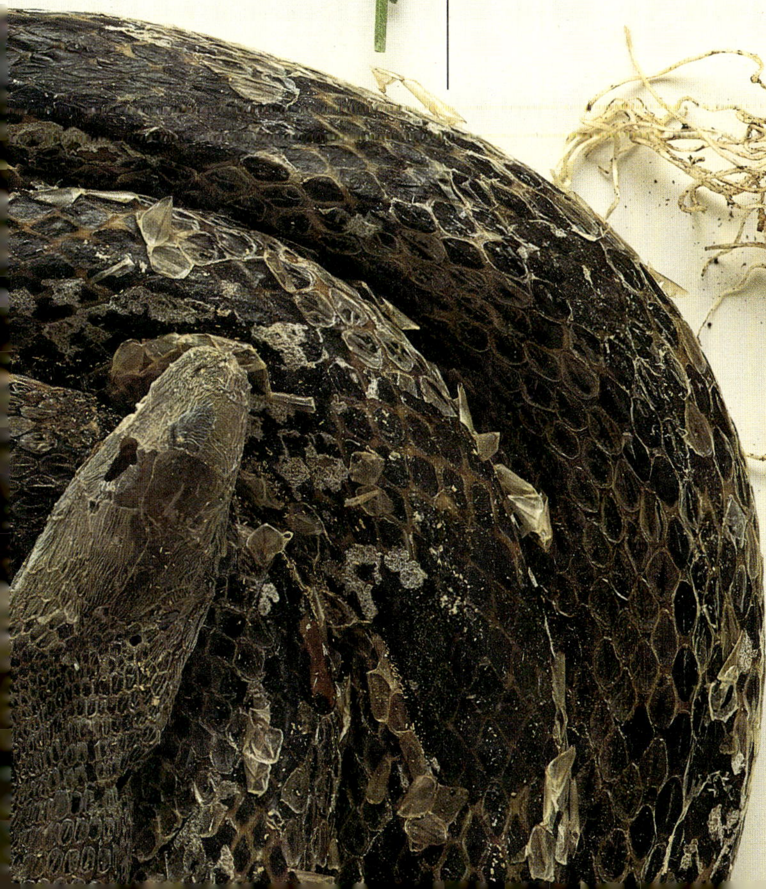

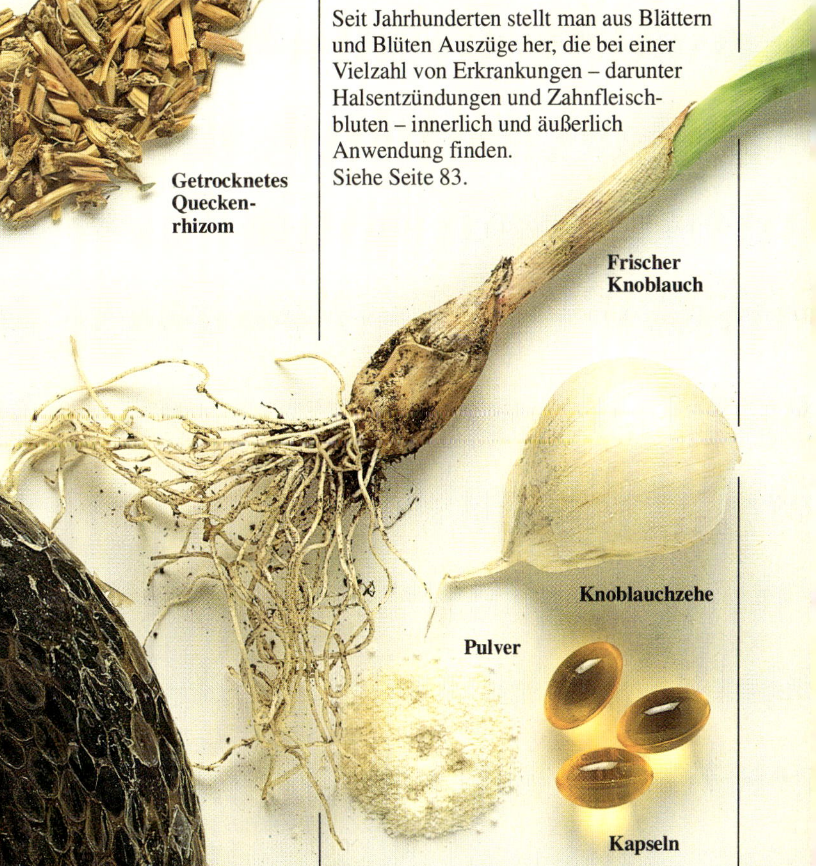

Allium sativum
KNOBLAUCH
Knoblauch wird zur Behandlung zahlreicher Beschwerden geschätzt. Forschungen haben seine antiseptische, blutdrucksenkende und blutverdünnende Wirkung belegt. Man kann ihn roh, pulverisiert und in Form von Tabletten oder Ölkapseln einnehmen. Siehe Seite 83f.

Aloe vera

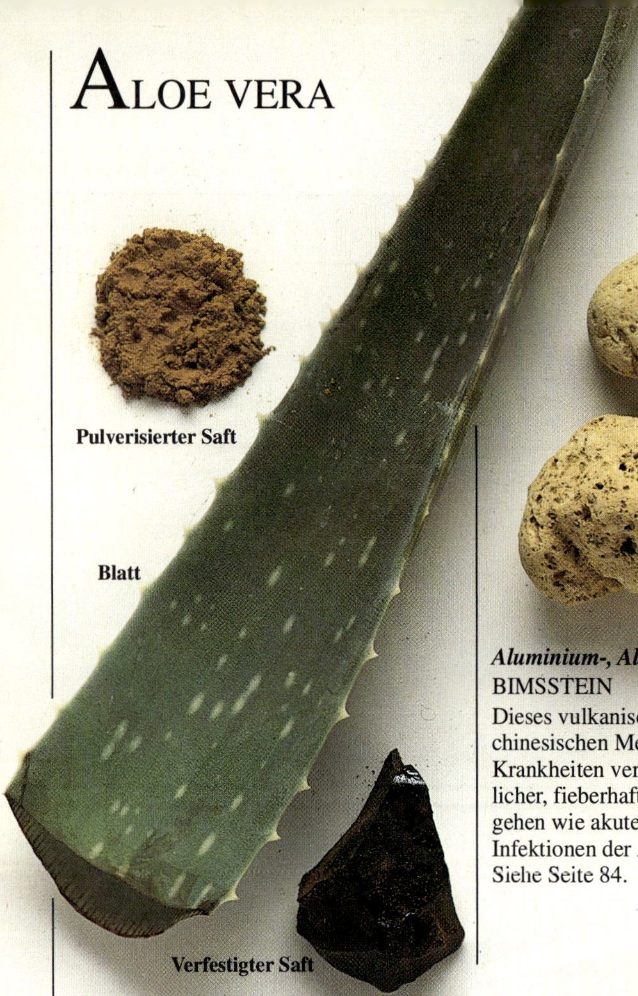

Aloe vera / Aloe barbadensis
ALOE
Aus frischen Aloeblättern gewonnener Saft und Schleim werden seit Jahrhunderten medizinisch genutzt. Den Schleim wendet man äußerlich an, um die Haut geschmeidig zu machen. Der zumeist eingedampfte und pulverisierte Saft ist ein wirksames Abführmittel. (Vorsicht bei regelmäßigem Gebrauch!) Siehe Seite 84.

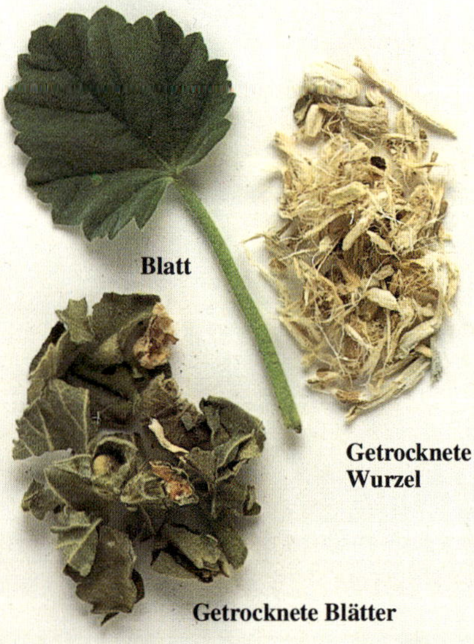

Althaea officinalis
EIBISCH
Phytotherapeuten verwenden seine Wurzeln und Blätter seit Jahrhunderten zur Beruhigung und Heilung der Haut und Schleimhäute. Die in der Medizin verwendete Eibischart hat charakteristische flaumige Blätter. Siehe Seite 84.

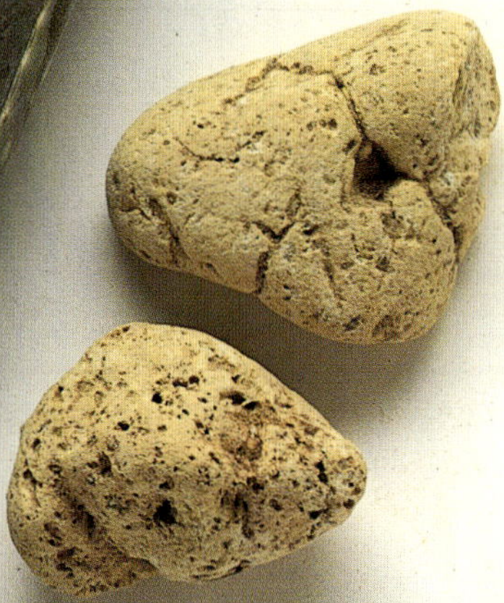

Aluminium-, Alkalisilikate
BIMSSTEIN
Dieses vulkanische Mineral wird in der chinesischen Medizin pulverisiert und bei Krankheiten verordnet, die mit entzündlicher, fieberhafter Schleimbildung einhergehen wie akute Bronchitis und andere Infektionen der Atemwege.
Siehe Seite 84.

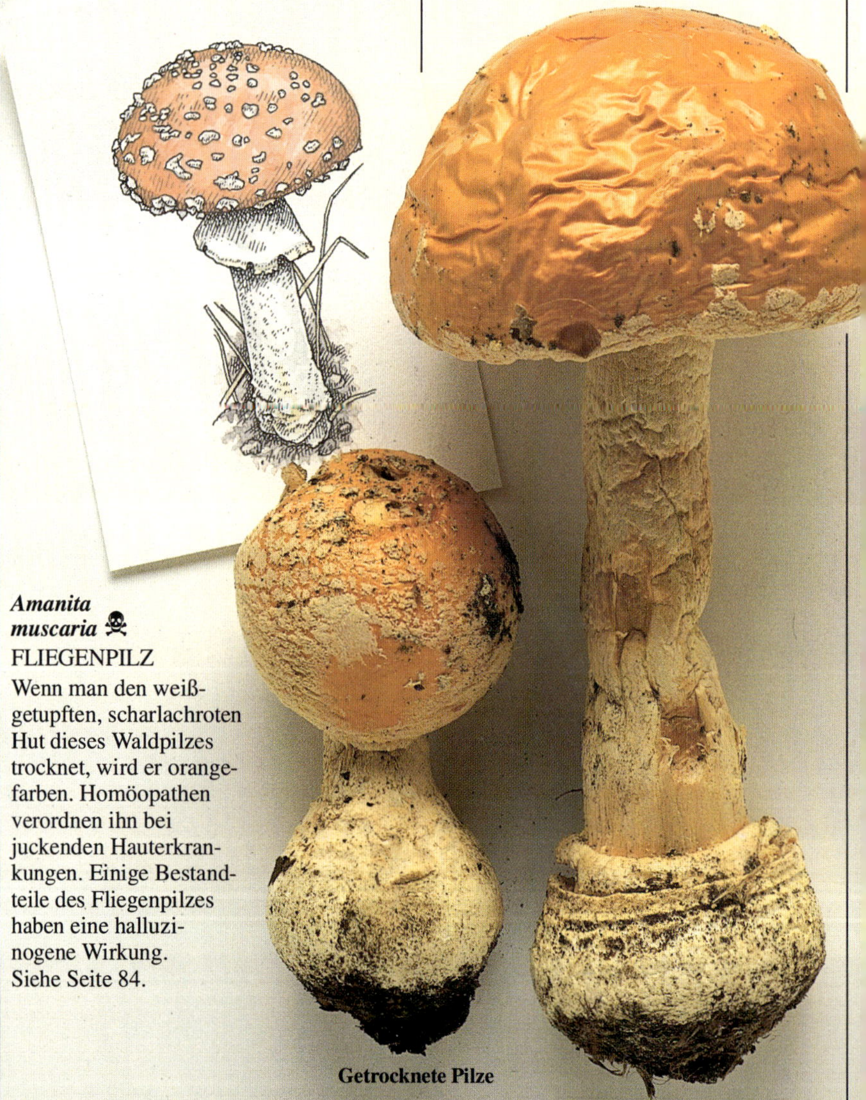

Amanita muscaria ☠
FLIEGENPILZ
Wenn man den weißgetupften, scharlachroten Hut dieses Waldpilzes trocknet, wird er orangefarben. Homöopathen verordnen ihn bei juckenden Hauterkrankungen. Einige Bestandteile des Fliegenpilzes haben eine halluzinogene Wirkung.
Siehe Seite 84.

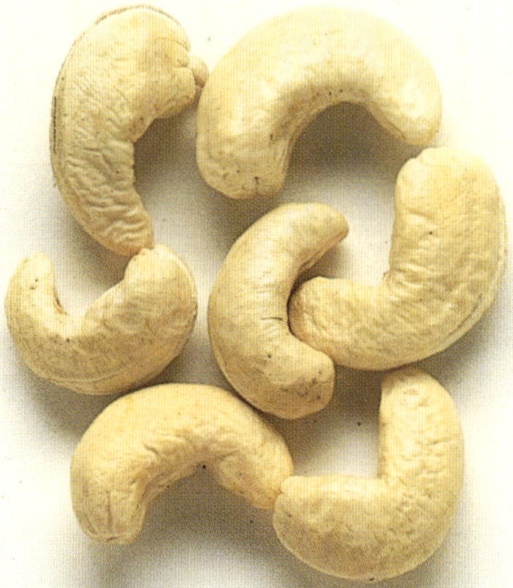

Anacardium occidentale
KASCHUBAUM
Phytotherapeuten verwenden Öl und Saft der Kaschunuß (Cashewnuß). Das Öl ist gewebezerstörend und wird deshalb auf Wucherungen wie Warzen aufgetragen; den Saft verabreicht man bei Gebärmutterleiden, in der Homöopathie auch bei Angststörungen und Kurzatmigkeit.
Siehe Seite 84f.

Apis mellifica

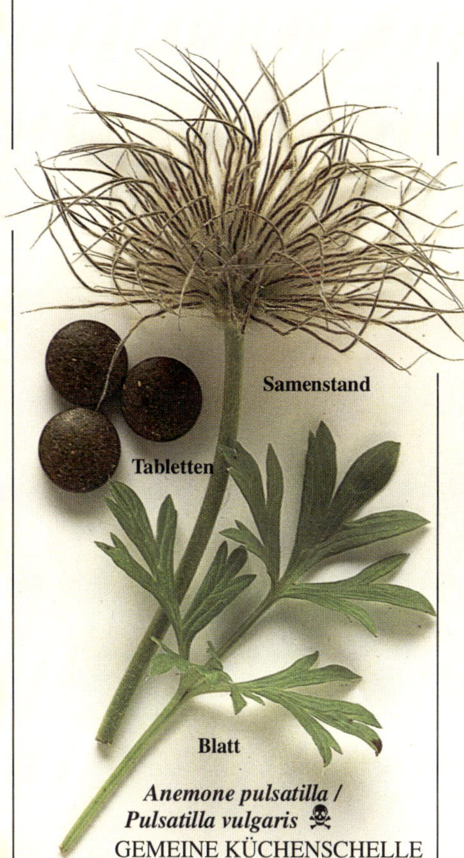

Anemone pulsatilla / Pulsatilla vulgaris ☠
GEMEINE KÜCHENSCHELLE
Phytotherapeuten setzen die ganze Pflanze – getrocknet oder manchmal auch in Form von Tabletten – als Beruhigungsmittel ein, um bei einer großen Zahl von Beschwerden, die von Kopfschmerzen bis zu Störungen der männlichen und weiblichen Fortpflanzungsorgane reichen, Anspannung, Krämpfe und Schmerzen zu behandeln. Homöopathen verordnen sie bei Katarrh, Verdauungsstörungen und Masern. Siehe Seite 85.

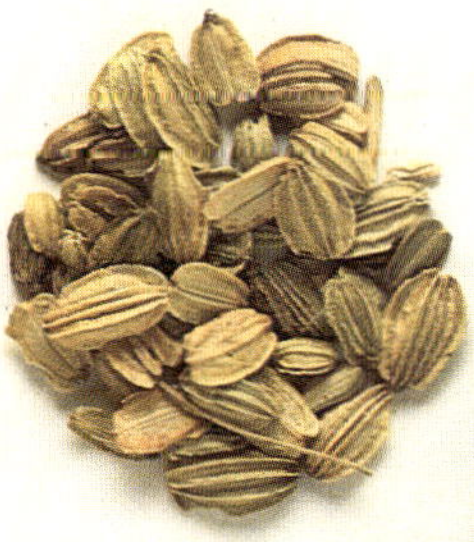

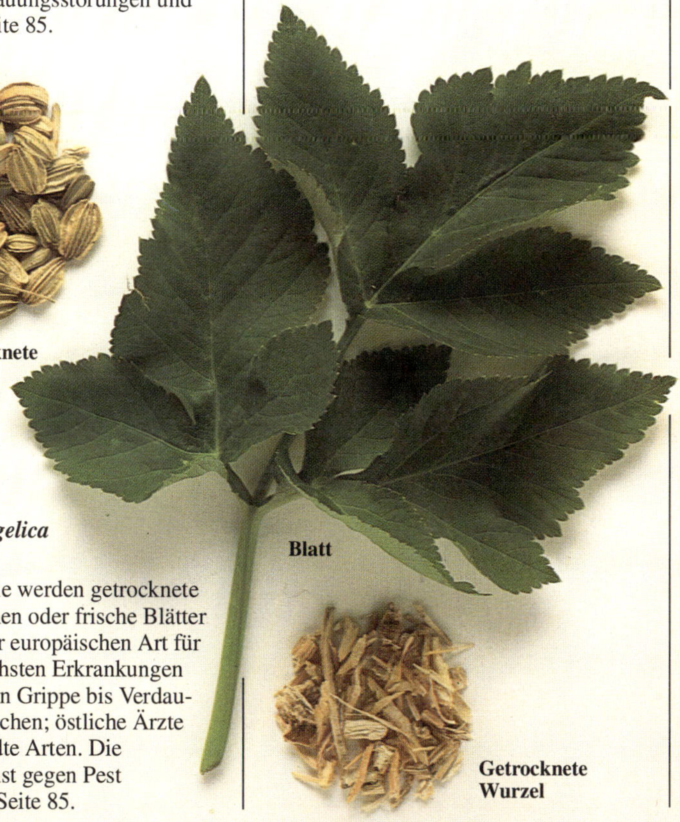

Angelica archangelica
ENGELWURZ
In der Pytotherapie werden getrocknete Wurzeln und Samen oder frische Blätter und Stengel dieser europäischen Art für die unterschiedlichsten Erkrankungen verwendet, die von Grippe bis Verdauungsstörungen reichen; östliche Ärzte benutzen verwandte Arten. Die Pflanze wurde einst gegen Pest eingesetzt. Siehe Seite 85.

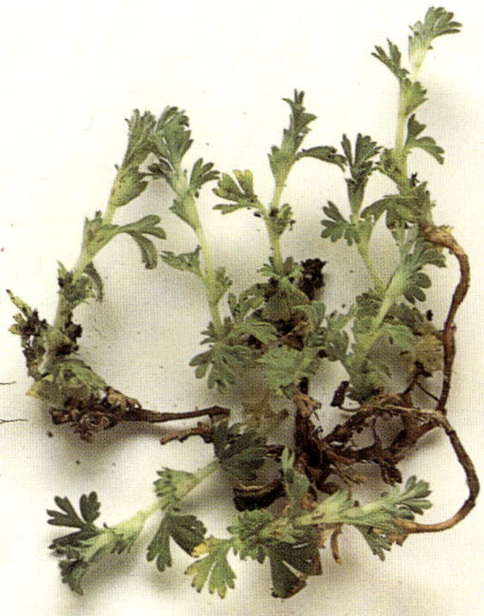

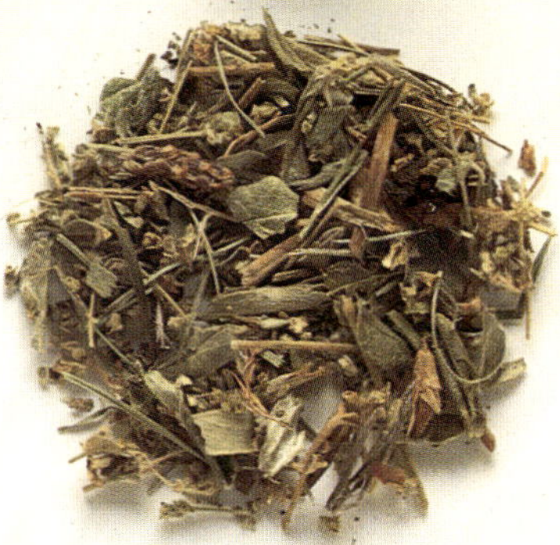

Aphanes arvensis
ACKERFRAUENMANTEL
Diese Pflanze wird von Phytotherapeuten seit langem gegen Nieren- und Blasensteine verordnet. Ferner wird sie zur Milderung von Harnwegsleiden gegeben. Siehe Seite 85.

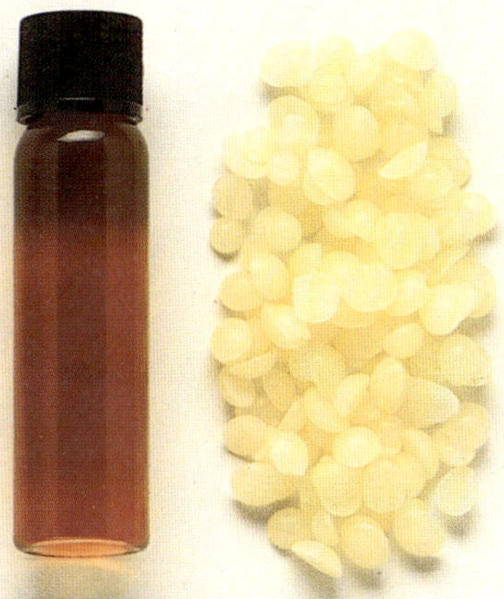

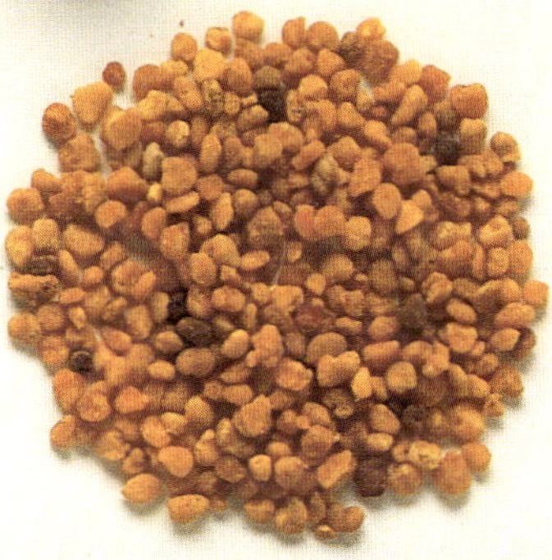

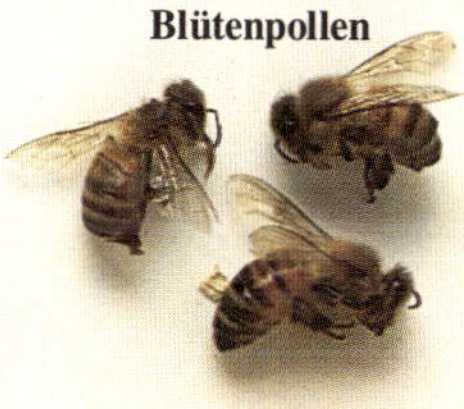

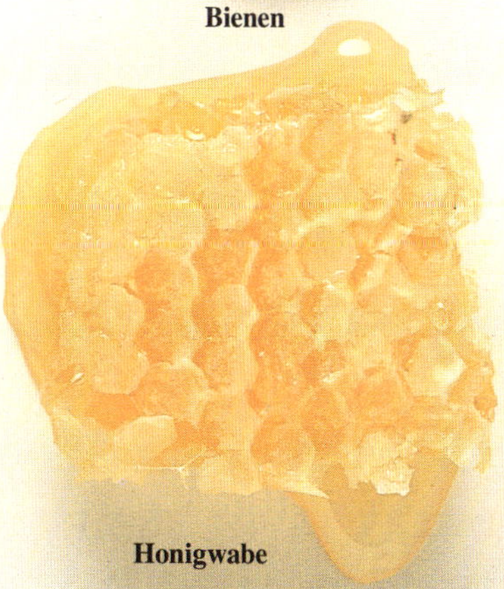

Apis mellifica
HONIGBIENE
In der Unani-Medizin werden ganze Bienen als Tonikum und bei Stichen verordnet, ähnlich wie sie in der Homöopathie eingesetzt werden. Honig wird auf Wunden und Verbrennungen aufgetragen sowie bei Lungenerkrankungen und Verstopfung eingenommen. In der westlichen Medizin wird Bienenwachs anstelle des Honigs verwendet. Gelée royale ist ein beliebtes Stärkungsmittel. Mit Blütenpollen erhöht man die Widerstandsfähigkeit gegen Heuschnupfen. (Bei allen Bienenpräparaten können Allergien auftreten!) Siehe Seite 85f.

ARCTIUM LAPPA

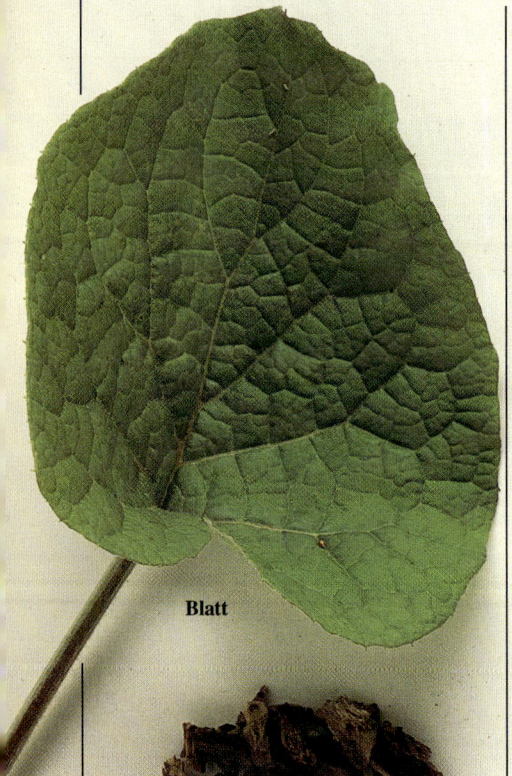

Blatt

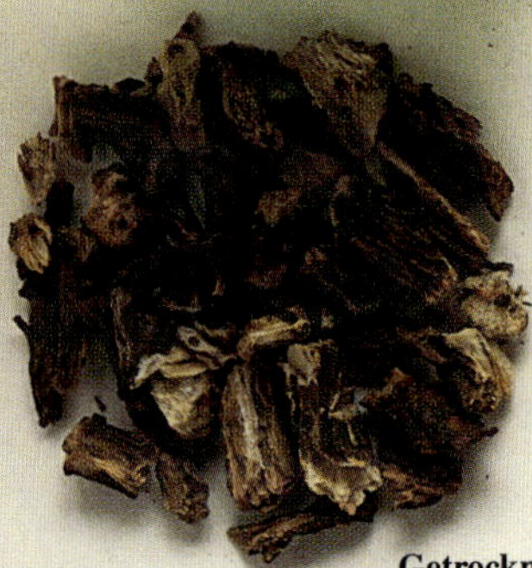

Getrocknete Wurzel

Arctium lappa
GROSSE KLETTE
Wurzel, Blätter und Samen dieses alten Heilkrautes finden auf der ganzen Welt Anwendung. Besonders bei Hautkrankheiten wie Ekzemen und Schuppenflechte, aber auch bei Gicht und Rheumatismus wird sie zur inneren Anwendung verordnet. Chinesische Ärzte benutzen die Wurzel zur äußerlichen Behandlung von Geschwüren, wunden Stellen und Schwellungen.
Siehe Seite 86.

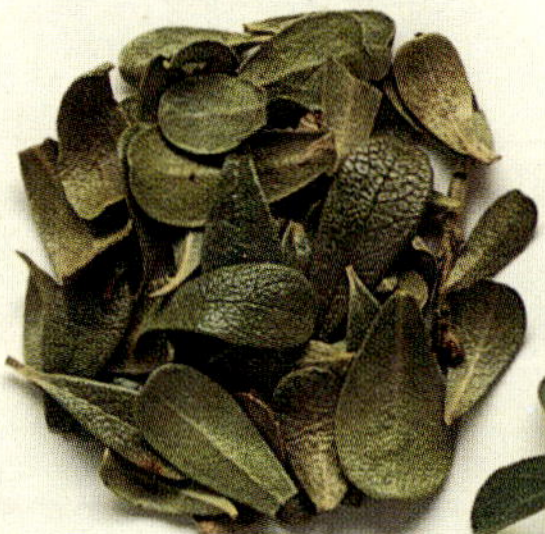

Getrocknete Blätter

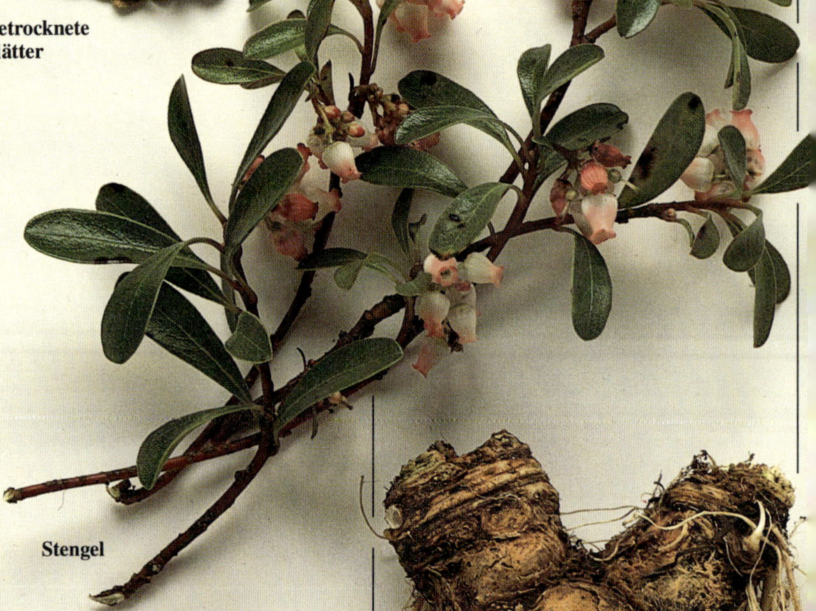

Stengel

Arctostaphylos uva-ursi
BÄRENTRAUBE
Die spatelförmigen Blätter dieser immergrünen Kriechpflanze dienen in der europäischen Phytotherapie seit dem Mittelalter zur Behandlung von Entzündungen der Harnwege.
Siehe Seite 86.

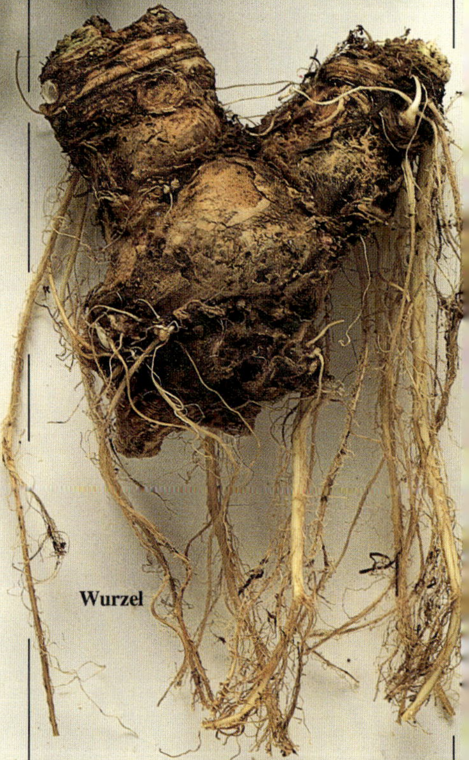

Wurzel

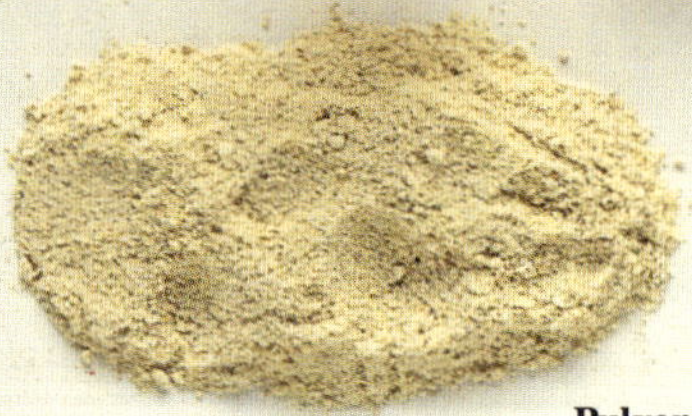

Pulver

Armoracia rusticana
MEERRETTICH
Diese Wurzel wendet man in der Pflanzenheilkunde seit vielen Jahren äußerlich gegen Gicht und Rheumatismus an. Ferner wird sie – entweder frisch oder getrocknet und pulverisiert – bei Lungeninfektionen eingenommen. Siehe Seite 86.

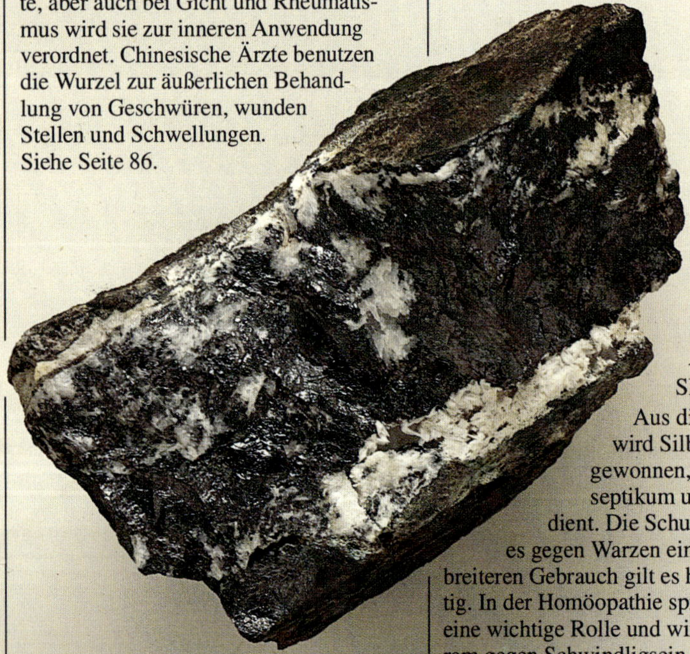

Argentit
SILBERGLANZ
Aus diesem Mineral wird Silbernitrat gewonnen, das als Antiseptikum und Ätzmittel dient. Die Schulmedizin setzt es gegen Warzen ein, für einen breiteren Gebrauch gilt es heute als zu giftig. In der Homöopathie spielt es jedoch eine wichtige Rolle und wird unter anderem gegen Schwindligsein und Kopfschmerzen verordnet. Siehe Seite 86.

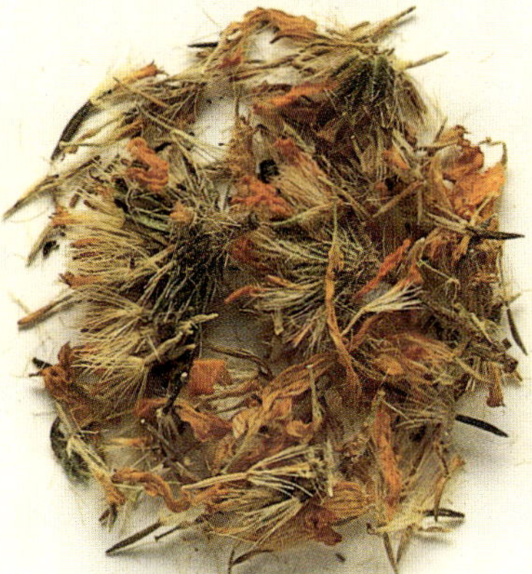

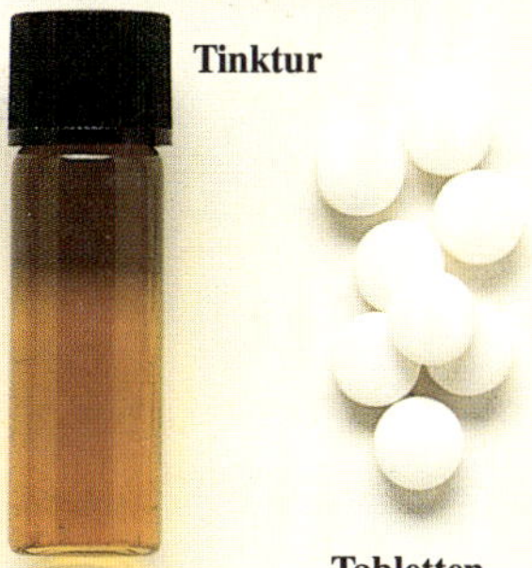

Arnica montana
ARNIKA
Diese Gebirgspflanze wird in der Homöopathie häufig bei Quetschungen, Wunden und zur Unterstützung der Schocktherapie verordnet. Da sie in großen Dosen eingenommen jedoch als Reizmittel wirkt, wenden Phytotherapeuten sie nur äußerlich an. Siehe Seite 87.

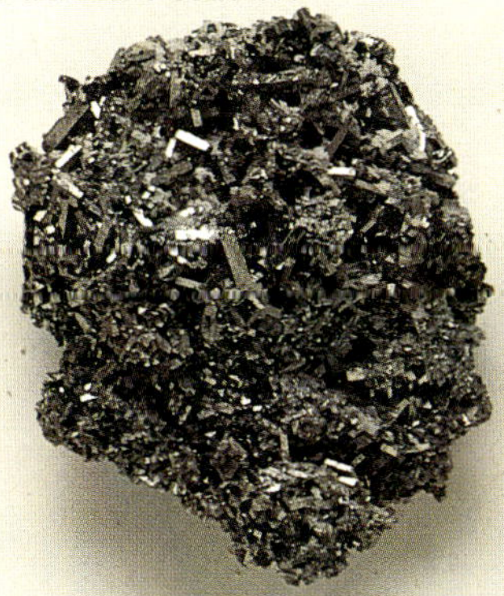

Arsenopyrit ☠
ARSENKIES
Diese glänzenden metallischen Kristalle sind der wichtigste Lieferant von Arsen. Homöopathen verschreiben *Arsenicum* bei Lebensmittelvergiftung, Schuppenflechte, Soor, Katarrh und Heuschnupfen. Chinesische Ärzte verordnen Arsenkies bei Hautkrankheiten, Anämie und Asthma. Die Kristalle haben eine seltsame Eigenschaft: Klopft man darauf, verströmen sie einen intensiven Knoblauchgeruch. Siehe Seite 87.

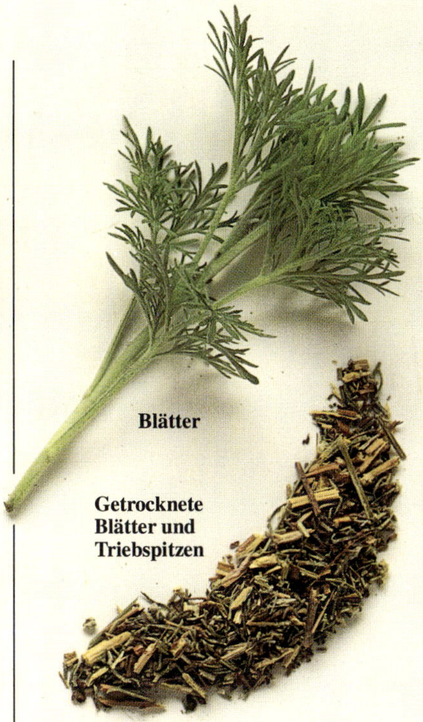

Artemisia abrotanum
EBERRAUTE
Schon der durchdringende Geruch dieses Krautes läßt seinen Gebrauch als Bittermittel ahnen. Triebspitzen und Blätter werden von Phytotherapeuten bei Verdauungsproblemen eingesetzt. Siehe Seite 87.

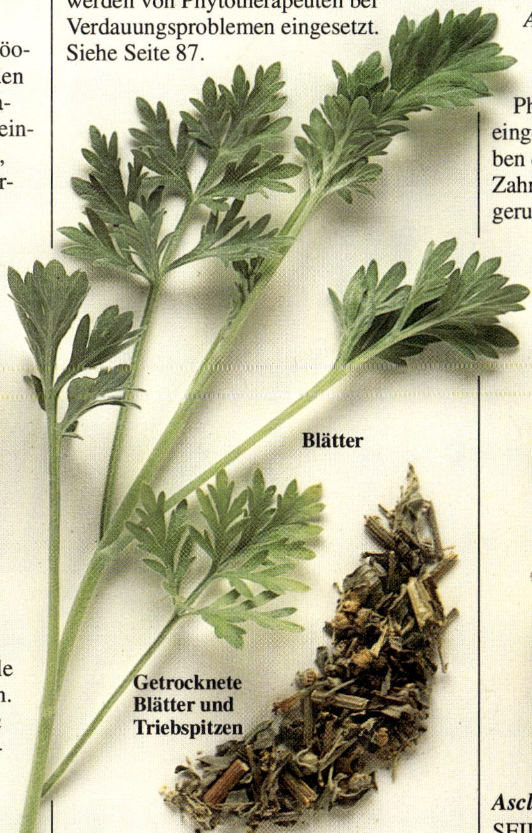

Artemisia absinthium
WERMUT
In der Pflanzenheilkunde werden Blätter und Triebspitzen zur Appetitanregung und als Wurmmittel verwendet. Darüber hinaus dient Wermut als Insektizid und Antiseptikum. Siehe Seite 87.

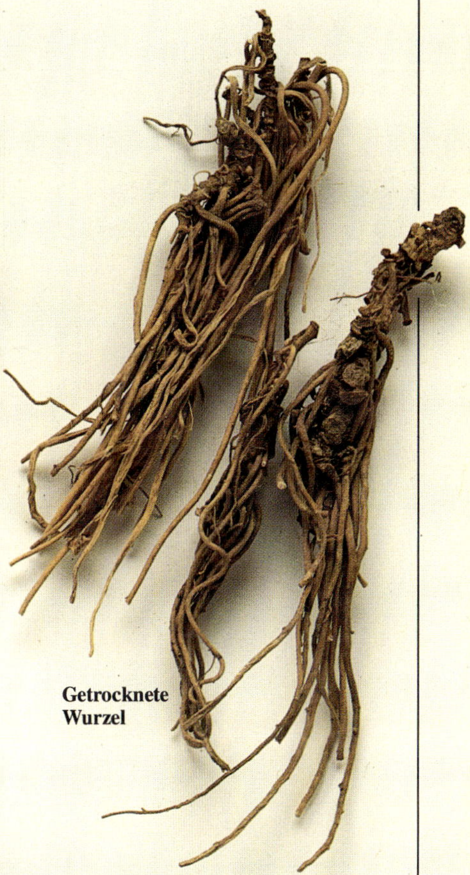

Asarum canadense
KANADISCHE HASELWURZ
Die getrocknete Wurzel wird von Phytotherapeuten gegen Blähungen eingesetzt. Chinesische Ärzte verschreiben die Haselwurz bei Kopfschmerzen, Zahnschmerzen, Erkältungen und Mundgeruch. Siehe Seite 87.

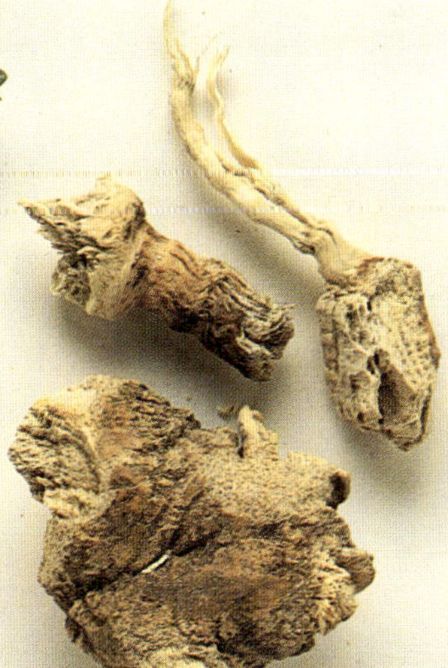

Asclepias tuberosa
SEIDENPFLANZE
Die Wurzel dieser nach dem griechischen Gott der Heilkunst benannten Pflanze wird in der Phytotherapie bei Krankheiten wie Bronchitis, Lungen- undBrustfellentzündung verordnet. Nordamerikanische Indianer verwendeten sie nicht nur als Heilmittel, sondern auch als Nahrung. Siehe Seite 88.

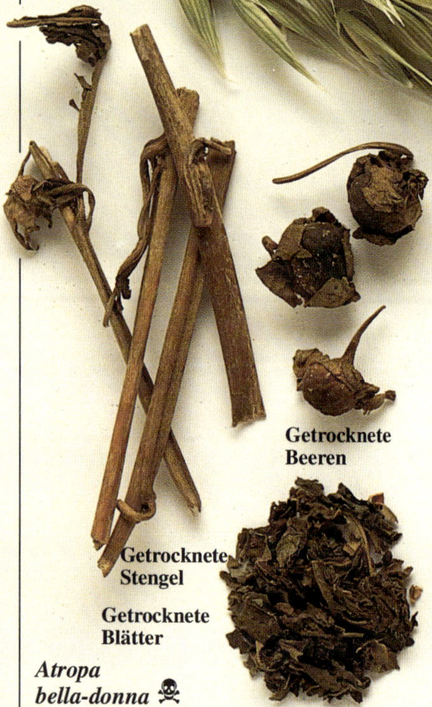

Atropa bella-donna ☠
TOLLKIRSCHE
Mit dieser Giftpflanze werden in der Schulmedizin, der Pflanzenheilkunde und der Homöopathie zahlreiche Leiden behandelt, die von Arthritis bis zu Krämpfen reichen. Falscher Gebrauch ist jedoch gefährlich. Siehe Seite 88.

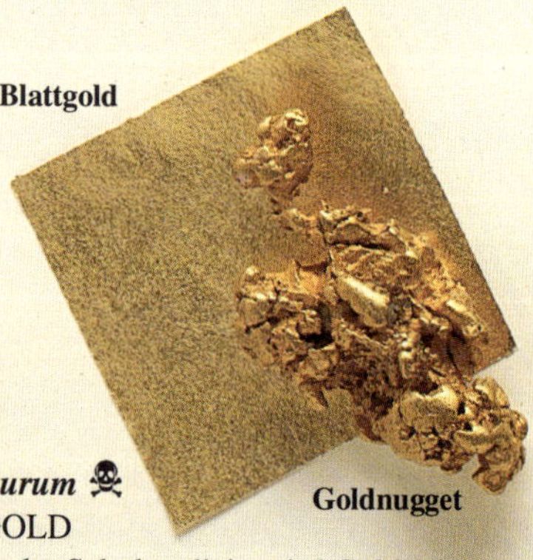

Aurum ☠
GOLD
In der Schulmedizin wird Gold mitunter bei der Behandlung von Arthritis benutzt, da es aber giftig ist, muß die Einnahme sorgfältig überwacht werden. Homöopathen verordnen es bei Knochenschwund wie etwa Osteoporose. Blattgold wird in der chinesischen Medizin bei Entzündungen von Zehengelenken (zum Beispiel bei Gichtanfällen) äußerlich angewendet. Siehe Seite 88.

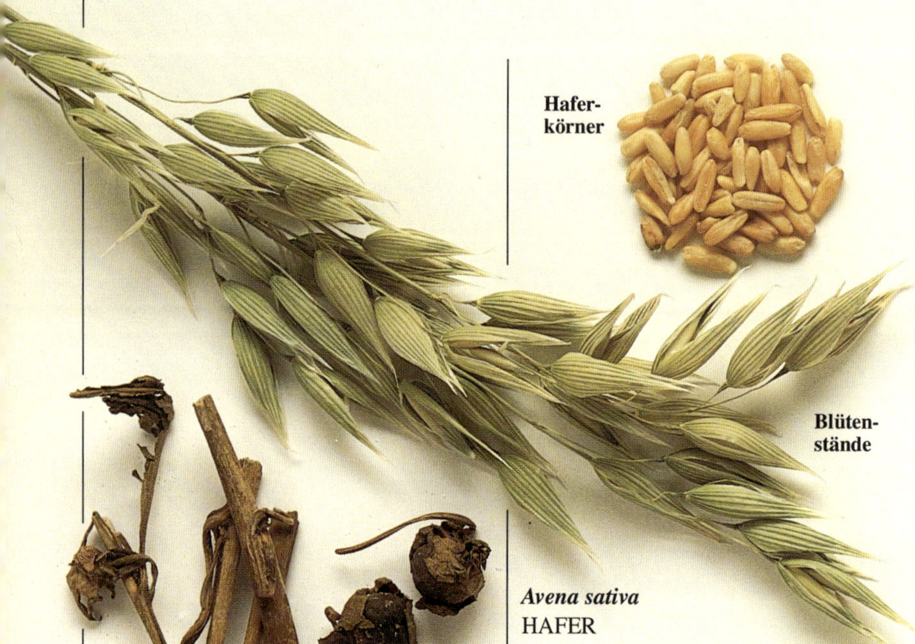

Avena sativa
HAFER
Phytotherapeuten benutzen die Blütenstände des Hafers zur Stärkung des Nervensystems. Haferextrakte werden oft zur Behandlung von Ekzemen und trockener Haut verwendet. In der Ayurwedik wird Hafer bei Opiumentzugserscheinungen gegeben. Siehe Seite 88f.

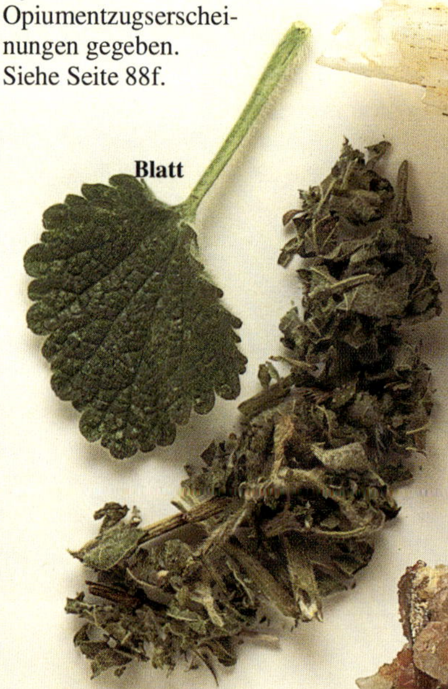

Ballota nigra
SCHWARZER ANDORN
Die übelriechenden Blütenstände der Pflanze werden von Phytotherapeuten bei nervösen Verdauungsstörungen verordnet, ferner gegen Übelkeit und Erbrechen in Folge von Reisekrankheit oder Schwangerschaft. Siehe Seite 89.

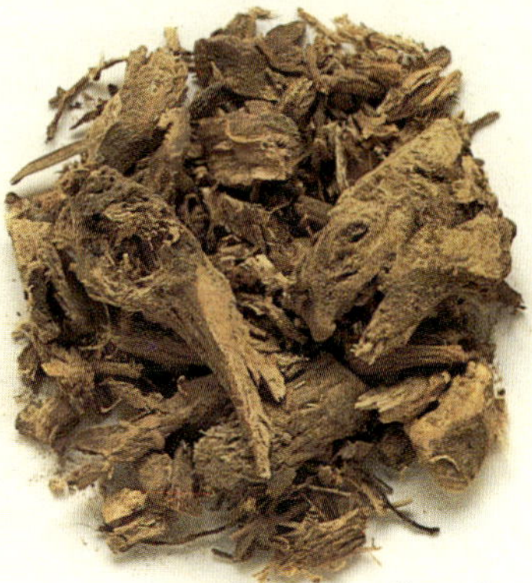

Baptisia tinctoria
WILDER INDIGO
In der Pflanzenheilkunde werden die Wurzeln der Pflanze innerlich bei Mund- und Racheninfektionen angewendet sowie äußerlich bei Furunkeln, Geschwüren und Rheumatismus. Siehe Seite 89.

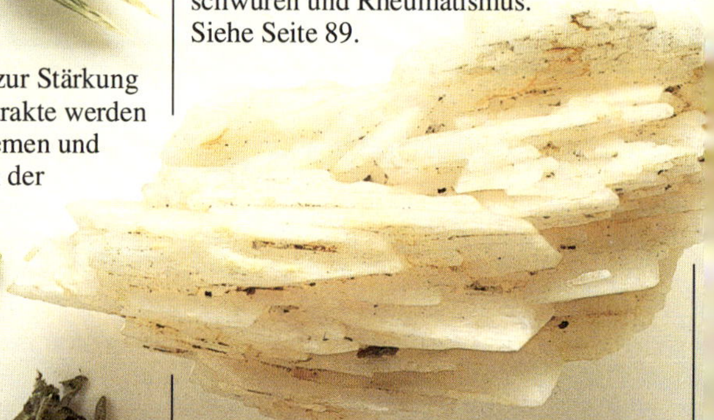

Baryt
SCHWERSPAT
Dieses Mineral ist der Hauptlieferant für Bariumsulfat, das bei bestimmten Röntgenaufnahmen als Kontrastmittel verwendet wird. Es kommt in verschiedenen Farben vor, von farblos bis braun. Siehe Seite 89.

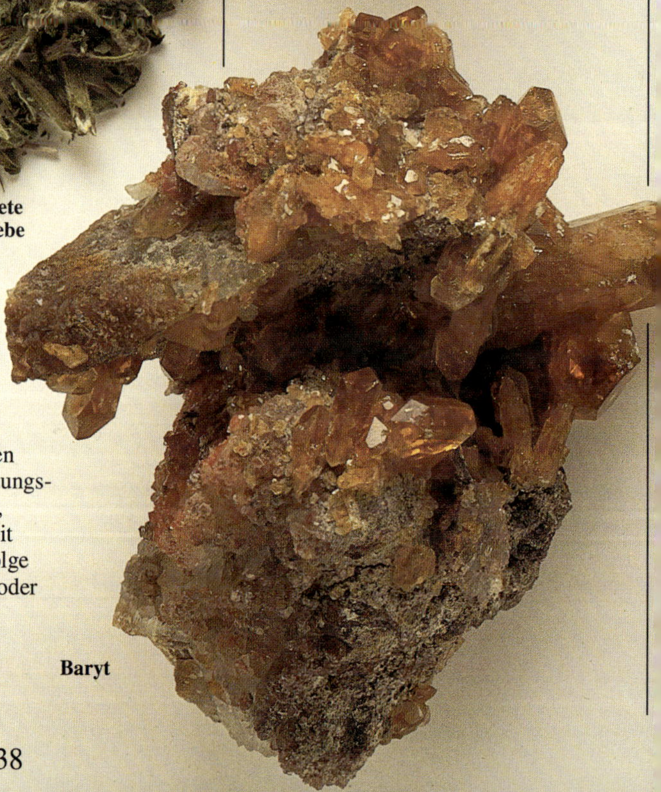

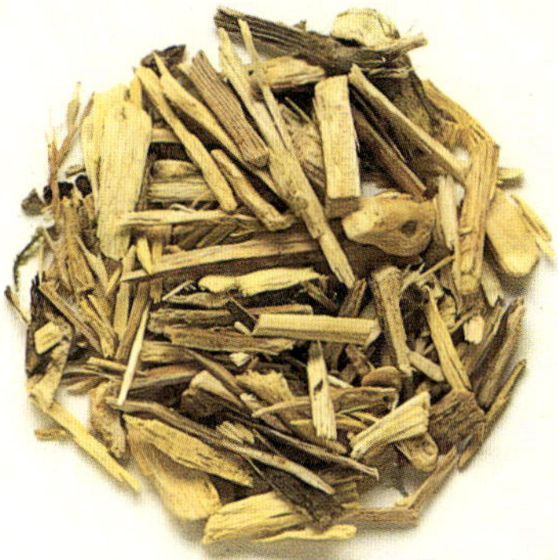

Getrocknetes Rhizom

Berberis aquifolium / Mahonia aquifolium
MAHONIE
Die Wurzeln und Rhizome dieses bekannten Zierstrauches werden von Phytotherapeuten bei Entzündungen des Verdauungstraktes und der Gelenke wie auch bei Hautproblemen verordnet. Siehe Seite 89.

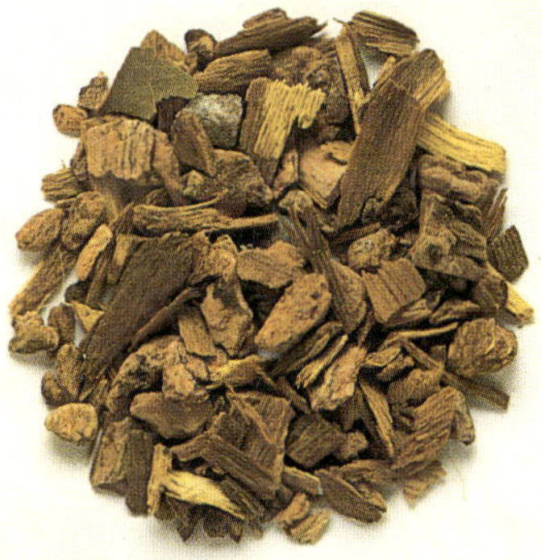

Getrocknete Rinde

Tinktur

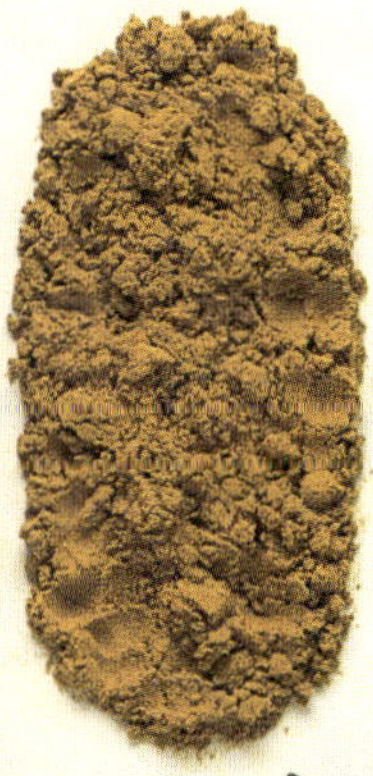

Pulverisierte Rinde

Berberis vulgaris
BERBERITZE
In der Pflanzenheilkunde wird die aus der Rinde gewonnene Tinktur bei Leberstörungen verabreicht, die durch Alkohol- und Drogenmißbrauch hervorgerufen wurden. In der Ayurwedik verwendet man die Pflanze bei Parasiteninfektionen und Malaria, während chinesische Ärzte sie gegen Ruhr und Durchfall verordnen. Siehe Seite 89.

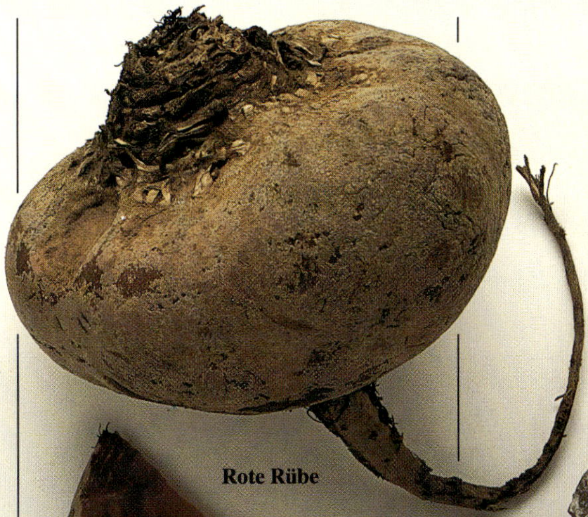

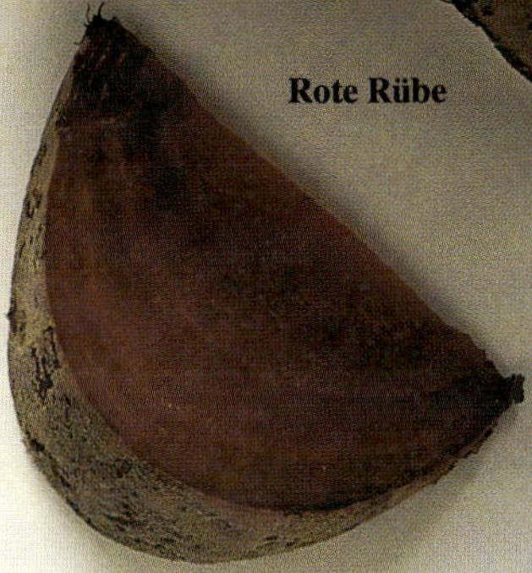

Rote Rübe

Beta vulgaris
ROTE RÜBE
Rote Rüben dienen in der Pflanzenheilkunde dazu, bei chronischen Infektionen die Körperabwehrkräfte zu stärken. Weiße Rüben setzt man zur Behandlung von Gelbsucht und Leberschäden infolge von Drogen- und Alkoholmißbrauch ein. Siehe Seite 89f.

Betula pendula
SANDBIRKE
Nach Culpeper ist der Saft von Birkenblättern bei Mundschleimhautentzündungen gut zum Spülen geeignet. Heute setzen Phytotherapeuten die silbrigweiße Rinde gegen Leiden wie Arthritis, Harnwegsinfektionen, Autoimmunkrankheiten und Wasseransammlungen ein. Siehe Seite 90.

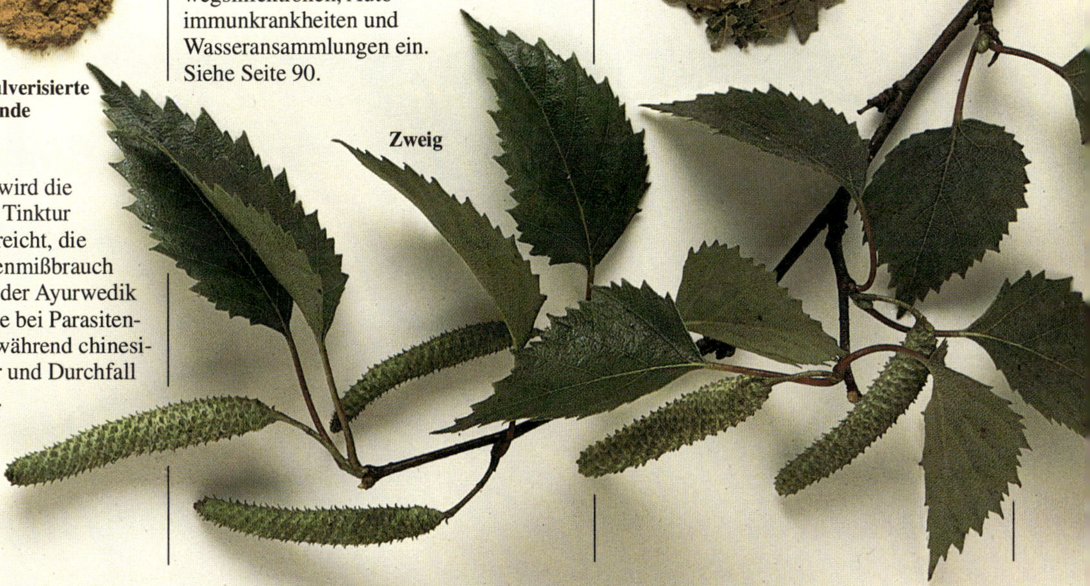

Zweig

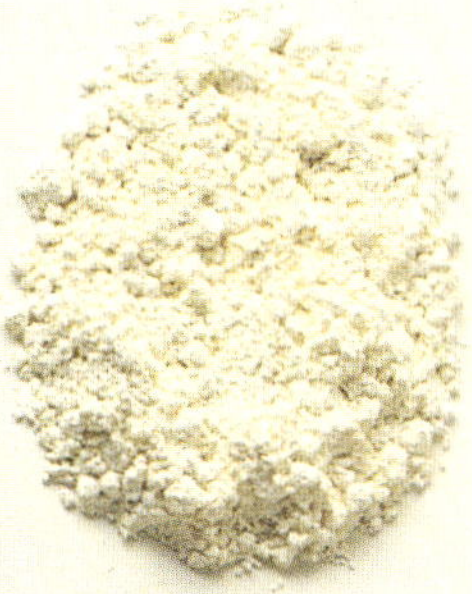

Bismutsalz

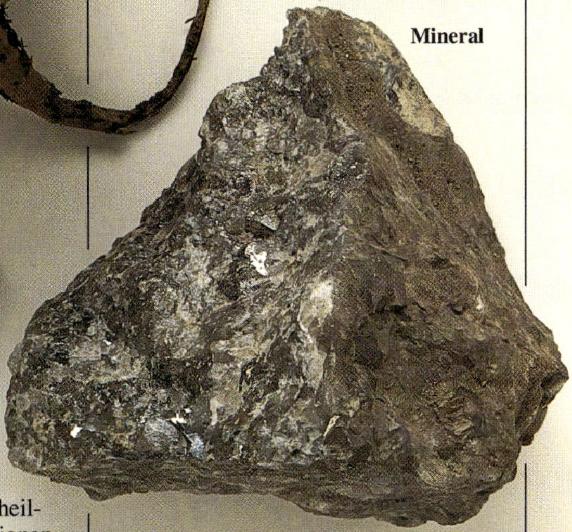

Mineral

Bismutum
BISMUT
Salze dieses verbreiteten Minerals werden immer noch häufig für Mittel gegen Verdauungsstörungen benutzt, und die Schulmedizin verordnet sie heute auch, um die Heilung von Magengeschwüren zu unterstützen. Siehe Seite 90.

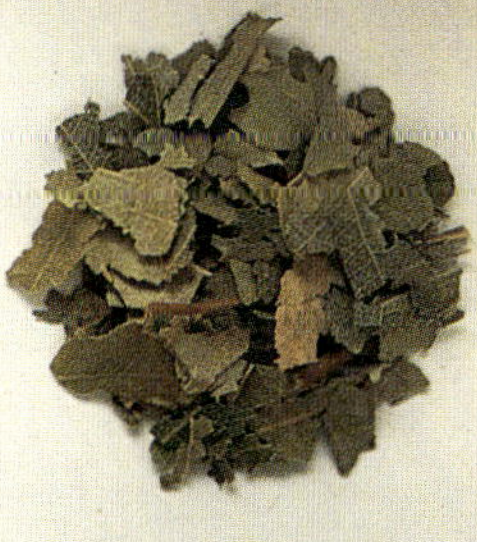

Getrocknete Blätter

Boswellia thurifera

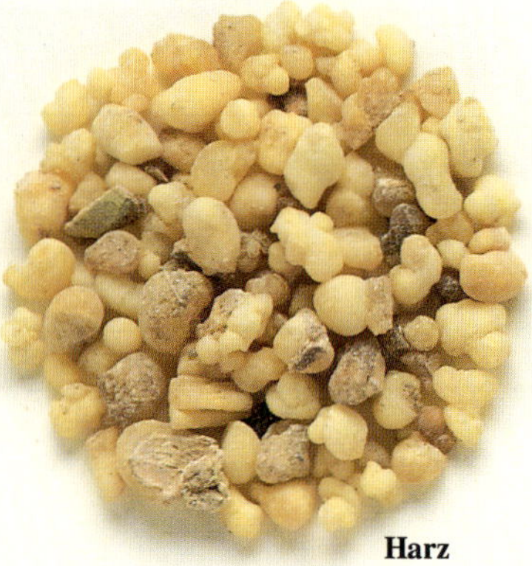

Harz

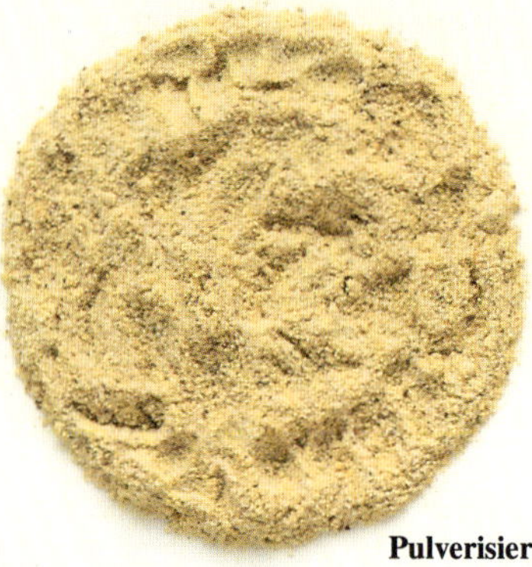

Pulverisiertes Harz

Boswellia thurifera
WEIHRAUCH
Das Harz des Weihrauchbaumes wurde in der Pflanzenheilkunde schon vor Christi Geburt als Antiseptikum verwendet. Die chinesische Medizin verordnet es bei Leiden, die von Lepra bis Husten reichen. Siehe Seite 90.

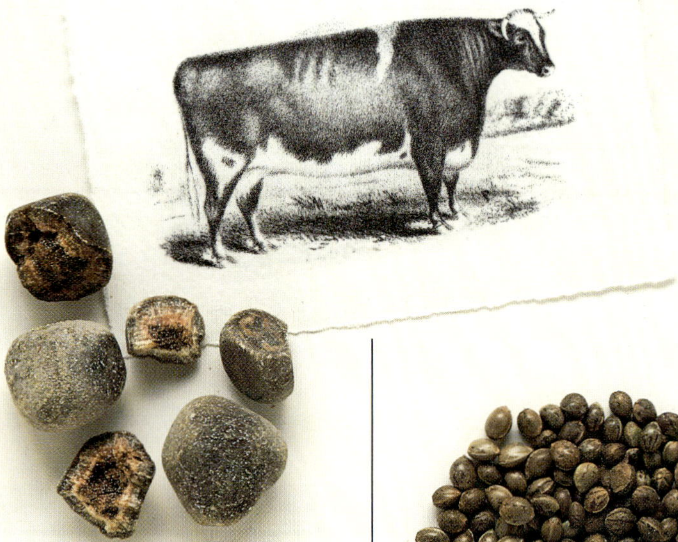

Gallensteine

Calculus bovis
RINDERGALLENSTEIN
Die brüchigen, bitteren Gallen- oder Bezoarsteine, die man bei vielen Säugetieren findet, wurden in der traditionellen östlichen und westlichen Medizin jahrhundertelang gegen fieberhafte Erkrankungen verordnet. Siehe Seite 90f.

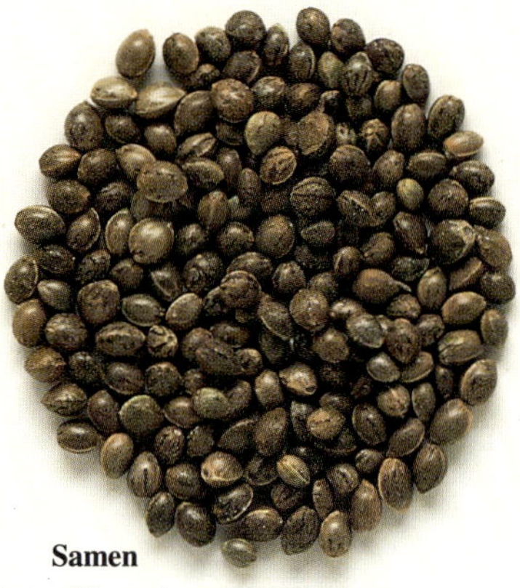

Samen

Cannabis sativa
HANF
In China und Indien wird Hanf seit mindestens 1500 Jahren zur Krankheitsbehandlung eingesetzt, und auch heute noch verwendet man ihn in vielen medizinischen Systemen. So verordnen etwa chinesische Ärzte die Samen als Tonikum, Abführmittel und Emolliens (erweichende Mittel). Siehe Seite 91.

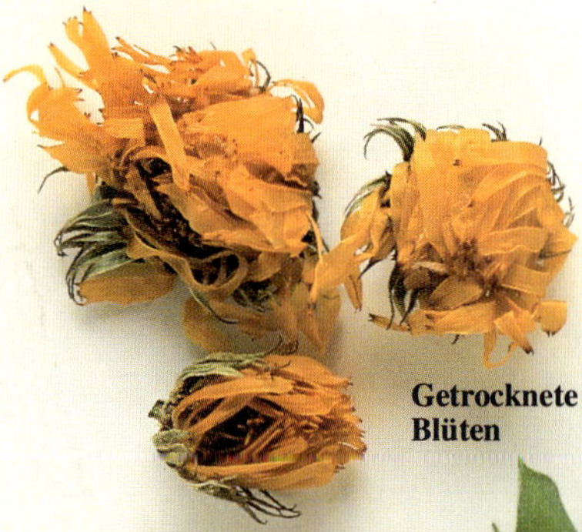

Getrocknete Blüten

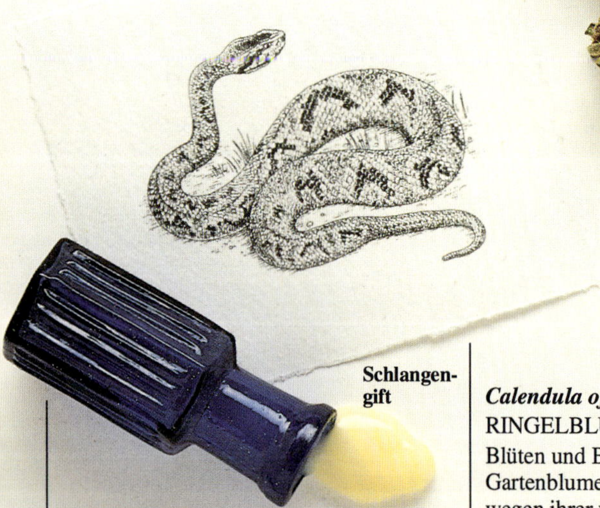

Schlangengift

Bothrops jararaca ☠
JARARACA
Das Gift dieser südamerikanischen Grubenotter dient zwei Verwendungszwecken: zur Herstellung eines Serums gegen den Biß der Schlange und zur Gewinnung des Enzyms Teprotid, das bei Forschungen über Bluthochdruck verwendet wird. Siehe Seite 90.

Calendula officinalis
RINGELBLUME
Blüten und Blätter dieser bekannten Gartenblume werden seit dem Altertum wegen ihrer vielfältigen Anwendungsmöglichkeiten geschätzt. So wirken sie antiseptisch und fördern die Wundheilung. Äußerlich wendet man sie bei Beingeschwüren, Hämorrhoiden, Ekzemen und Bindehautentzündung an, innerlich bei Geschwüren und Racheninfektionen. Siehe Seite 91.

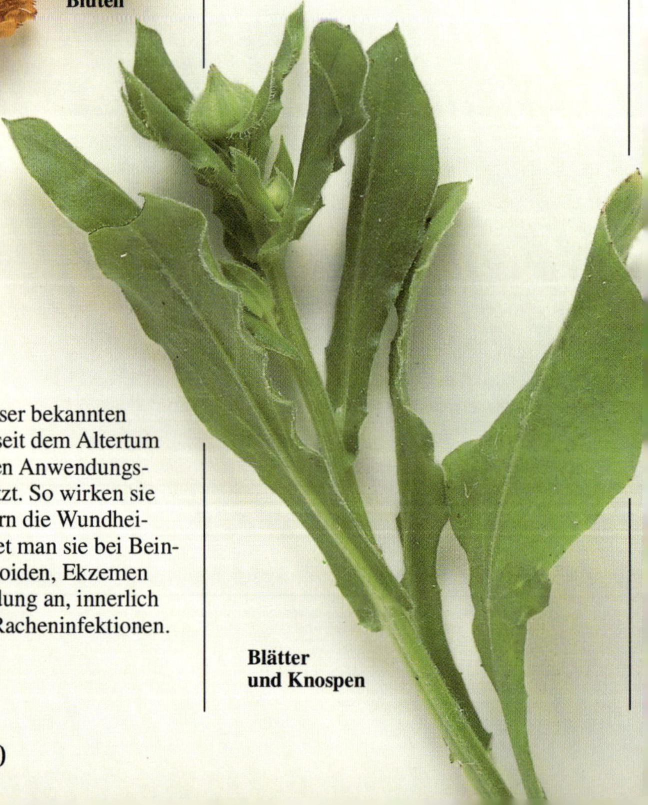

Blätter und Knospen

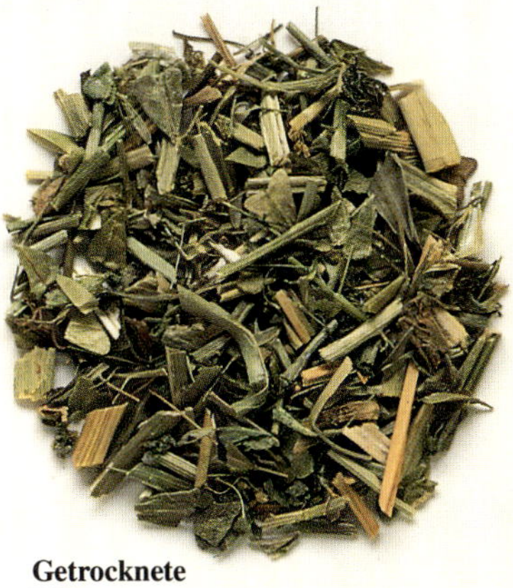

Getrocknete Blätter

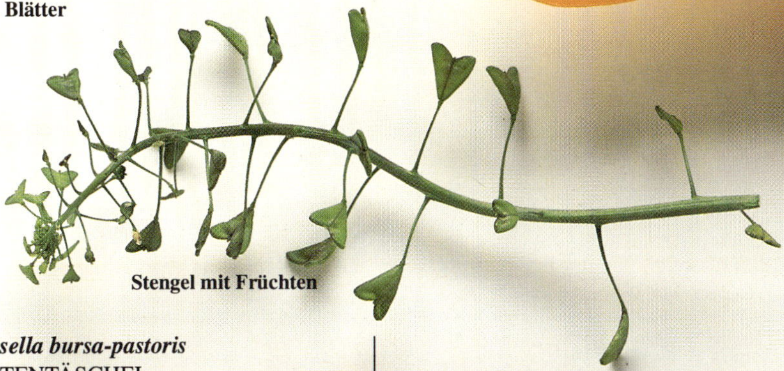

Stengel mit Früchten

Capsella bursa-pastoris
HIRTENTÄSCHEL
Hirtentäschel ist ein traditionelles Blutstillungsmittel und wird in der Pflanzenheilkunde als solches immer noch häufig innerlich und äußerlich angewendet. Darüber hinaus gibt man es bei Harnwegserkrankungen. Seine blaßgrünen, behaarten Blätter werden zur Herstellung von Auszügen oder Tinkturen benutzt. Siehe Seite 91.

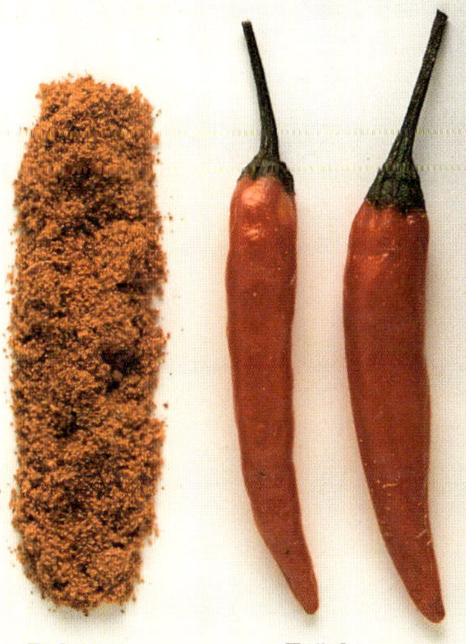

Pulver

Früchte

Capsicum minimum
CAYENNEPFEFFER
Die roten oder gelben Früchte dieser scharfen Chilischote aus Afrika und von den Westindischen Inseln sind ein viel benutztes traditionelles Mittel gegen Beschwerden, die mit schlechter Durchblutung einhergehen, wie mangelhafte Verdauung und Frostbeulen. Siehe Seite 91f.

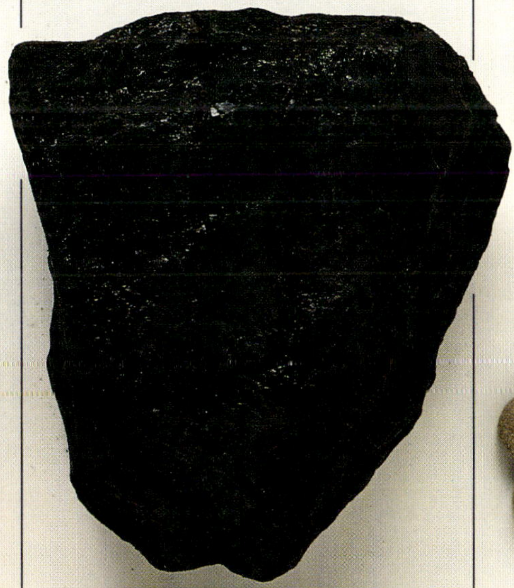

Kohle

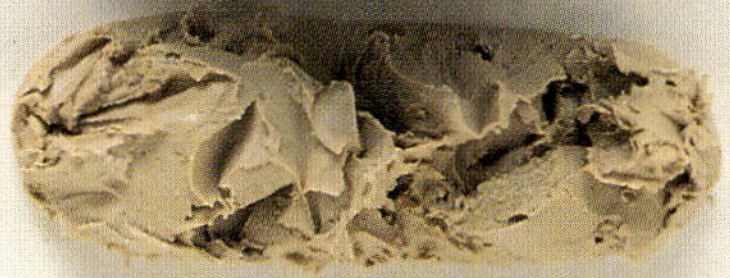

Teerpaste

Carbon
KOHLE
Am häufigsten findet in der Medizin bituminöse Kohle Verwendung. Durch Destillation wird aus ihr Teer hergestellt, der in der Schulmedizin oft gegen Ekzeme, Schuppenflechte und Kopfschuppen verordnet wird. Siehe Seite 92.

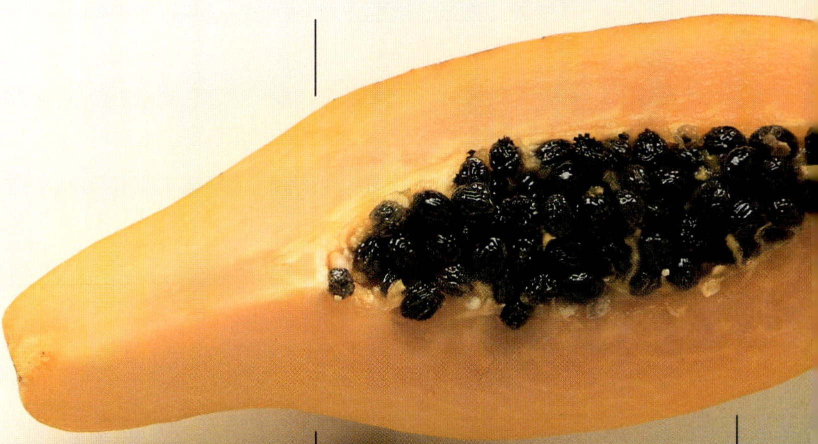

Frucht

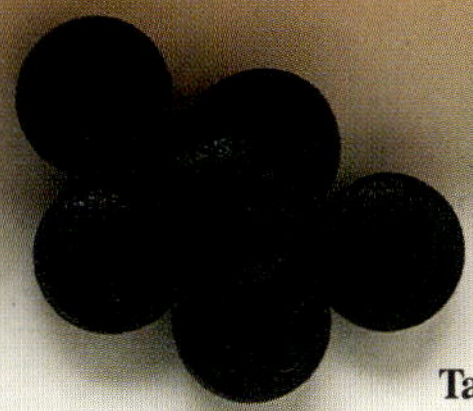

Tabletten

Carica papaya
MELONENBAUM
Die köstlichen, melonenartigen Früchte des Melonenbaumes liefern ein nützliches eiweißspaltendes Enzym (Papain), das Phytotherapeuten bei Verstopfung und Wurmbefall verschreiben. Siehe Seite 92.

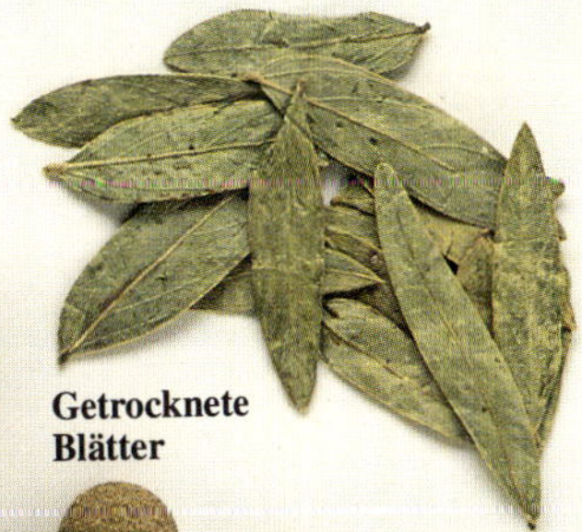

Getrocknete Blätter

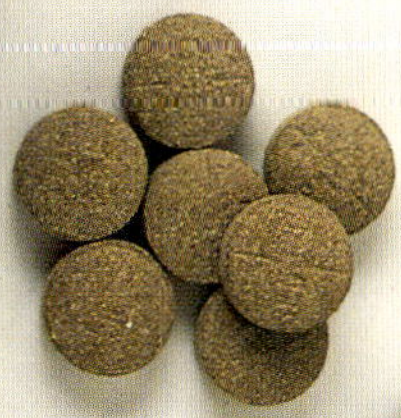

Tabletten

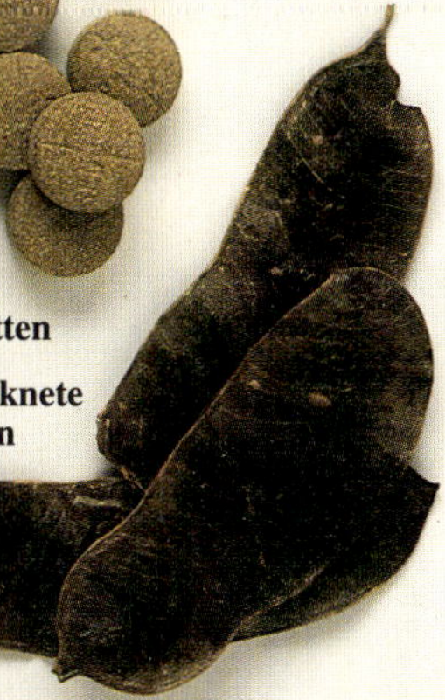

Getrocknete Schoten

Cassia senna
KASSIE
Die Schoten und Blätter dieses kleinen Strauches liefern eines der gebräuchlichsten Abführmittel – arabische Ärzte berichteten als erste von der Wirkung dieser Pflanze. Es wird bei Verstopfung verwendet, die auf Störungen der Darmtätigkeit beruht. Abführmittel sollten nicht regelmäßig benutzt werden. Siehe Seite 92.

CAULOPHYLLUM THALICTROIDES

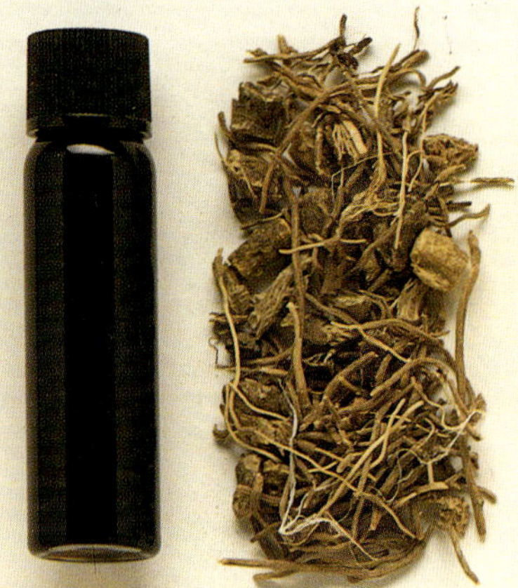

Caulophyllum thalictroides
LÖWENBLATTWURZEL
Durch nordamerikanische Indianer wurden die Europäer auf die Löwenblattwurzel aufmerksam. Die Indianer benutzten sie zur Schmerzlinderung bei Geburten, und Phytotherapeuten setzen sie heute noch bei Uterusproblemen wie Menstruationsschmerzen oder auch Rheumatismus ein. Siehe Seite 92.

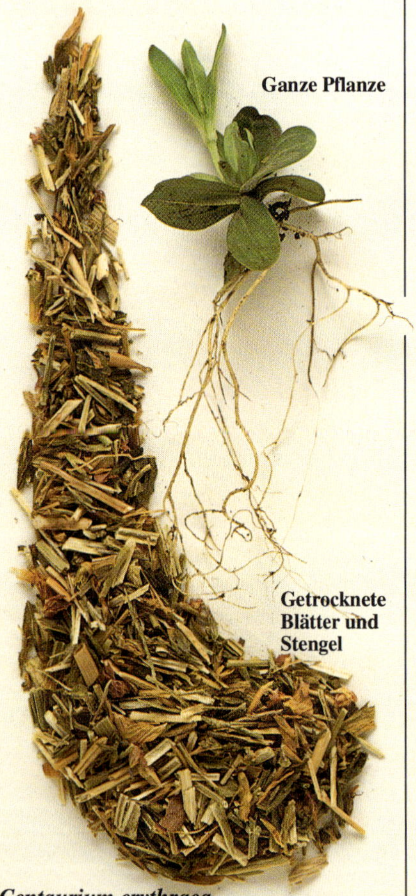

Centaurium erythraea
TAUSENDGÜLDENKRAUT
Der lateinische Name des Tausendgüldenkrautes leitet sich von einem Zentaur ab, der mit dem Kraut eine durch einen vergifteten Pfeil entstandene Wunde heilte. Phytotherapeuten verabreichen Blätter und Stengel bei Verdauungsproblemen. Siehe Seite 92f.

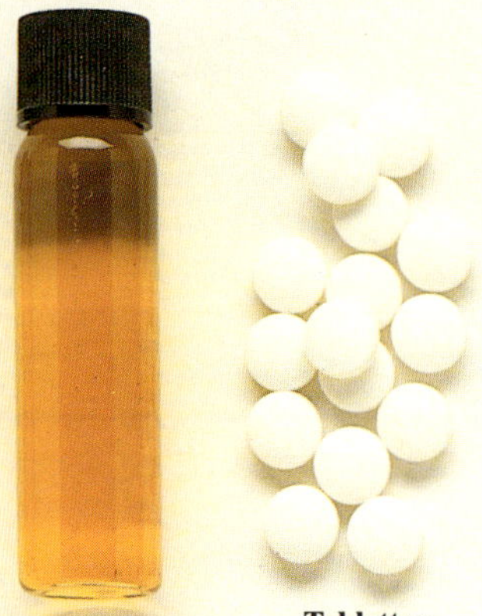

Cephaelis ipecacuanha
BRECHWURZEL
Die Brechwurzel wurde im 17. Jahrhundert aus der Neuen Welt in Europa eingeführt. In der Pflanzenheilkunde und der Schulmedizin verabreicht man sie bei Husten oder als Brechmittel nach Medikamentenüberdosierung. Homöopathen verschreiben sie gegen Übelkeit und Erbrechen. Siehe Seite 93.

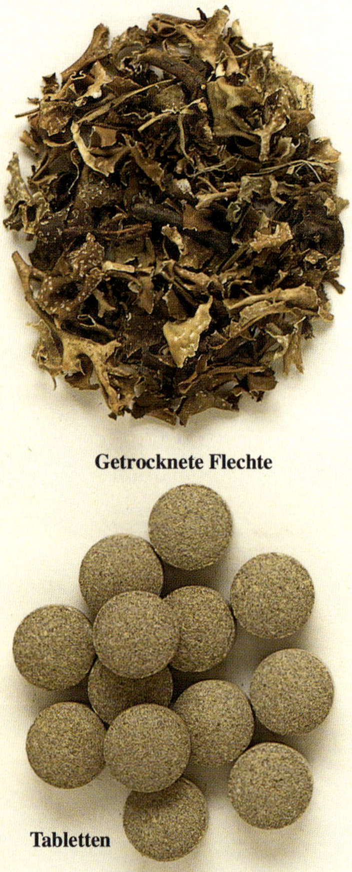

Cetraria islandica
ISLÄNDISCHES MOOS
Diese graubraune oder olivfarbene Flechte aus dem kalten Norden wird von Phytotherapeuten bei Erbrechen, zur Schleimlösung und zur Beruhigung des Magens verordnet. Sie ist auch in vielen Arzneimitteln gegen Husten enthalten. Siehe Seite 93.

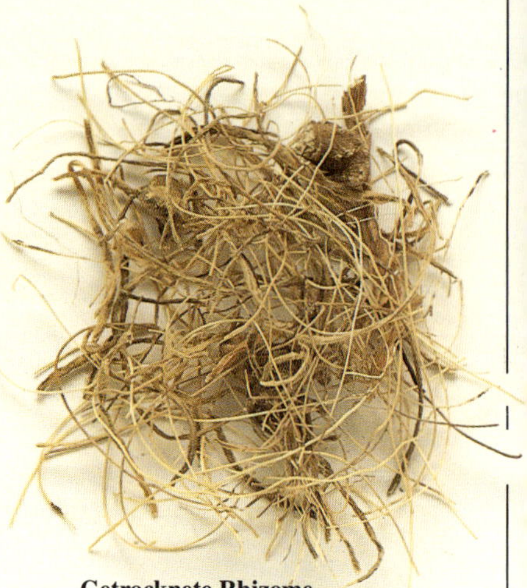

Chamaelirium luteum
FALSCHES EINKORN
Die Wurzel dieser Heilpflanze wurde zunächst von nordamerikanischen Indianern zur Behandlung von Störungen der weiblichen Geschlechtsorgane verwendet. Heute wird sie von Phytotherapeuten bei Unfruchtbarkeit und zur Vermeidung von Fehlgeburten eingesetzt. Siehe Seite 93.

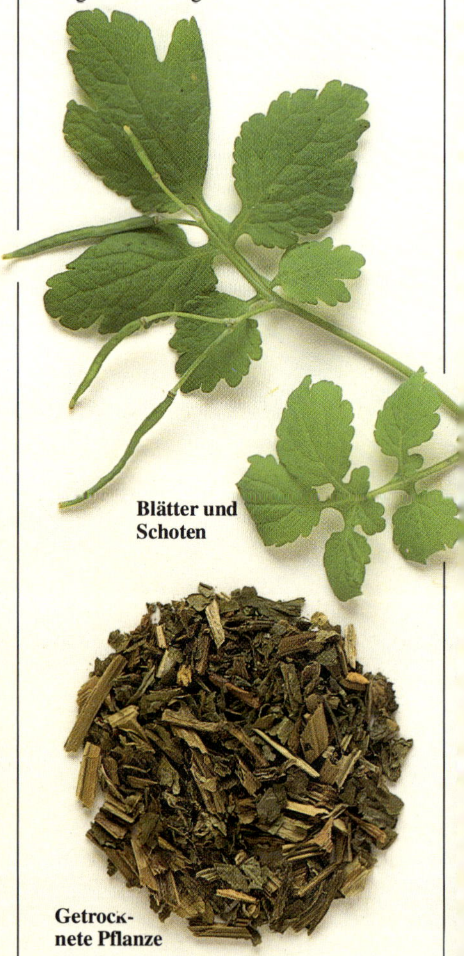

Chelidonium majus
SCHÖLLKRAUT
Homöopathen wie auch Phytotherapeuten im Osten und im Westen verwenden das ganze Kraut mit seinen zarten gelben Blüten und blaßgrünen Blättern für die unterschiedlichsten Krankheiten, von Gelbsucht bis Bronchitis. Siehe Seite 93.

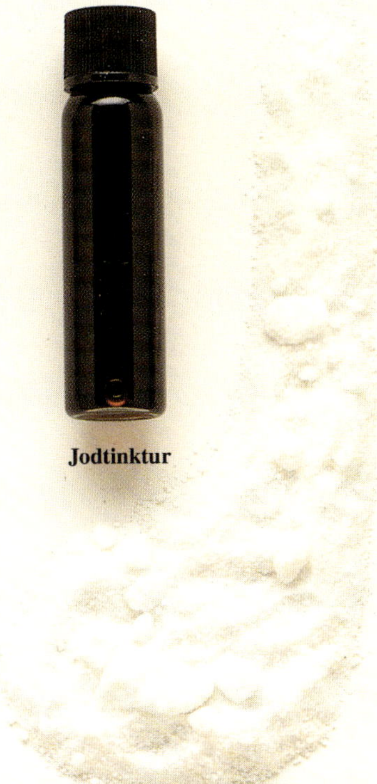

Jodtinktur

Pulverisiertes Mineral

Chilesalpeter
NATRIUMNITRAT
Natriumnitrat ist ein Hauptlieferant für das lebenswichtige Jod, das in der Schulmedizin zur Behandlung von Schilddrüsenüberfunktion sowie in Desinfektionsmitteln verwendet wird. Siehe Seite 93f.

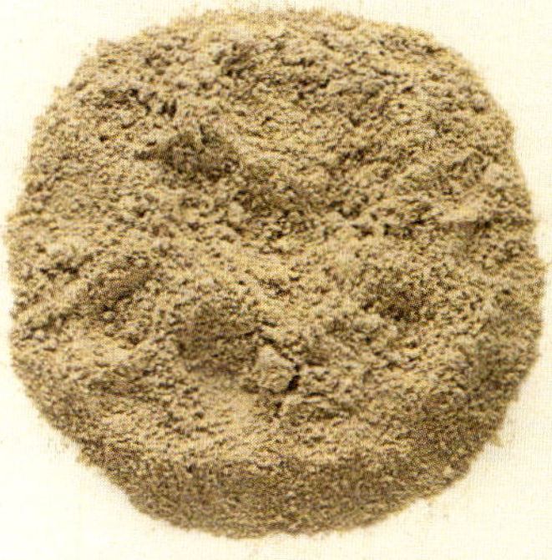

Pulverisierte Algen

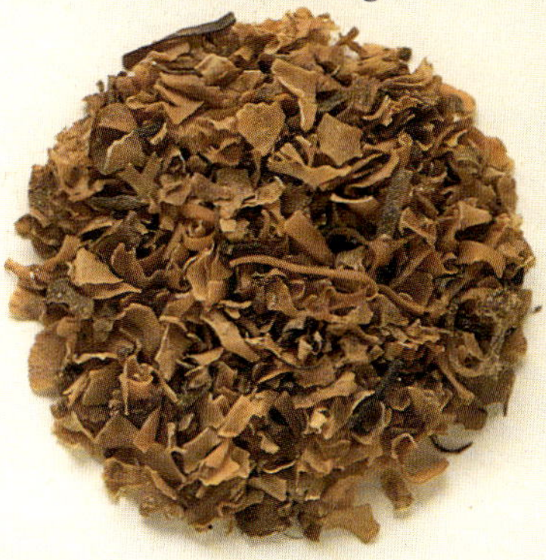

Getrocknete Algen

Chondrus crispus
CARRAGEEN
Diese Alge aus dem kühlen Nordatlantik wird in der Pflanzenheilkunde in getrockneter Form zur Beruhigung der Schleimhäute benutzt. Darüber hinaus dient sie als Emulgator in Medikamenten und Lebensmitteln. Siehe Seite 94.

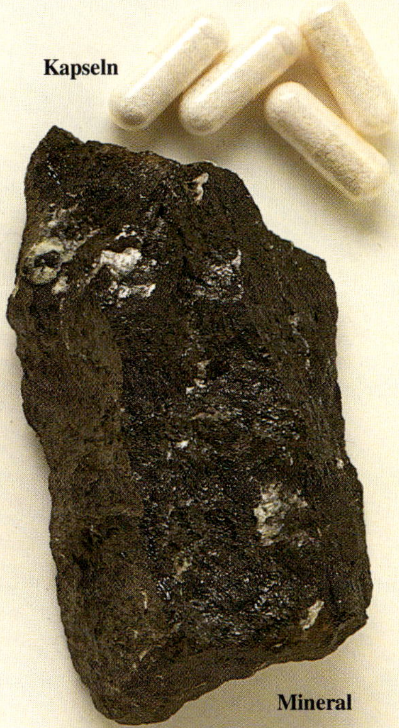

Kapseln

Mineral

Chromit
CHROMEISENSTEIN
Dieses Mineral ist das einzige Erz des Chroms, und nach jüngsten Erkenntnissen ist es ein lebenswichtiger Nährstoff. Untersuchungen haben gezeigt, daß Chrom eine wichtige Rolle bei der Insulinfreisetzung spielt. In denaturierten Lebensmitteln ist es oft nicht mehr vorhanden. Siehe Seite 94.

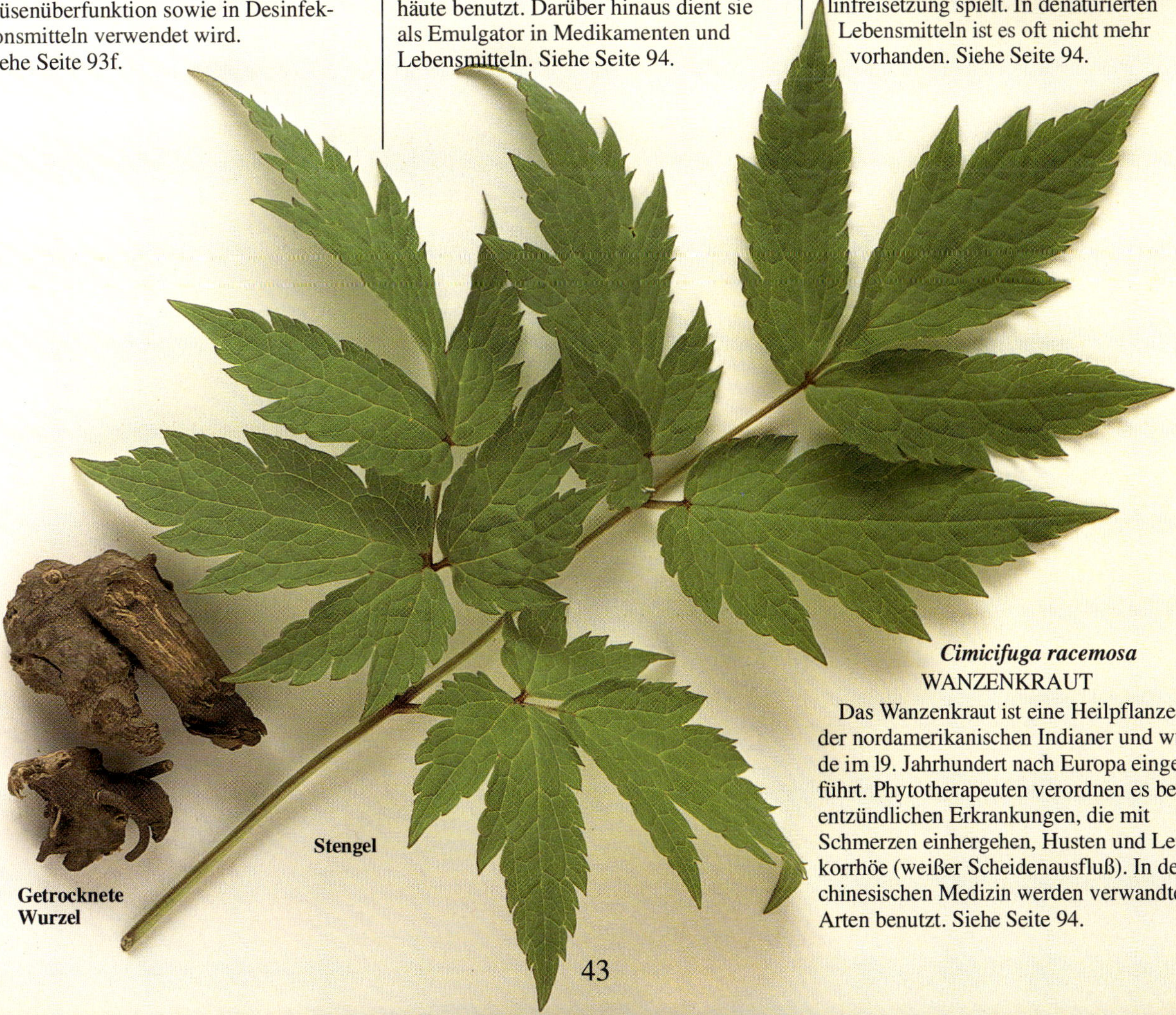

Stengel

Getrocknete Wurzel

Cimicifuga racemosa
WANZENKRAUT
Das Wanzenkraut ist eine Heilpflanze der nordamerikanischen Indianer und wurde im 19. Jahrhundert nach Europa eingeführt. Phytotherapeuten verordnen es bei entzündlichen Erkrankungen, die mit Schmerzen einhergehen, Husten und Leukorrhöe (weißer Scheidenausfluß). In der chinesischen Medizin werden verwandte Arten benutzt. Siehe Seite 94.

CINCHONA PUBESCENS

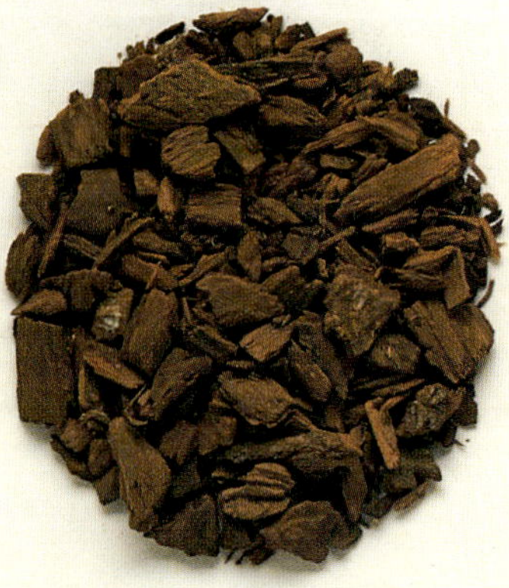

Getrocknete Rinde

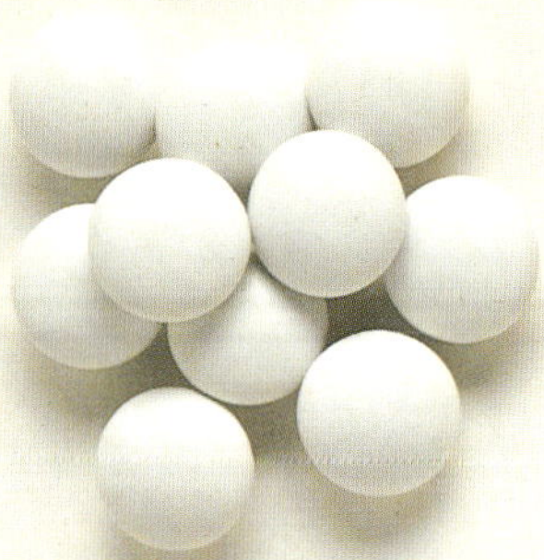

Chininsulfattabletten

Cinchona pubescens
CHINARINDENBAUM
Als die spanischen Eroberer nach Südamerika kamen, lernten sie den Chinarindenbaum kennen, mit dem die einheimischen Indianer Malaria behandelten. Seine Rinde und das aus ihr gewonnene Chinin werden heute noch weithin zur Vorbeugung und Behandlung von Malaria verwendet. Siehe Seite 94f.

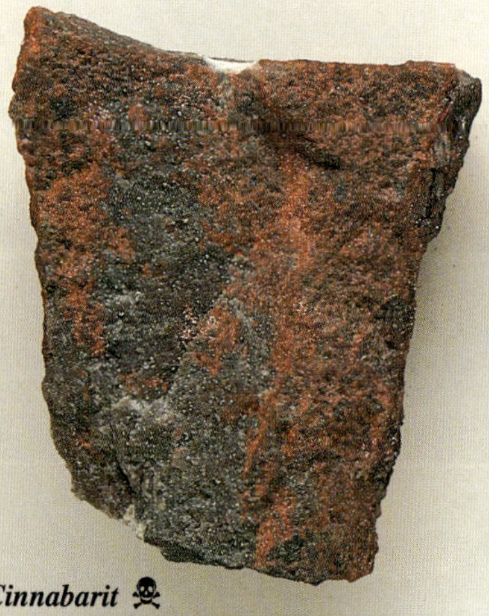

Cinnabarit ☠
ZINNOBER
Die Römer waren die ersten, die aus diesem roten Metall Quecksilber gewannen. Obwohl seine Giftigkeit bekannt war, wurde es in Europa bis 1900 häufig verwendet. Chinesische Ärzte und Homöopathen verordnen es bis heute. Darüber hinaus ist es in Zahnfüllungen enthalten. Siehe Seite 95.

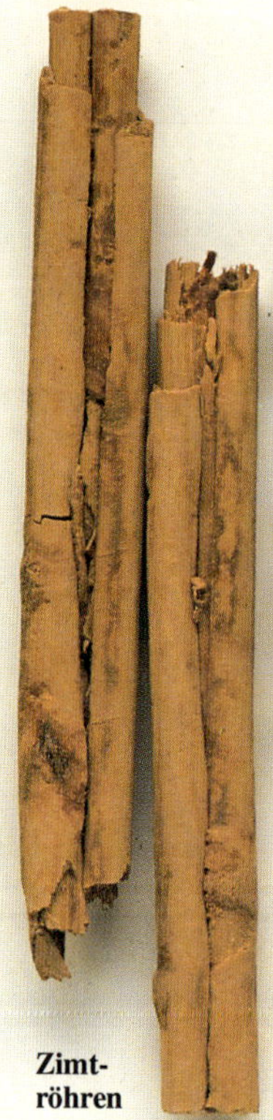

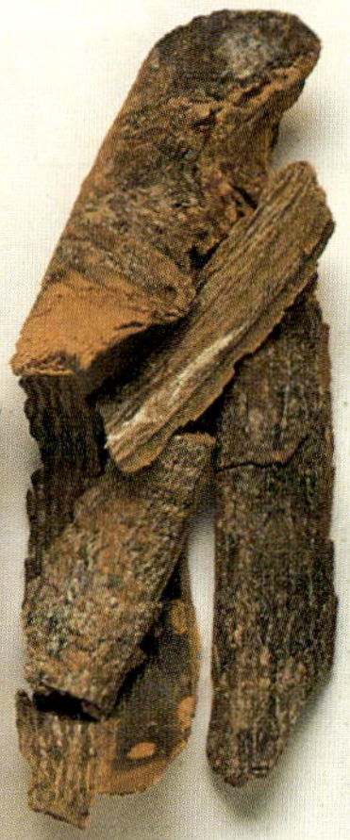

Getrocknete Rinde

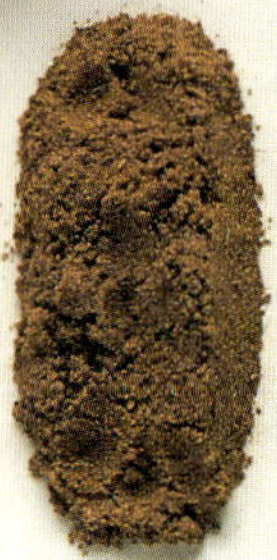

Zimtröhren

Pulverisierte Rinde

Cinnamomum zeylanicum
CEYLONZIMTBAUM
Die vom Kork befreite Rinde junger Triebe dieses tropischen Baumes ist zu Röhren gerollt, getrocknet oder pulverisiert erhältlich. Zimt wird seit Tausenden von Jahren zur Behandlung von Erkältungen, Grippe und Verdauungsproblemen verwendet. Siehe Seite 95.

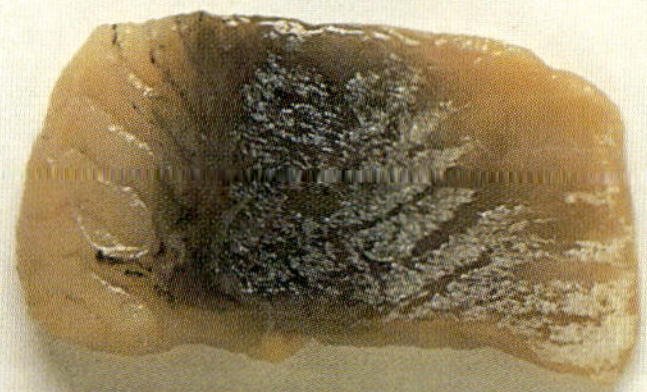

Frisches Heringsfleisch

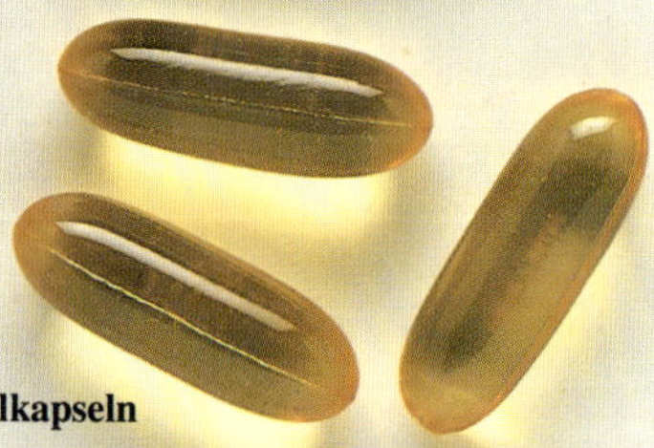

Ölkapseln

Clupeiformes
HERINGSFISCHE
Das Fleisch der Heringe ist reich an essentiellen Fettsäuren, die Schutz vor Herzerkrankungen bieten sollen. Aus dem Fleisch gewonnenes Öl wird in der Schulmedizin zur Vorbeugung von Arteriosklerose (Arterienverkalkung) verschrieben. Siehe Seite 95.

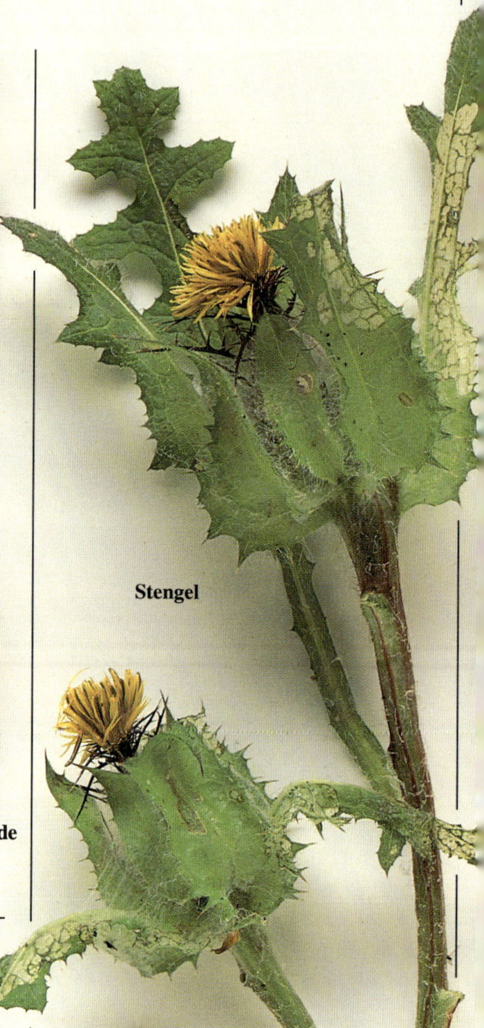

Stengel

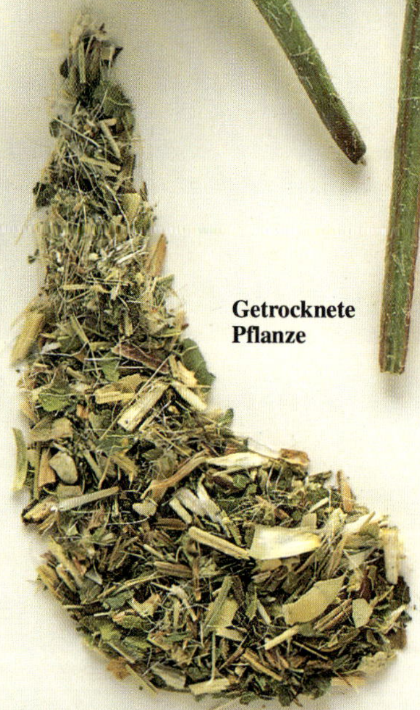

Getrocknete Pflanze

Cnicus benedictus
KARDOBENEDIKTENKRAUT
Diese Pflanze galt einst als Mittel gegen die Pest. Phytotherapeuten wenden die blühende Pflanze heute innerlich bei Verdauungsstörungen an und äußerlich zur Behandlung von Wunden und Geschwüren. Siehe Seite 95f.

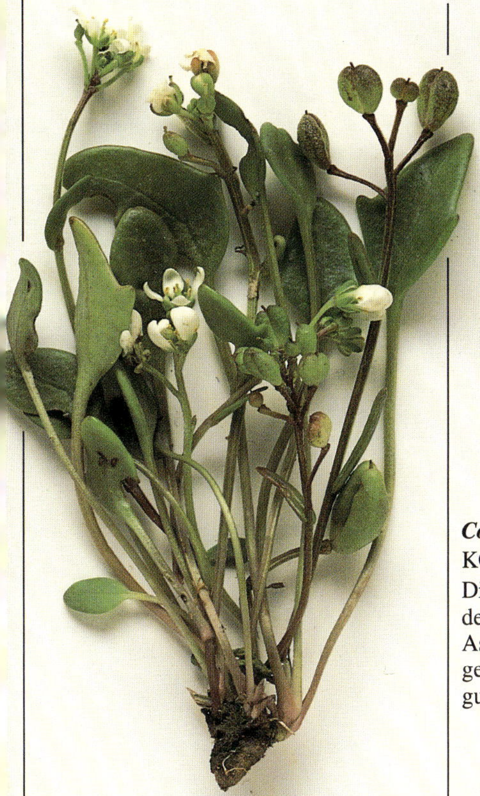

Cochlearia officinalis
LÖFFELKRAUT
Lange bevor man die Ursache von Skorbut erkannte, behandelte man die Krankheit mit diesem Kraut. Mittlerweile weiß man, daß es ebenso viel Vitamin C enthält wie Orangen. Phytotherapeuten verordnen es heute bei langsam heilenden Wunden und Geschwüren. Siehe Seite 96.

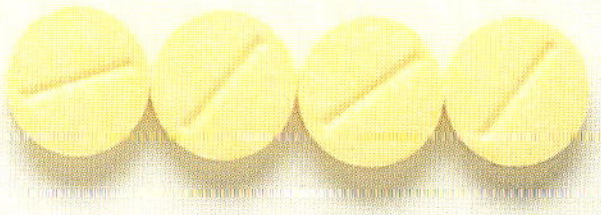

Coffeintabletten

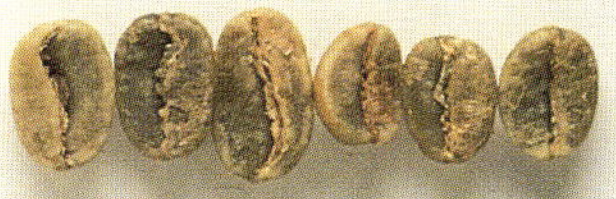

Ungeröstete Bohnen

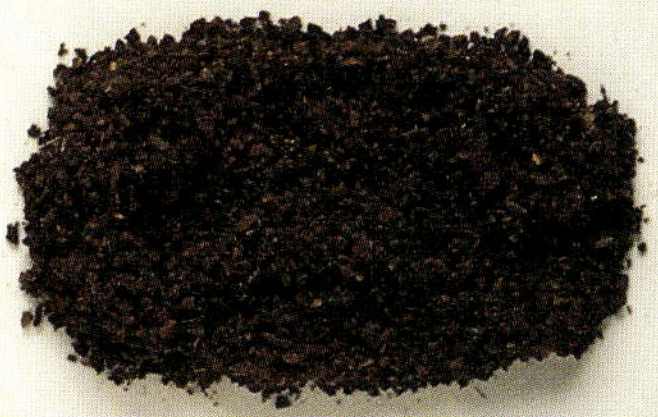

Gemahlener Kaffee

Coffea arabica
KAFFEESTRAUCH
Der Kaffee wurde im 17. Jahrhundert nach Europa eingeführt und ist seitdem als Stimulans gebräuchlich. Phytotherapeuten setzen Coffein bei Betäubungsmittelvergiftung ein, Homöopathen verwenden es bei Schlaflosigkeit. Es ist oft Bestandteil von Schmerzmitteln. Siehe Seite 96.

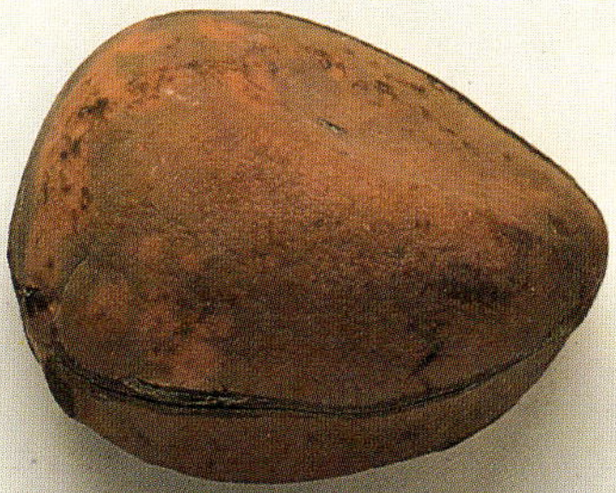

Nuß

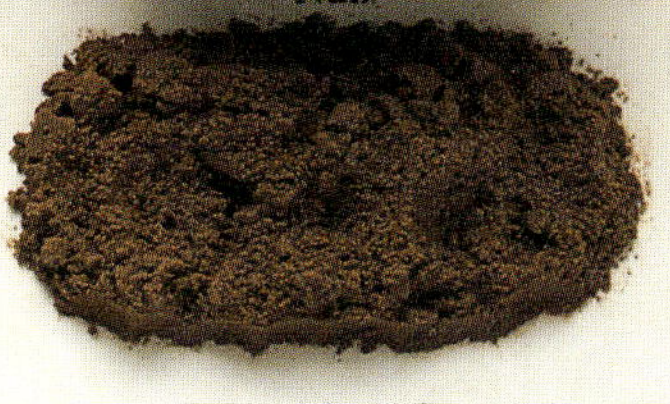

Pulverisierte Samen

Cola nitida
KOLANUSS
Die ganzen oder pulverisierten Samen der Nuß sind in Afrika, Südamerika und Asien ein beliebtes Stimulans und werden gegen Müdigkeit oder zur Appetitanregung eingenommen. Siehe Seite 96.

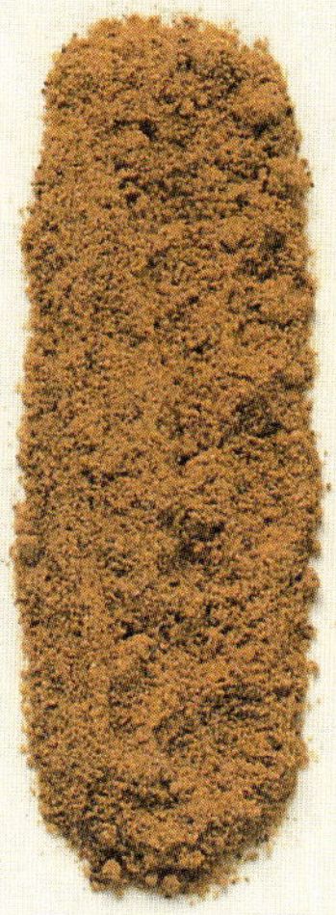

Pulverisiertes Gummiharz

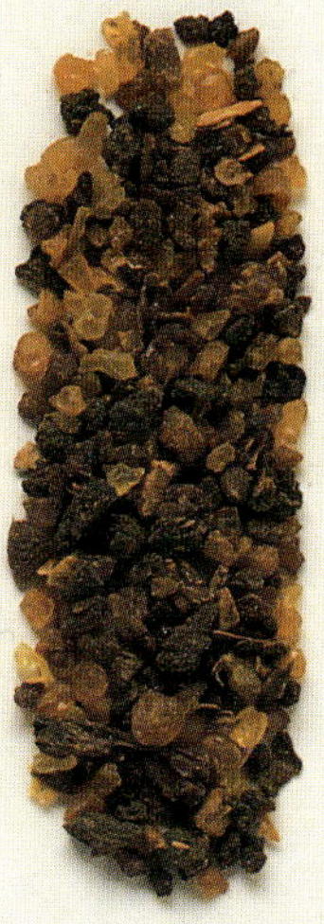

Gummiharz

Commiphora molmol
MYRRHE
Die Myrrhe ist eine der ältesten Arzneipflanzen. In der Pflanzenheilkunde verwendet man sie zur Behandlung von Wunden und Infektionen und für Mundspülmittel. Auch ayurwedische und chinesische Ärzte setzen sie ein. Siehe Seite 96.

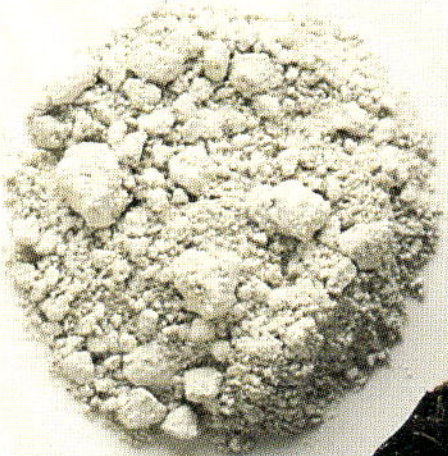

Pulverisierte Schale

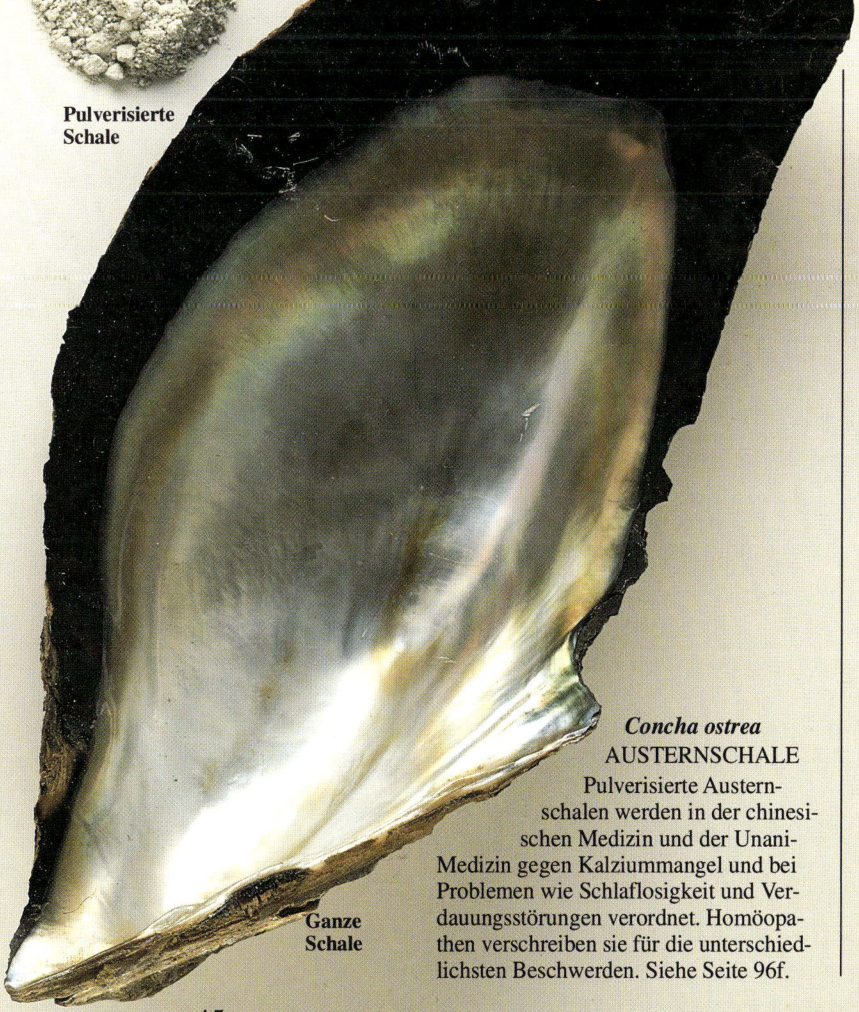

Ganze Schale

Concha ostrea
AUSTERNSCHALE
Pulverisierte Austernschalen werden in der chinesischen Medizin und der Unani-Medizin gegen Kalziummangel und bei Problemen wie Schlaflosigkeit und Verdauungsstörungen verordnet. Homöopathen verschreiben sie für die unterschiedlichsten Beschwerden. Siehe Seite 96f.

CONVALLARIA MAJALIS

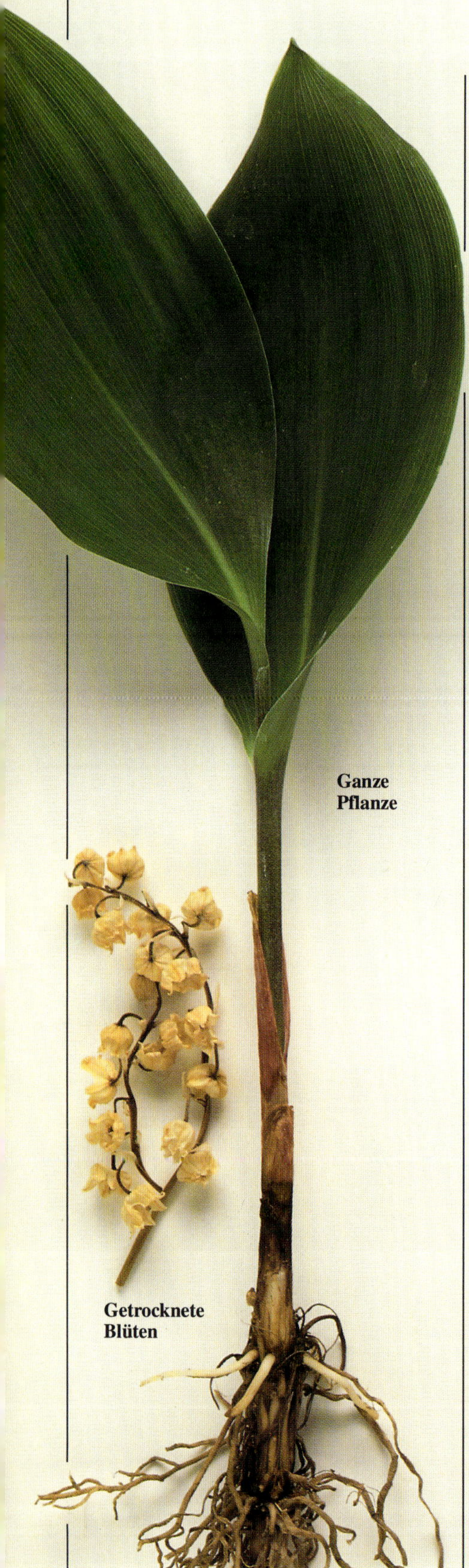

Convallaria majalis
MAIGLÖCKCHEN
Blütenstände und Wurzeln haben eine ähnliche, aber ungefährlichere Wirkung auf das Herz wie *Digitalis* (siehe Seite 48), und Phytotherapeuten verabreichen sie bei Herzinsuffizienz und Wasseransammlungen. Siehe Seite 97.

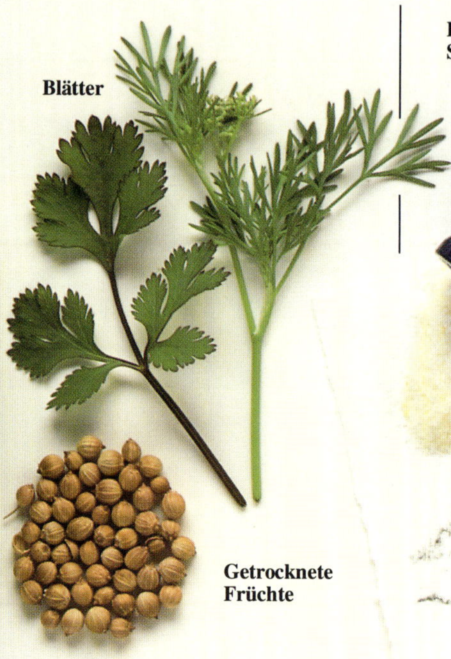

Coriandrum sativum
KORIANDER
Die Früchte des Korianders werden überall auf der Welt in der Pflanzenheilkunde zur Behandlung oder Vorbeugung von Blähungen und Koliken verwendet. Ayurwedische Ärzte verschreiben sie bei Leiden, die von Verbrennungen bis zu Allergien reichen, chinesische Ärzte setzen sie gegen Magenschmerzen, Masern und Übelkeit ein. Siehe Seite 97.

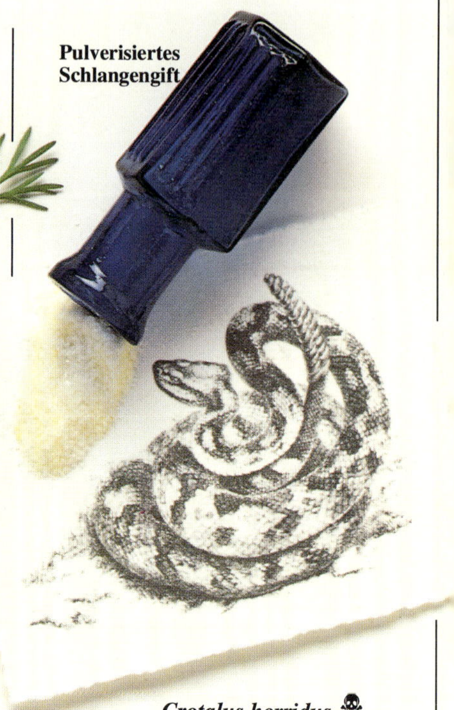

Crotalus horridus ☠
NORDAMERIKANISCHE WALDKLAPPERSCHLANGE
Homöopathen behandeln mit dem Gift der Klapperschlange druckempfindliche Schwellungen und Schmerzen. Der Biß einer Klapperschlange kann tödlich sein. An ihrem Schwanz sitzen Hornringe, mit denen sie bei einem Angriff klappert, was ihr ihren Namen eingetragen hat. Siehe Seite 97.

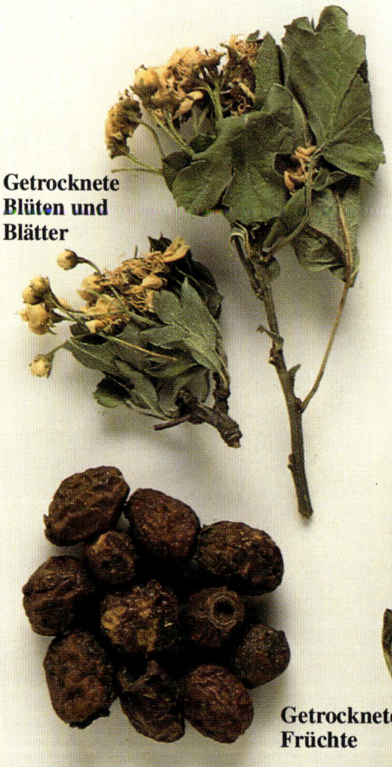

Crataegus laevigata
ZWEIGRIFFLIGER WEISSDORN
Im Osten wie im Westen betrachten Phytotherapeuten Blätter und Früchte des Weißdorns als eines der nützlichsten Herzmittel. Es verbessert die Herztätigkeit und die Durchblutung. Siehe Seite 97.

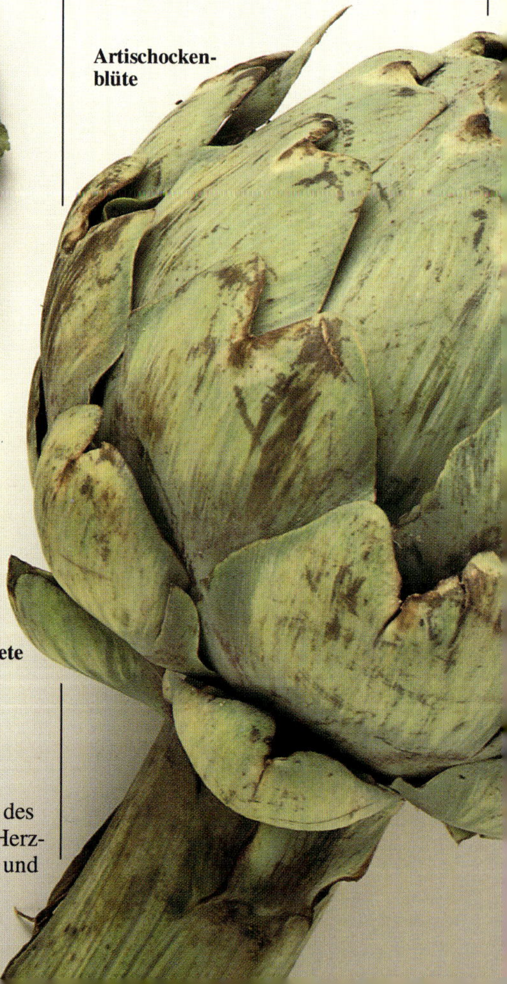

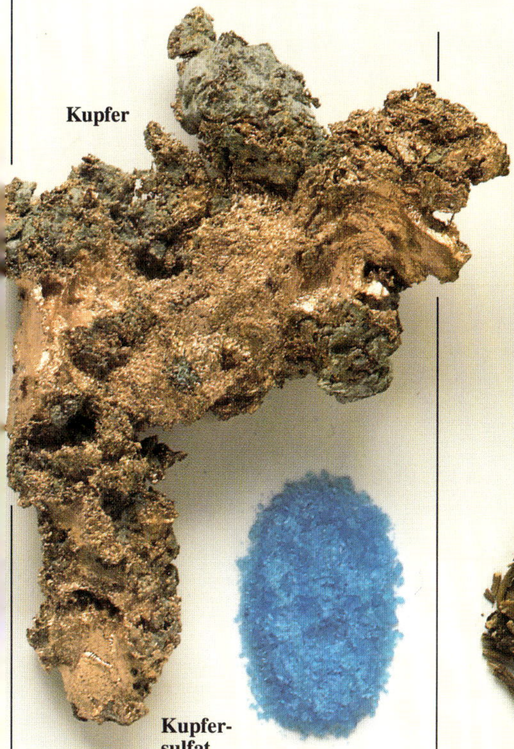

Cuprum
KUPFER
Kupfersulfat wird in der Schulmedizin bei Kupfermangel verordnet. Aber auch Homöopathen und chinesische Ärzte verwenden Kupfer. Siehe Seite 97f.

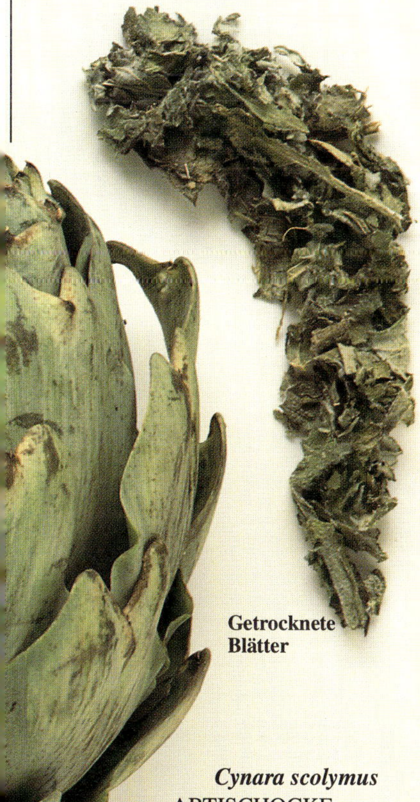

Cynara scolymus
ARTISCHOCKE
Blüten, Blätter und Wurzeln der Artischocke werden in der Pflanzenheilkunde bei Leber- und Gallenblasenstörungen sowie bei erhöhtem Cholesterinspiegel verordnet. Siehe Seite 98.

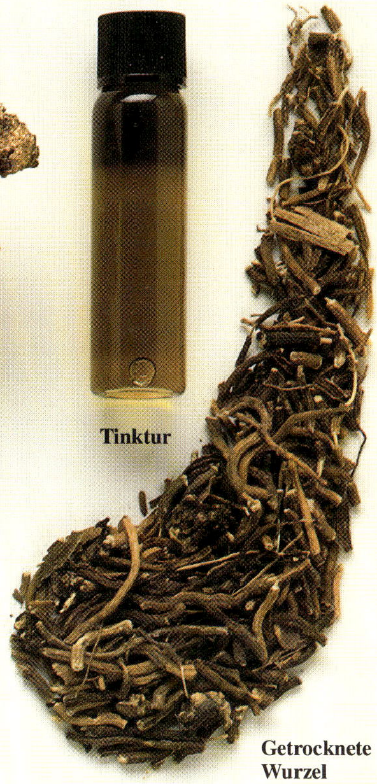

Cypripedium calceolus
MARIENFRAUENSCHUH
Die Europäer entdeckten diese Pflanze bei den nordamerikanischen Indianern, die die beruhigende und entspannende Wirkung der Wurzel kannten. Heute wird sie gegen Schlaflosigkeit und Angststörungen verordnet.
Siehe Seite 98.

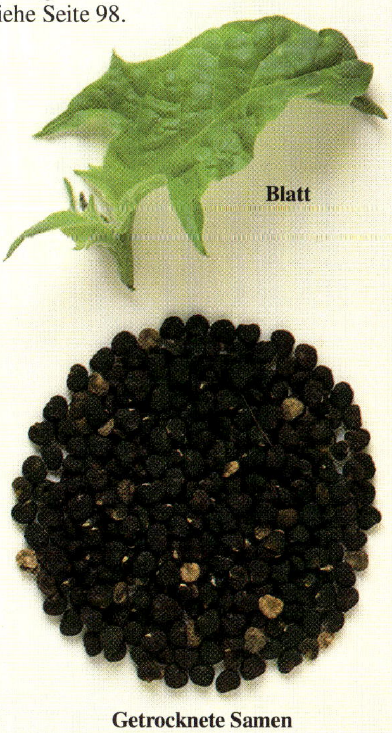

Datura stramonium ☠
GEMEINER STECHAPFEL
Eine Selbstbehandlung mit den Blättern und Samen ist gefährlich, Phytotherapeuten verordnen sie jedoch als krampfstillendes Mittel, etwa bei Asthma oder dem Parkinson-Syndrom. Siehe Seite 98.

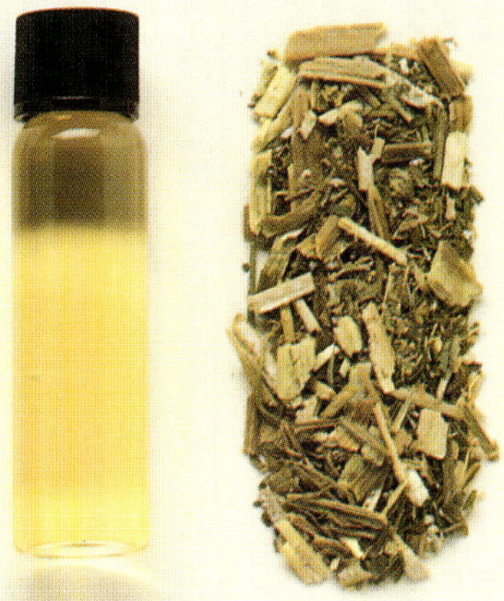

Daucus carota
WILDE MÖHRE
Bereits die Ärzte des alten Griechenland setzten die gesamte Pflanze, mit Samen und Blättern, in der Heilkunde ein. Heute verordnen sie Phytotherapeuten und ayurwedische Ärzte bei Harnwegserkrankungen, Koliken, Gicht und Ausbleiben der Menstruation. Siehe Seite 98f.

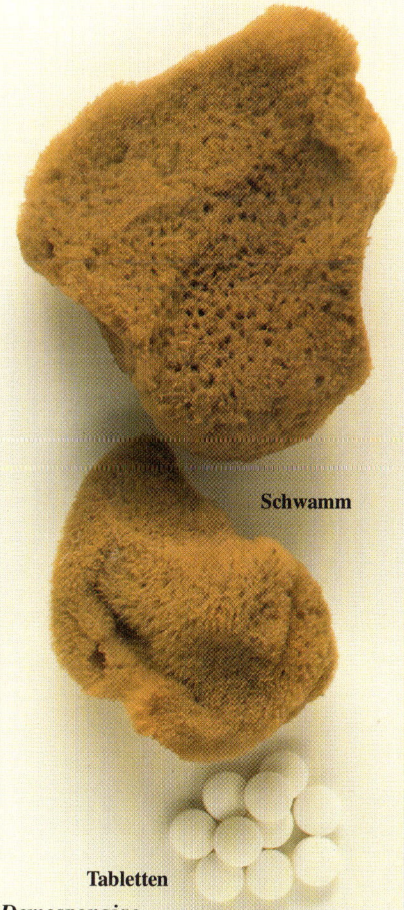

Demospongiae
GEMEINSCHWÄMME
Gerösteter Schwamm wird in der Unani-Medizin auf Wunden und Schwellungen aufgetragen und zur Stärkung der Sehkraft verordnet. Homöopathen verabreichen Gemeinschwämme in Tablettenform bei Schilddrüsenvergrößerung, Kopfschmerzen und Husten. Siehe Seite 99.

DIGITALIS-ARTEN

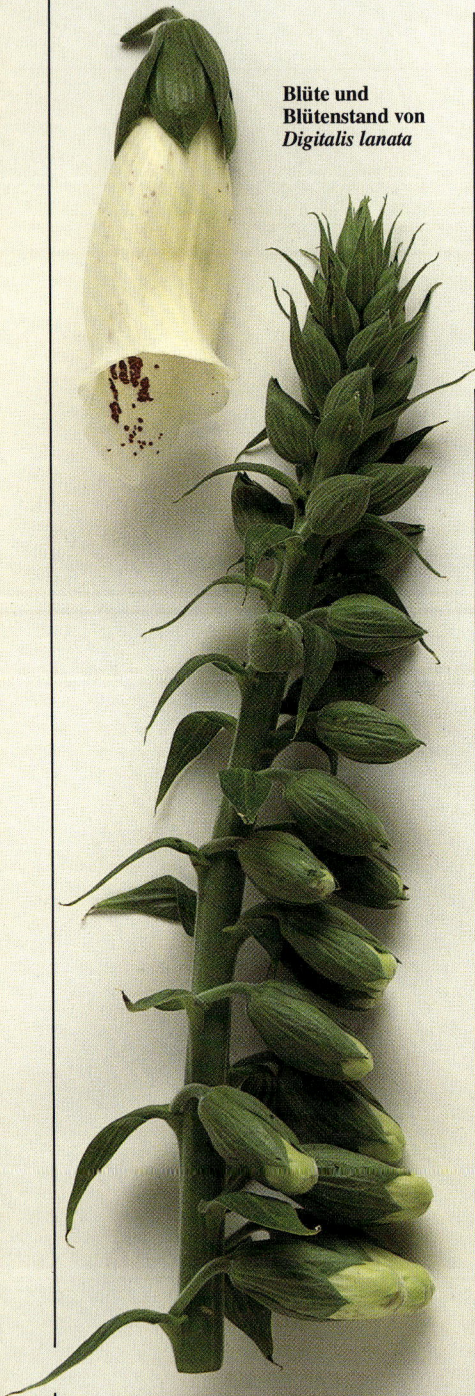

Blüte und Blütenstand von *Digitalis lanata*

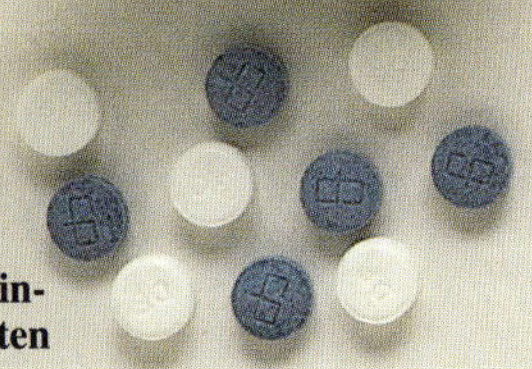

Digoxin-tabletten

Digitalis purpurea, Digitalis lanata ☠

FINGERHUT

Erst im späten 18. Jahrhundert erkannte man den Wert von Fingerhutblättern als Herzmittel. Heute ist das aus *Digitalis lanata* gewonnene Digoxin in der Schulmedizin ein häufig verschriebenes Mittel gegen Herzinsuffizienz und Herzrhythmusstörungen. Siehe Seite 99.

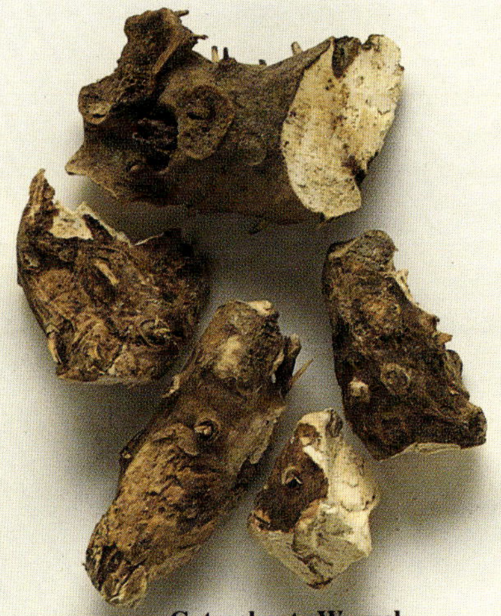

Getrocknete Wurzel

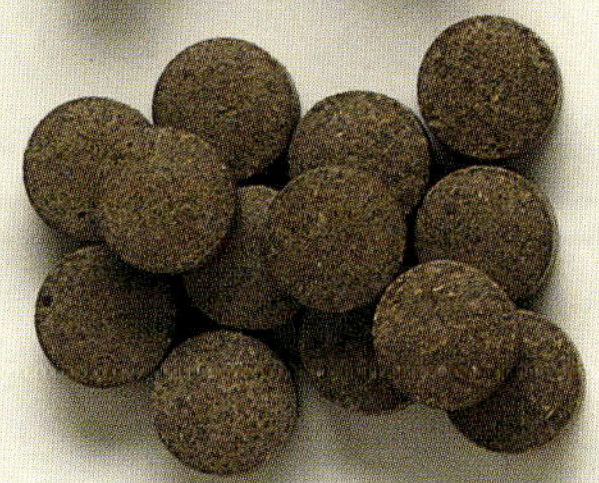

Tabletten

Dioscorea villosa

ZOTTIGE YAMSWURZEL

Die Zottige Yamswurzel wird von der pharmazeutischen Industrie für die Herstellung von Steroiden benutzt. Phytotherapeuten verordnen sie bei unterschiedlichen Krankheiten, die von rheumatischen Erkrankungen bis zu Eierstockschmerzen reichen. Siehe Seite 99.

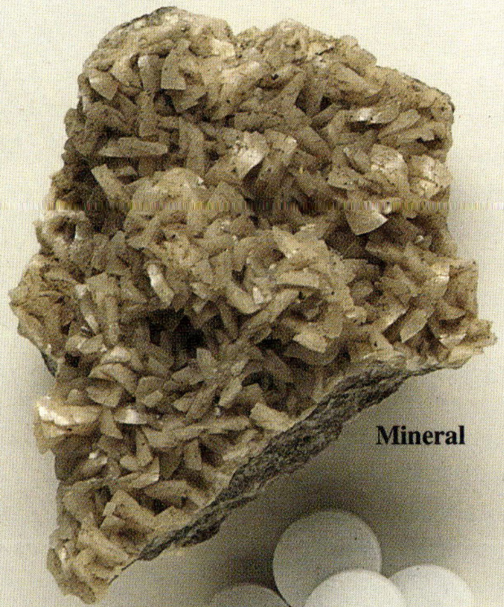

Mineral

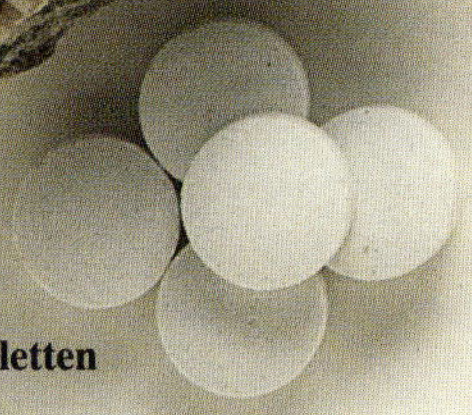

Tabletten

Dolomit

CALCIUM-MAGNESIUMCARBONAT

Pulverisierter Dolomit wird häufig bei Kalzium- und Magnesiummangel verordnet. Die durchscheinenden Kristalle sind farblos, weiß oder rosa. Siehe Seite 99.

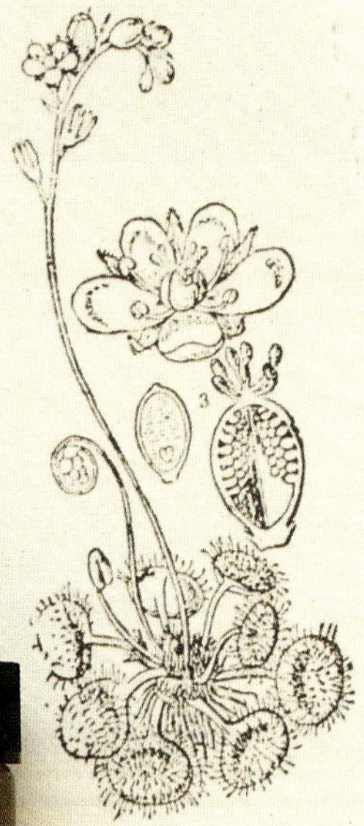

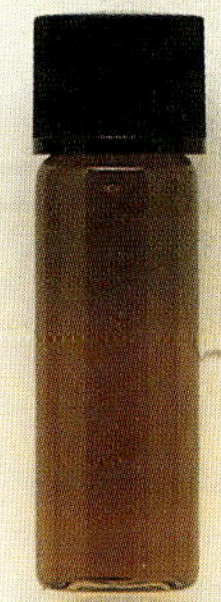

Tinktur

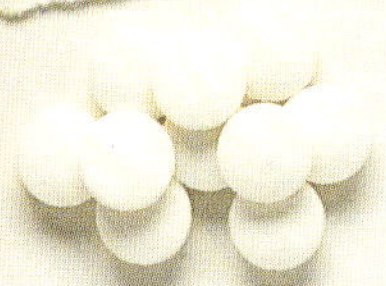

Tabletten

Drosera rotundifolia

SONNENTAU

Diese insektenfressende Pflanze wird in der Pflanzenheilkunde bei Bronchialspasmen eingesetzt. Homöopathen verordnen sie bei Husten und Rachenschleimhautentzündung. Siehe Seite 100.

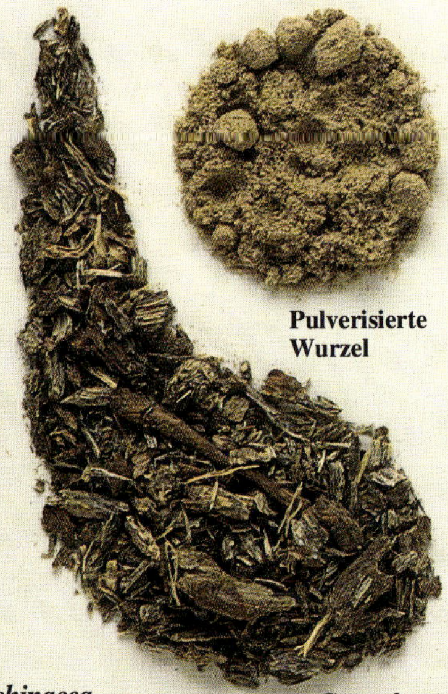

Pulverisierte Wurzel

Getrocknetes Rhizom

Echinacea angustifolia

SCHMALBLÄTTRIGER SONNENHUT

Wurzeln und Rhizom der Pflanze werden auf ihre Wirksamkeit als Mittel gegen Aids untersucht. Phytotherapeuten verordnen den Schmalblättrigen Sonnenhut als virustötendes Mittel bei diversen Infektionskrankheiten. Siehe Seite 100.

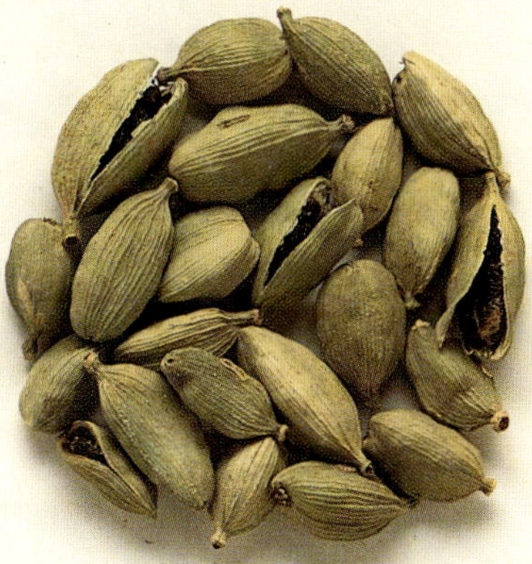

Früchte mit Samen

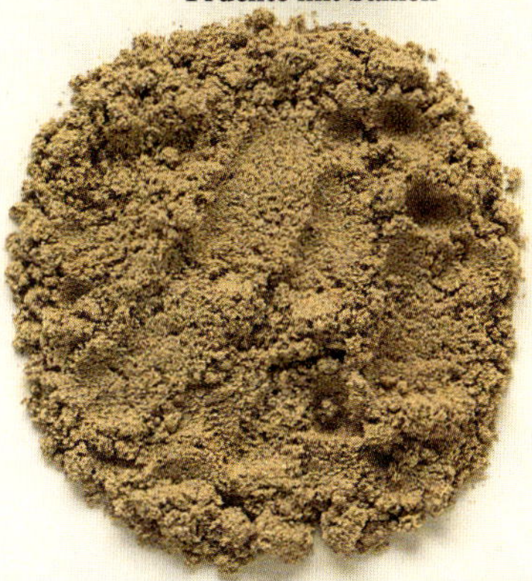

Pulverisierte Samen

Elettaria cardamomum

MALABARKARDAMOME

Phytotherapeuten verordnen die Samen bei Verdauungsproblemen; auch in der ayurwedischen und der chinesischen Medizin werden sie verwendet. Siehe Seite 100.

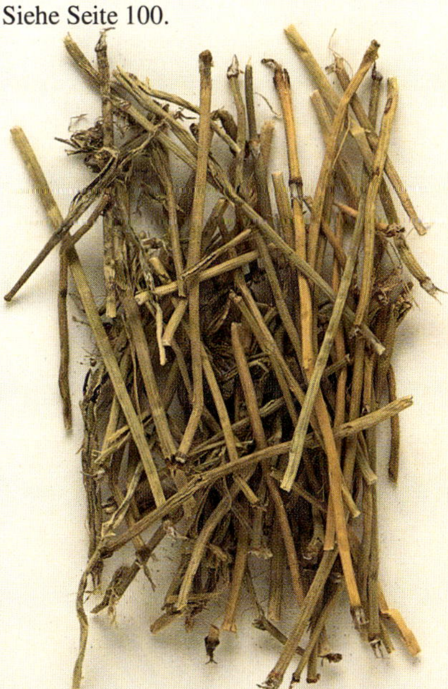

Getrocknete junge Triebe

Ephedra sinica

MEERTRÄUBCHEN

In China verwendet man die jungen Triebe dieses Strauches seit 5000 Jahren als Asthmamittel. Im Westen gewinnt man seit etwa 95 Jahren aus ihnen Ephedrin, das bis heute zur Behandlung von Asthma dient. Siehe Seite 100.

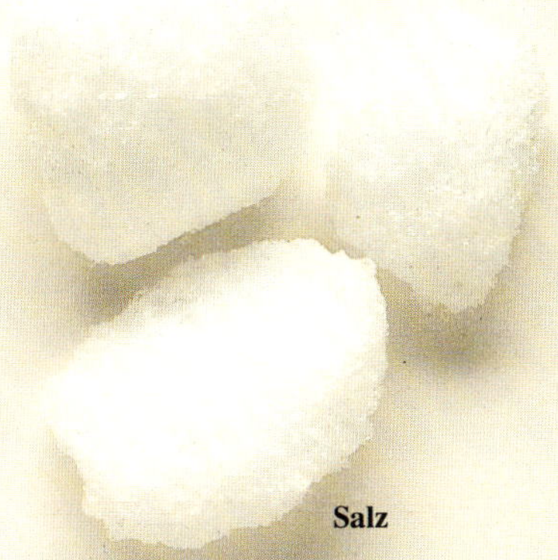

Salz

Epsomit

EPSOMSALZ

Das zu Salz vermahlene Mineral ist in der Schulmedizin eines der gebräuchlichsten Mittel gegen Verstopfung und Kater gewesen. Von übermäßigem Gebrauch ist jedoch abzuraten. Siehe Seite 100f.

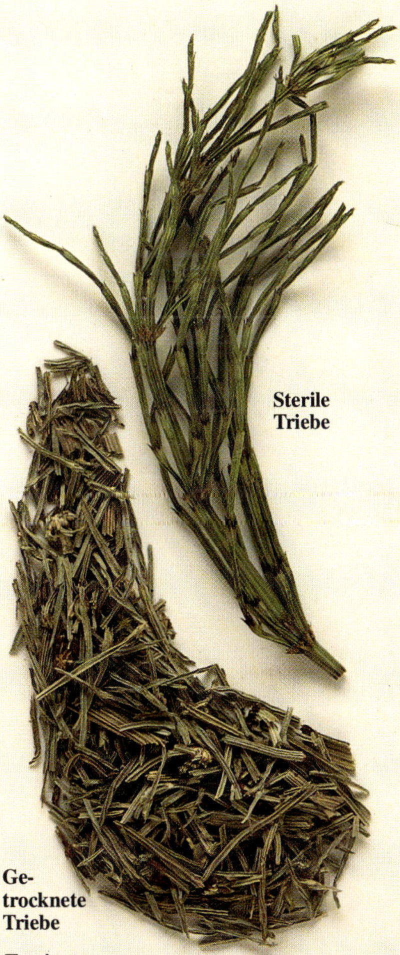

Sterile Triebe

Getrocknete Triebe

Equisetum arvense

ACKERSCHACHTELHALM

Die sterilen Triebe des Schachtelhalms werden von Phytotherapeuten seit langem zur Behandlung von Erkrankungen der Harnwege und Prostata verwendet, ferner zur Heilung von Lungenschädigungen, wie sie beispielsweise bei Tuberkulose entstehen. Siehe Seite 101.

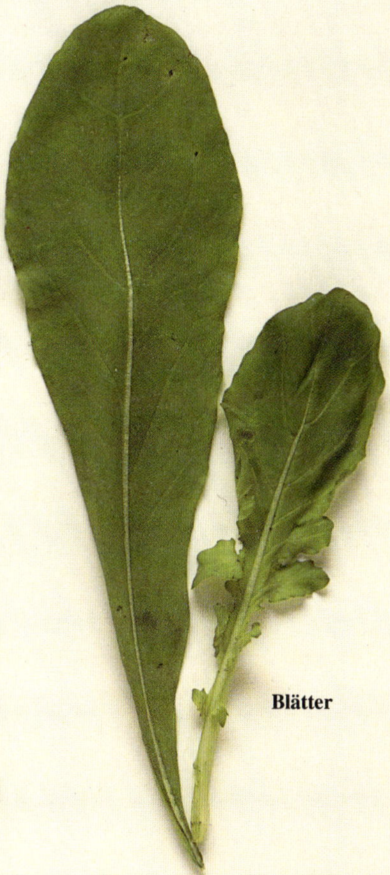

Blätter

Eruca sativa

RAUKE

Raukeblätter haben einen scharfen, pfefferähnlichen Geschmack und werden gern zu anderen Salaten gegeben. Bereits die Ärzte des alten Roms verwendeten sie in der Heilkunde, und heutige Phytotherapeuten verordnen sie zur Unterstützung der Verdauung und zur Stärkung des Lymphsystems. Siehe Seite 101.

Kokain

Erythroxylum coca

KOKASTRAUCH

Den Peruanern dienen Kokablätter seit Jahrhunderten als Stimulans. In der Schulmedizin wird das aus ihnen gewonnene Kokain hauptsächlich bei kleineren Operationen zur örtlichen Betäubung benutzt. Kokain unterliegt der Betäubungsmittel-Verschreibungsverordnung. Siehe Seite 101.

Eucalyptus globulus

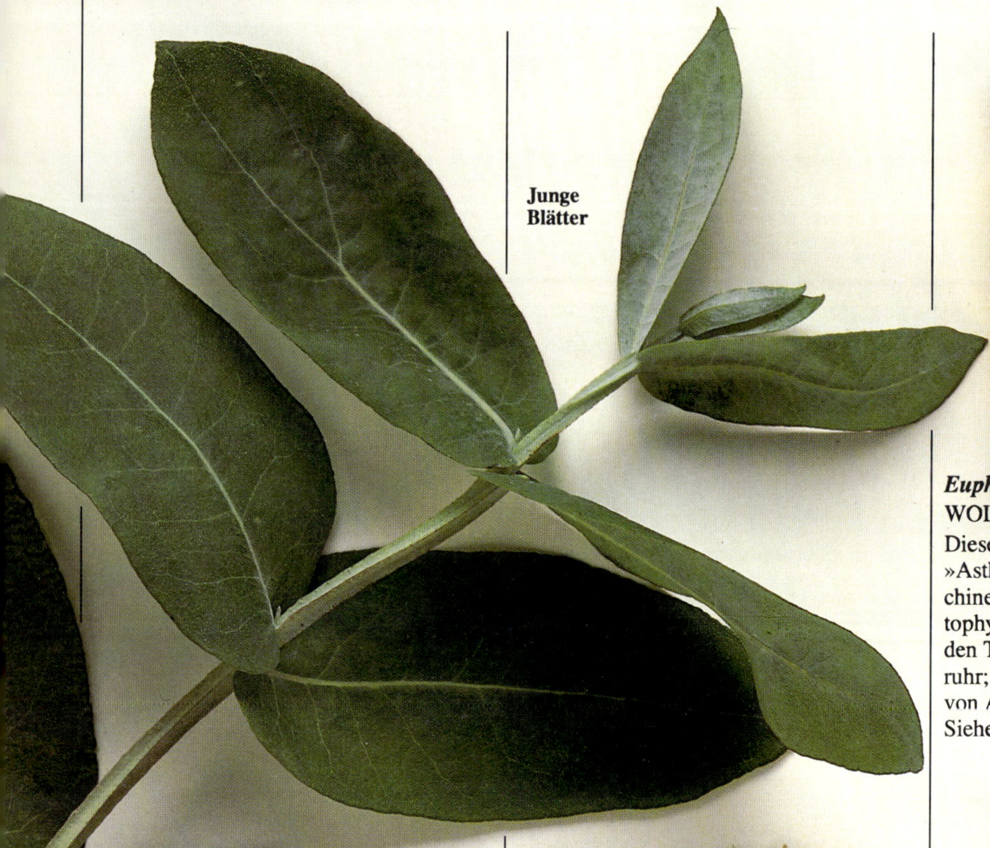

Junge Blätter

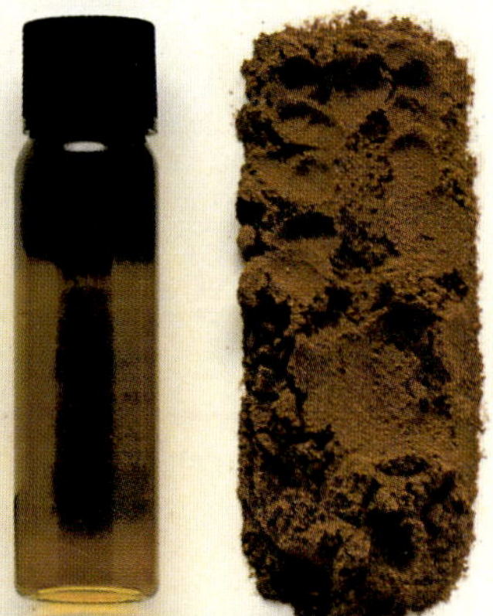

Tinktur

Pulverisierte Pflanze

Euphorbia hirta
WOLFSMILCH
Diese tropische Pflanze, die auch als »Asthmakraut« bekannt ist, wird von chinesischen Ärzten bei Ruhr und Dermatophytie eingesetzt. Phytotherapeuten in den Tropen verordnen sie bei Amöbenruhr; ferner dient sie zur Behandlung von Asthma, Bronchitis und Katarrh. Siehe Seite 102.

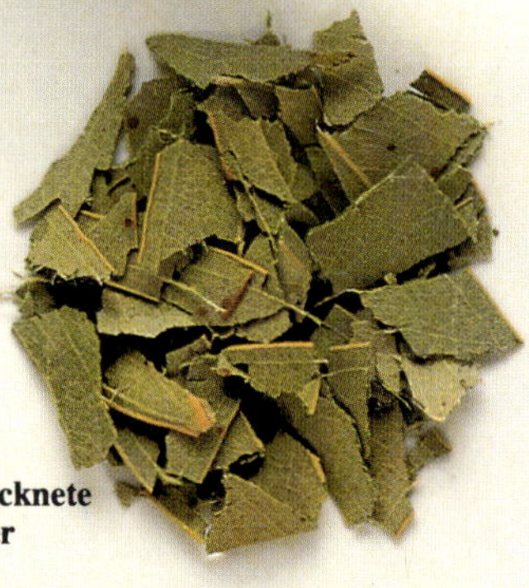

Getrocknete Blätter

Eucalyptus globulus
BLAUGUMMIBAUM
Wie die Blätter vieler anderer australischer Eukalyptusarten enthalten auch die des Blaugummibaumes Öl, das in zahlreichen Arzneien gegen Husten, Erkältungen und Muskelzerrungen Verwendung findet. Siehe Seite 101f.

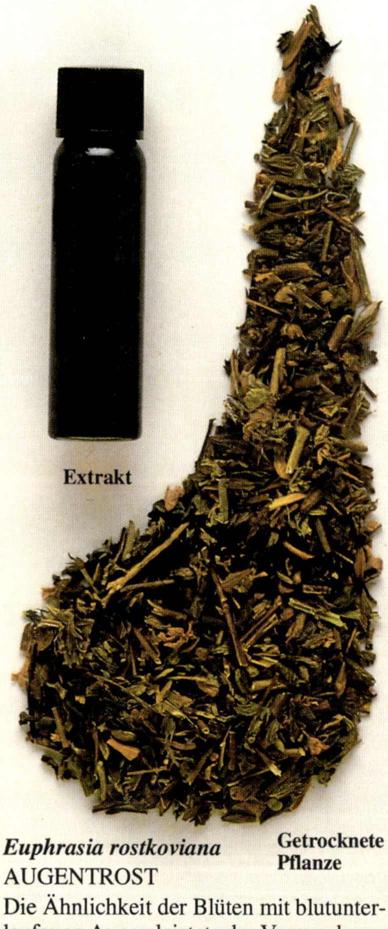

Extrakt

Getrocknete Pflanze

Euphrasia rostkoviana
AUGENTROST
Die Ähnlichkeit der Blüten mit blutunterlaufenen Augen leistete der Verwendung der Pflanze bei Augenkrankheiten Vorschub. Phytotherapeuten verordnen sie bei Nasennebenhöhlen- und Bindehautentzündungen, Homöopathen bei Heuschnupfen. Siehe Seite 102.

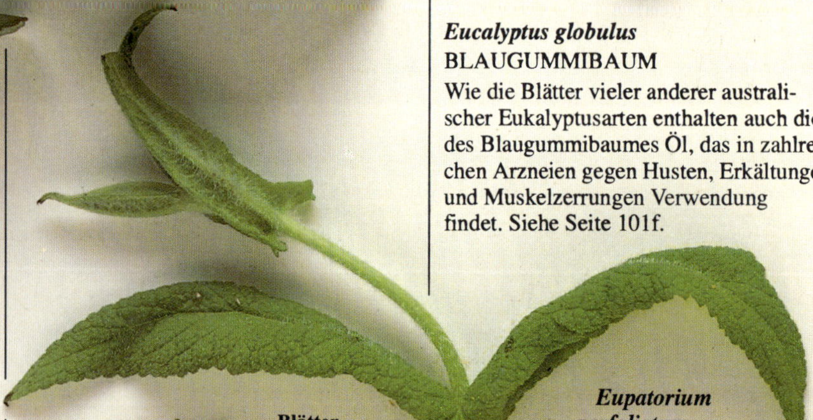

Blätter

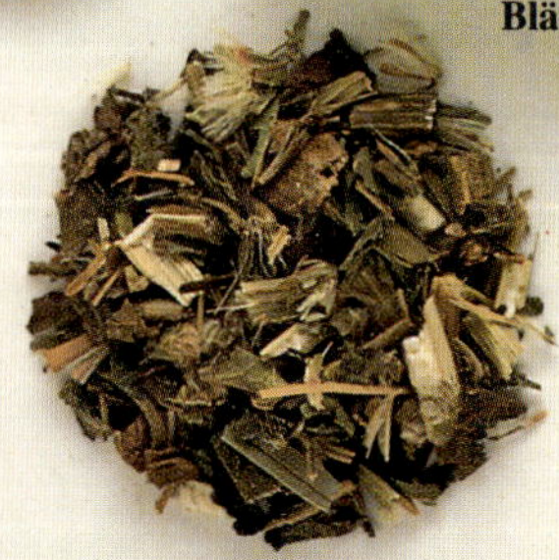

Getrocknete Pflanze

Eupatorium perfoliatum
WASSERDOST
Siedler entdeckten dieses Kraut bei nordamerikanischen Indianern, die es zur Behandlung von Dengue-Fieber verwendeten. In der Pflanzenheilkunde wird es bei Erkältungskrankheiten und rheumatischen Beschwerden eingesetzt; Homöopathen verordnen es auch bei Malaria. Siehe Seite 102.

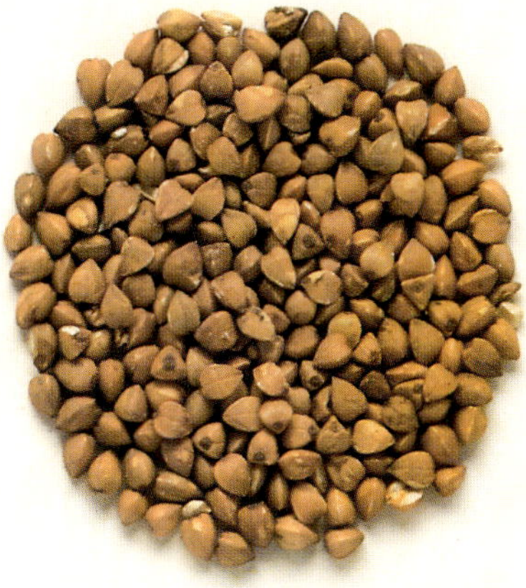

Körner

Fagopyrum esculentum

BUCHWEIZEN

In der Pflanzenheilkunde werden die Blätter für zahlreiche Krankheiten verwendet, von hohem Blutdruck bis zu Erfrierungen. Chinesische Ärzte verordnen Buchweizen bei Bissen, Stichen, Trauma und Menstruationsschmerzen. Siehe Seite 102.

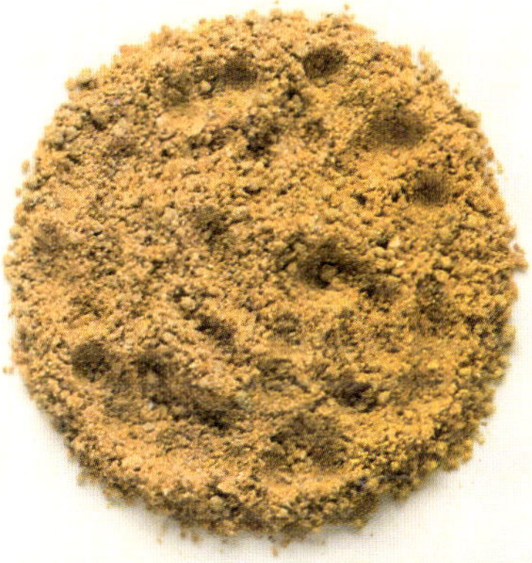

Pulverisiertes Harz

Ferula assa-foetida

STINKASANT

Das aus den Wurzeln gewonnene Harz – wegen seines widerlichen Geruchs auch Teufelsdreck genannt – wird in der Pflanzenheilkunde und in der Ayurwedik gegen Koliken, Verdauungsstörungen, Bronchitis und Reizbarkeit eingesetzt. Siehe Seite 102f.

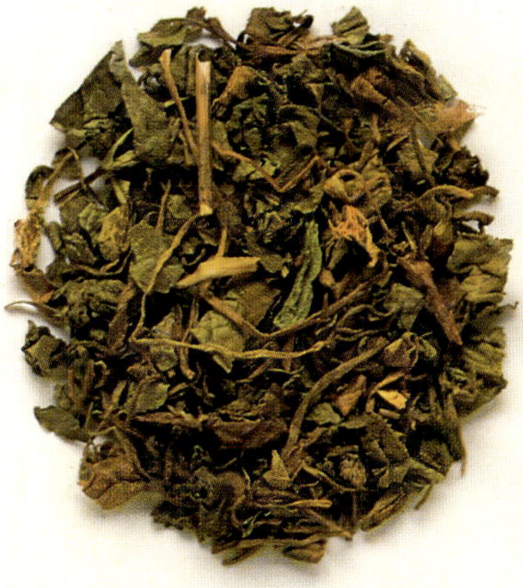

Getrocknete Pflanze

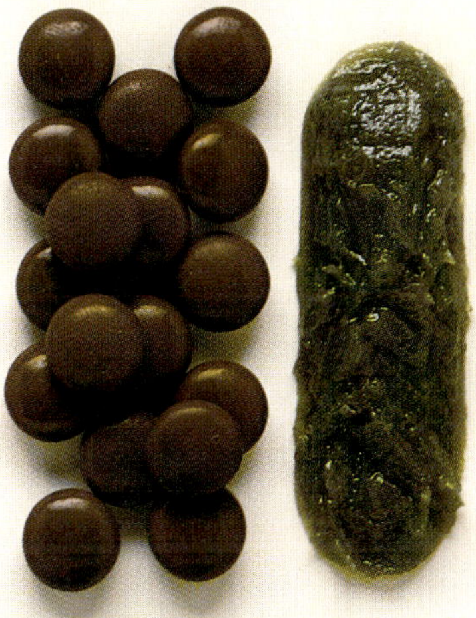

Tabletten **Creme**

Ficaria ranunculoides / Ranunculus ficaria

SCHARBOCKSKRAUT

Die Wurzel des Krautes erinnert an Hämorrhoiden, und Phytotherapeuten setzen es auch zu ihrer Behandlung ein. Sie ist in Tablettenform oder, zur äußeren Anwendung, als Creme erhältlich. Siehe Seite 103.

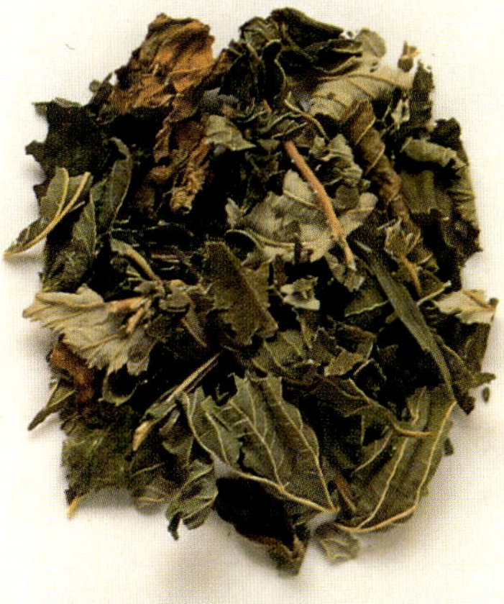

Getrocknete Pflanze

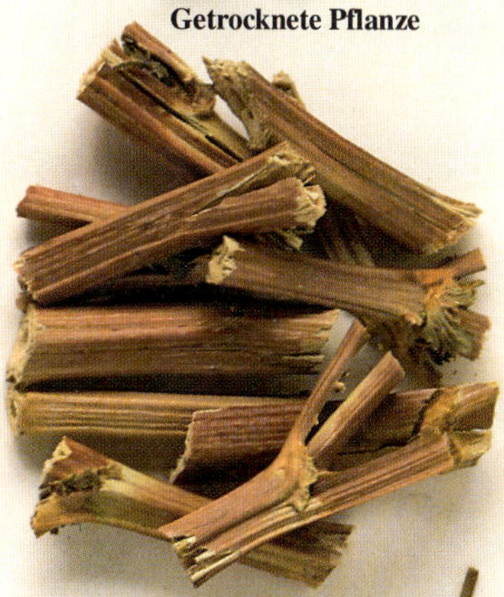

Getrocknete Stengel

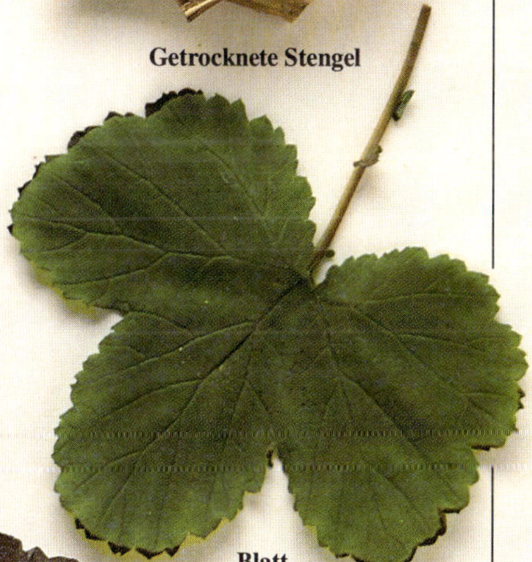

Blatt

Filipendula ulmaria

MÄDESÜSS

Die Pflanze wird als Schmerzmittel und zur Behandlung von Verdauungsproblemen verwendet, etwa von säurebedingten Magengeschwüren. Siehe Seite 103.

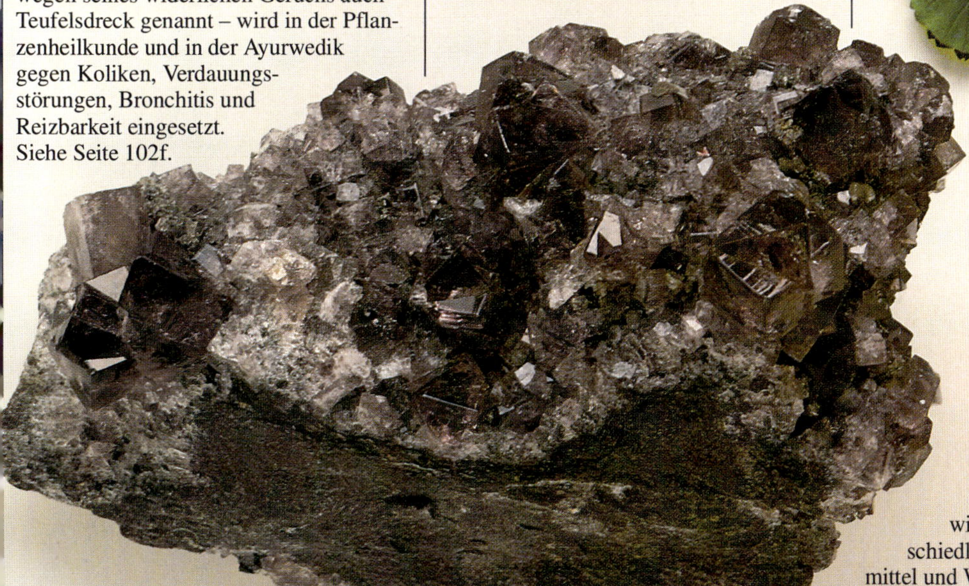

Fluorit

CALCIUMFLUORID

Der Fluorit ist der Hauptlieferant für Fluor, einem lebenswichtigen Mineral, das in unterschiedlichen Mengen über Nahrungsmittel und Wasser aufgenommen wird. Fluorit selbst wird in der chinesischen Medizin und Homöopathie verwendet. Siehe Seite 103.

Foeniculum vulgare

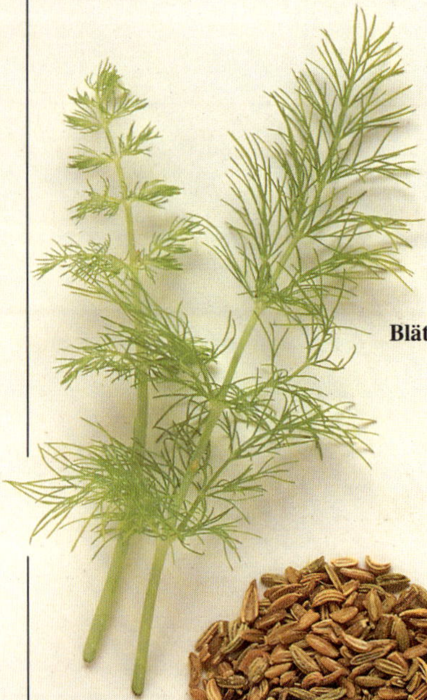

Blätter

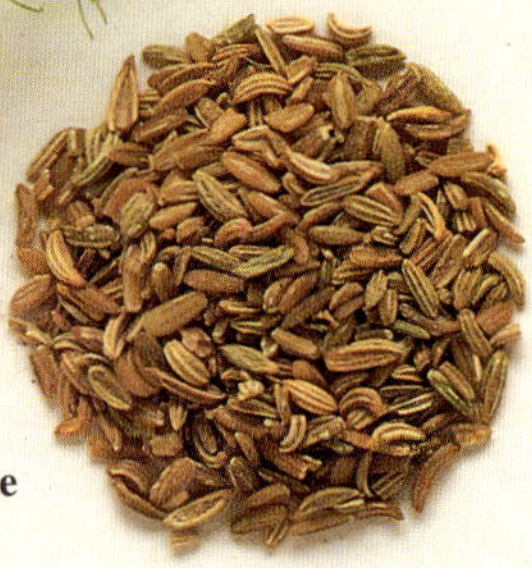

Getrocknete Früchte

Foeniculum vulgare
FENCHEL

Die Früchte des Fenchels werden von Köchen und Phytotherapeuten in Ost und West seit langem geschätzt. Man verwendet sie zur Vorbeugung und Behandlung von Verdauungsstörungen, Blähungen und Koliken. Siehe Seite 103.

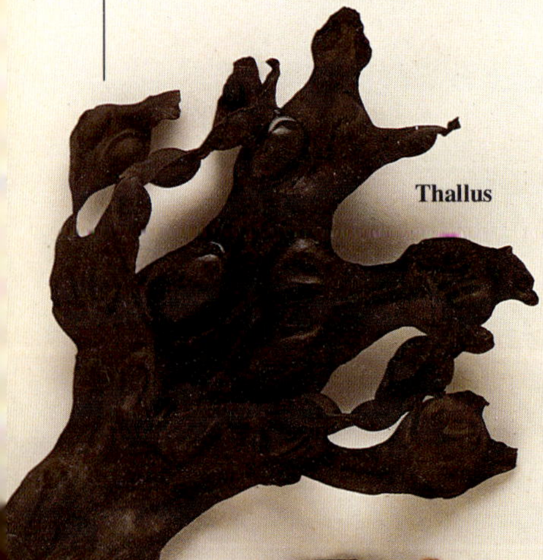

Thallus

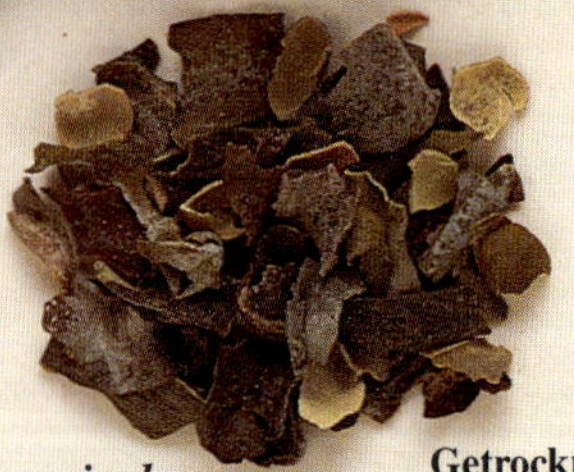

Getrockneter Thallus

Fucus vesiculosus
BLASENTANG

Der hohe Jodgehalt dieser Alge wird in der Pflanzenheilkunde zur Behandlung von Schilddrüsenunterfunktion und dadurch bedingter Gewichtszunahme genutzt. Äußerlich angewendet dient die Alge als Rheumamittel. Siehe Seite 104.

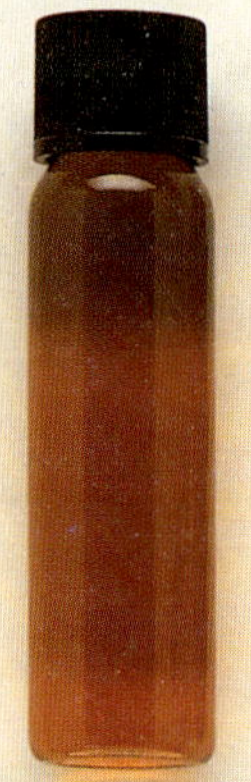

Tinktur

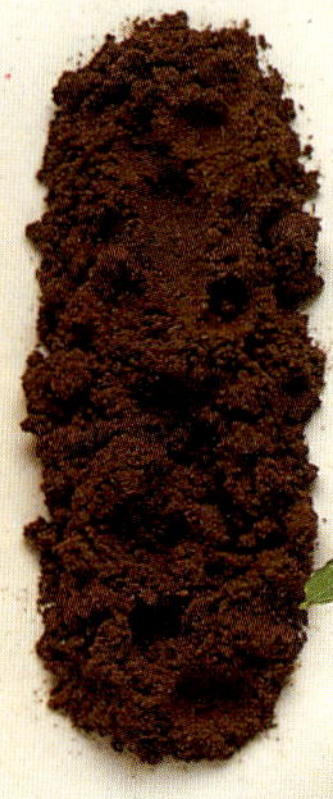

Pulverisierte Rinde

Galipea officinalis
ANGOSTURABAUM

Früher wurde die getrocknete Rinde des südamerikanischen Baumes für den berühmten Angostura Bitter verwendet, heute verordnen sie Phytotherapeuten bei Verdauungsstörungen, Durchfall und Ruhr. Sie ist in flüssiger Form und als Pulver für Tabletten erhältlich. Siehe Seite 104.

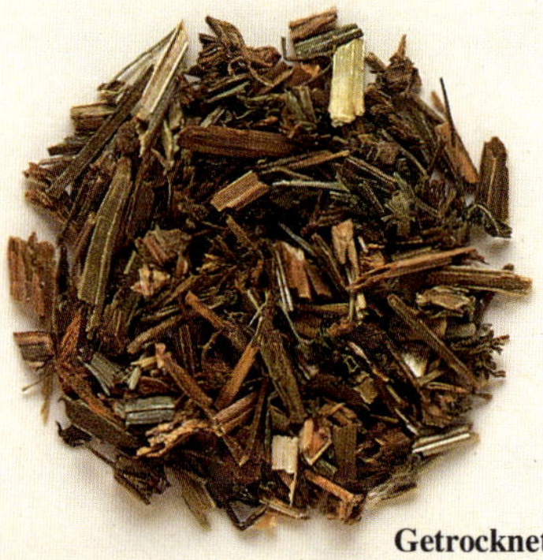

Getrocknete Pflanze

Galium aparine
KLEBKRAUT

Die Pflanze ist ein beliebtes Tonikum, das seit Jahrhunderten zur Blutreinigung und Behandlung von Hautkrankheiten benutzt wird. Phytotherapeuten verabreichen das ganze Kraut heute bei ekzemartigen Ausschlägen, Lymphdrüsenschwellungen und Harnwegserkrankungen. Siehe Seite 104.

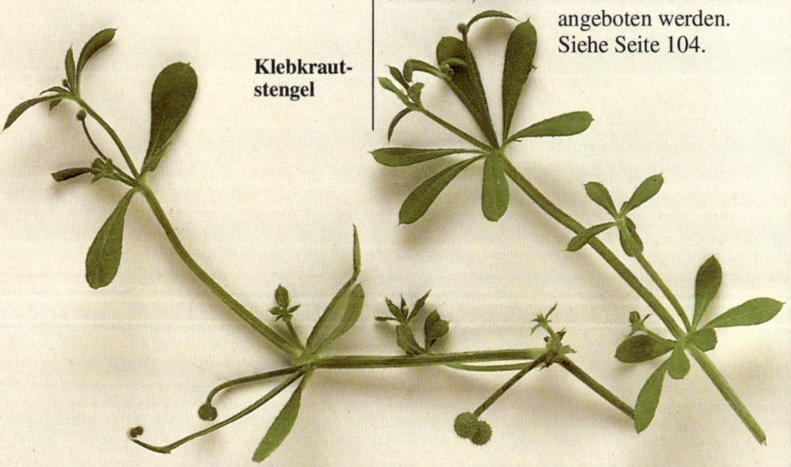

Klebkrautstengel

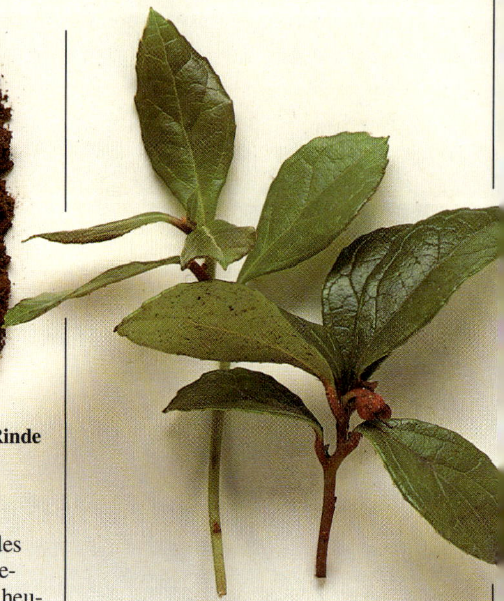

Blätter

Liniment

Creme

Gaultheria procumbens
WINTERGRÜN

Die Blätter dieses nordamerikanischen Strauches werden in der Pflanzenheilkunde zur Behandlung von Schmerzen eingesetzt, die durch Rheumatismus, Verstauchungen und Ischias verursacht sind. Synthetisch hergestelltes Wintergrünöl ist in rezeptfreien Linimenten und Cremes enthalten, die für ähnliche Beschwerden angeboten werden. Siehe Seite 104.

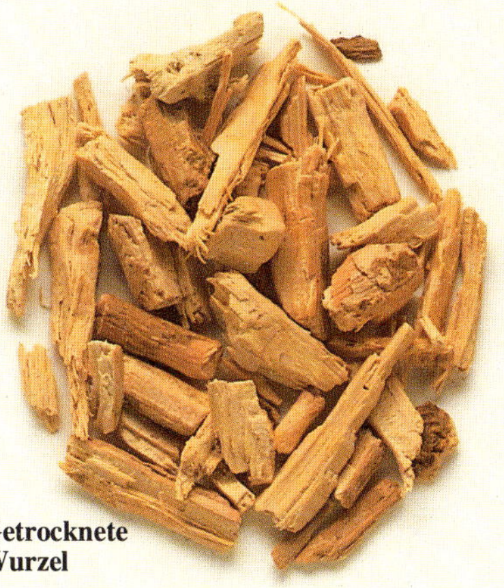

Getrocknete Wurzel

Gelsemium sempervirens ☠
WILDER JASMIN

Trotz ihres Namens handelt es sich bei dieser Pflanze nicht um einen echten Jasmin. Mit ihrer Wurzel behandeln Phytotherapeuten äußerlich Gesichts- und Zahnschmerzen. Da sie giftig ist, wird sie innerlich nur in homöopathischen Dosen angewendet. Siehe Seite 104.

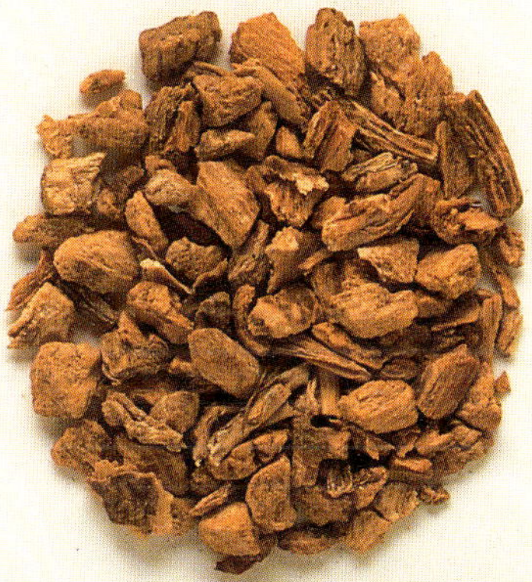

Getrocknete Wurzel

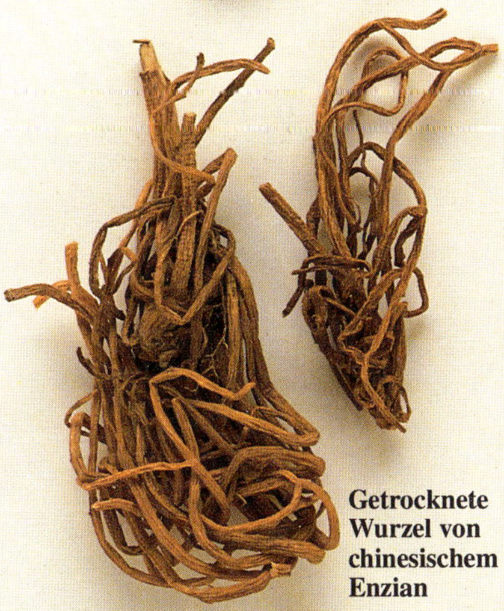

Getrocknete Wurzel von chinesischem Enzian

Gentiana lutea
ENZIAN

Die Wurzel dieser bitter schmeckenden Alpenpflanze wird in der Pflanzenheilkunde bei Verdauungsproblemen, Appetitlosigkeit und Hepatitis eingesetzt. In der chinesischen Medizin verordnet man *Gentiana*-Arten gegen Augen- und Hauterkrankungen. Verschiedene rezeptfreie Toniken enthalten ebenfalls Enzian. Siehe Seite 105.

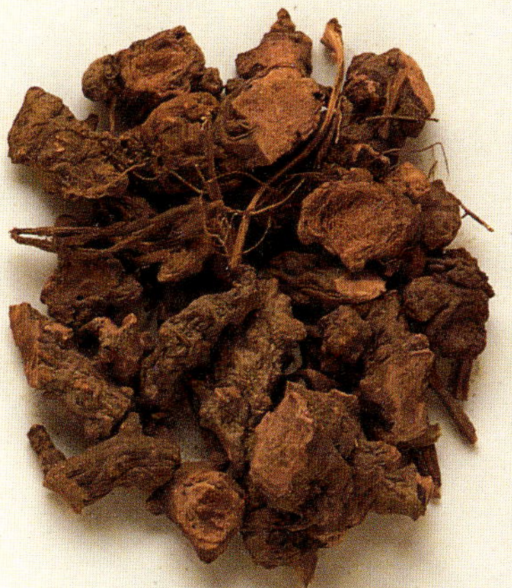

Getrocknetes Rhizom

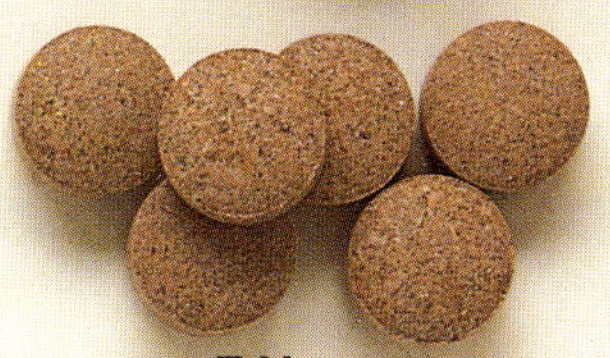

Tabletten

Geranium maculatum
STORCHSCHNABEL

Der Wurzelstock der Pflanze wurde von nordamerikanischen Indianern ursprünglich als Adstringens verwendet, heute gibt man ihn beispielsweise bei Durchfall, Lebensmittelvergiftung und säurebedingten Magengeschwüren.
Siehe Seite 105.

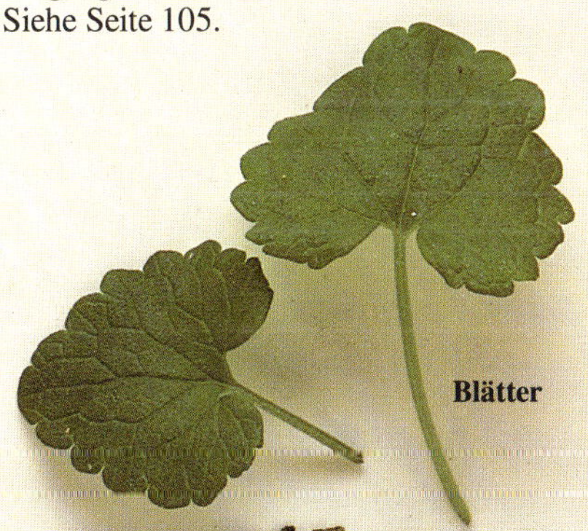

Blätter

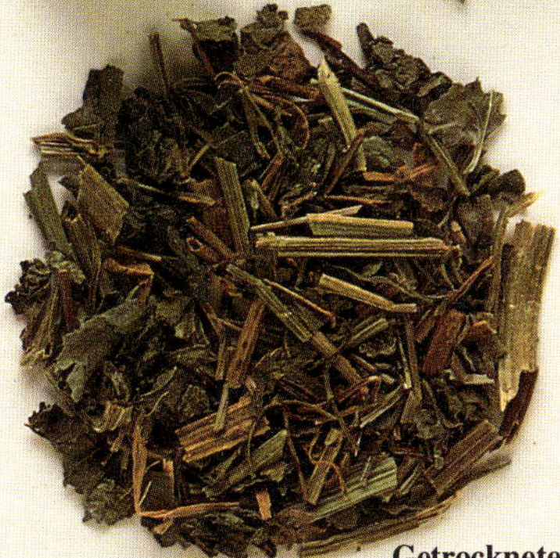

Getrocknete Pflanze

Glechoma hederacea
GUNDERMANN

Dieses Kraut wird in der Pflanzenheilkunde bei vielen verschiedenen Erkrankungen eingesetzt wie etwa Katarrh, Hämorrhoiden, Bronchitis, Blasenentzündung und Verdauungsstörungen. Chinesische Ärzte verordnen es bei Grippe, Nierensteinen, traumatischen Verletzungen, rheumatoider Arthritis und schlecht heilenden Wunden. Siehe Seite 105.

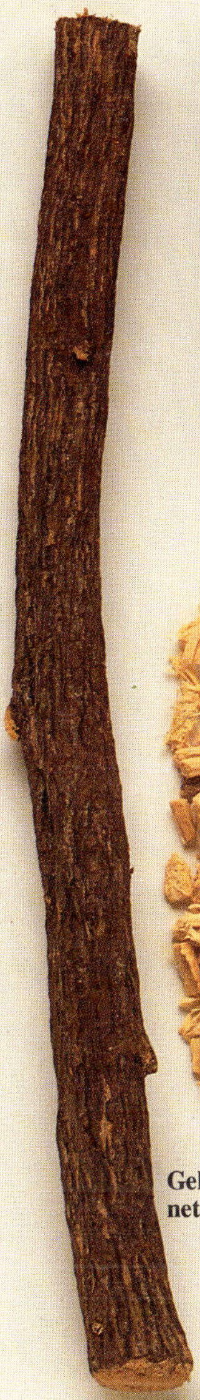

Getrocknete Wurzel

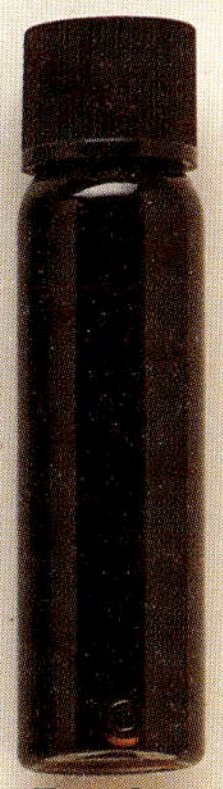

Extrakt

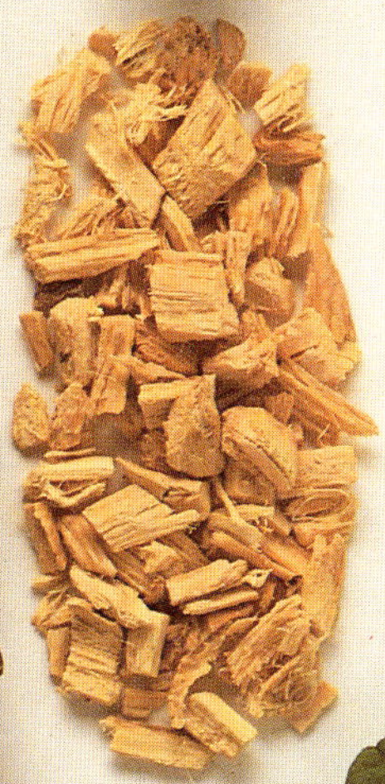

Gehackte getrocknete Wurzel

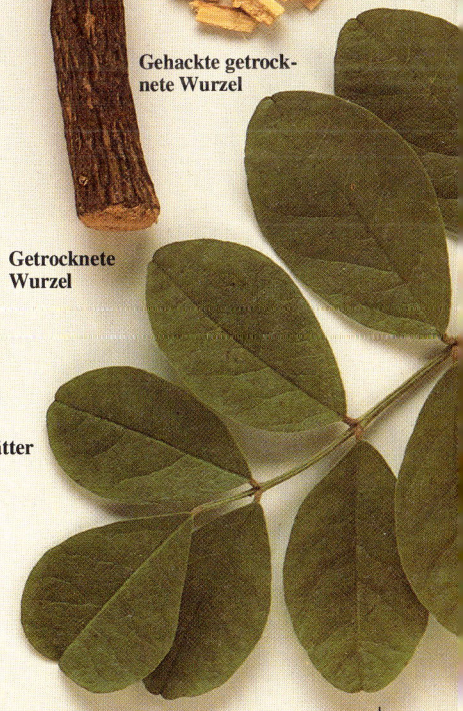

Blätter

Glycyrrhiza glabra
SÜSSHOLZ

Die Süßholzwurzel war eines der gebräuchlichsten Heilmittel des Altertums, von Phytotherapeuten wird sie heute noch bei säurebedingten Magengeschwüren, Bronchitis und Rheumatismus verordnet. Chinesische Ärzte verabreichen sie für ähnliche Erkrankungen. In der Schulmedizin behandelt man mit Extrakten säurebedingte Magengeschwüre. Siehe Seite 105.

Graphit

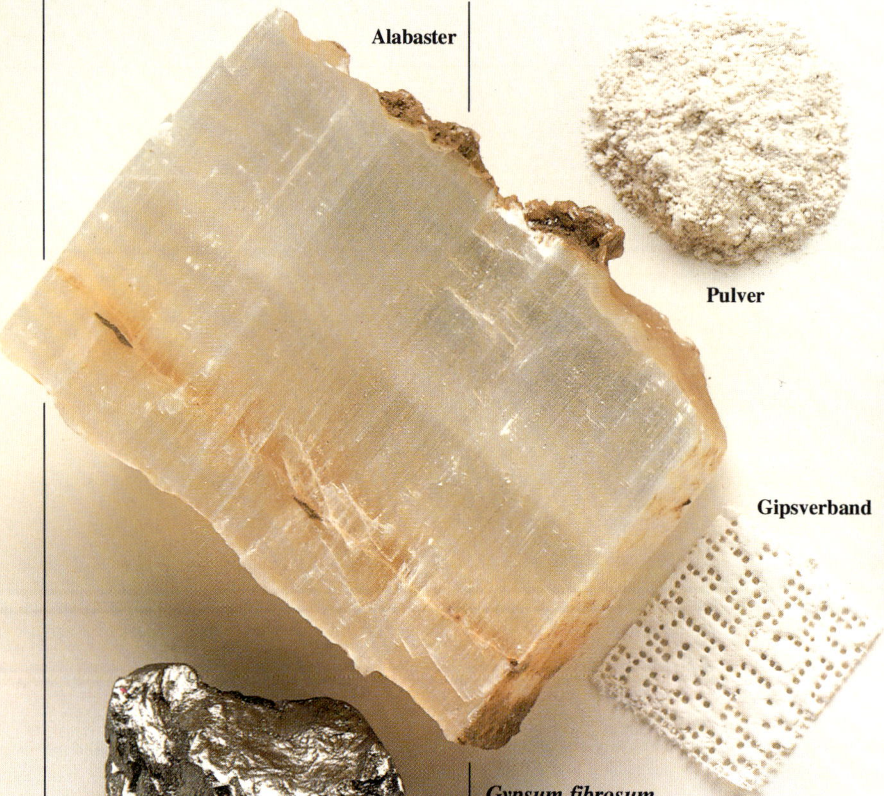

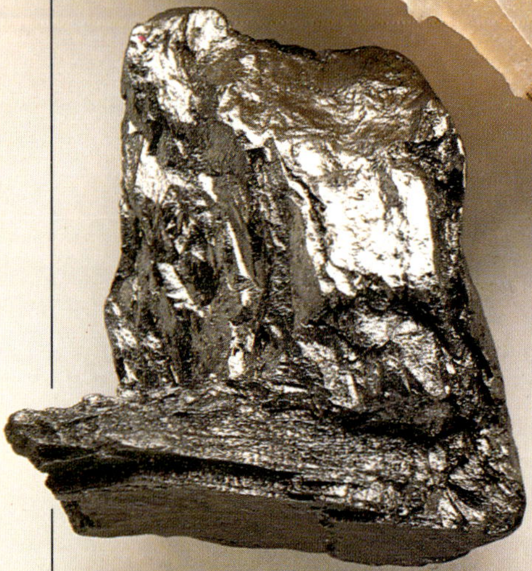

Graphit
GRAPHIT
Diese dunkelgraue Form des Kohlenstoffes, die man von Bleistiften kennt, gilt in der Homöopathie als wichtiges Mittel zur Behandlung von Hauterkrankungen, wie Schuppenflechte, Ekzeme und aufgesprungene oder nässende Haut. Außerdem verordnen Homöopathen Graphit bei Menstruationsbeschwerden. Siehe Seite 105f.

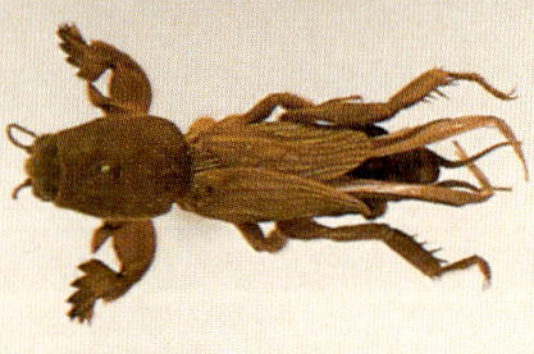

Gryllotalpa orientalis
MAULWURFSGRILLE
Der Körper der männlichen Maulwurfsgrillen wird in der chinesischen Medizin bei Wasseransammlungen, Geschwüren sowie Abszessen verabreicht, darüber hinaus auch bei schwierigen Geburten. Siehe Seite 106.

Gypsum fibrosum
ALABASTER
Chinesische Ärzte verordnen die pulverisierten Kristalle zur Einnahme bei Fieber und Husten oder zur äußerlichen Anwendung bei Ekzemen, Verbrennungen und wunden Stellen. Homöopathen verabreichen sie bei Nasennebenhöhlenentzündung. Gemahlenen Gips benutzt man für Gipsverbände. Siehe Seite 106.

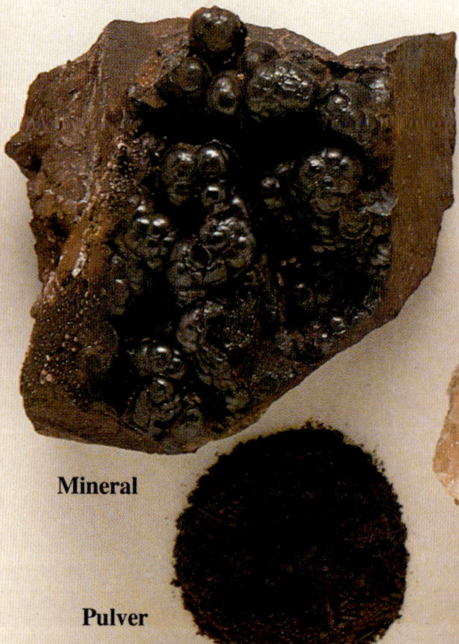

Hämatit
BLUTSTEIN
Dieses natürlich vorkommende Eisenerz wird in der chinesischen Medizin bei einer großen Vielfalt von Symptomen verordnet, die von Gallenstörungen und Schwindligsein über Kopfschmerzen und Schluckauf bis zu Übelkeit und Erbrechen reichen. Siehe Seite 106.

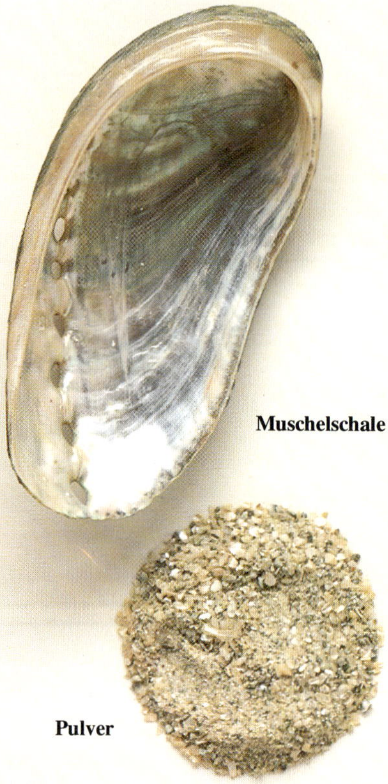

Haliotis gigantea
MEEROHR
Diese ohrförmige Muschel wird von chinesischen Ärzten bei vielen Erkrankungen verabreicht, wie etwa Fieber, Schmerzen, Schwindligsein, geröteten Augen und Sehtrübung. Siehe Seite 106.

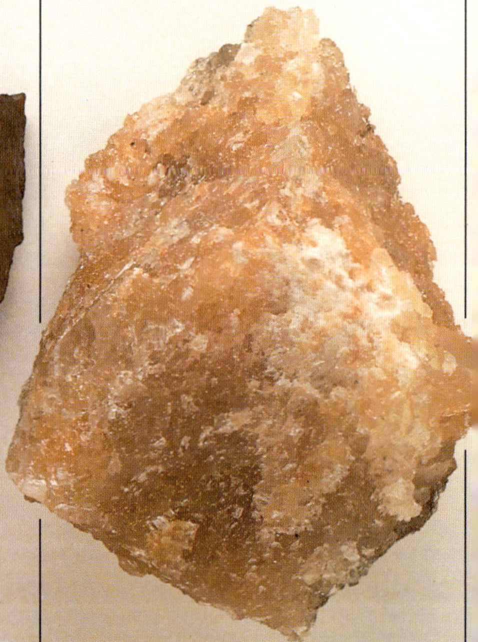

Halit
STEINSALZ
Das Steinsalz wird in der Homöopathie gegen Niesen, Erkältungen, Ekzeme, Nesselsucht, Soor, Menstruationsbeschwerden und Migräne eingesetzt. Ayurwedische Ärzte verwenden es bei Verdauungsstörungen. Siehe Seite 106.

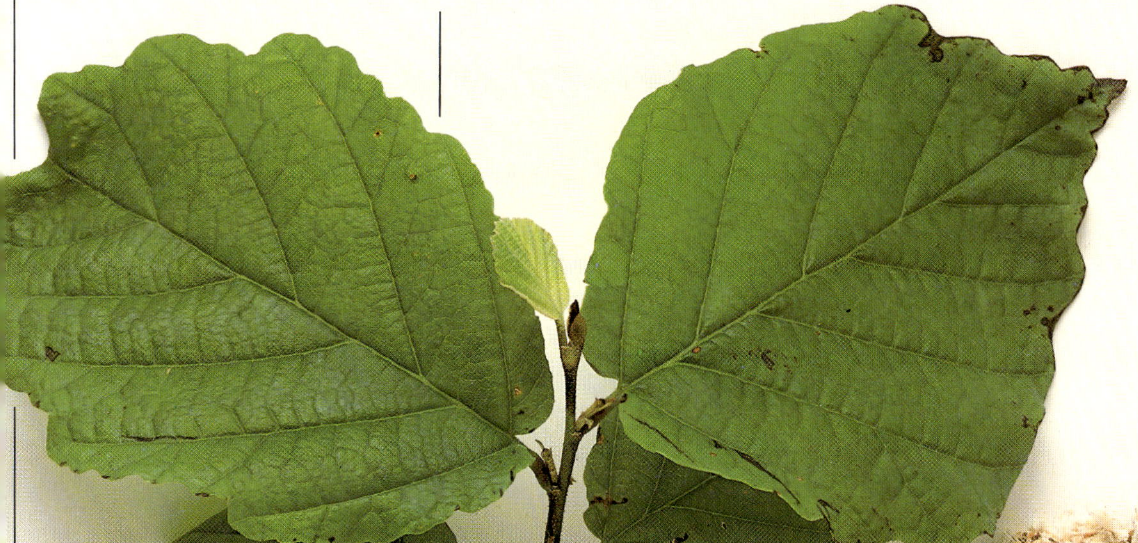

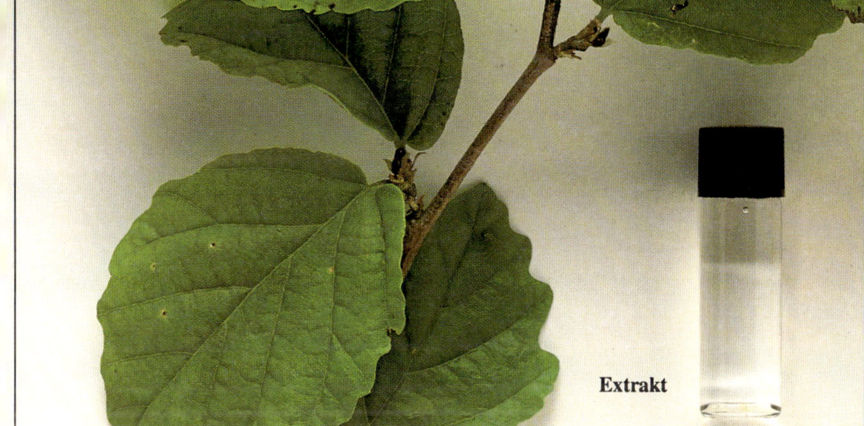

Extrakt

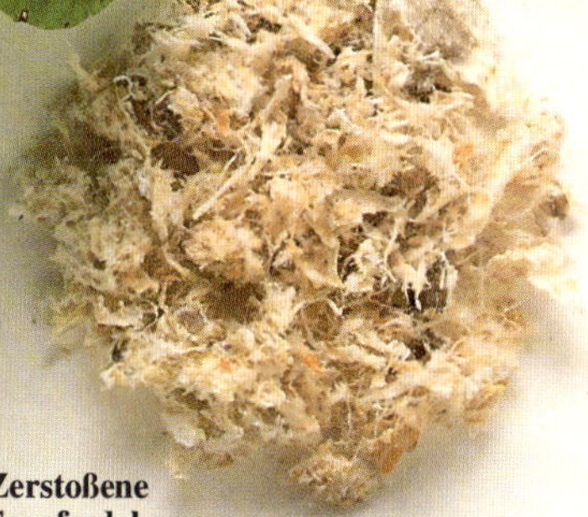

Zerstoßene Seepferdchen

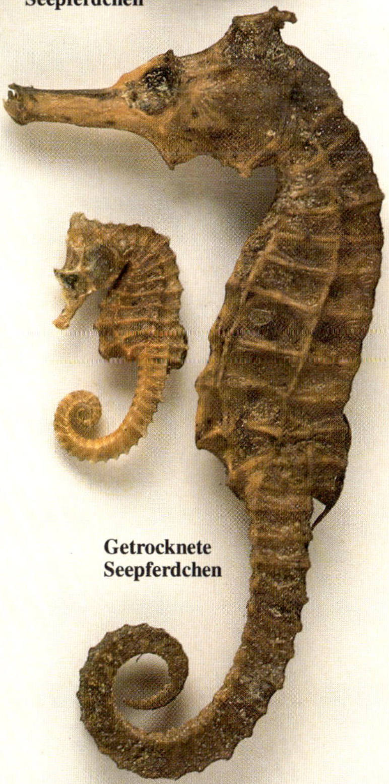

Getrocknete Seepferdchen

Hamamelis virginiana
VIRGINISCHER ZAUBERNUSSSTRAUCH

Diese Pflanze wurde ursprünglich von nordamerikanischen Indianern verwendet. Heute behandelt man Hautausschläge und Verbrennungen mit ihr. Phytotherapeuten und Homöopathen verordnen sie gegen Hämorrhoiden und Quetschungen. Siehe Seite 106f.

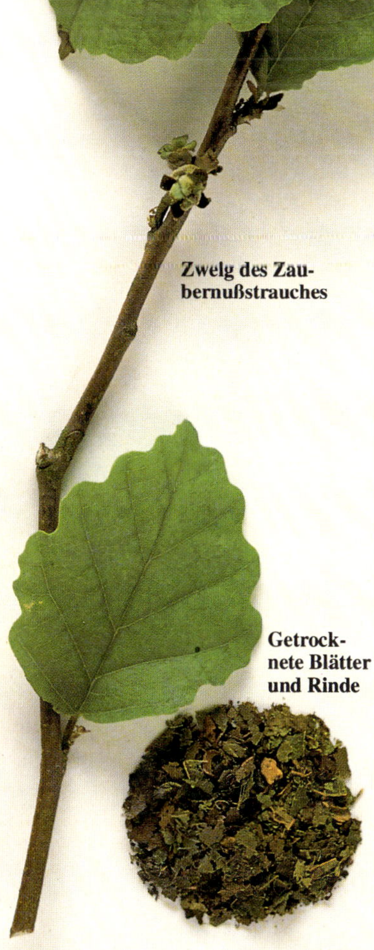

Zweig des Zaubernußstrauches

Getrocknete Blätter und Rinde

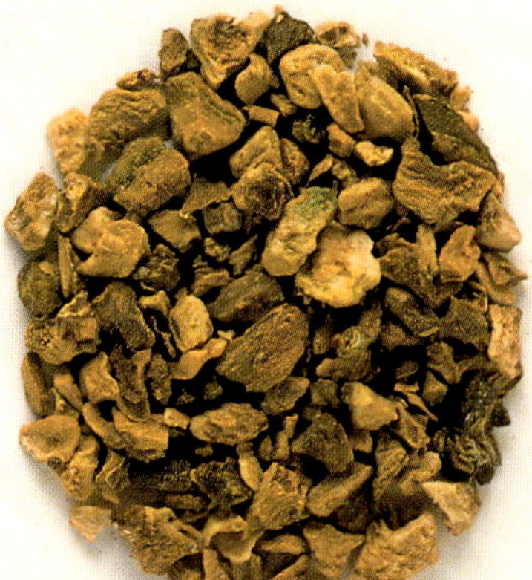

Getrocknete Knolle

Harpagophytum procumbens
TEUFELSKRALLE

Die knolligen Wurzeln der Teufelskralle gehören zu den wenigen afrikanischen Heilmitteln, die auch in Europa häufig verwendet werden. Phytotherapeuten verabreichen sie bei Schmerzen und Entzündungen, die mit arthritischen Leiden einhergehen. Siehe Seite 107.

Hippocampus kelloggi, Hippocampus coronatus
SEEPFERDCHEN

Zerstoßene ganze Seepferdchen werden in der chinesischen Medizin als Tonikum und zur Behandlung von Nierenleiden verwendet. Alkoholische Auszüge gibt man zur Stimulierung von hormonbildenden Drüsen. Siehe Seite 107.

HIRUDO MEDICINALIS

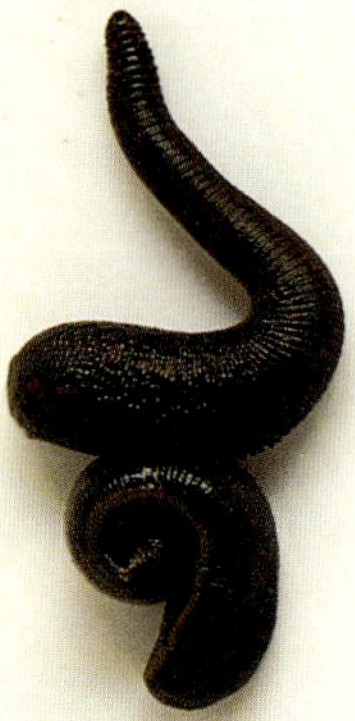

Hirudo medicinalis
MEDIZINISCHER BLUTEGEL
Lebende Blutegel und aus ihnen gewonnene Enzyme werden in der Schulmedizin verwendet, um nach Verletzungen oder Operationen Gerinnungsstaus zu vermeiden. Chinesische Ärzte verordnen sie zum Auflösen von geronnenem Blut. In der Unani-Medizin behandelt man mit ihnen Hämorrhoiden und Entzündungen des Rachens und der Harnwege.
Siehe Seite 107.

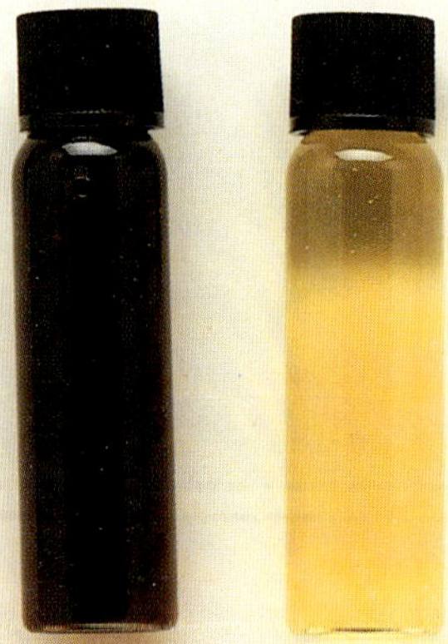

Blut **Urin**

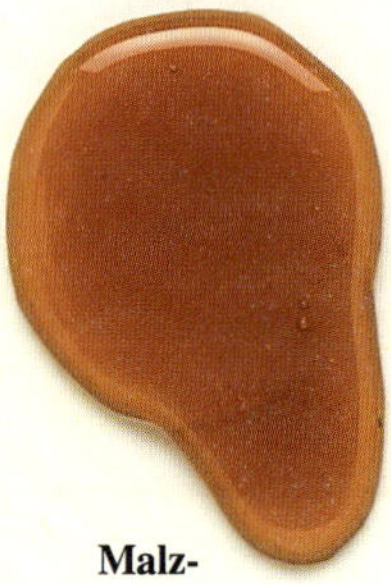

Malz-extrakt

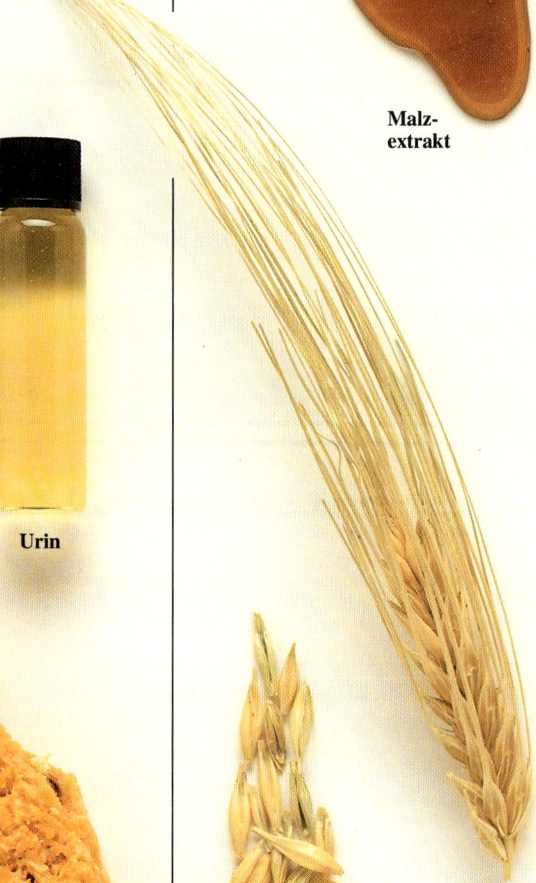

Ähre

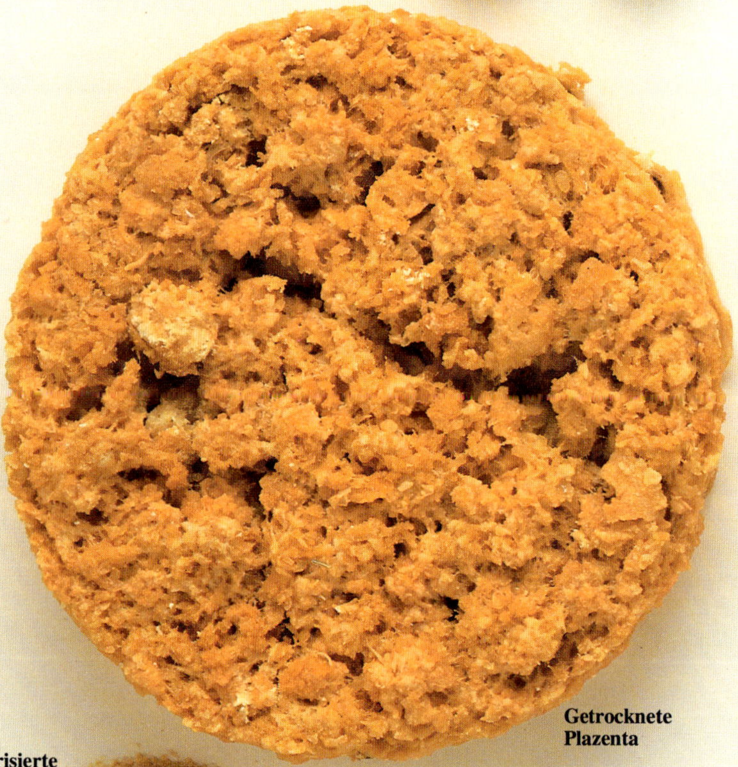

Getrocknete Plazenta

Pulverisierte Plazenta

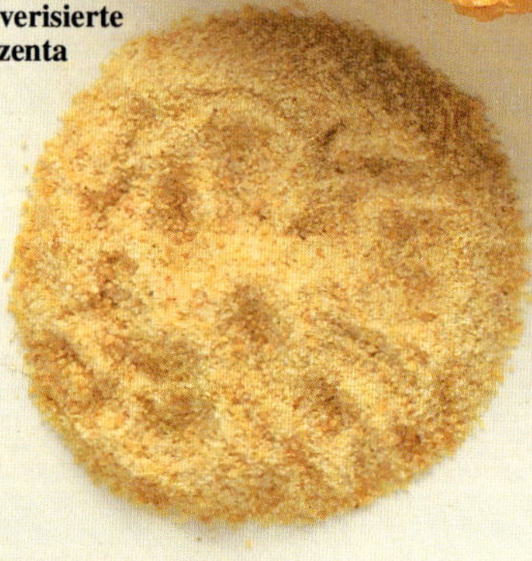

Homo sapiens
MENSCH
Aus Blut, Urin und Plazenta des Menschen werden gebräuchliche Arzneimittel hergestellt. Sie reichen von Blutplasma bis zu Hormonen und werden gegen Unfruchtbarkeit und verschiedene Erkrankungen eingesetzt. Chinesische Ärzte verordnen getrocknete Plazenta als Tonikum und zur Behandlung von Impotenz.
Siehe Seite 107f.

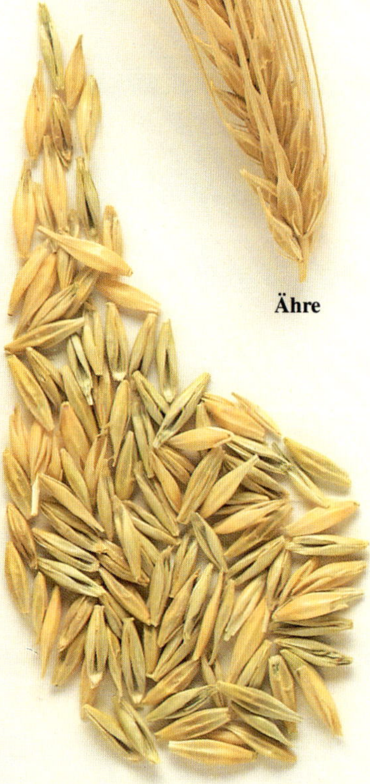

Körner

Hordeum vulgare
GERSTE
Seit jeher gilt geschälte oder gekeimte Gerste, aus der man beispielsweise Suppe, Malzextrakt oder »Gerstenwasser« zubereitet, als Nahrungsmittel für Rekonvaleszenten, speziell nach Durchfall- und anderen Darmerkrankungen. Chinesische Ärzte verordnen sie bei Appetitlosigkeit, schlechter Verdauung und Blähungen.
Siehe Seite 108.

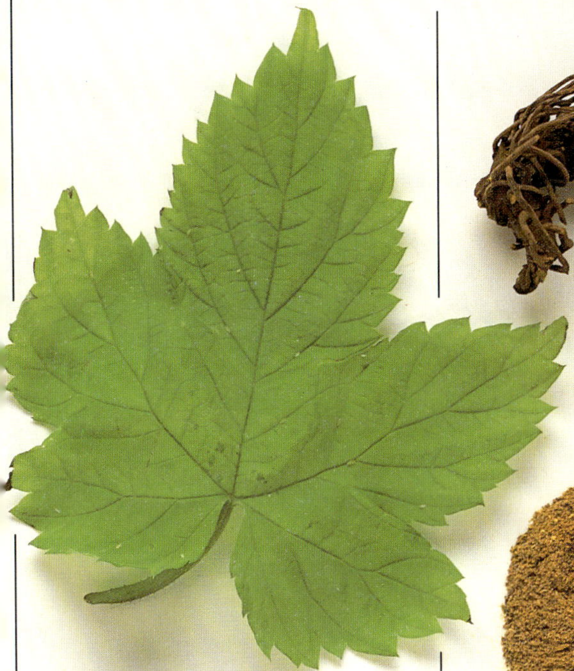

Blätter

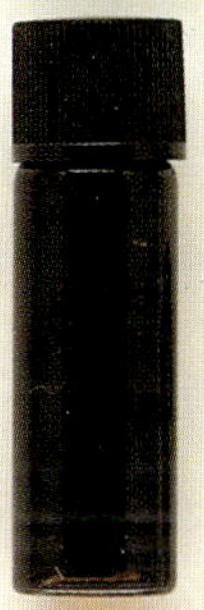

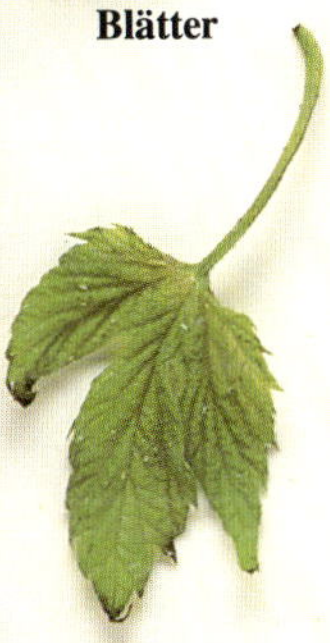

Extrakt

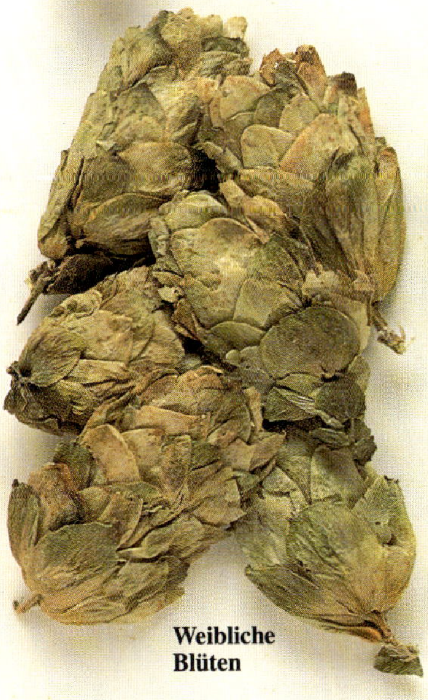

Weibliche Blüten

Humulus lupulus
GEMEINER HOPFEN
Die weiblichen Hopfenblüten dienen seit langem als Mittel gegen Schlaflosigkeit und zur Behandlung nervöser Verdauungsstörungen wie Reizkolon. Darüber hinaus gilt Hopfen auch als Anaphrodisiakum für Männer. Siehe Seite 108.

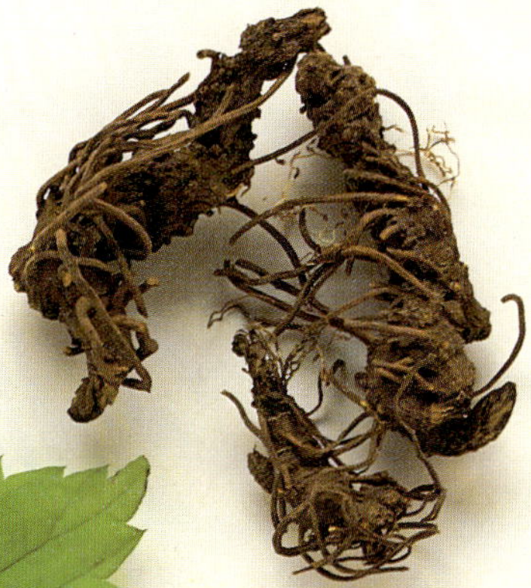

Getrocknete Wurzel

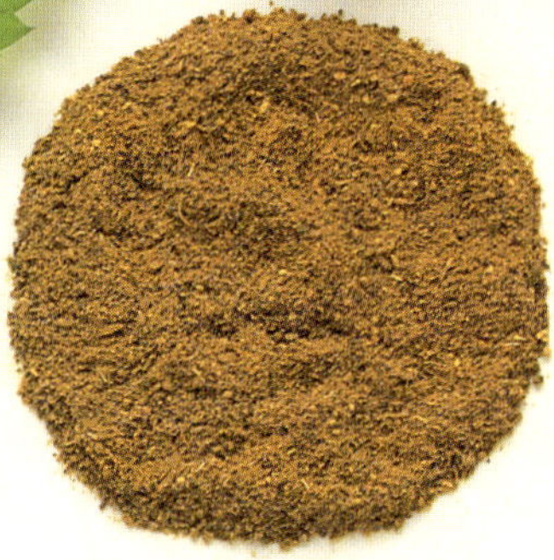

Pulverisierte Wurzel

Hydrastis canadensis
KANADISCHE GELBWURZEL
Ursprünglich war dies eine Heilpflanze der nordamerikanischen Indianer. Heute behandeln Phytotherapeuten mit Wurzeln und Rhizomen Scheideninfektionen, Darmentzündungen, Wunden, Furunkel und Karbunkel. Siehe Seite 108.

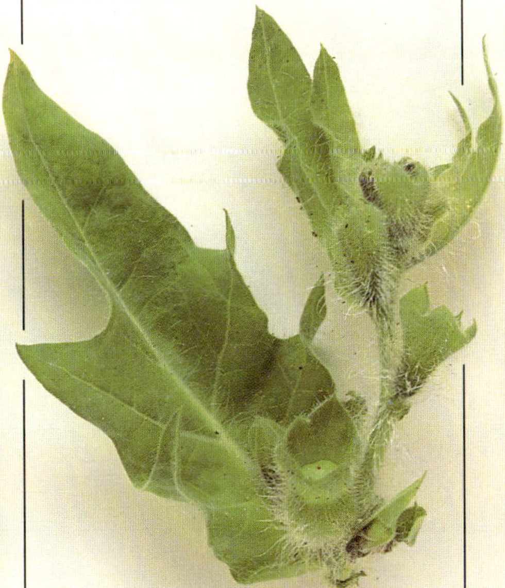

Hyoscyamus niger ☠
BILSENKRAUT
In der Pflanzenheilkunde werden die Blätter des hochgiftigen Krautes gegen Asthma, Koliken und Reisekrankheit eingesetzt. Homöopathen verwenden es zur Behandlung von Überempfindlichkeit der Haut und Husten sowie erregtem und zwanghaftem Verhalten. Siehe Seite 108f.

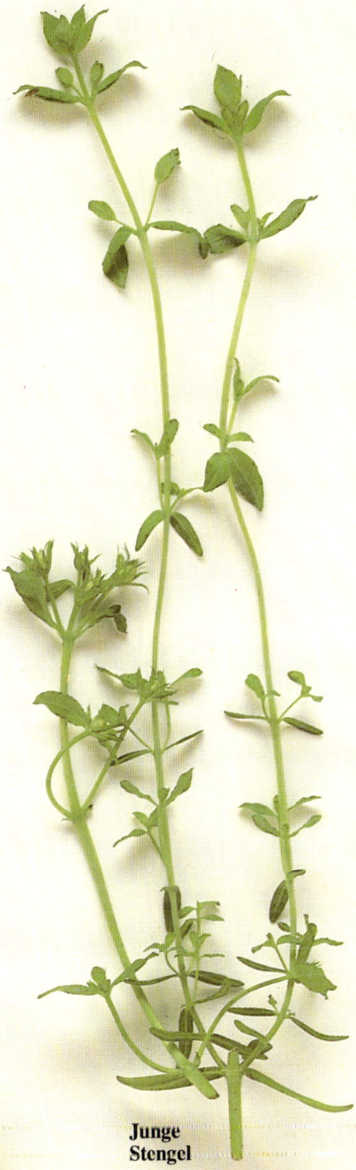

Junge Stengel

Getrocknete Triebspitzen

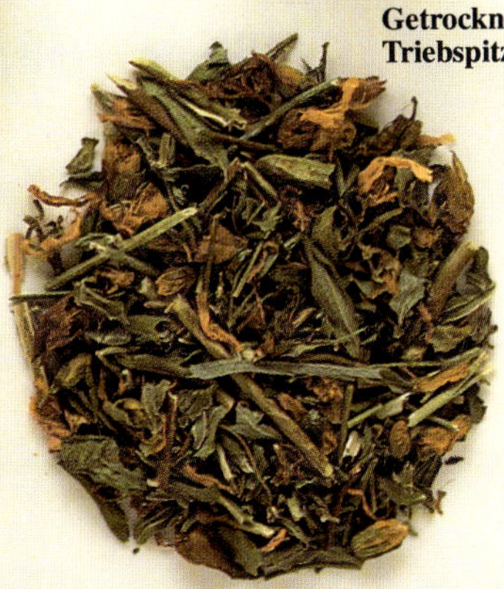

Hypericum perforatum
JOHANNISKRAUT
Schon die Ärzte des alten Griechenland verordneten bei Angstzuständen die Triebspitzen und Blüten dieser Pflanze; darüber hinaus behandelt man mit ihr Wunden und Furunkel. Auch in der chinesischen Medizin und der Homöopathie findet sie Anwendung. Siehe Seite 109.

HYSSOPUS OFFICINALIS

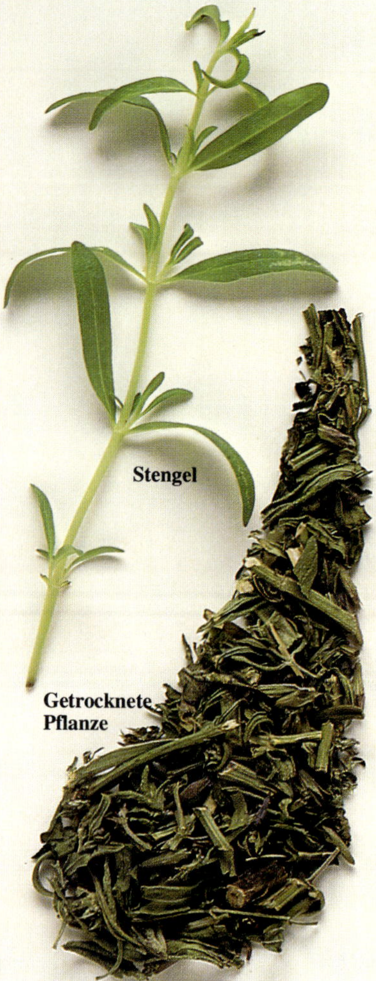

Hyssopus officinalis

YSOP

Phytotherapeuten geben das ganze Kraut bei Bronchitis, Schnupfen, Husten und Erkältungen. In der chinesischen Medizin werden mit Ysop Erbrechen, Wunden, Durchfall und Angina behandelt. Siehe Seite 109.

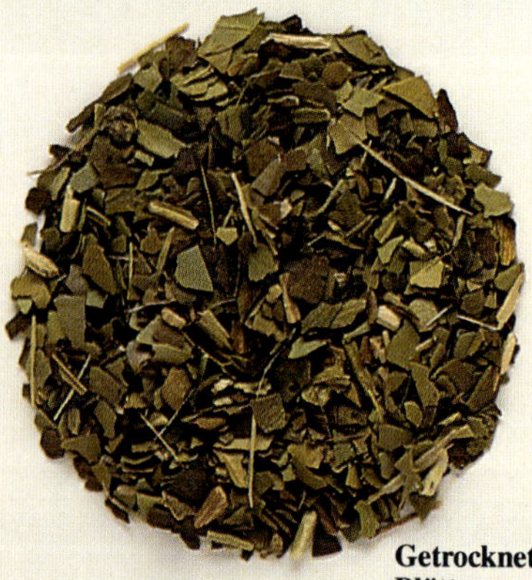

Ilex paraguariensis

MATE-TEESTRAUCH

Die koffeinhaltigen Blätter dieses südamerikanischen Baumes dienen in seiner Heimat als Stimulans und zur Unterdrückung des Hungergefühls. Phytotherapeuten setzen sie gegen nervöse Kopfschmerzen, die mit Erschöpfung einhergehen, ein und als Appetitzügler. Siehe Seite 109.

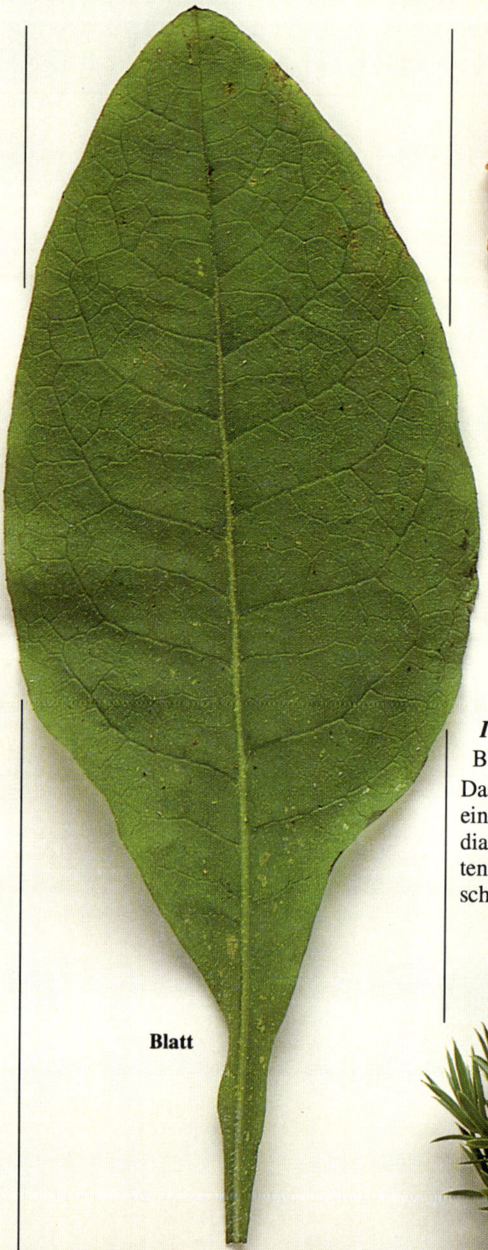

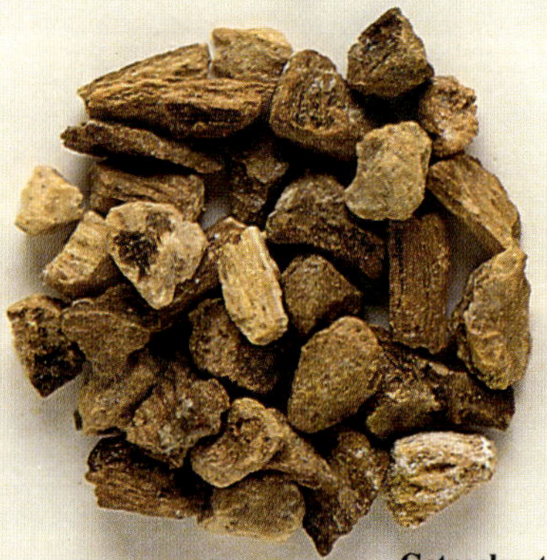

Inula helenium

ALANT

In den Gärten Europas wächst diese Pflanze seit langem als Heilkraut, und Phytotherapeuten verordnen sie immer noch bei Erkrankungen der Luftwege. In China verwendet man sie für ähnliche Zwecke und darüber hinaus als Wurmmittel. Siehe Seite 109.

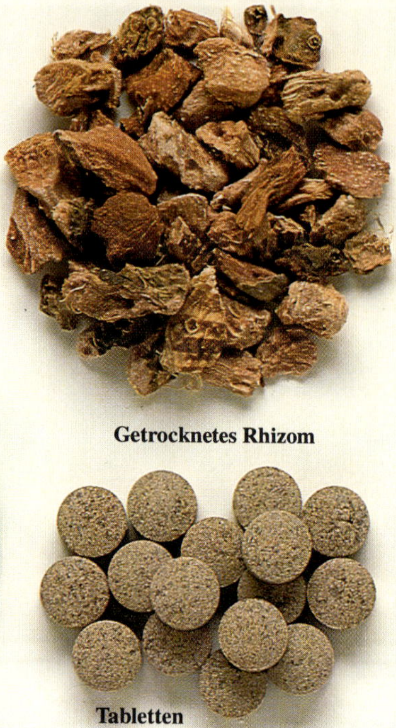

Iris versicolor

BUNTFARBIGE SCHWERTLILIE

Das Rhizom dieser Lilie war ursprünglich ein Heilmittel der nordamerikanischen Indianer. Heute wird es von Phytotherapeuten bei Gallenstörungen und Hautausschlägen verordnet. Siehe Seite 109f.

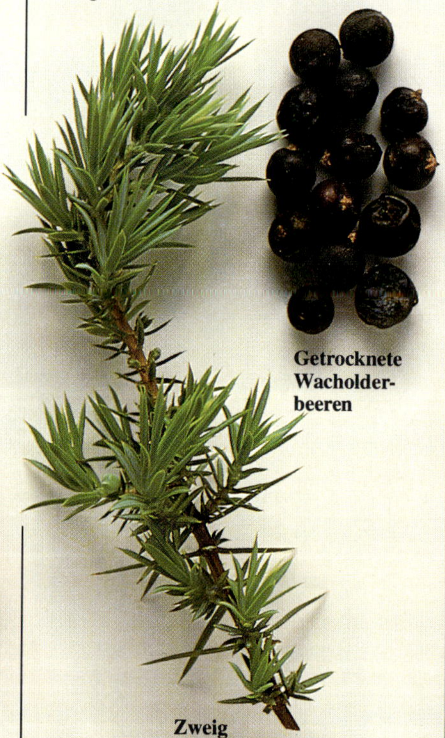

Juniperus communis

WACHOLDER

Die Wacholderbeeren sind als Aromazutat für Gin bekannt, doch benutzt man sie seit der Zeit der alten Griechen auch zur Behandlung von Rheumatismus, Koliken und Infektionen der Harnwege. Siehe Seite 110.

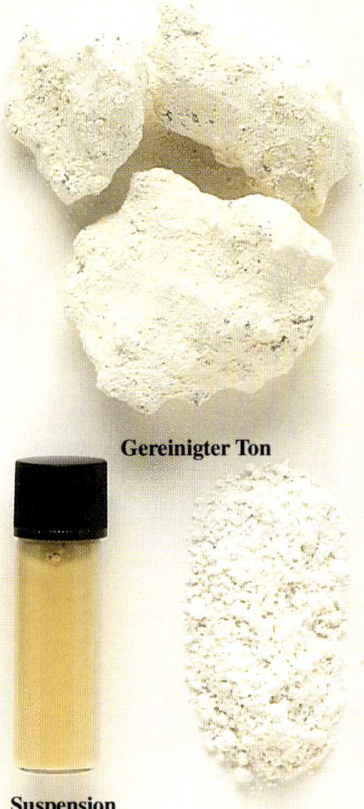

Kaolin
KAOLIN
Dieser feine weiße Ton wird in der Schulmedizin innerlich bei Durchfall und äußerlich bei Schwellungen und schmerzhaften Stellen angewendet. Außerdem dient Kaolin als Grundlage für viele medizinische Puder. Siehe Seite 110.

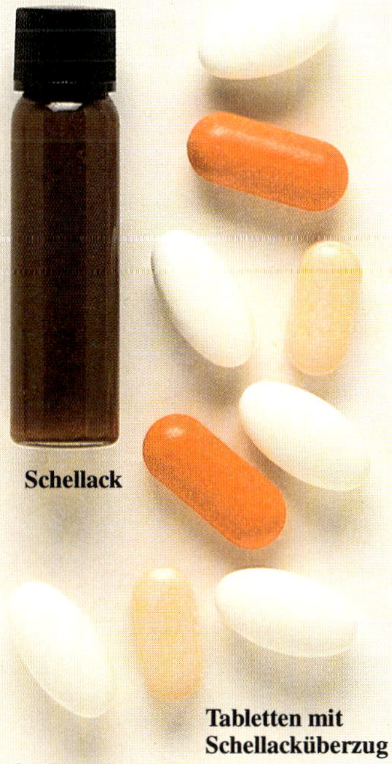

Laccifer lacca
GUMMILACKSCHILDLAUS
Das von dem Schildlausweibchen ausgeschiedene rötliche Harz (Schellack) wird in der Schulmedizin zum Überziehen von Tabletten benutzt. Chinesische Ärzte geben es bei Blutungen, in der Unani-Medizin setzt man es bei Blut-, Leber- und Nierenstörungen ein. Siehe Seite 110.

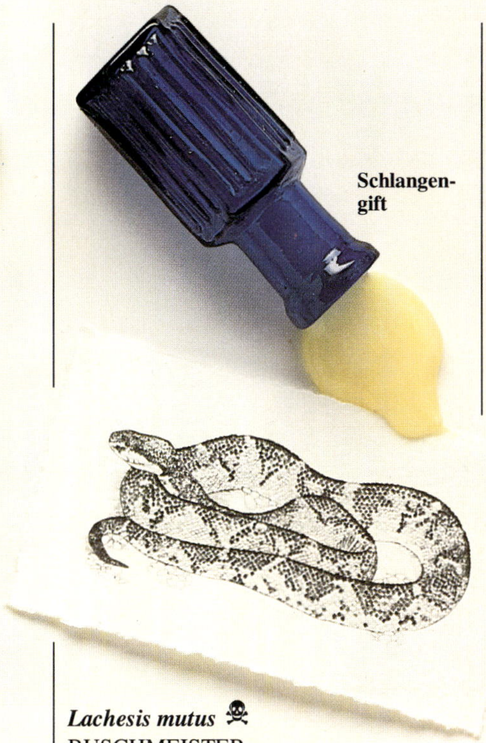

Lachesis mutus ☠
BUSCHMEISTER
Homöopathen verordnen das Gift dieser Schlange gegen Kopfschmerzen, Herzklopfen, Epilepsie, Blinddarmentzündung, Rachenentzündung, Furunkel und Menstruationsschmerzen, insbesondere dann, wenn die Symptome in der linken Körperhälfte auftreten. Siehe Seite 110.

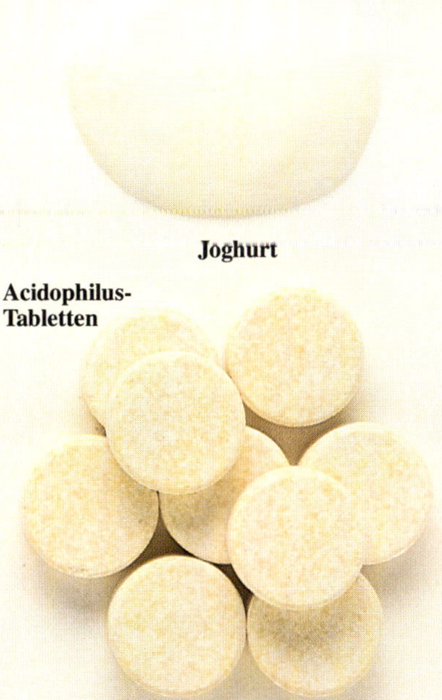

Lactobacterium acidophilum, Streptococcus thermophilus
MILCHSÄUREBAKTERIEN
Die Volksmedizin und auch mancher Schulmediziner verwenden Milchsäurebakterien, wie sie etwa in Joghurt vorkommen, um nach Durchfallerkrankungen oder Antibiotikaeinnahme die Darmflora zu regenerieren. Siehe Seite 110f.

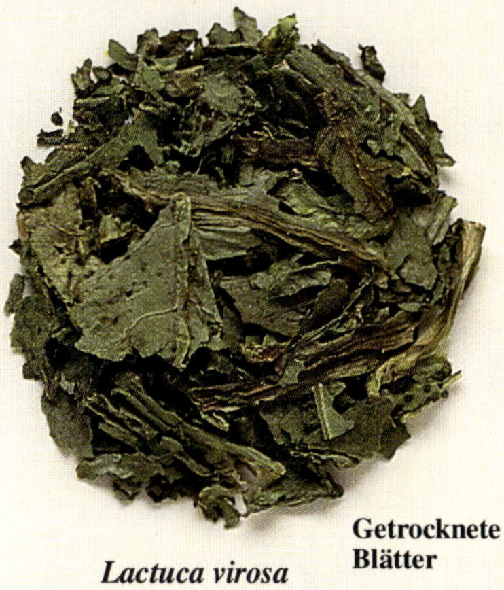

Lactuca virosa
GIFTLATTICH
Der milchige Saft dieser Pflanze wirkt leicht beruhigend, und Phytotherapeuten behandeln mit den getrockneten Blättern Bronchitis, Reizhusten, Ruhe- und Schlaflosigkeit sowie Angststörungen. Siehe Seite 111.

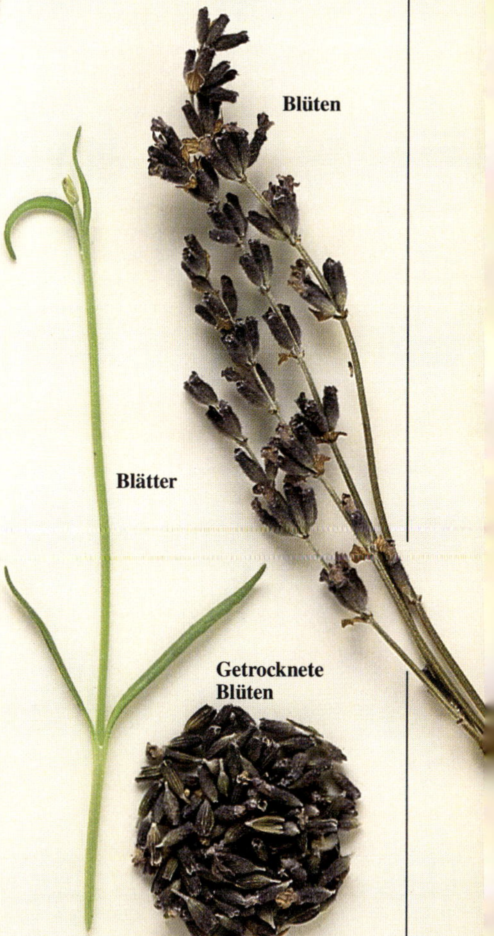

Lavandula angustifolia
LAVENDEL
Lavendelblüten wurden schon von Ärzten des alten Roms eingesetzt. Heute verordnen Phytotherapeuten Lavendel allgemein zur Entspannung oder wenden ihn äußerlich zur Behandlung von Muskelschmerzen und Spannungskopfschmerzen an, Siehe Seite 111.

LEONURUS CARDIACA

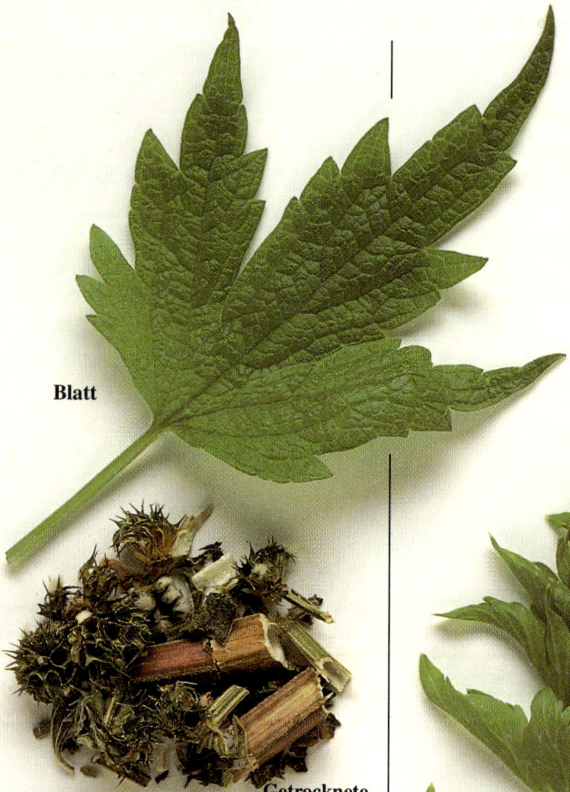

Leonurus cardiaca
HERZGESPANN
Diese Pflanze wird von Phytotherapeuten bei Menstruationsschmerzen eingesetzt, aber auch, um die Gebärmutter nach der Geburt zusammenzuziehen. In der chinesischen Medizin wird Herzgespann ebenfalls verwendet. Siehe Seite 111.

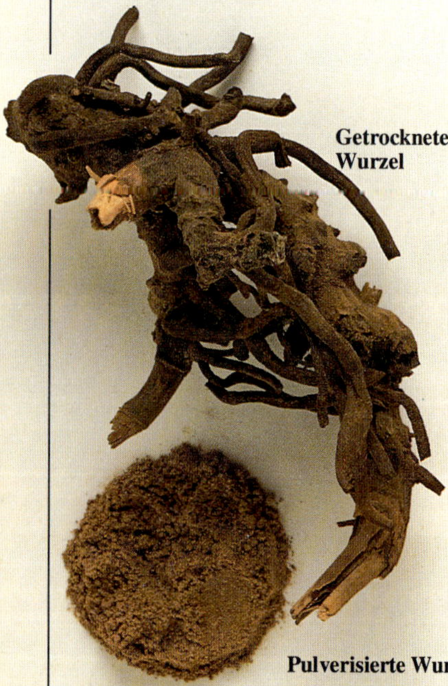

Leptandra virginica / Veronica virginica
VIRGINISCHER EHRENPREIS
Diese Heilpflanze haben die Phytotherapeuten von nordamerikanischen Indianern übernommen. Sie verwenden die getrocknete Wurzel bei Leber- oder Gallenblasenerkrankungen als Abführmittel.
Siehe Seite 111.

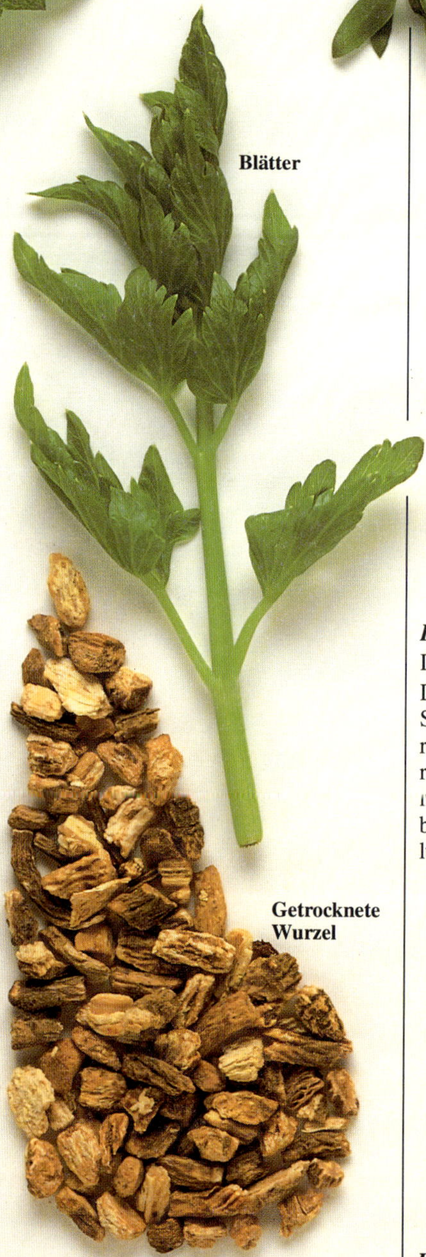

Levisticum officinale
MAGGIKRAUT
Die Maggikrautwurzel ist ein altes Heilmittel. Sie wird bei kolikartigen Verdauungsstörungen, Blähungen, Bronchialinfektionen und Menstruationsbeschwerden verordnet. Siehe Seite 111f.

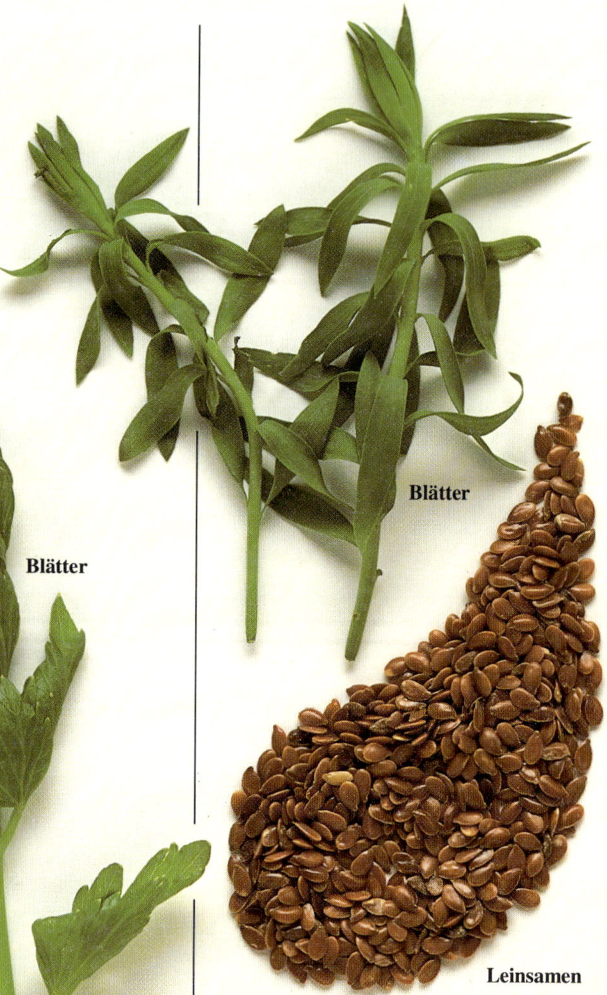

Linum usitatissimum
DRESCHLEIN
Die Samen des Dreschleins, aus dessen Stengeln Leinen hergestellt wird, sind reich an mehrfach ungesättigten Fettsäuren. Phytotherapeuten geben sie manchmal bei Verstopfung und Husten oder benutzen sie für Umschläge zur Behandlung von Furunkeln. Siehe Seite 112.

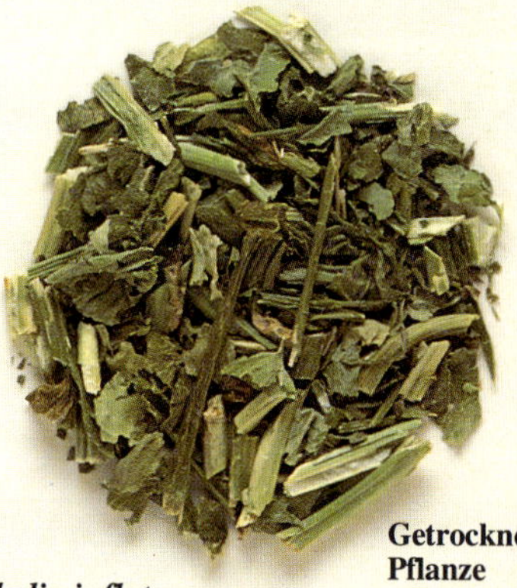

Lobelia inflata
INDIANERTABAK
Getrockneter Indianertabak gehörte zu den wichtigsten Mitteln der Medizin nordamerikanischer Indianer. Heute wird er bei Asthma, chronischer Bronchitis, Rheuma und Muskelbeschwerden gegeben. Ferner mildert er die Symptome von Nikotinentzug. Siehe Seite 112.

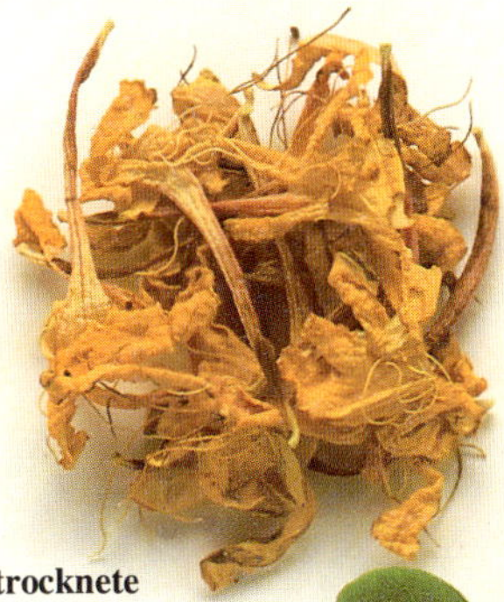

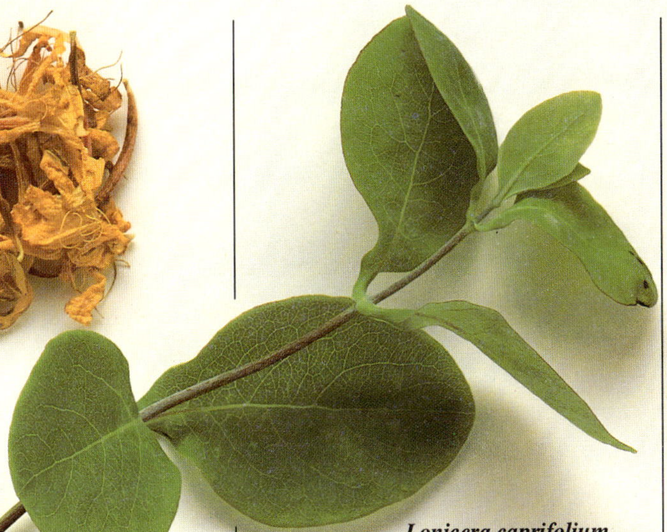

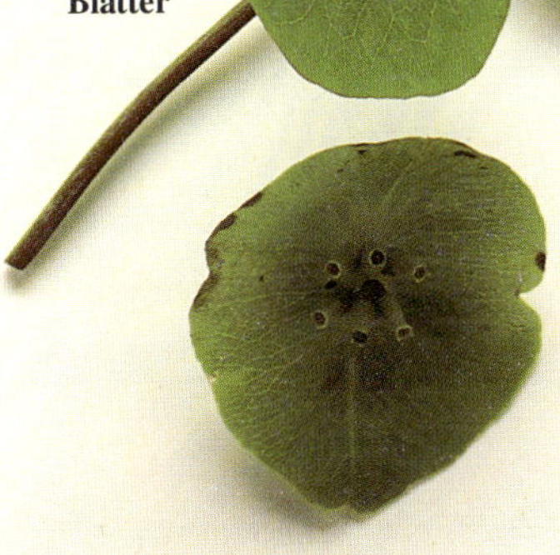

Lonicera caprifolium
JELÄNGERJELIEBER
Die Blüten und Blätter der Pflanze wurden bereits im alten Rom als Heilmittel eingesetzt. (Die Beeren sind giftig!) Phytotherapeuten verschreiben sie zum Schleimlösen und als mildes Abführmittel. Chinesische Ärzte behandeln mit ihnen Erkältungen, Kehlkopfentzündung, Ruhr, Lebensmittelvergiftung, Rheumatismus und Furunkel. Siehe Seite 112.

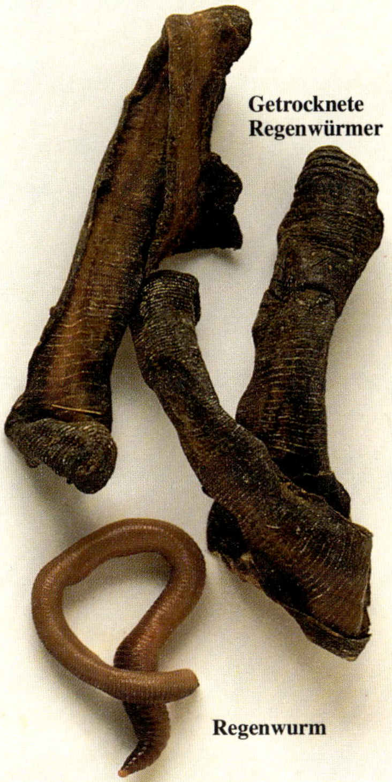

Lumbricus terrestris
REGENWURM
Mit pulverisierten getrockneten Regenwürmern behandelt man in China fiebrige Erkrankungen (insbesondere der Lunge), Vergiftungen, Atembeschwerden und Husten sowie starke Wasseransammlungen. Siehe Seite 112f.

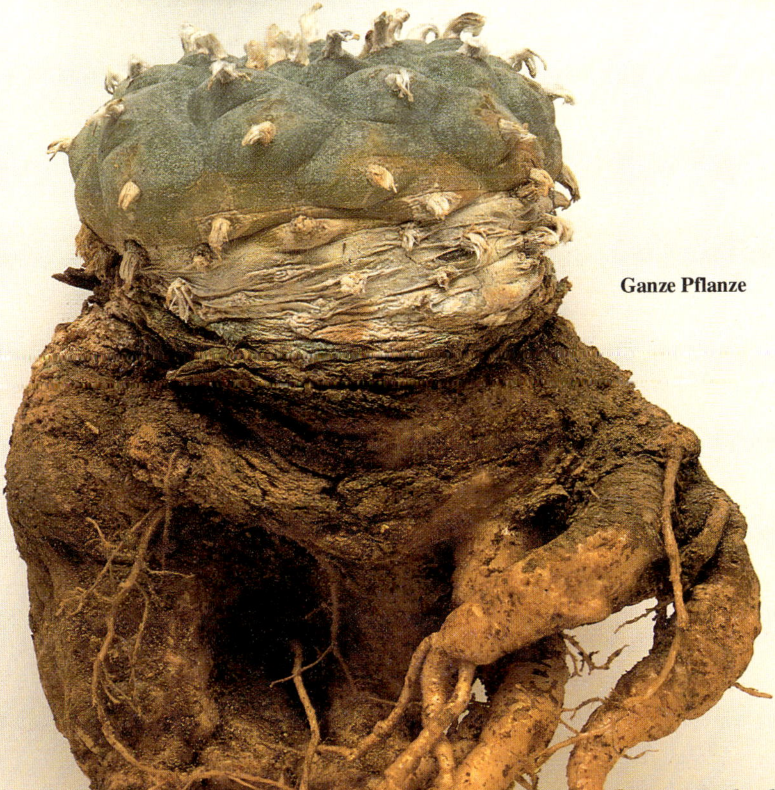

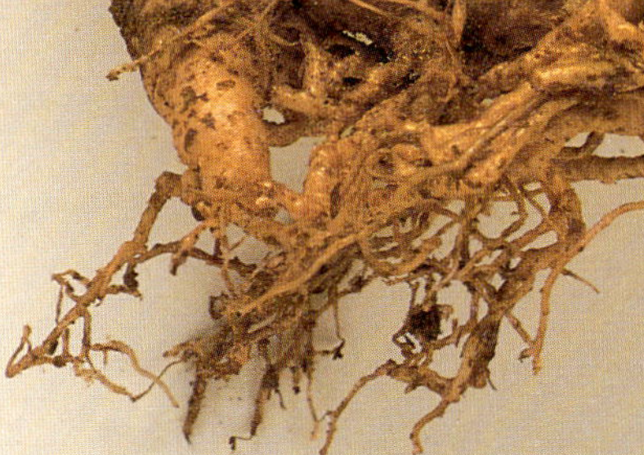

Lophophora williamsii
MESCAL-BUTTONS
Die Azteken nannten diesen Kaktus den »heiligen Pilz«. Er wird bei nervösen Beschwerden, Asthma, Gicht und Rheumatismus verordnet. Heute ist sein Besitz jedoch illegal. Siehe Seite 112.

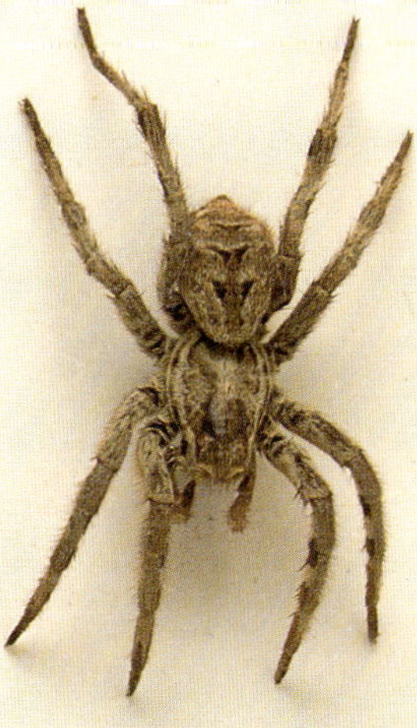

Lycosa cubensis
WOLFSSPINNE
Bei dieser Spinne handelt es sich nicht um eine Tarantelart, obwohl sie manchmal so bezeichnet wird. Homöopathen wenden sie bei Schwellungen und Abszessen an. Siehe Seite 113.

LYTTA VESICATORIA

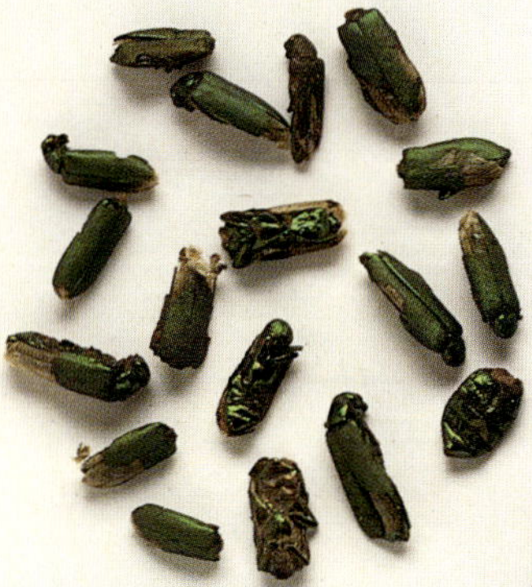

Lytta vesicatoria ☠
SPANISCHE FLIEGE
Obwohl diese Käfer hochgiftig sind, ist ihre Einnahme in Form eines homöopathischen Mittels bei lokalen Reizungen und Harnwegsinfektionen ungefährlich. Chinesische und Unani-Ärzte wenden sie in erster Linie äußerlich zur Durchblutungsförderung an.
Siehe Seite 113.

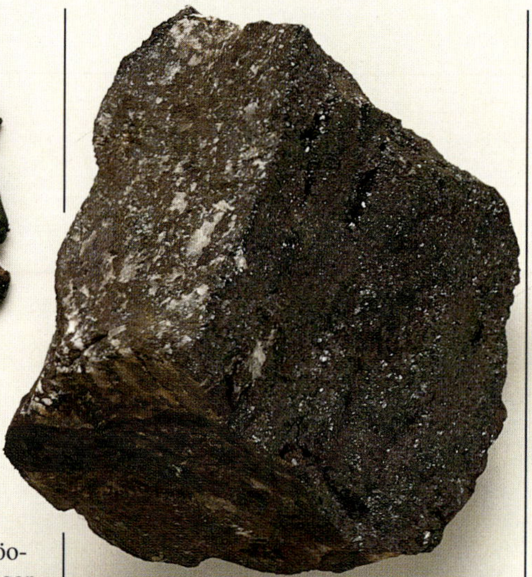

Manganit
MANGANERZ
Manganit ist Lieferant von Mangan, einem lebenswichtigen Mineralstoff. Über seine Wirkung im Körper ist noch wenig bekannt. In Nordamerika wird Manganerz bei Schizophrenie und Diabetes verordnet. Siehe Seite 113.

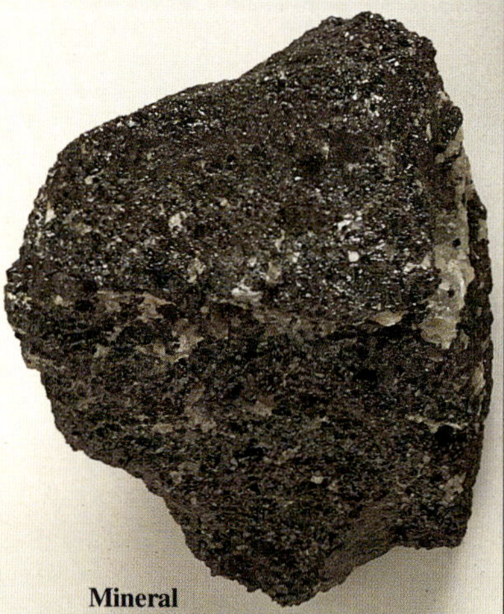

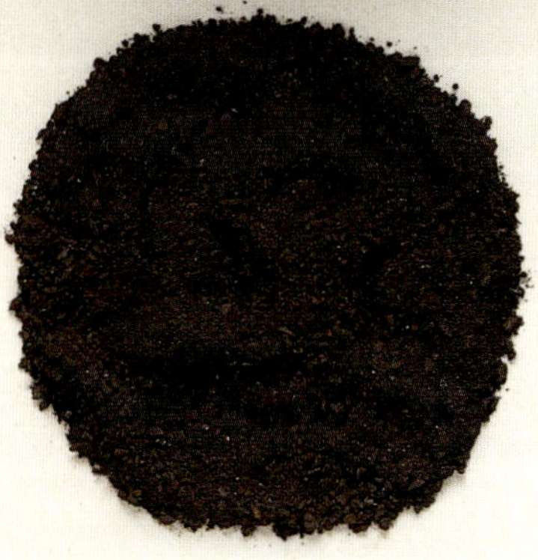

Magnetit
MAGNETEISENSTEIN
Dieses wichtige Eisenerz ist von Natur aus magnetisch. In China behandelt man mit dem Mineral Muskelzittern, Herzklopfen, Schwindligsein, verschwommenes Sehen, Schwindel und Asthma.
Siehe Seite 113.

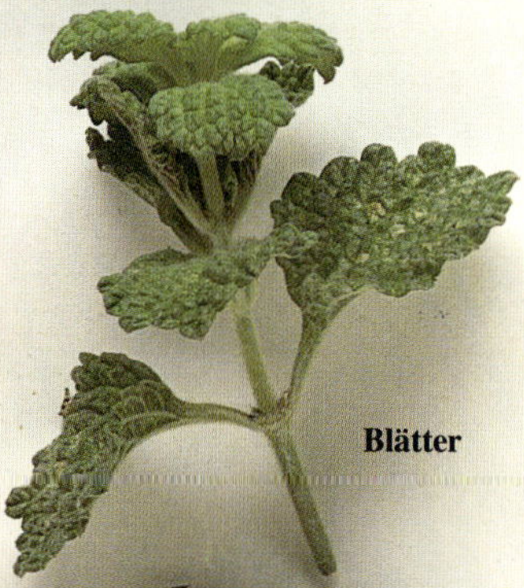

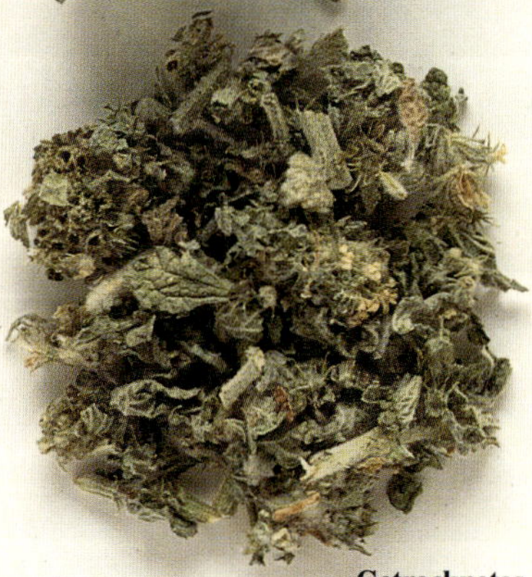

Marrubium vulgare
ANDORN
Andorn wurde bereits im alten Ägypten bei Husten, Erkältungskrankheiten und Bronchitis verwendet. Er gehört zu den Bitterkräutern, die beim Paschafest gegessen werden. Phytotherapeuten geben ihn gegen schlechte Verdauung. Siehe Seite 113f.

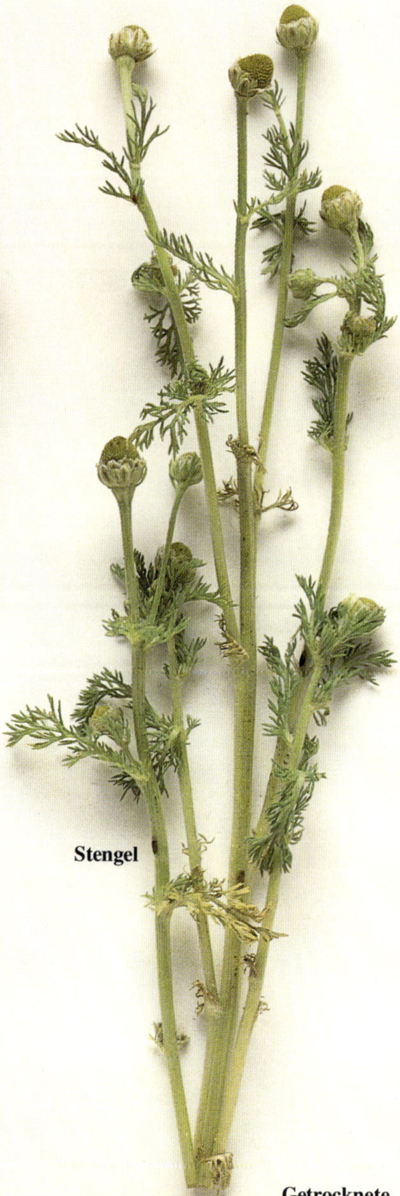

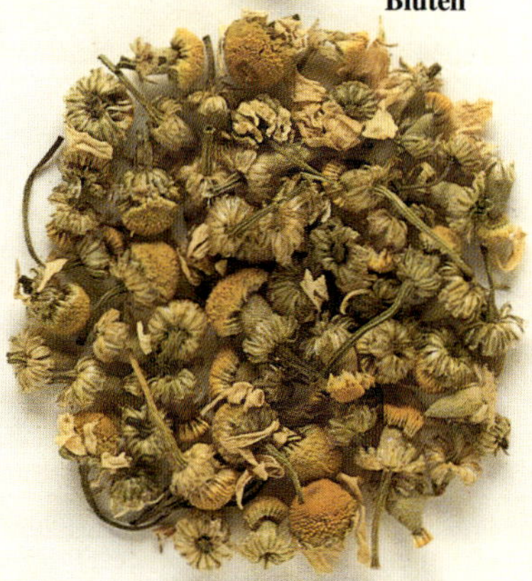

Matricaria recutita / Chamomilla recutita
ECHTE KAMILLE
Kamillenblüten werden in der Pflanzenheilkunde und der Homöopathie für zahlreiche Erkrankungen und Beschwerden benutzt, von nervösem Reizmagen bis zu Menstruationsschmerzen; äußerlich auch bei Ekzemen. Siehe Seite 114.

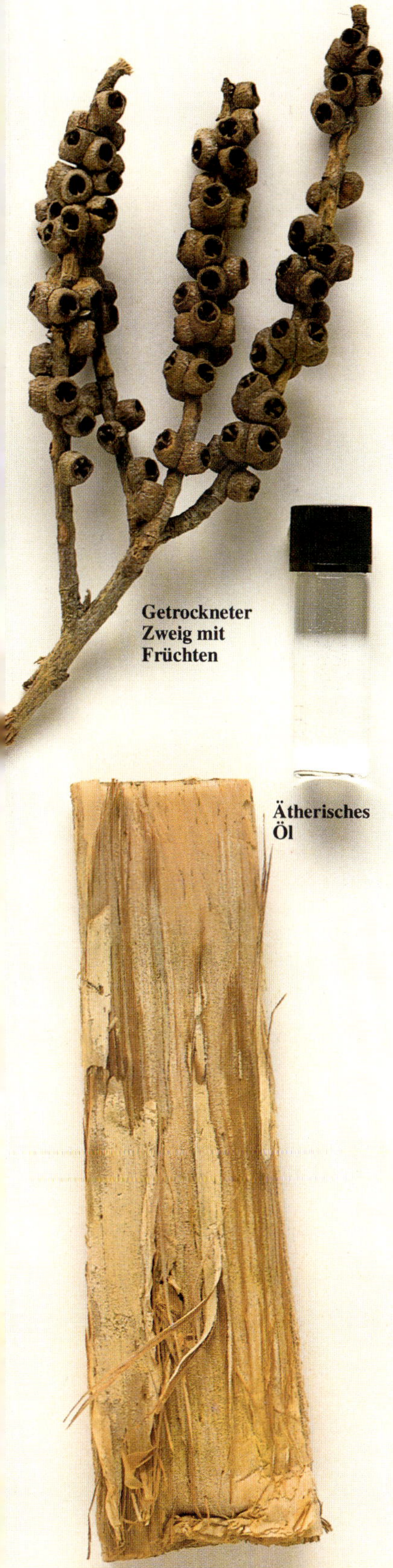

Melaleuca leucadendra
KAJEPUTBAUM
Die Zweige und frischen Blätter des Kajeputbaumes werden in der Pflanzenheilkunde bei verstopften Nebenhöhlen, Katarrh, Asthma, Zahnschmerzen, Kopfschmerzen und Koliken eingesetzt.
Siehe Seite 114.

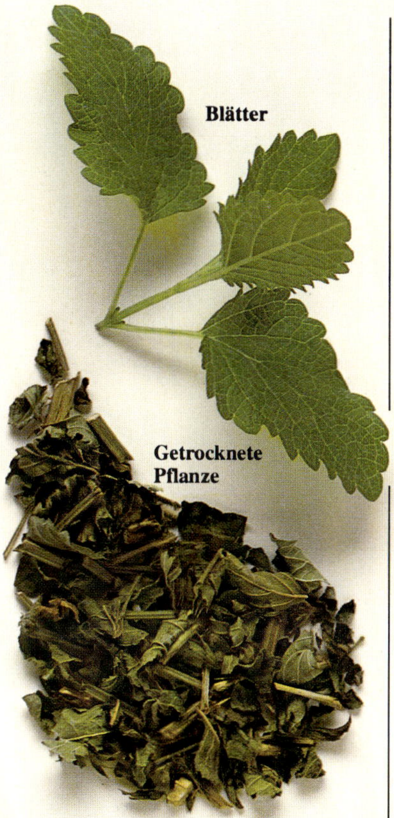

Melissa officinalis
MELISSE
Die Melisse wird gern als Beruhigungsmittel bei Angststörungen und nervöser Anspannung gegeben.
Siehe Seite 114.

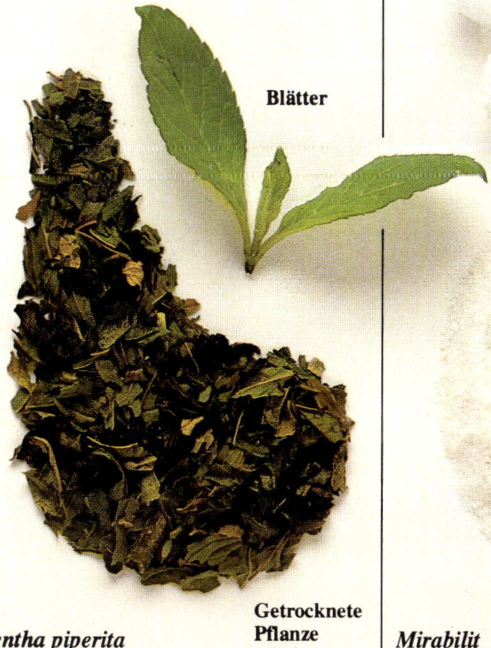

Mentha piperita
PFEFFERMINZE
Die Pfefferminze gehört zu den gebräuchlichsten Heilpflanzen der westlichen Welt. Phytotherapeuten nutzen ihre beruhigende Wirkung bei Koliken, Reizkolon, Blähungen und morgendlicher Übelkeit.
Siehe Seite 114.

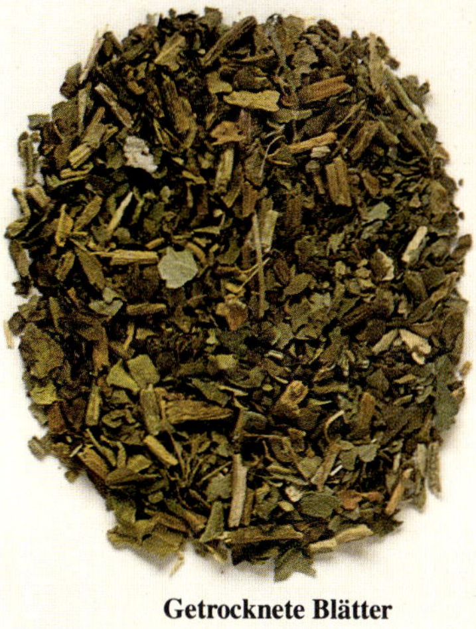

Menyanthes trifoliata
BITTERKLEE
Die Blätter des Bitterklees werden – wie *Gentiana lutea* – bei Rheumatismus, Verdauungsstörungen und Appetitlosigkeit eingesetzt.
Siehe Seite 114f.

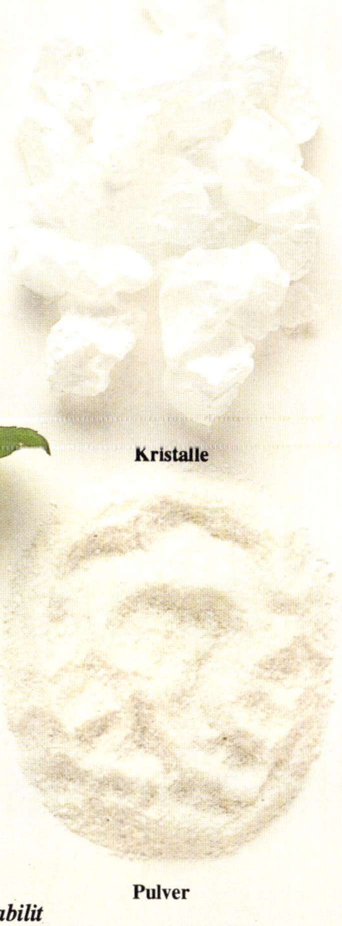

Mirabilit
GLAUBERSALZ
Johann Glauber verwendete dieses »Wundersalz«, wie er es nannte, als erster zum Abführen. Chinesische Ärzte und Schulmediziner verordnen es Patienten mit einer kräftigen Konstitution heute noch gegen Verstopfung. Siehe Seite 115.

MITCHELLA REPENS

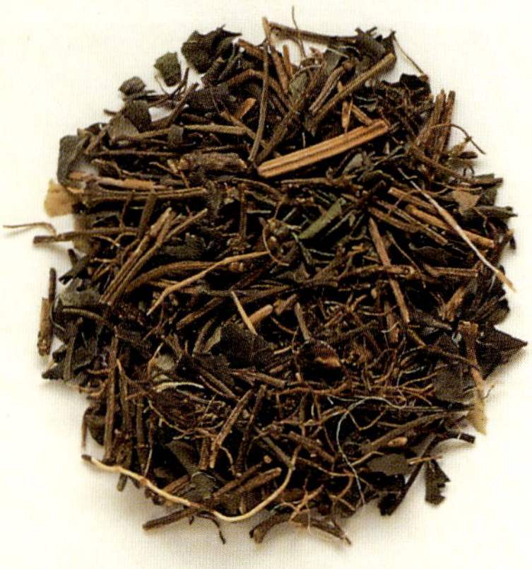

Mitchella repens
REBHUHNBEERE
Den Indianerinnen Nordamerikas diente die Rebhuhnbeere als Mittel zur Erleichterung von Geburten. Phytotherapeuten geben sie auch heute bei Wehen, Menstruationsschmerzen, Erschöpfung und Reizbarkeit. Siehe Seite 115.

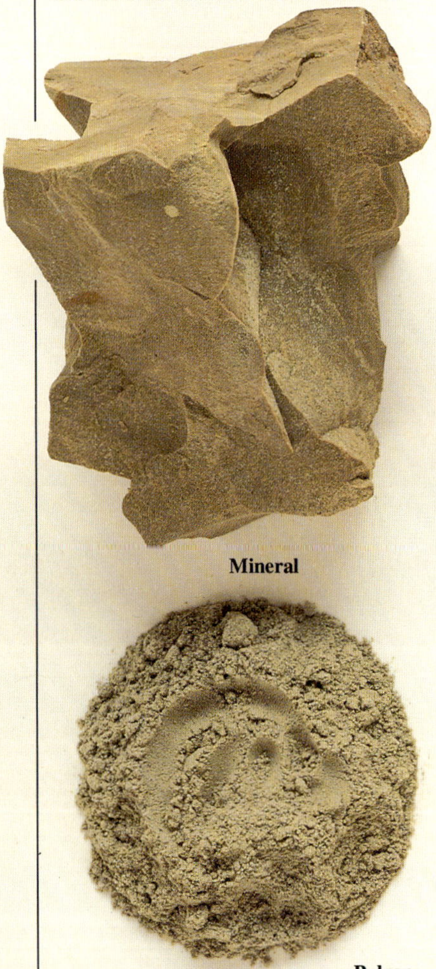

Montmorillonit / Bolus alba
FULLER-ERDE
Fuller-Erde, oder Bleicherde, diente früher zum Bleichen und Walken von Textilien. Aus dem pulverisierten Mineral werden Mittel hergestellt, die man bei Vergiftungen zur Absorption der schädlichen Substanzen verabreicht. Siehe Seite 115.

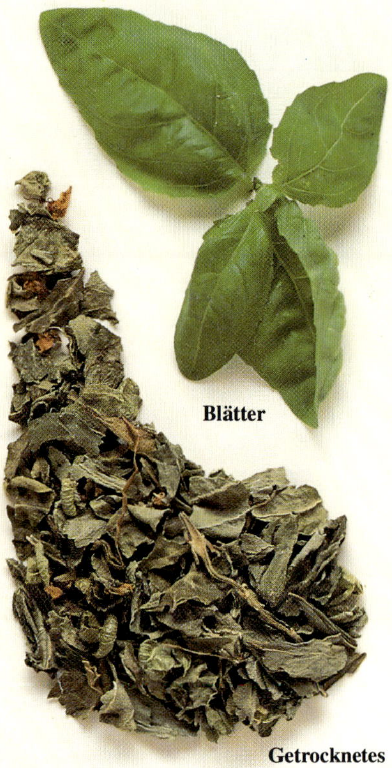

Ocimum basilicum
BASILIKUM
Basilikum ist als verdauungsförderndes Mittel ebenso geeignet wie als Küchengewürz. Ferner wird sein ätherisches Öl in der Pflanzenheilkunde äußerlich zur Behandlung von Akne angewendet. Siehe Seite 115.

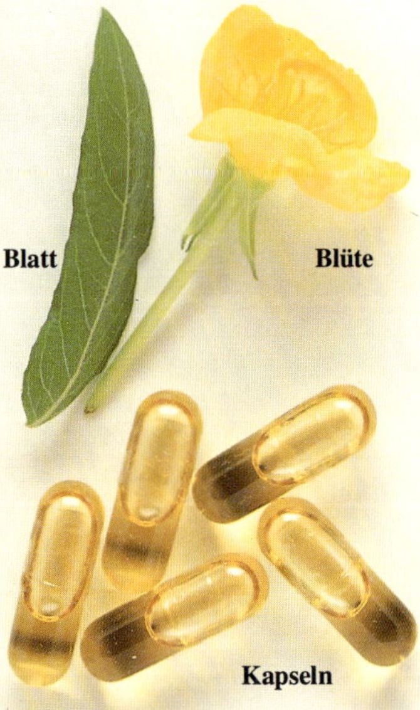

Oenothera biennis
NACHTKERZE
Das Öl der Nachtkerze ist eines der meistuntersuchten Pflanzenheilmittel. Heute wird es zur Behandlung von Ekzemen und prämenstruellem Syndrom sowie zur Vorbeugung von Blutgerinnseln eingesetzt. Die Blätter können bei Geschwüren und Abszessen für Umschläge verwendet werden. Siehe Seite 115f.

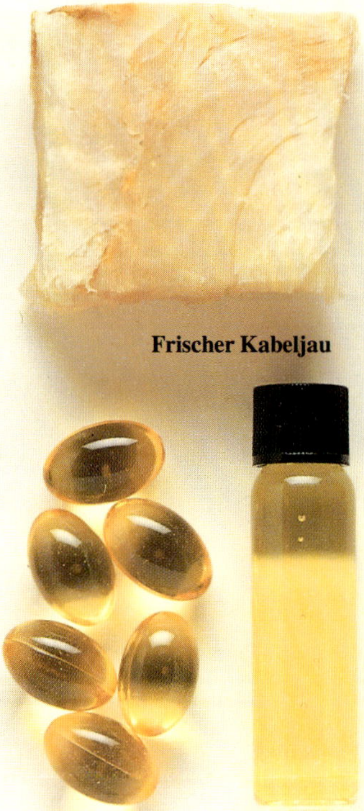

Oleum jacoris aselli
LEBERTRAN
Lebertran ist seit langem ein wichtiger Lieferant für Vitamin A und D. Darüber hinaus untersucht man ihn nun auf seine Wirksamkeit bei der Behandlung von Ekzemen und Arthritis, für die er traditionell benutzt wird. Siehe Seite 116.

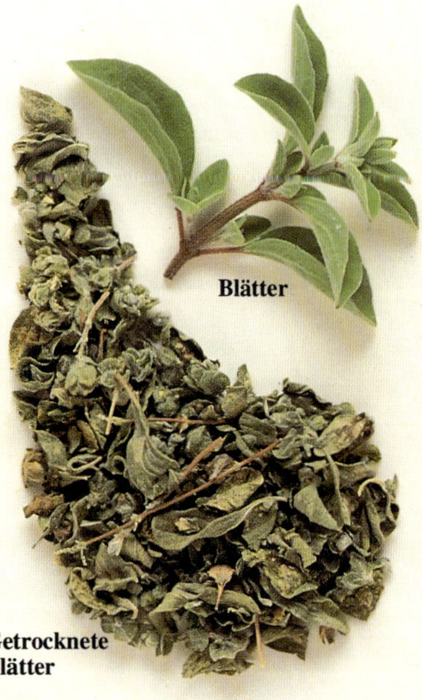

Origanum majorana
MAJORAN
Als Küchengewürz sind die Blätter des Majoran, eines nahen Verwandten des Oregano, wohlbekannt. Phytotherapeuten verwenden sie bei Blähungen und Koliken. In Griechenland bereitet man aus ihnen verdauungsfördernden Tee. Siehe Seite 116.

Versteinerter Knochen

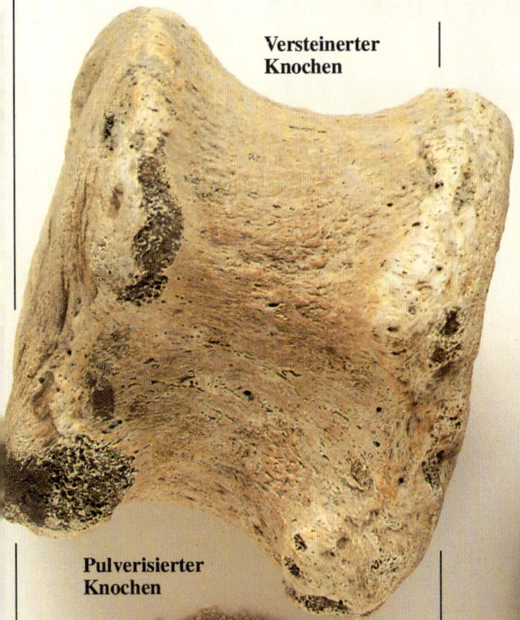

Pulverisierter Knochen

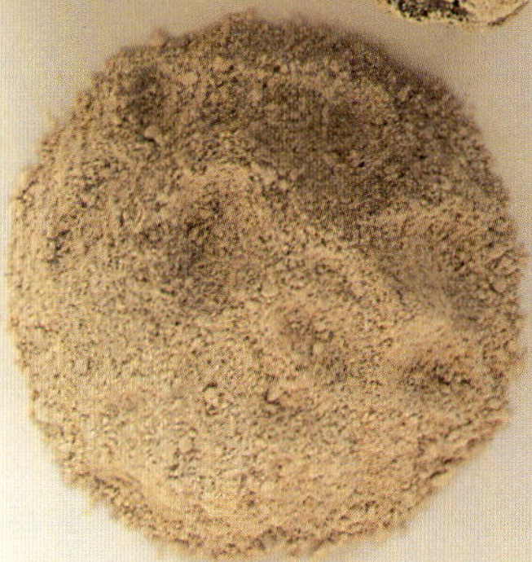

Os draconis
DRACHENKNOCHEN
In China nennt man Knochen, die über Jahrmillionen versteinert sind, »Drachenknochen«. Einheimische Ärzte verordnen sie bei der Behandlung von nervösen Beschwerden, Lebererkrankungen und übermäßig starken Körperausscheidungen. Siehe Seite 116.

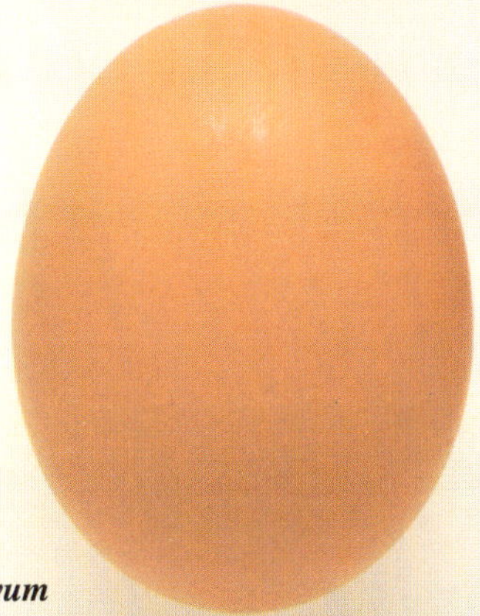

Ovum
EI
In der chinesischen und der Unani-Medizin werden bei einer Vielzahl von Beschwerden Eigelb, Eiweiß und Schalen von Hühnereiern verwendet. Eigelb setzt man bei Herzerkrankungen ein, so wie man in westlichen Systemen Lecithin benutzt, um Fettablagerungen in den Blutbahnen zu lösen. Siehe Seite 116.

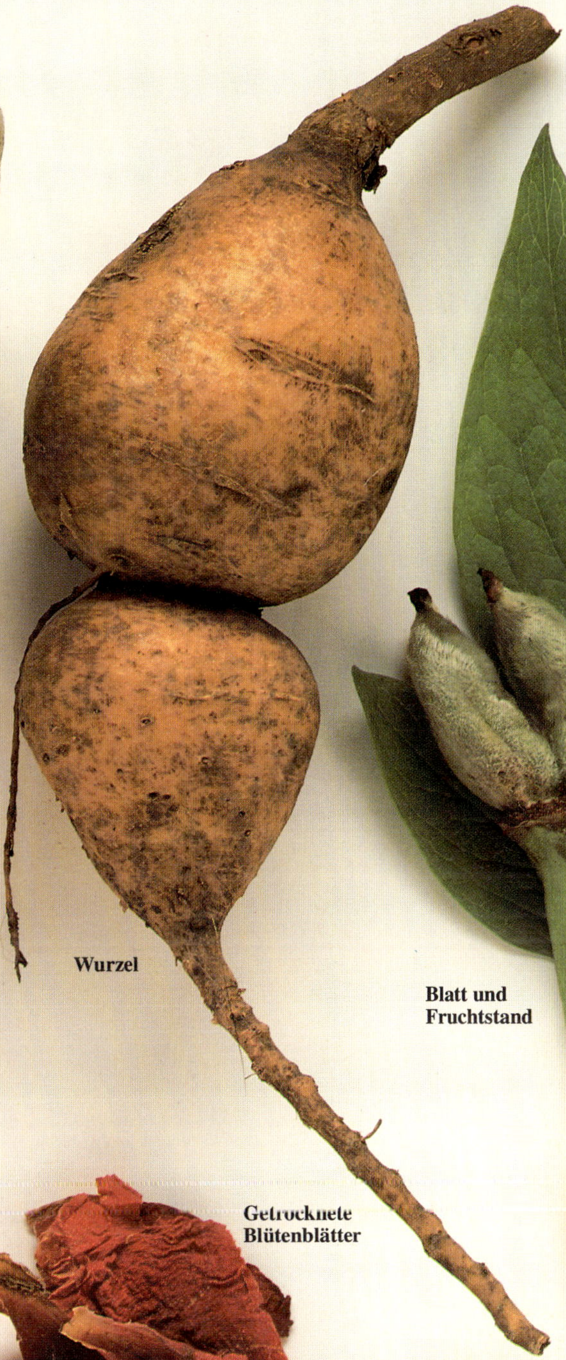

Wurzel

Getrocknete Blütenblätter

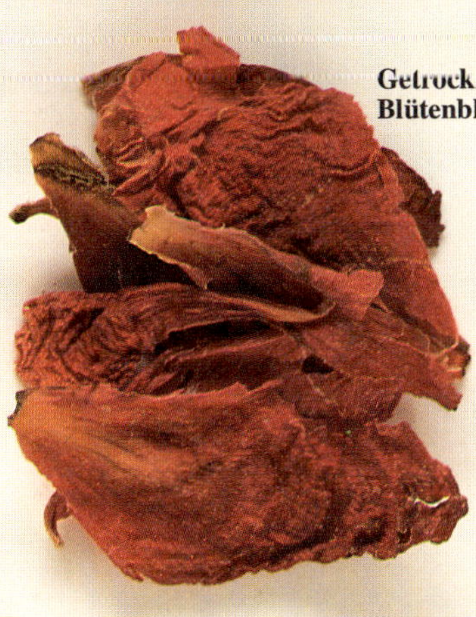

Paeonia officinalis
PFINGSTROSE
Wurzeln und Blütenblätter wurden früher in der Pflanzenheilkunde zur Behandlung von Krampfanfällen eingesetzt. Homöopathen verordnen *Paeonia* gegen Jucken. Chinesische Ärzte geben zwei verwandte Arten bei Gefäßleiden, Kopf-, Magen- und Menstruationsschmerzen.
Siehe Seite 116f.

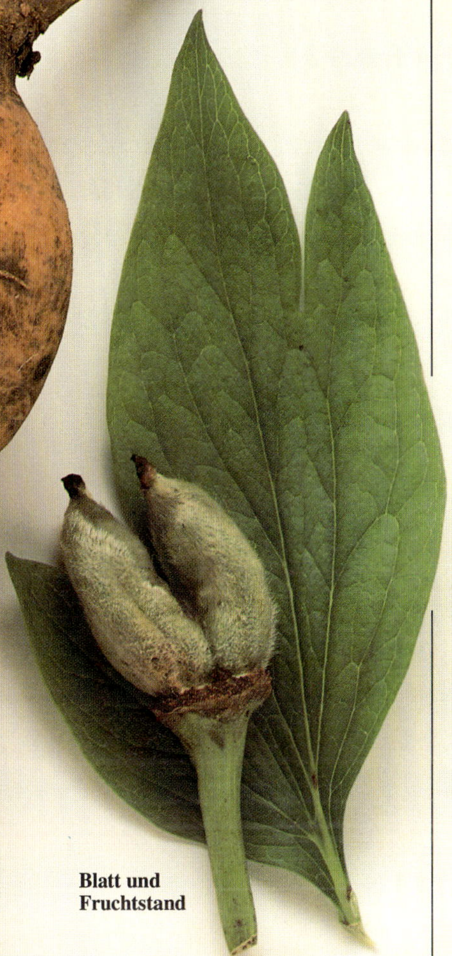

Blatt und Fruchtstand

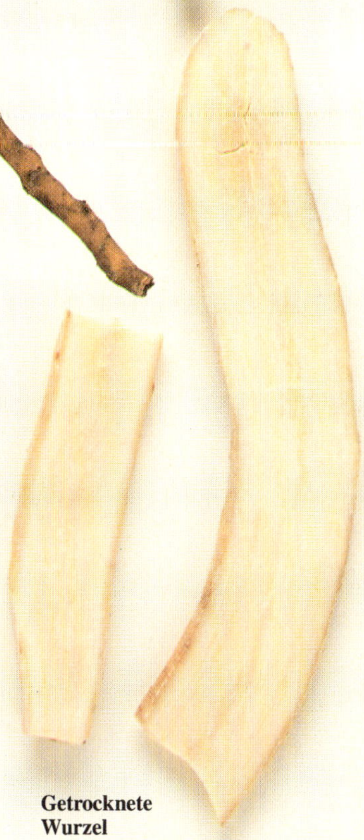

Getrocknete Wurzel

PANAX PSEUDOGINSENG

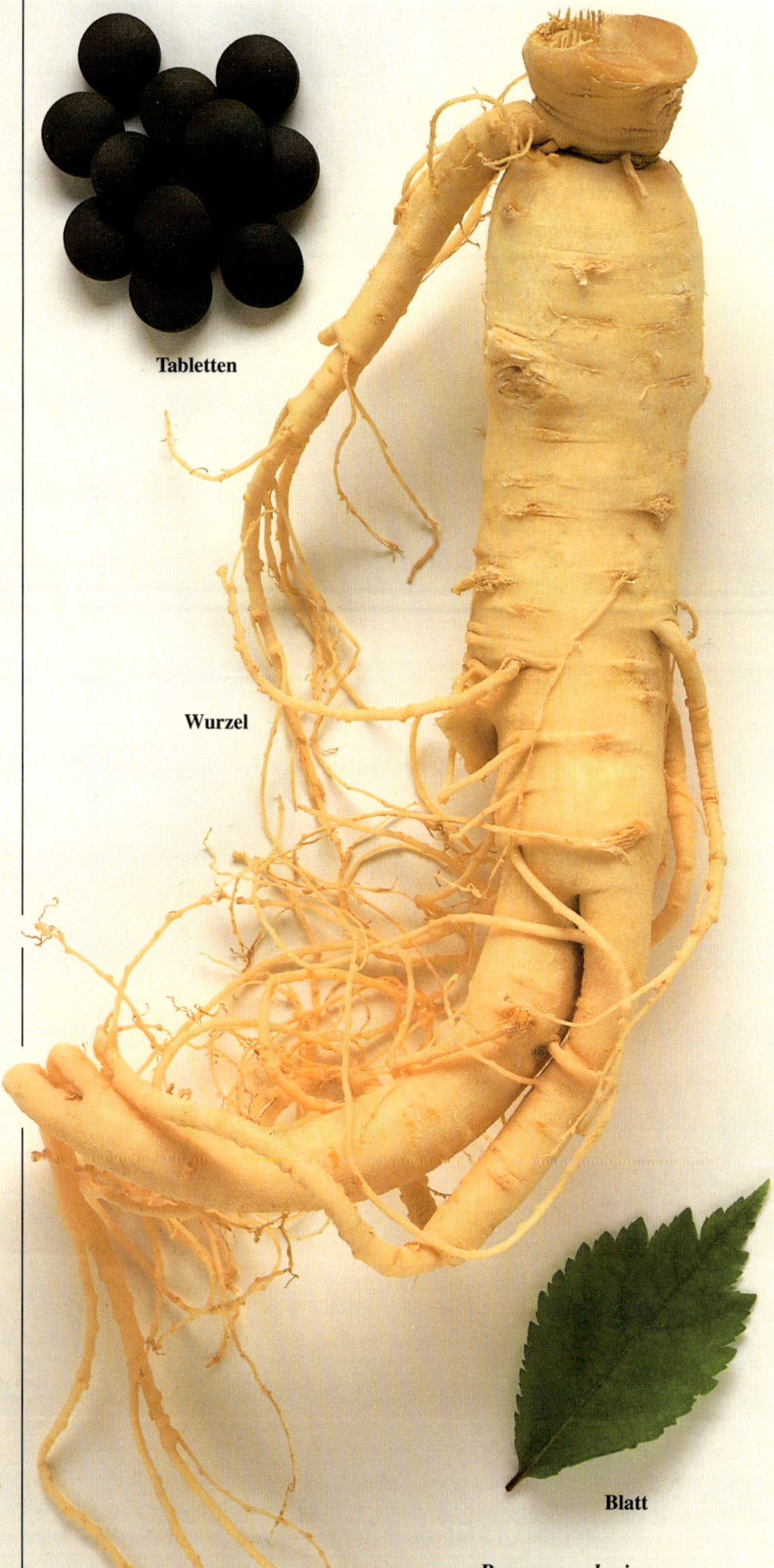

Tabletten

Wurzel

Blatt

Panax pseudoginseng
GINSENG

In China ist die Ginsengwurzel seit Jahrhunderten ein berühmtes Heilmittel, das man nach einer Krankheit, im Alter, bei allgemeiner Schwäche und bei Streß zur Stärkung einnimmt. Über kurze Zeiträume hinweg soll Ginseng auch die Widerstandskräfte erhöhen. Die Einnahme von zu großen Mengen ist jedoch nicht ratsam. Siehe Seite 117.

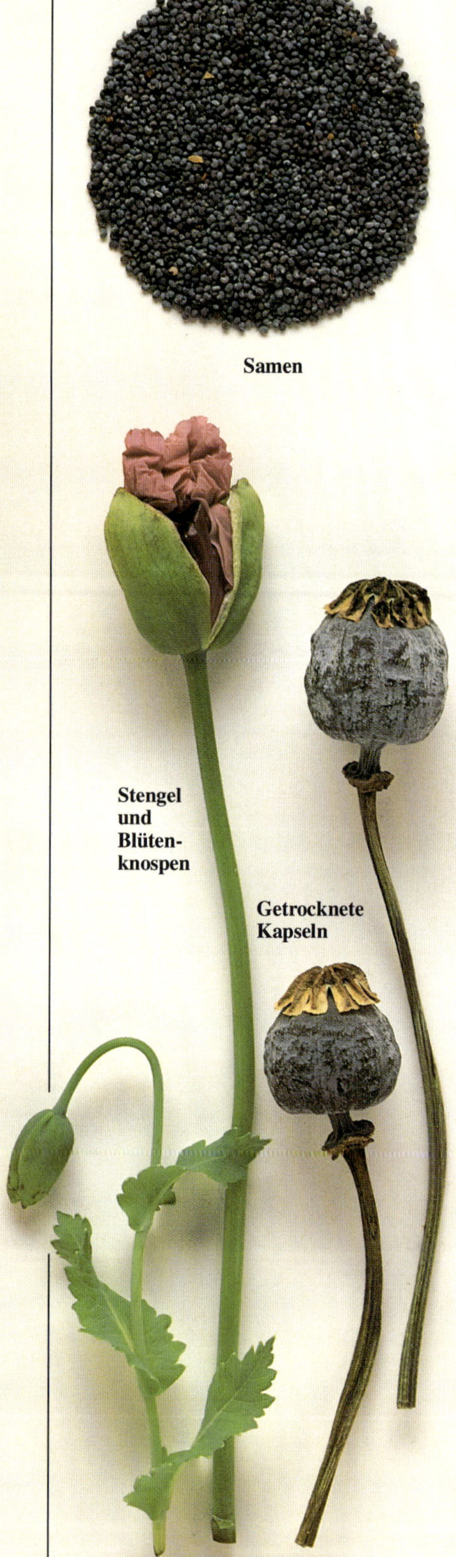

Samen

Stengel und Blütenknospen

Getrocknete Kapseln

Papaver somniferum
SCHLAFMOHN

Über dem Problem der Drogensucht wird der medizinische Wert des Opiums leicht vergessen. Dabei liefert der aus unreifen Mohnkapseln gewonnene Milchsaft immer noch zwei wichtige Schmerzmittel – Morphium und Kodein. In der Homöopathie wird Opium bei Schlaganfällen und Alkoholentzug gegeben. Siehe Seite 117.

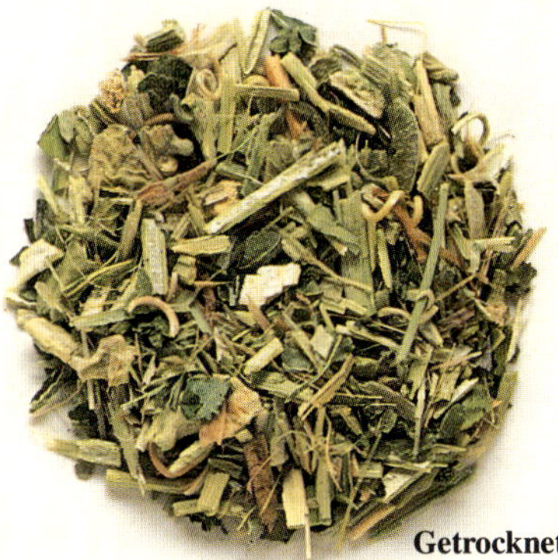

Getrocknete Blätter

Passiflora incarnata
PASSIONSBLUME

Die Passionsblume erhielt ihren Namen, weil man in ihrer Blüte Ähnlichkeit mit der Dornenkrone Christi zu sehen glaubte. Phytotherapeuten verwenden sie zur Behandlung von Schlaf- und Ruhelosigkeit, Reizbarkeit und nervlich bedingten Muskelkrämpfen. Siehe Seite 117.

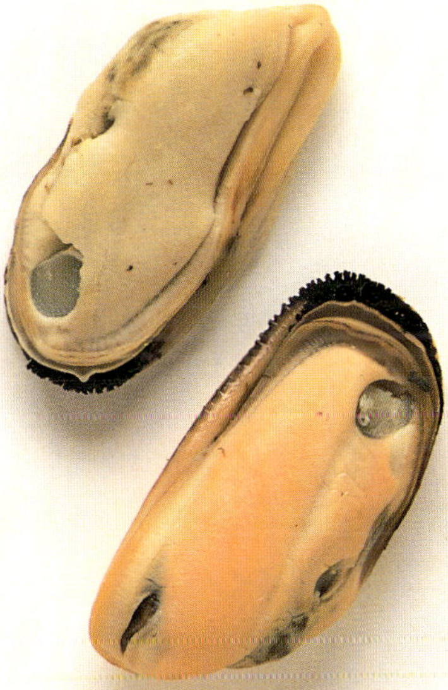

Muscheln

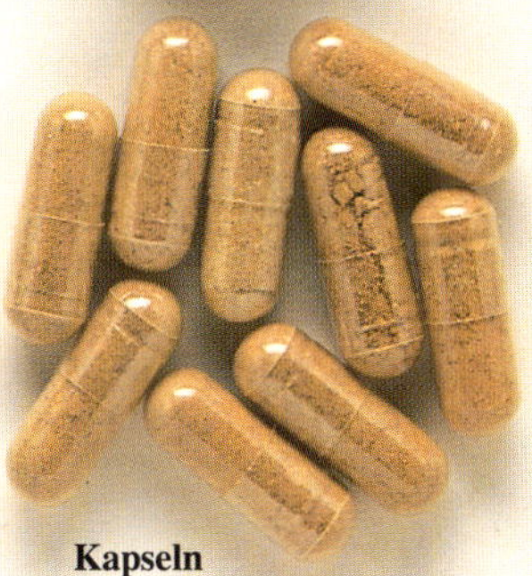

Kapseln

Perna canaliculata
PERNA

Die Geschlechtsorgane dieser Muschel sind ein beliebtes Hausmittel gegen rheumatoide Arthritis und Osteoarthritis, obwohl man ihre Wirksamkeit noch nicht nachweisen konnte. Man bekommt sie als Pulver in Kapseln. Siehe Seite 117f.

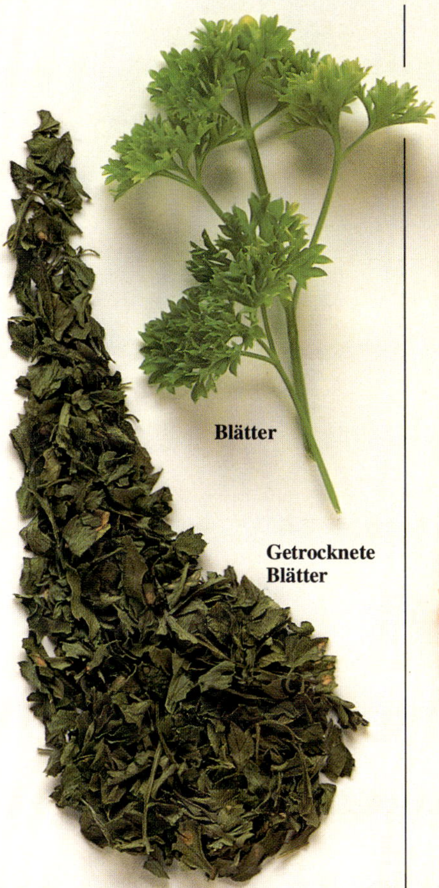

Blätter

Getrocknete Blätter

Petroselinum crispum
PETERSILIE

Culpeper empfahl Blätter, Wurzeln und Samen der Petersilie bei Magen-, Nieren- und Menstruationsbeschwerden. Phytotherapeuten geben sie bei Harnwegsinfektionen, Nierensteinen, schlechter Verdauung und rheumatischen Leiden. Siehe Seite 118.

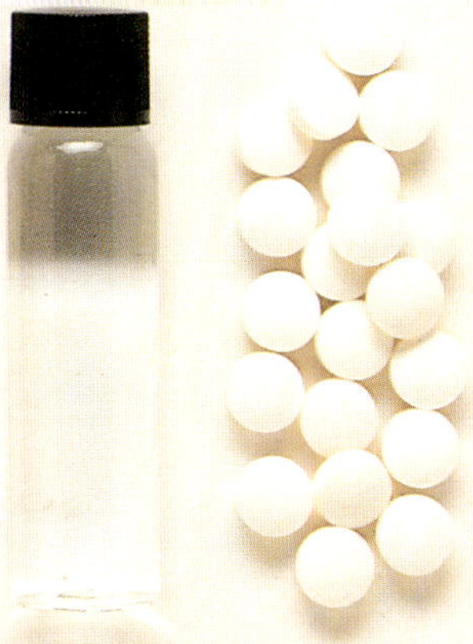

Urtinktur

Tabletten

Phosphorus ☠
PHOSPOR

Homöopathen verschreiben *Phosphorus* bei Rachen- und Lungenerkrankungen, Bronchitis und Mandelentzündung, ferner bei Tinnitus (Ohrenklingen), Erbrechen und wiederkehrenden Gerstenkörnern. Siehe Seite 118.

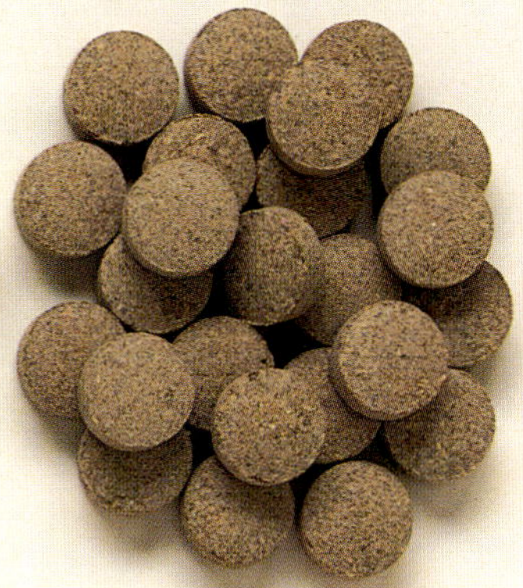

Tabletten

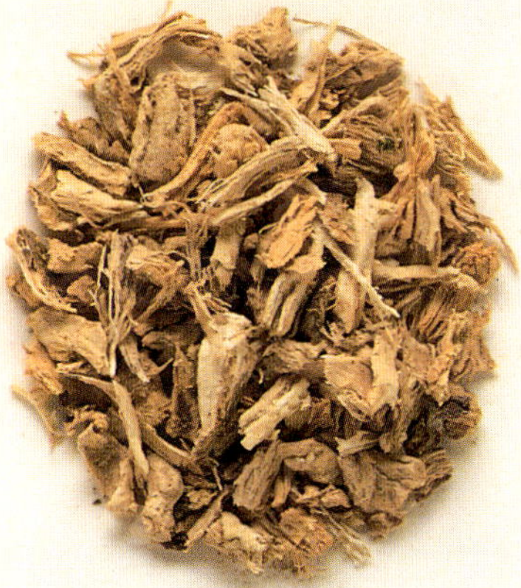

Getrocknete Wurzel

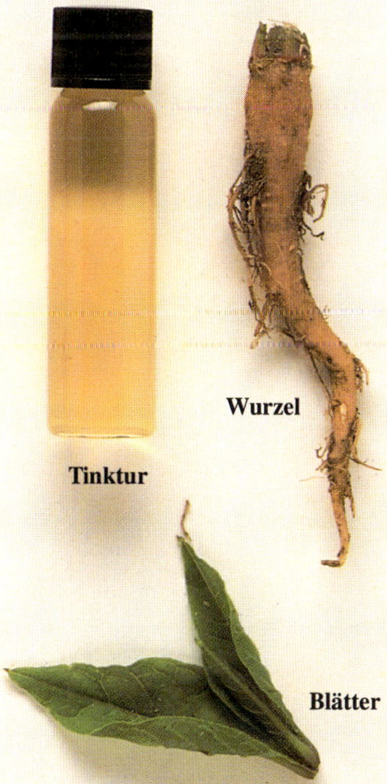

Tinktur

Wurzel

Blätter

Phytolacca americana ☠
KERMESBEERE

In der Pflanzenheilkunde werden die getrockneten Wurzeln und Beeren in Form von Tabletten oder Tinktur gegen Rheuma und Erkrankungen der Luftwege verordnet. Als homöopathisches Mittel dient die Kermesbeere unter anderem zur Behandlung von Schmerzen und Schwindel. Siehe Seite 118.

Picrasma excelsa

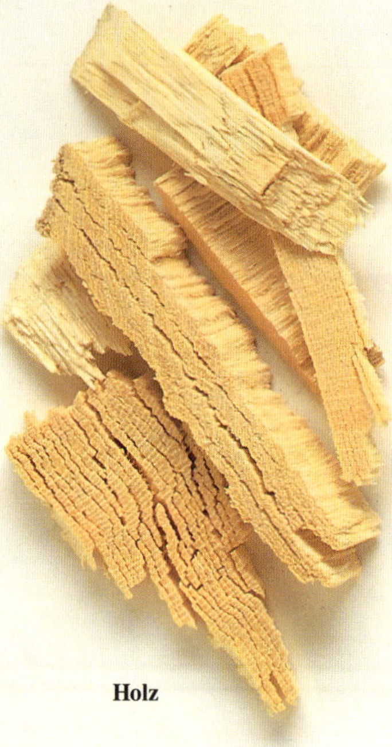

Holz

Picrasma excelsa / Quassia amara
BITTERHOLZ, QUASSIAHOLZ
Phytotherapeuten geben das Holz zur Verdauungsförderung und als Tonikum, wenn infolge eines schlechten Allgemeinzustandes Appetitlosigkeit und Verdauungsprobleme auftreten. Ferner wird es bei Parasiteninfektionen verordnet. Siehe Seite 118.

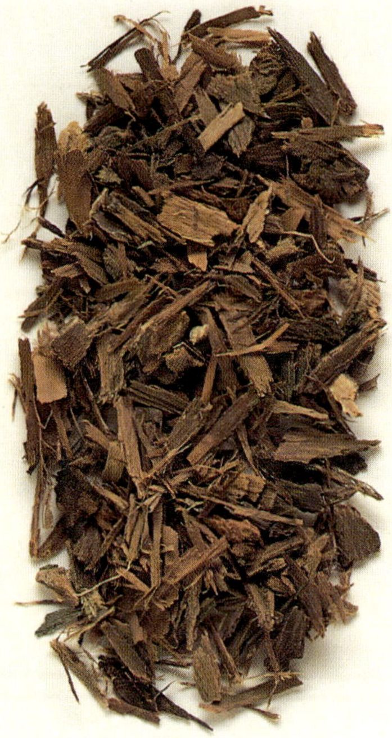

Getrocknete Rinde

Piscidia piscipula
PISCIDIAWURZEL
Die Rinde dieses kleinen Baumes aus Mittelamerika wird in der Pflanzenheilkunde bei Neuralgien, Kopfschmerzen, Menstruationsbeschwerden und Schlaflosigkeit verordnet. Sie sollte jedoch nur unter ärztlicher Aufsicht eingenommen werden. Siehe Seite 119.

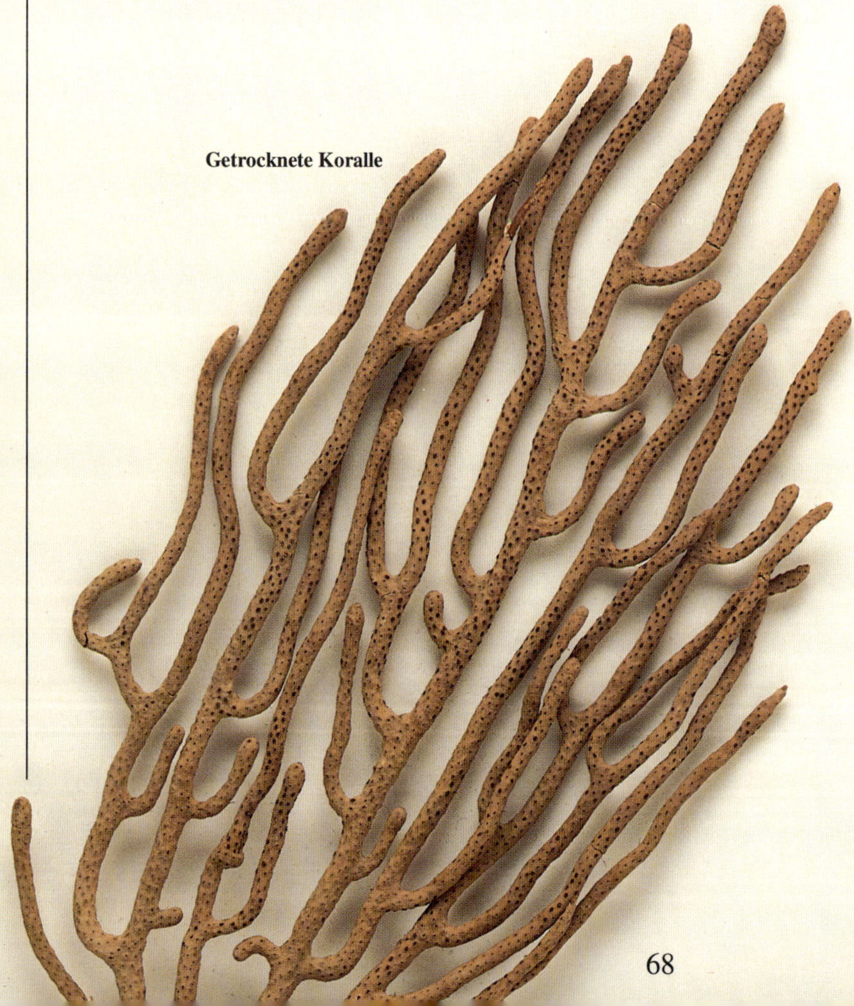

Getrocknete Koralle

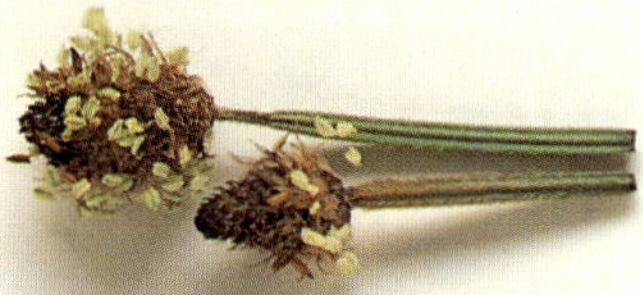

Blüten

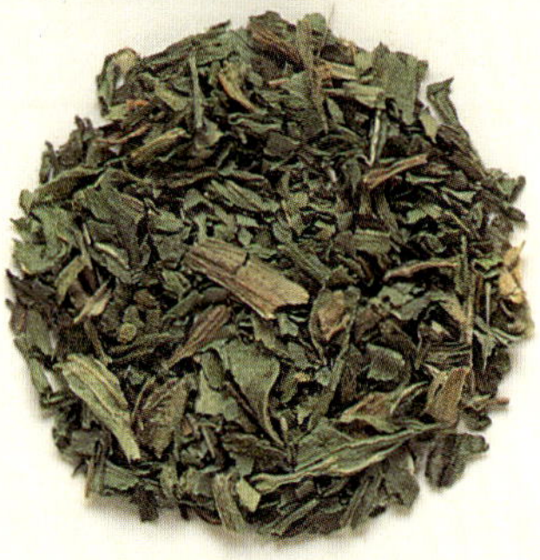

Getrocknete Blätter

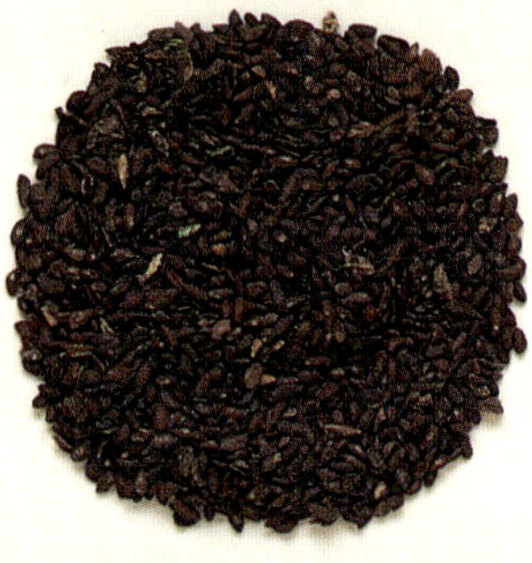

Samen

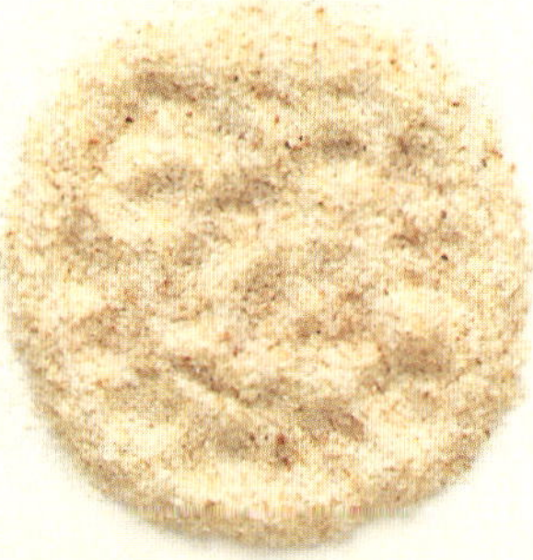

Samenhüllen

Plantago major, Plantago ovata
WEGERICH
Phytotherapeuten verschreiben die Blätter des Wegerichs bei Katarrh, Blasenentzündung und Hämorrhoiden, Chinesische Ärzte bei Harnwegsleiden. Die Samen von *Plantago ovata* werden in der indischen Medizin und in der Schulmedizin bei chronischer Verstopfung und Durchfall eingesetzt. Siehe Seite 119.

***Plexaura*-Arten**
SEEPEITSCHE (KORALLE)
In der Außenschicht dieser Koralle befinden sich Prostaglandine, die in der Schulmedizin zur Stimulierung vieler Körperfunktionen verabreicht werden. Unani-Ärzte verordnen bei den unterschiedlichsten Krankheiten, die von Herzklopfen über Epilepsie bis zu Nierensteinen und Zahnschmerzen reichen, Rote Koralle. Siehe Seite 119.

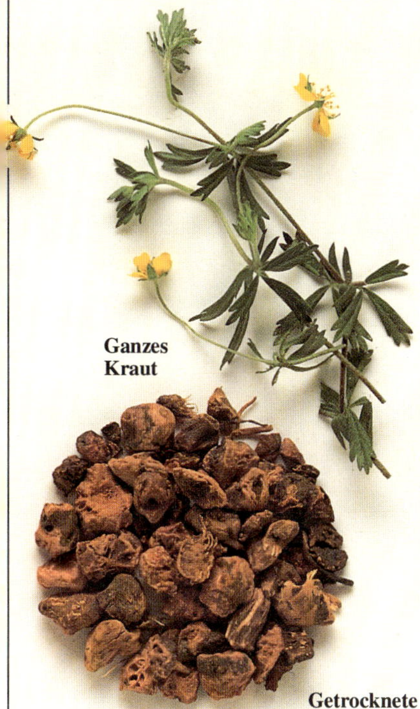

Potentilla erecta
BLUTWURZ
Dieses Kraut ist ein altes europäisches Mittel zur Behandlung von Koliken. Heutige Phytotherapeuten verordnen es bei Durchfall und Magenschleimhautentzündung. Darüber hinaus verwendet man es für Mundwässer und Scheidenspülungen. Siehe Seite 119.

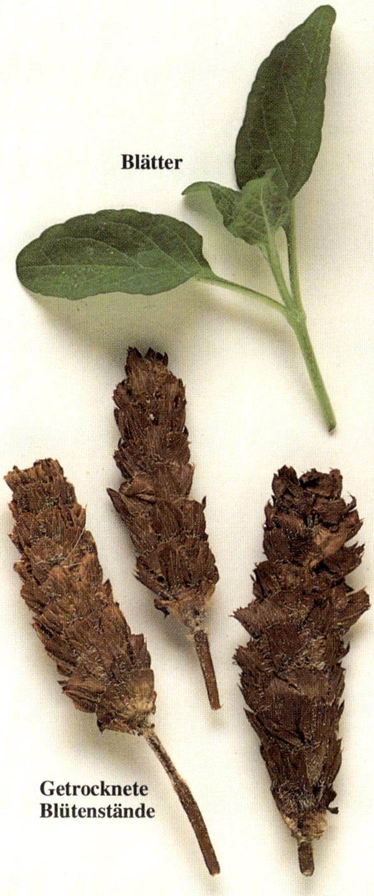

Prunella vulgaris
GEMEINE BRAUNELLE
Diese alte Heilpflanze wird von Phytotherapeuten nach wie vor verwendet, um Wunden zu heilen und Blutungen zu stillen. Chinesische Ärzte verordnen sie bei Bindehautentzündung, Abszessen und Schwellungen. Siehe Seite 120.

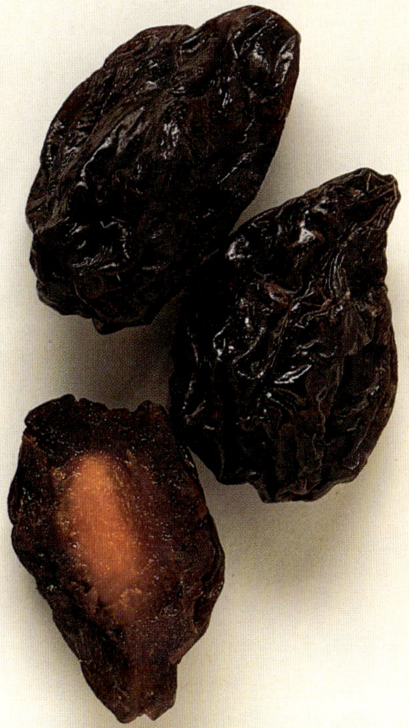

Prunus domestica
PFLAUME
Getrocknete Pflaumen sind ein beliebtes und weithin gebräuchliches Mittel gegen Verstopfung. Sie eignen sich ideal als mildes Laxativ. Siehe Seite 120.

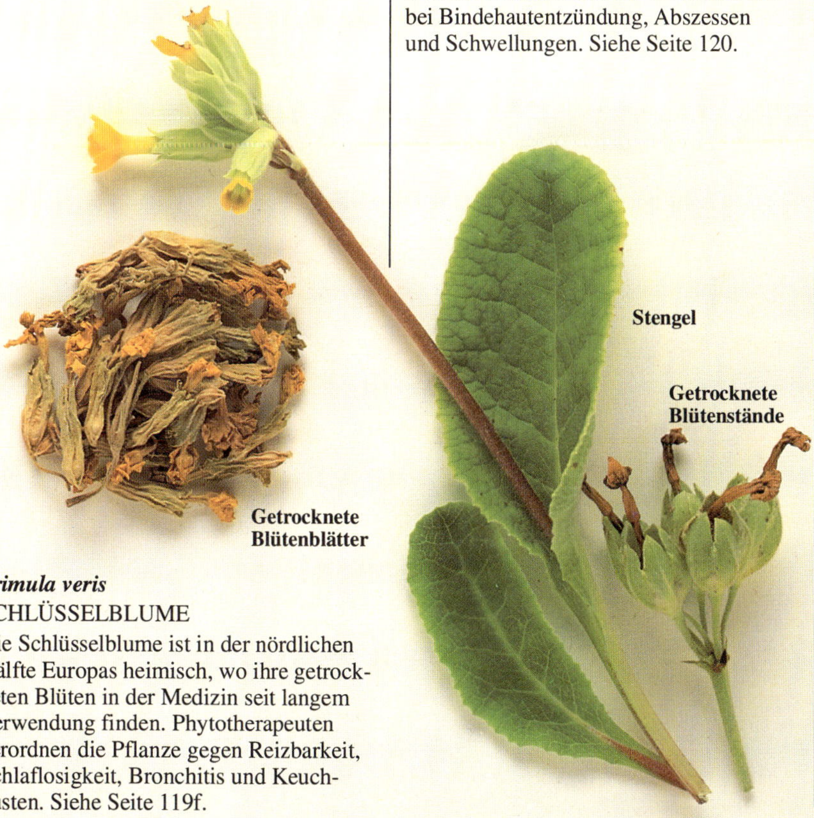

Primula veris
SCHLÜSSELBLUME
Die Schlüsselblume ist in der nördlichen Hälfte Europas heimisch, wo ihre getrockneten Blüten in der Medizin seit langem Verwendung finden. Phytotherapeuten verordnen die Pflanze gegen Reizbarkeit, Schlaflosigkeit, Bronchitis und Keuchhusten. Siehe Seite 119f.

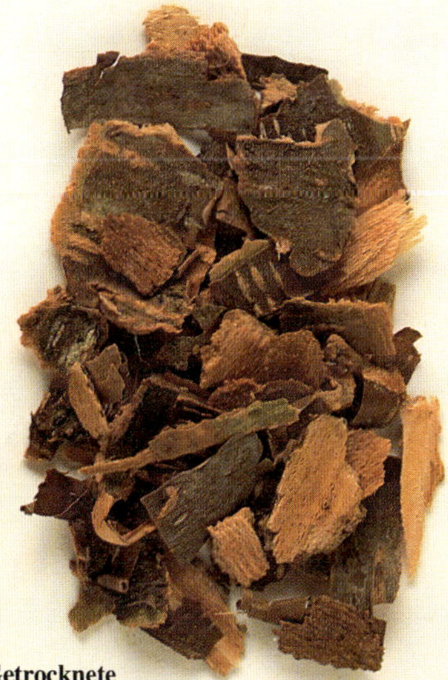

Prunus serotina
TRAUBENKIRSCHE
Die Rinde der Traubenkirsche wird seit Jahrhunderten für Hustensaft verwendet, und auch heute noch verordnen Phytotherapeuten sie bei trockenem Reizhusten. Chinesische Ärzte geben bei Husten die verwandte Art *Prunus yedoensis*. Siehe Seite 120.

PTERIA MARGARITIFERIA

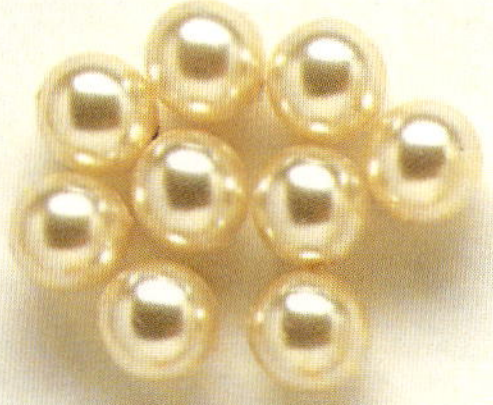

Pteria margaritiferia
PERLE
Perlen entstehen, indem bestimmte Muschelarten Fremdkörper, die in die Schale eindringen, mit Perlmutt ummanteln. Chinesische Ärzte verordnen sie in pulverisierter Form gegen Krämpfe, Krampfanfälle, Kopfschmerzen und Schlaflosigkeit. Siehe Seite 120.

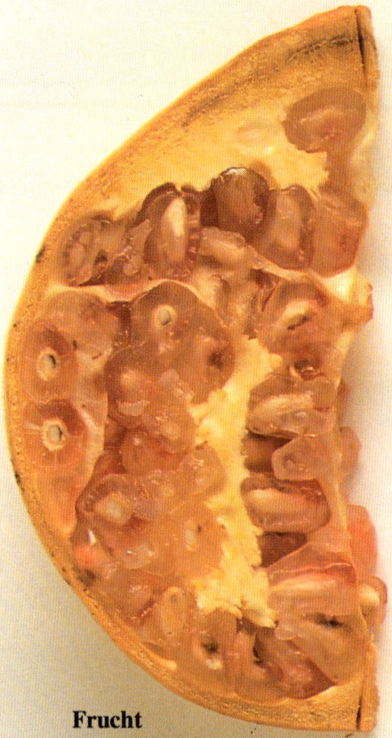

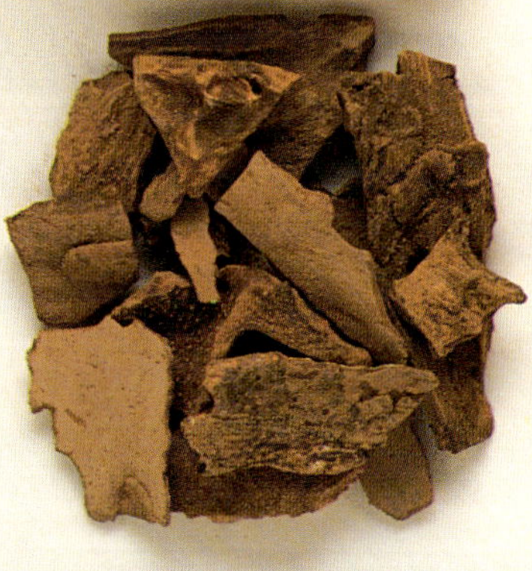

Punica granatum
GRANATAPFEL
Schon in vorbiblischer Zeit wurden Granatapfelschalen und die Rinde des Granatapfelbaumes als Heilmittel benutzt. Phytotherapeuten behandeln damit Darmwürmer und Amöben. Die Rinde benutzt man auch für Scheidenspülungen. Siehe Seite 120f.

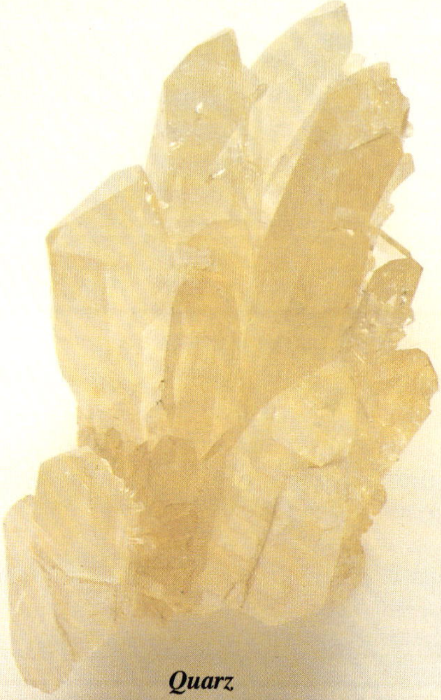

Quarz
SILICIUMDIOXID
Bei der Tablettenherstellung dient Siliciumdioxid als Hilfsstoff. Homöopathen verordnen aus Flint gewonnenes *Silicea* bei zahlreichen Krankheiten, wie etwa durch Überanstrengung bedingten Schwächezuständen und Migräne. Siehe Seite 121.

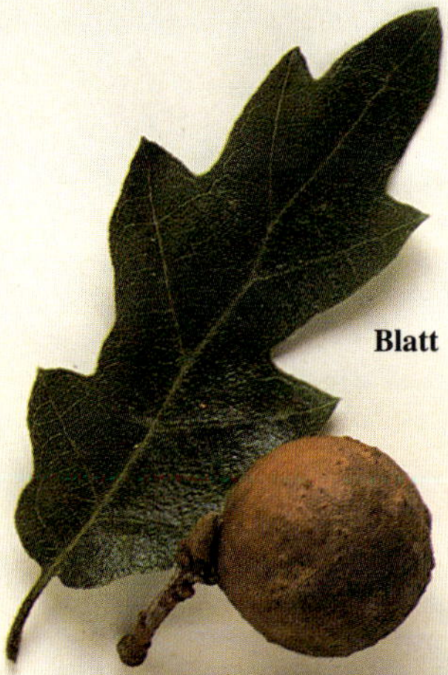

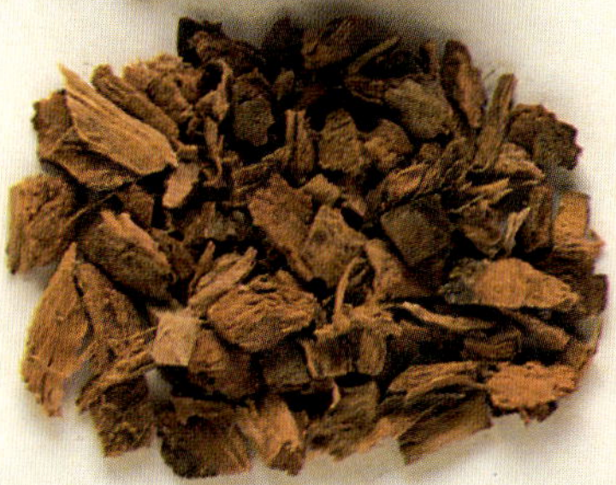

Quercus robur
STIELEICHE
Rinde und Gallen der Eiche werden in der Pflanzenheilkunde bei akutem Durchfall verordnet, ferner für Mundwässer bei Zahnfleischentzündung und Geschwüren, für Scheidenspülungen und zur lokalen Behandlung von Hämorrhoiden, Verbrennungen und blutenden oder nässenden Wunden. Siehe Seite 121.

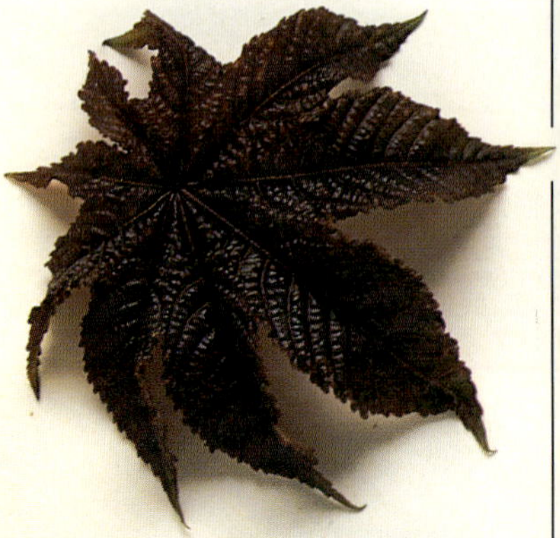

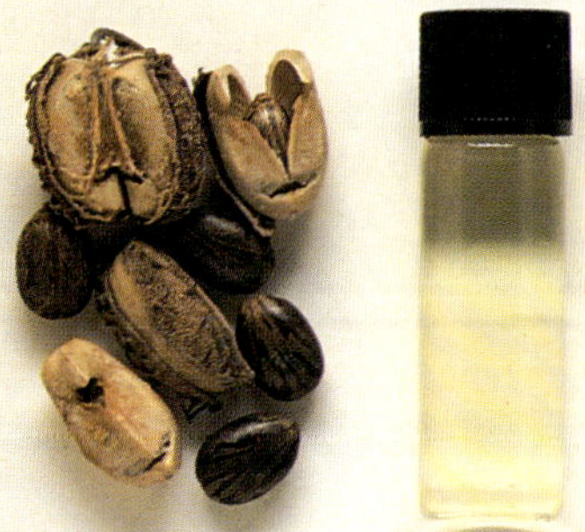

Ricinus communis ☠
WUNDERBAUM
Der Wunderbaum liefert das bekannte Rizinusöl, welches im viktorianischen England zur »Reinigung« des Körpers diente. In der Pflanzenheilkunde werden die Samen nach wie vor bei Verstopfung und für Haut- und Augenlotionen verwendet. Chinesische Ärzte benutzen Samen, Blätter und Wurzeln. Siehe Seite 121.

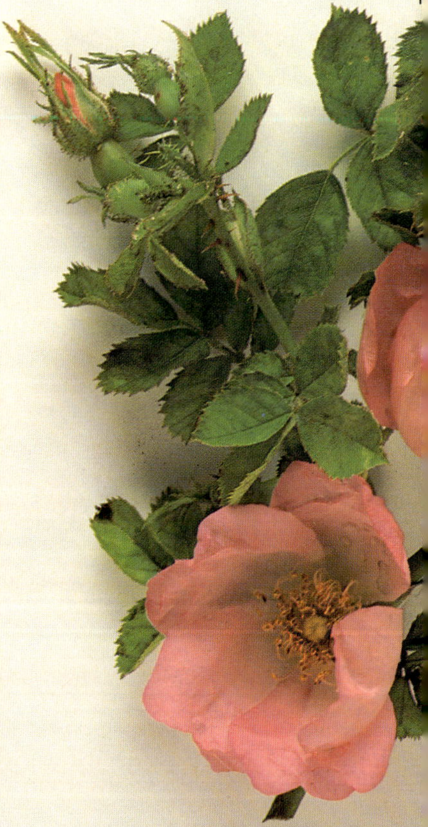

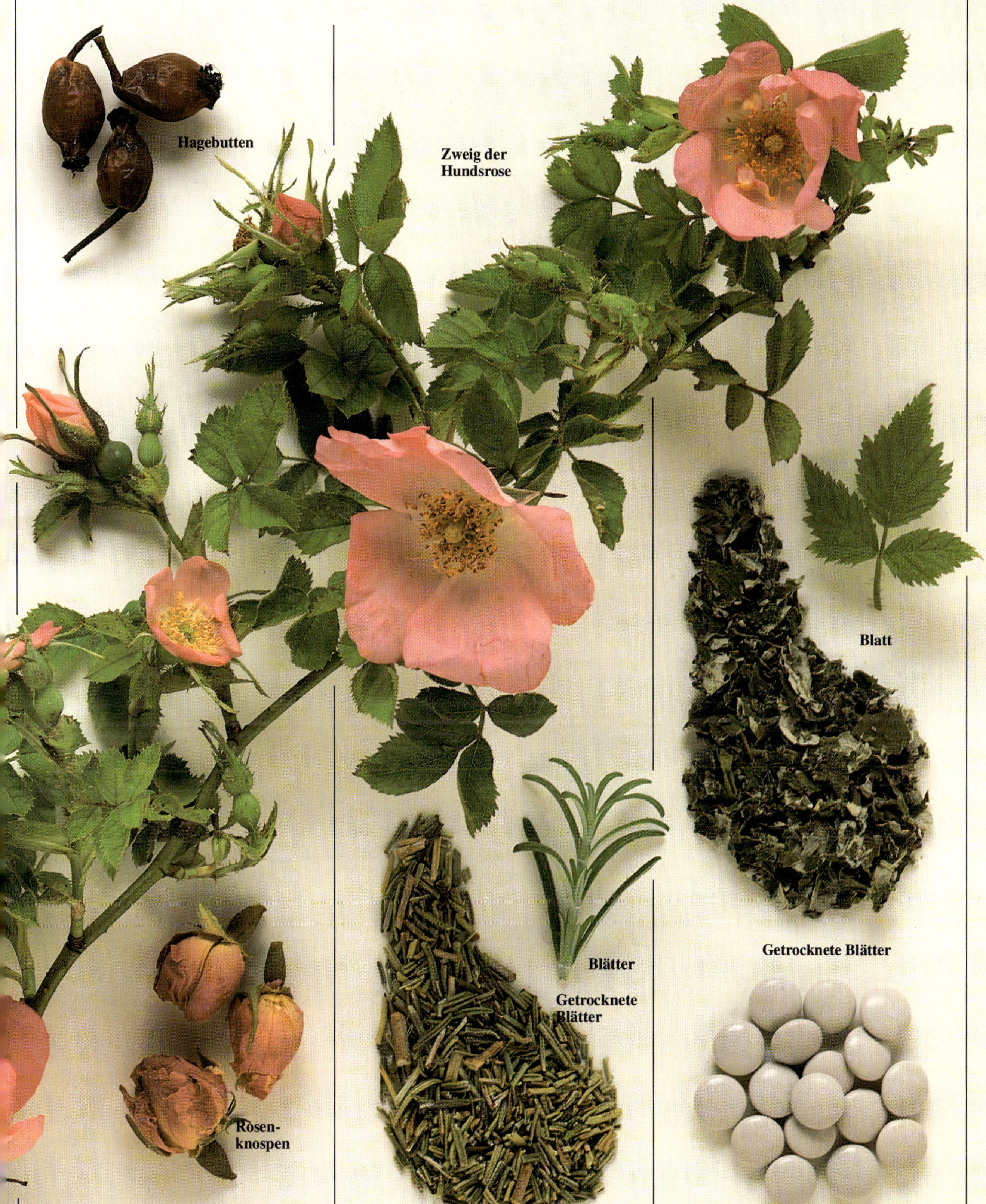

Rosa canina
HUNDSROSE
Die Hagebutten der Hundsrose gehören zu den besten Vitamin-C-Lieferanten und werden von Phytotherapeuten bei Erkältungen und Schwächezuständen verordnet, ferner bei leichtem Durchfall und Magenverstimmungen. Aus den Blütenblättern anderer Rosenarten wird Rosenwasser gemacht, das beruhigend auf die Haut wirkt. Siehe Seite 121.

Rosmarinus officinalis
ROSMARIN
Rosmarin gehört zu den wichtigsten Kräutern des Mittelmeerraums, und lange wurden ihm Zauberkräfte zugeschrieben. Phytotherapeuten setzen seine Blätter zur Behandlung von Hautkrankheiten, Migräne, Depressionen und Schuppen ein. Siehe Seite 121f.

Rubus idaeus
HIMBEERE
Himbeerblätter können, als Tee oder Tabletten, gegeben werden, um die Geburt zu erleichtern. Chinesische Ärzte verordnen sie bei Durchfall, Schmerzen und Ausbleiben der Menstruation. Siehe Seite 122.

Rumex crispus

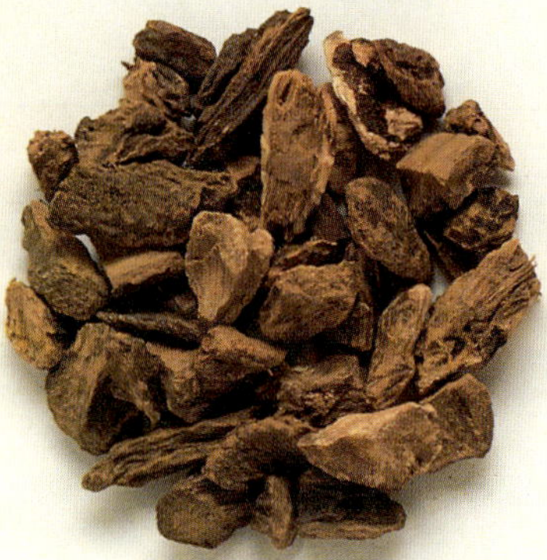

Getrocknete Wurzel

Rumex crispus
KRAUSBLÄTTRIGER AMPFER
Blätter und Wurzel des Krausblättrigen Ampfers werden in der Pflanzenheilkunde sowohl als mildes Abführmittel als auch bei chronischen Hautkrankheiten, die durch Leber- oder Darmträgheit bedingt sind, verordnet. Chinesische Ärzte wenden sie bei Verstopfung, Bauchschmerzen und Krämpfen an.
Siehe Seite 122.

Saiga tatarica
SAIGA
Chinesische Ärzte verabreichen Pulver oder Pillen aus Saigahorn gegen Fieber, Schwindligsein, verschwommenes Sehen, Kopfschmerzen und Krämpfe. In Rußland dient das Bastgeweih von Hirschen als Tonikum.
Siehe Seite 122.

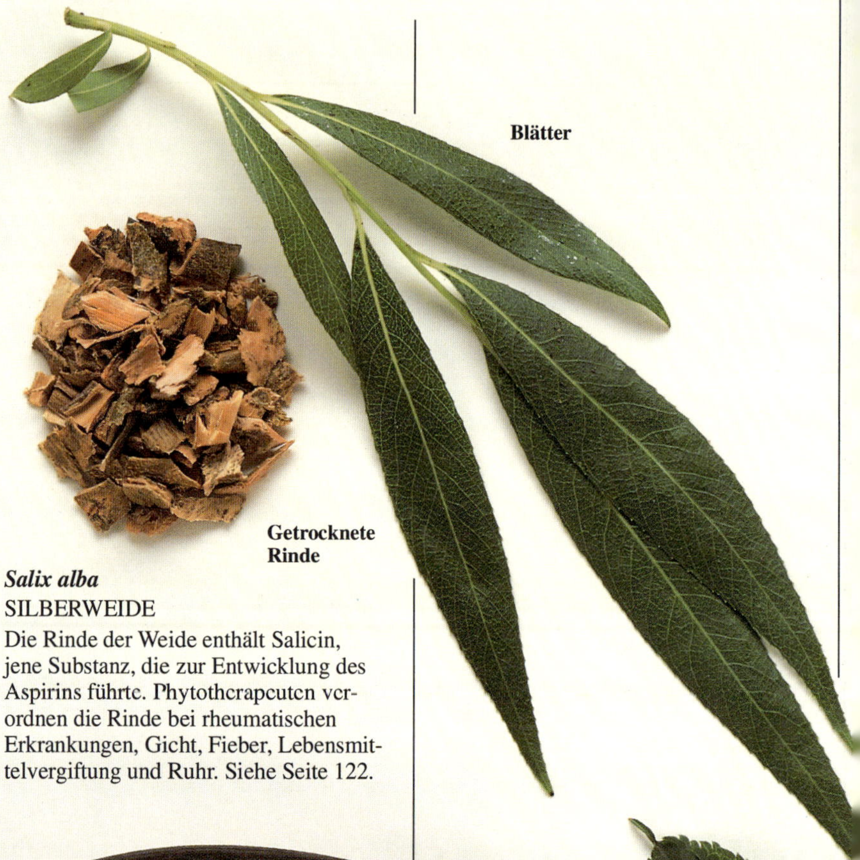

Blätter

Getrocknete Rinde

Salix alba
SILBERWEIDE
Die Rinde der Weide enthält Salicin, jene Substanz, die zur Entwicklung des Aspirins führte. Phytotherapeuten verordnen die Rinde bei rheumatischen Erkrankungen, Gicht, Fieber, Lebensmittelvergiftung und Ruhr. Siehe Seite 122.

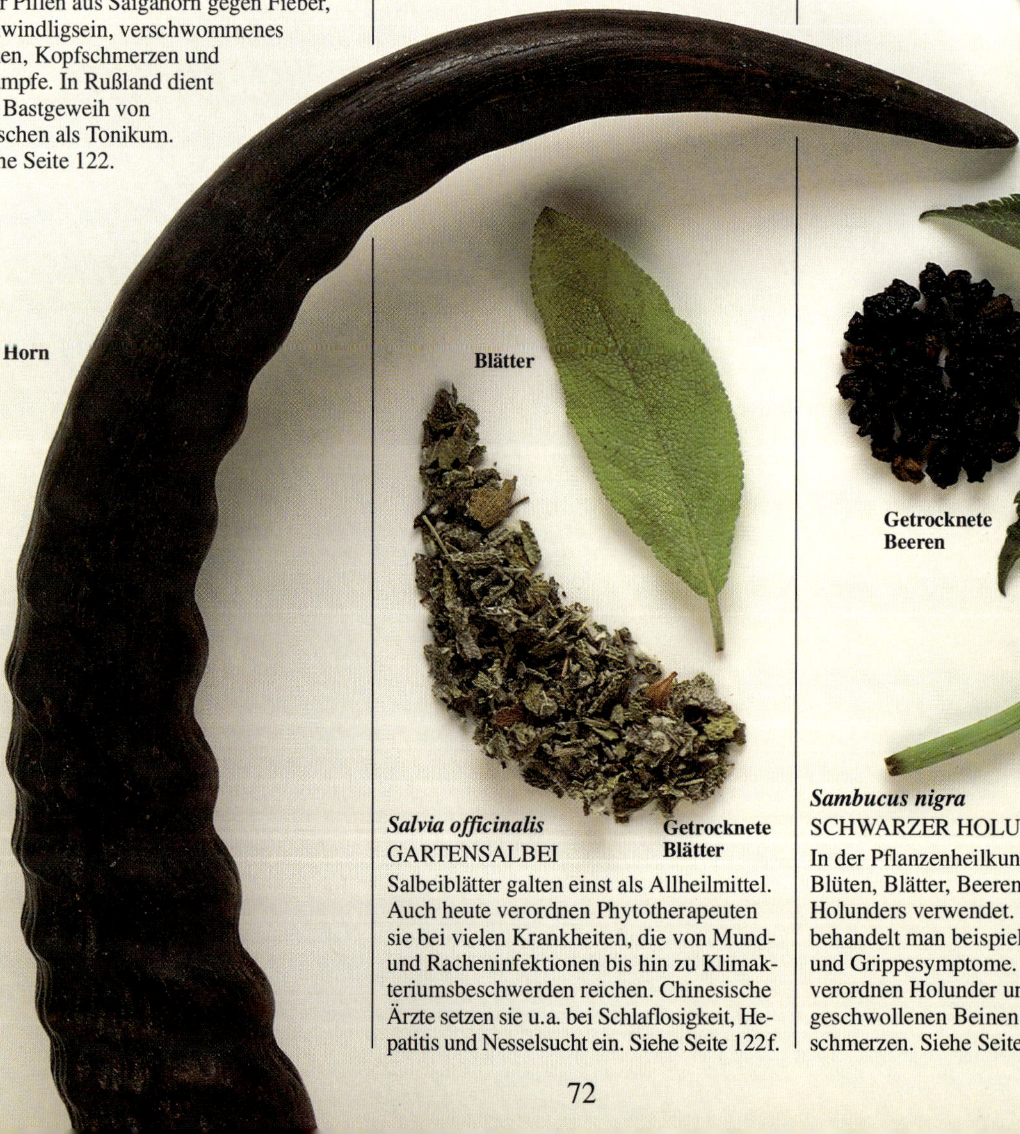

Horn

Blätter

Getrocknete Blätter

Salvia officinalis
GARTENSALBEI
Salbeiblätter galten einst als Allheilmittel. Auch heute verordnen Phytotherapeuten sie bei vielen Krankheiten, die von Mund- und Racheninfektionen bis hin zu Klimakteriumsbeschwerden reichen. Chinesische Ärzte setzen sie u.a. bei Schlaflosigkeit, Hepatitis und Nesselsucht ein. Siehe Seite 122f.

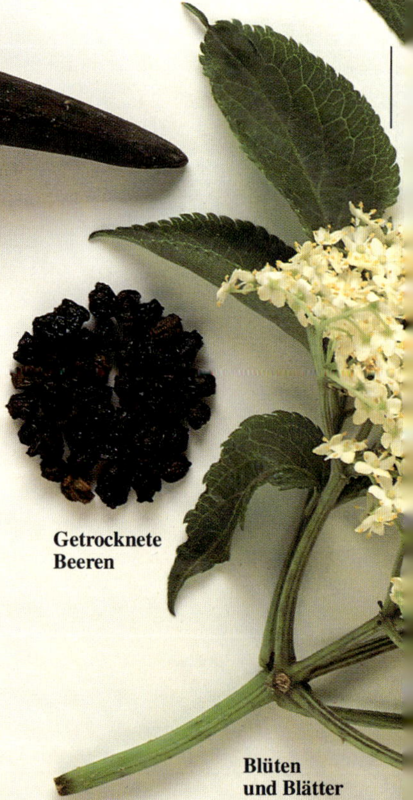

Getrocknete Beeren

Blüten und Blätter

Sambucus nigra
SCHWARZER HOLUNDER
In der Pflanzenheilkunde werden die Blüten, Blätter, Beeren und Rinde des Holunders verwendet. Mit den Blüten behandelt man beispielsweise Erkältungs- und Grippesymptome. Chinesische Ärzte verordnen Holunder unter anderem bei geschwollenen Beinen und Knochenschmerzen. Siehe Seite 123.

Wurzel

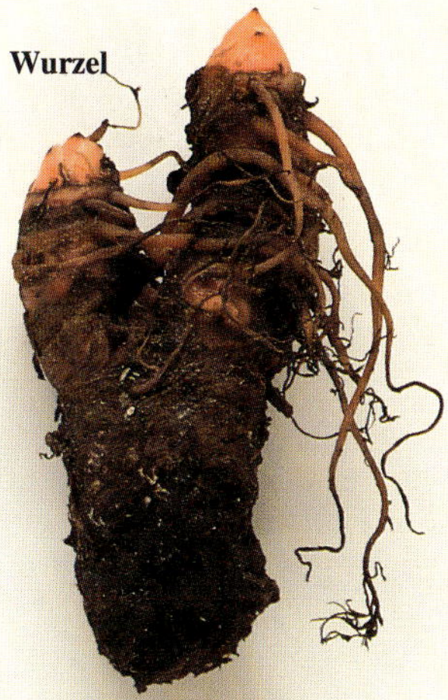

Getrocknete Wurzel

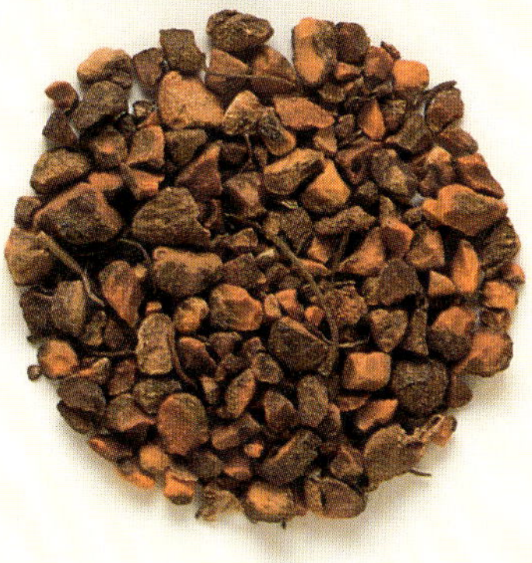

Sanguinaria canadensis ☠
KANADISCHE BLUTWURZEL
Die blutrote Wurzel dieser Pflanze wird von Phytotherapeuten zur Behandlung von Erkrankungen der Luftwege und gutartigen Hauttumoren eingesetzt. Homöopathen verordnen sie bei Migräne.
Siehe Seite 123.

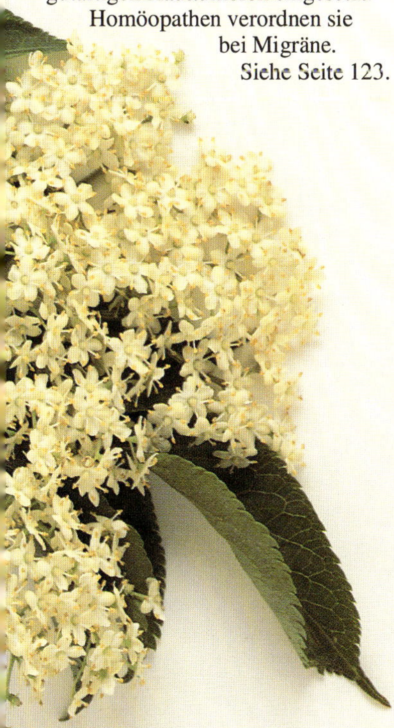

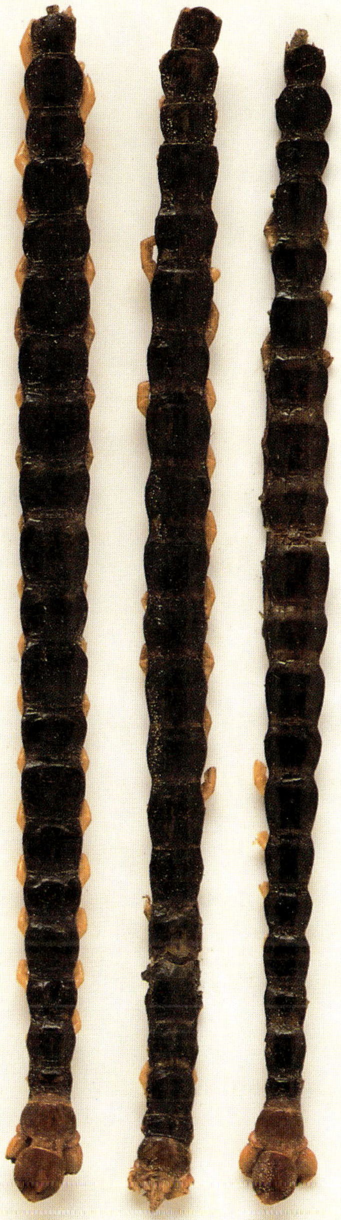

Getrocknete Riesenläufer

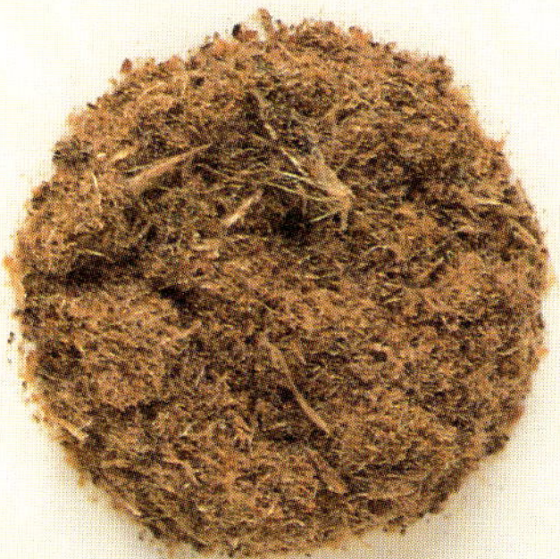

Pulverisierte Riesenläufer

Scolopendra subspinipes mutilans ☠
RIESENLÄUFER
In China werden ganze Riesenläufer pulverisiert und bei Krämpfen, Krampfanfällen, Kieferklemme und Vergiftungen verordnet. Äußerlich behandelt man mit ihnen Furunkel, Wunden und Schwellungen. Siehe Seite 123.

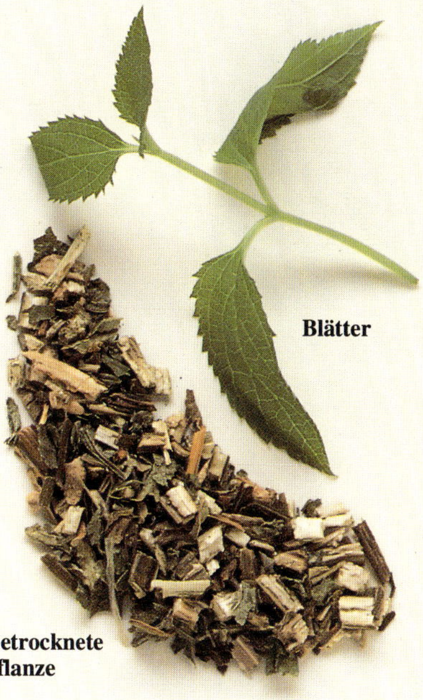

Blätter

Getrocknete Pflanze

Scrophularia nodosa
BRAUNWURZ
Früher wurde die Braunwurz bei Skrofulose verabreicht. Phytotherapeuten verordnen sie bei schlechter Durchblutung und chronischen Entzündungen der Haut wie Ekzemen.
Siehe Seite 123f.

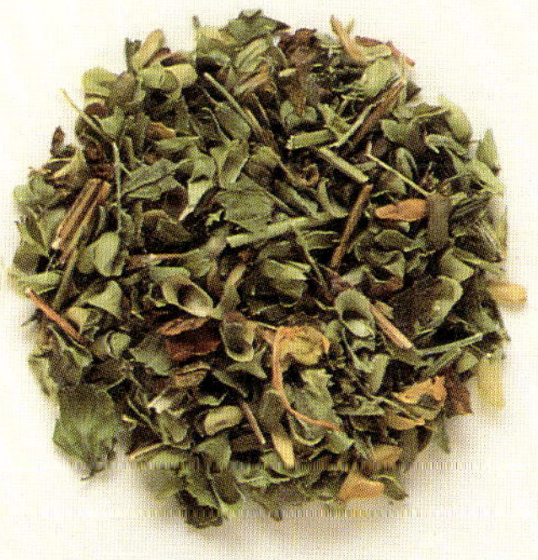

Getrocknete Pflanze

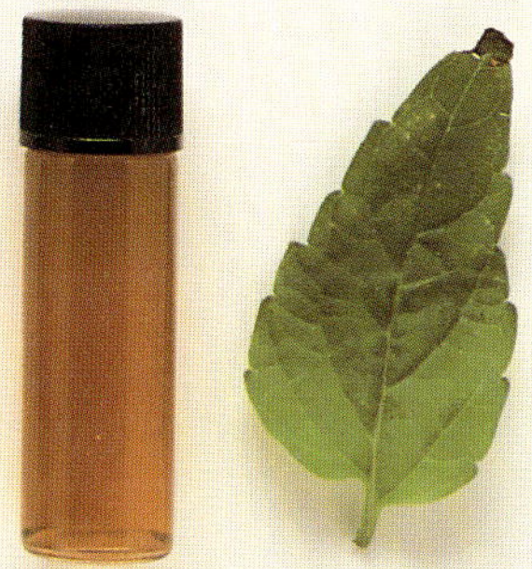

Tinktur **Blatt**

Scutellaria lateriflora
HELMKRAUT
Seinen Namen verdankt dieses Kraut der helmartigen Form seines Blütenkelchs. Phytotherapeuten geben es bei Angststörungen, nervöser Anspannung, Depressionen und Epilepsieanfällen.
Siehe Seite 124.

SELENIUM

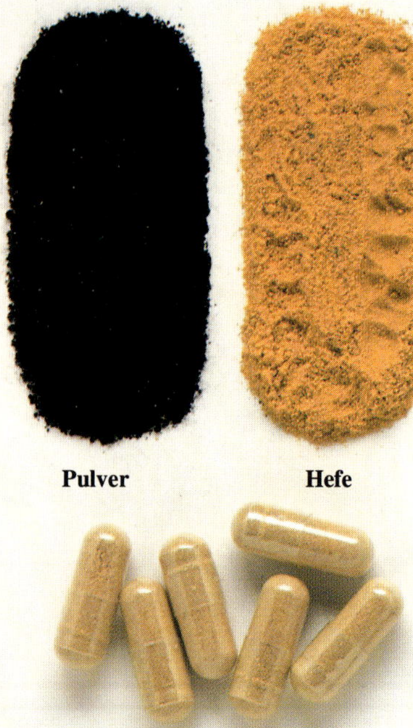

Selenium ☠
SELEN
Selen ist ein wichtiges Spurenelement, und bei einem Mangel wird es in Form von Kapseln verabreicht. Ungefährlicher ist es jedoch, wenn man auf Selendioxid Hefen kultiviert. Selensulfit ist in Schuppenshampoos enthalten.
Siehe Seite 124.

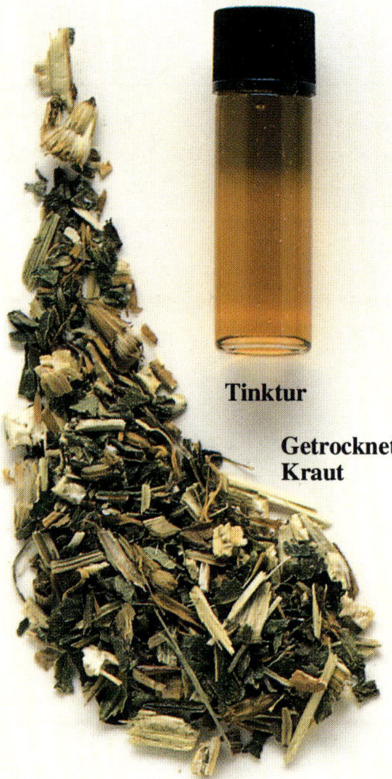

Senecio aureus
GOLDENES KREUZKRAUT
Bei den nordamerikanischen Indianern diente dieses Kreuzkraut zur Behandlung von Scheidenausfluß. Phytotherapeuten setzen es heute bei Klimakteriumsbeschwerden und Ausbleiben der Menstruation ein. Man verwendet das ganze Kraut einschließlich der kleinen gelben Korbblüten. Siehe Seite 124.

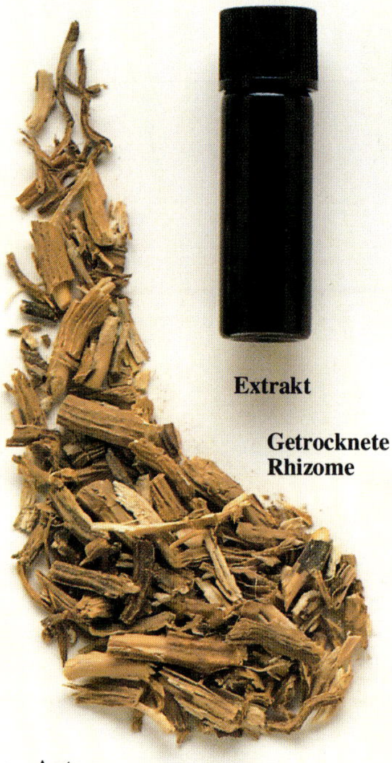

***Smilax*-Arten**
STECHWINDE
Die Wurzel der Stechwinde wurde im 16. Jahrhundert als Syphilismittel nach Europa eingeführt. Heutige Phytotherapeuten verordnen sie bei chronischen Hautleiden wie Schuppenflechte. In China werden zahlreiche Krankheiten mit *Smilax glabra* und *Smilax china* behandelt. Siehe Seite 125.

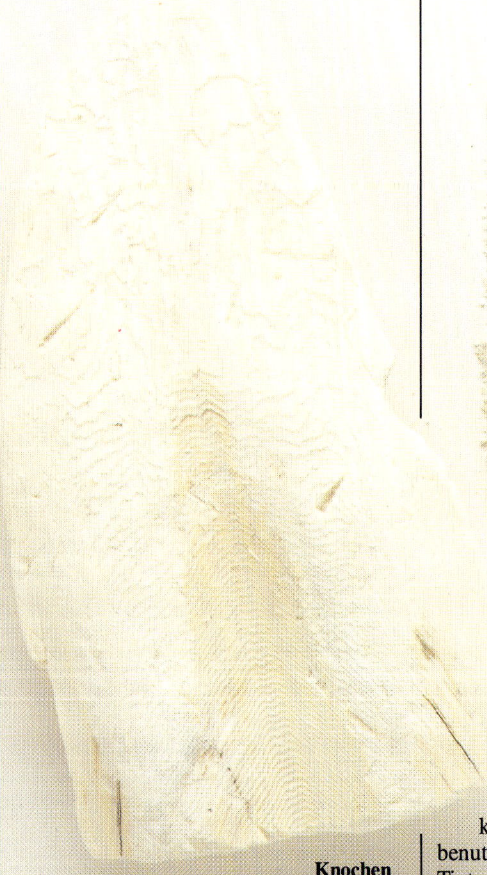

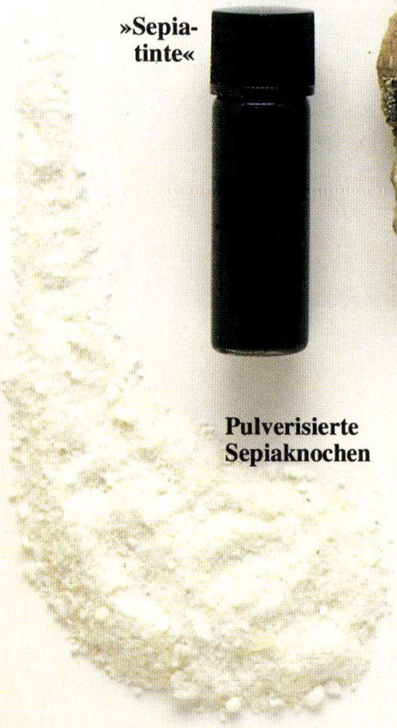

Sepia esculenta
TINTENFISCH
Sepiaknochen werden von chinesischen und Unani-Ärzten gegen zahlreiche Erkrankungen verordnet. Die Homöopathie benutzt den gekochten Inhalt des Tintenbeutels. Siehe Seite 124.

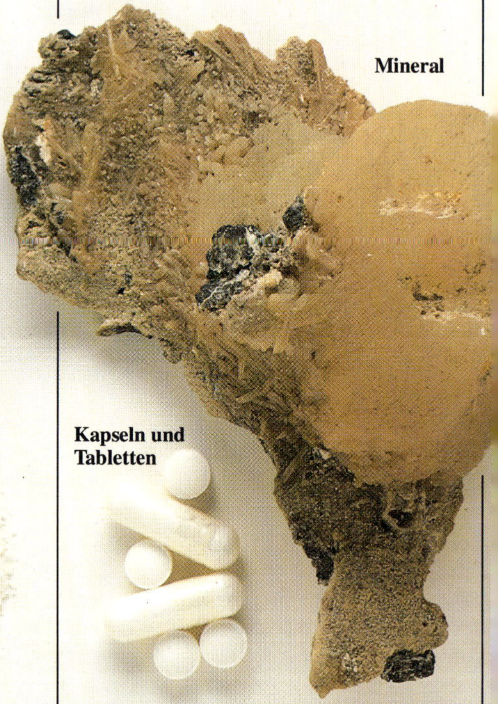

Smithsonit
ZINKSPAT
Diese natürliche Form des Zinkcarbonats wird von der Schulmedizin in Form von Zinkzusatz und Zinkoxidcreme zur Behandlung von Hautkrankheiten verwendet. Chinesische Ärzte verordnen bei Hautproblemen pulverisierten Smithsonit. Siehe Seite 125.

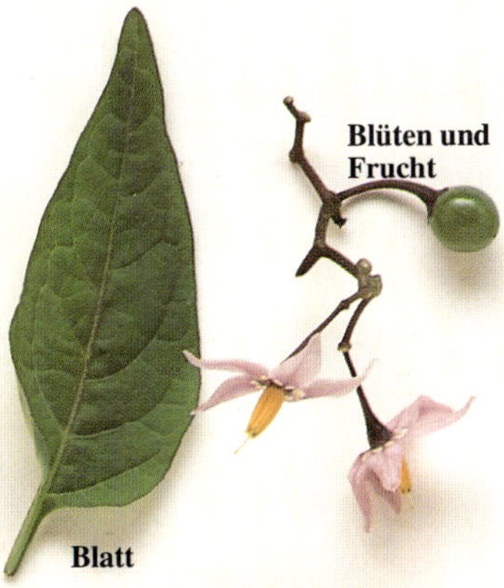

Solanum dulcamara ☠
BITTERSÜSS
Die Stengel des Bittersüß werden in der Pflanzenheilkunde bei Rheumatismus, Schuppenflechte, Ekzemen und Bronchitis verordnet. Als homöopathisches Mittel wird *Dulcamara* bei Erkrankungen eingesetzt, die durch Feuchtigkeit oder Kälte verursacht sind. Siehe Seite 125.

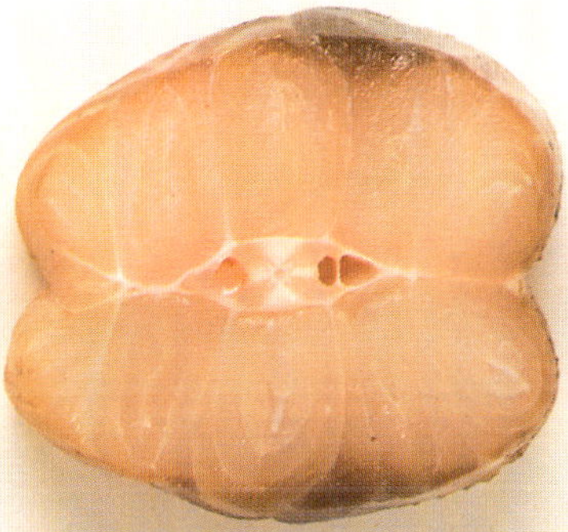

Somniosus microcephalus
GRÖNLANDHAI
Der Lebertran dieses Fisches enthält Fettsäuren, die die Nebenwirkungen bei einer Strahlenbehandlung verringern. Die chinesische Medizin verwendet ihn als allgemeines Stärkungsmittel.
Siehe Seite 125.

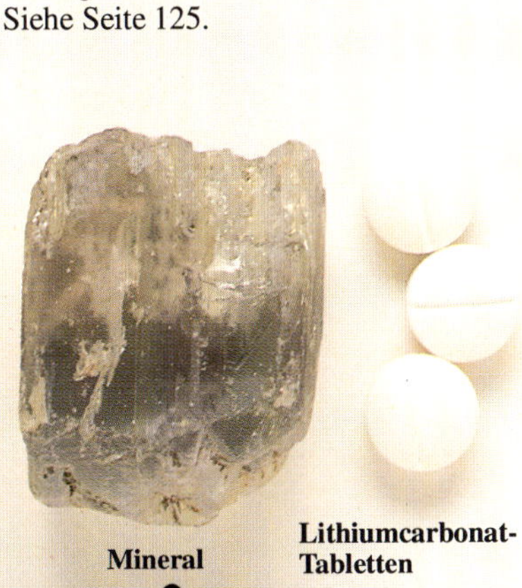

Spodumen ☠
LITHIUMALUMINIUMSILIKAT
Aus Spodumen wird Lithium gewonnen, das in Form von Lithiumsalzen, wie etwa Lithiumcarbonat, von der Schulmedizin zur Behandlung manisch depressiver Psychosen verwendet wird.
Siehe Seite 125f.

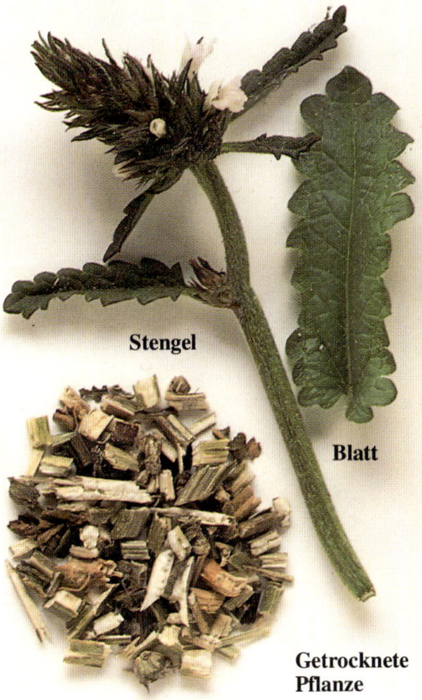

Stachys officinalis
ZIEST
Die Betonie wurde schon vor der Zeit der Römer als Heilmittel verwendet. In der Pflanzenheilkunde verordnet man sie bei nervösen Kopfschmerzen, nervösen Verdauungsstörungen sowie Leber- und Gallenblasenerkrankungen. Äußerlich wird sie in Form von Umschlägen zur Behandlung von Wunden und Quetschungen eingesetzt. Siehe Seite 126.

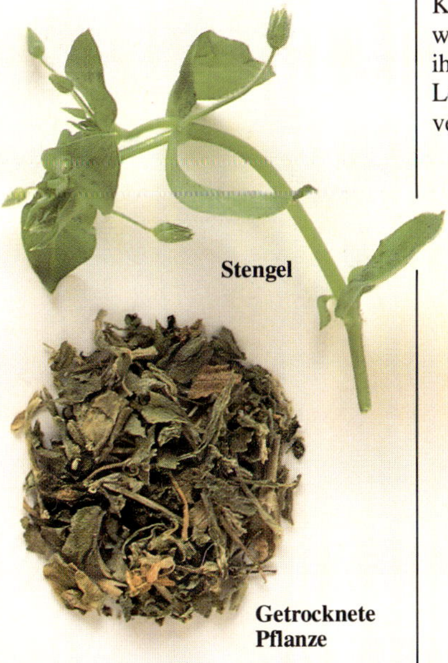

Stellaria media
VOGELMIERE
Früher wurde die Vogelmiere als Gemüse gegessen, heute wenden Phytotherapeuten sie äußerlich zur Behandlung von juckenden, entzündlichen Hautleiden an. Außerdem wird sie bei rheumatischen Erkrankungen zur Einnahme verordnet.
Siehe Seite 126.

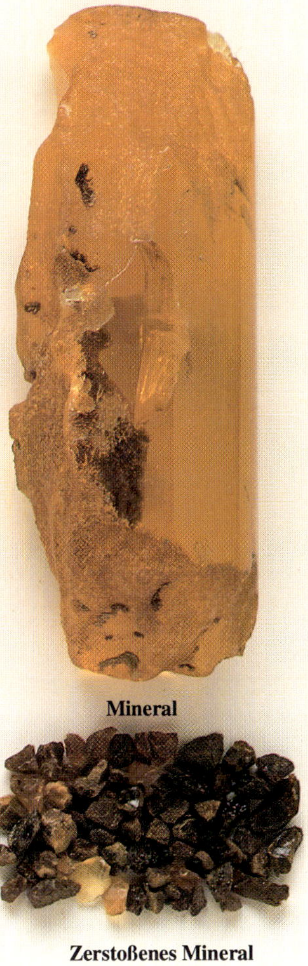

Succinum
BERNSTEIN
Bernstein ist das versteinerte Harz von Kiefern, die vor 300 Millionen Jahren wuchsen. Chinesische Ärzte verwenden ihn zerstoßen für die unterschiedlichsten Leiden, von Schlaflosigkeit bis Harnverhaltung. Siehe Seite 126.

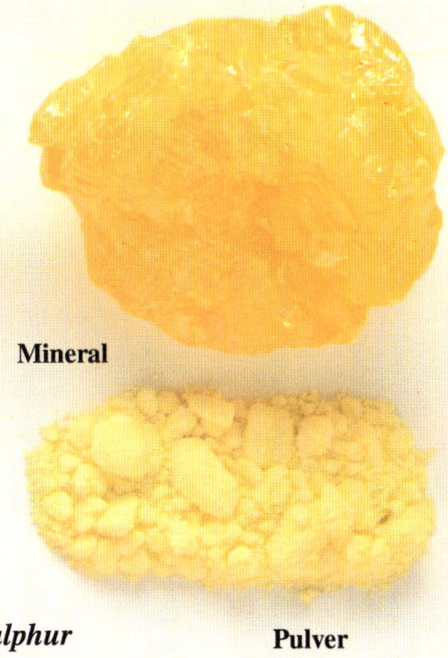

Sulphur
SCHWEFEL
Schwefel diente lange Zeit als Laxativ und »Blutreinigungsmittel«. In der Schulmedizin, der chinesischen Medizin und der Homöopathie wird er heute noch häufig angewandt, zum Beispiel zur Behandlung von Hautproblemen.
Siehe Seite 126.

SYMPHYTUM OFFICINALE

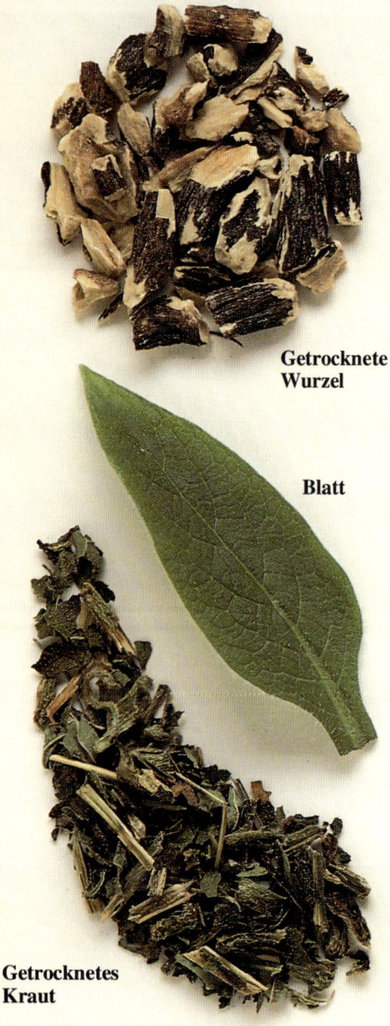

Symphytum officinale
BEINWELL
Der Beinwell ist eines der gebräuchlichsten Pflanzenmittel zur Behandlung von Wunden, Verstauchungen, Zerrungen und – wie sein Name erahnen läßt – Knochenbrüchen. Siehe Seite 127.

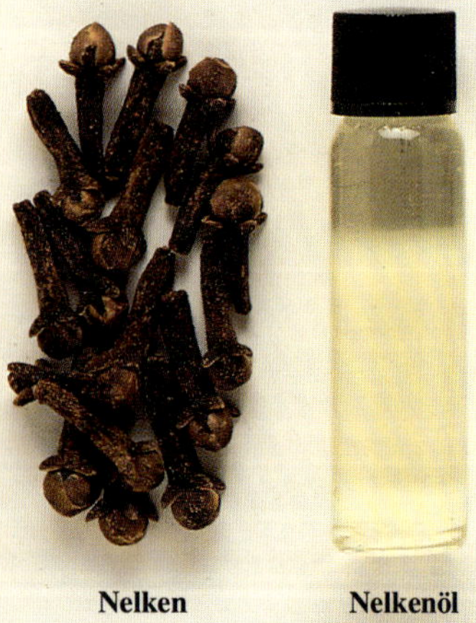

Syzygium aromaticum
GEWÜRZNELKENBAUM
Die getrockneten Knospen dieses immergrünen Baumes liefern Öl, das zur Linderung von Zahnschmerzen gebräuchlich ist. Phytotherapeuten geben es bei Verdauungsstörungen. Siehe Seite 127.

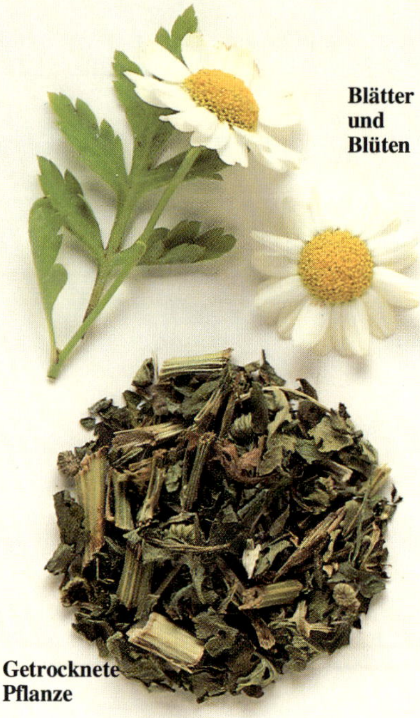

Tanacetum parthenium / Chrysanthemum parthenium
MUTTERKRAUT
Vor kurzem wurde dieses Kraut als Mittel zur Migränevorbeugung wiederentdeckt. Phytotherapeuten verordnen es auch bei Arthritis, bei Menstruationsschmerzen und nach Geburten, damit sich die Gebärmutter zusammenzieht.
Siehe Seite 127.

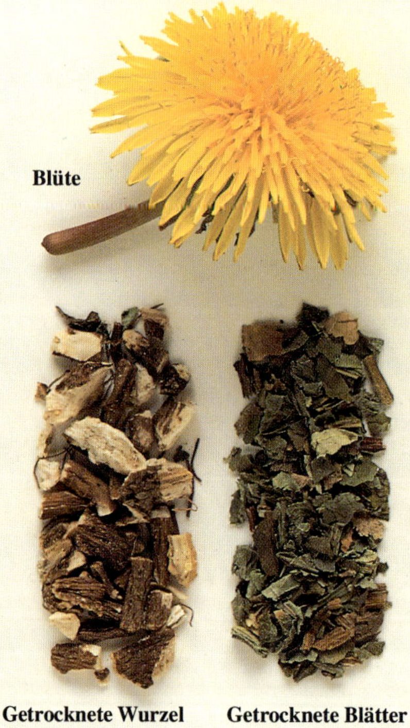

Taraxacum officinale
LÖWENZAHN
Wurzeln und Blätter liefern eines der wirksamsten pflanzlichen Diuretika. In der Phytotherapie und der chinesischen Medizin werden sie oft angewendet.
Siehe Seite 127f.

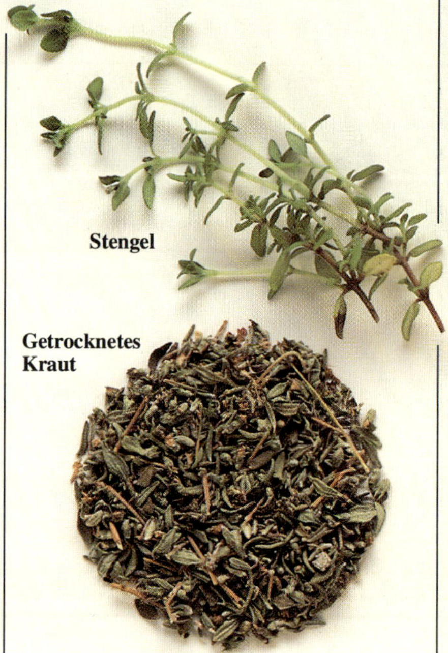

***Thymus*-Arten**
THYMIAN
Blühender Thymian ist eines der ältesten Pflanzenheilmittel und wird bei Husten, Bronchitis und Verdauungsproblemen verordnet. Da er ein natürliches Antiseptikum ist, verwendet man ihn bei Racheninfektionen auch als Gurgelmittel; als Auszug wird er zur Desinfektion von Wunden eingesetzt. Siehe Seite 128.

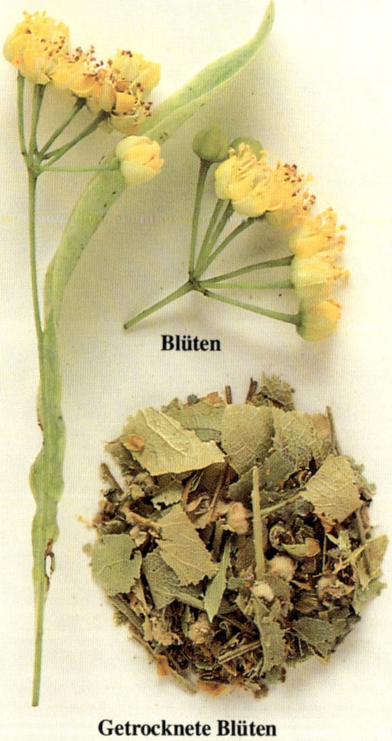

Tilia cordata
WINTERLINDE
In Europa ist Lindenblütentee als entspannendes Mittel gebräuchlich. Phytotherapeuten verordnen ihn auch bei Fieber, Erkältungen und Grippe. Für Kinder ist er besonders geeignet. Siehe Seite 128.

Tussilago farfara

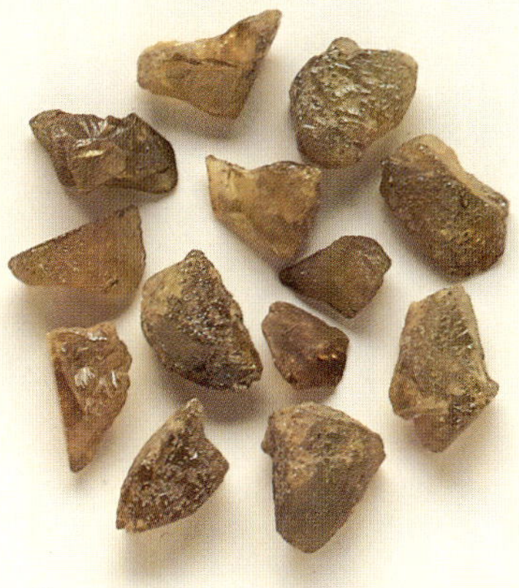

Titanit

CALCIUMTITANSILIKAT

Dieses Mineral ist ein wichtiger Lieferant von Titan, aus dem Titandioxid gewonnen wird. Dieses dient wiederum zur Herstellung von Sonnenschutzpräparaten. Titan absorbiert ultraviolettes Licht und schützt so die Haut vor Sonnenbrand. Siehe Seite 128.

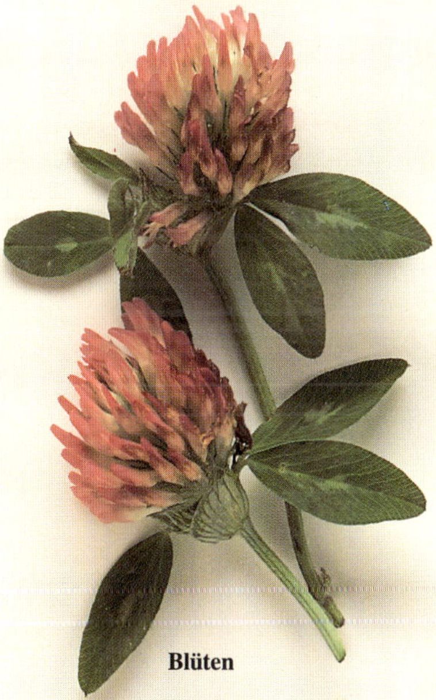

Blüten

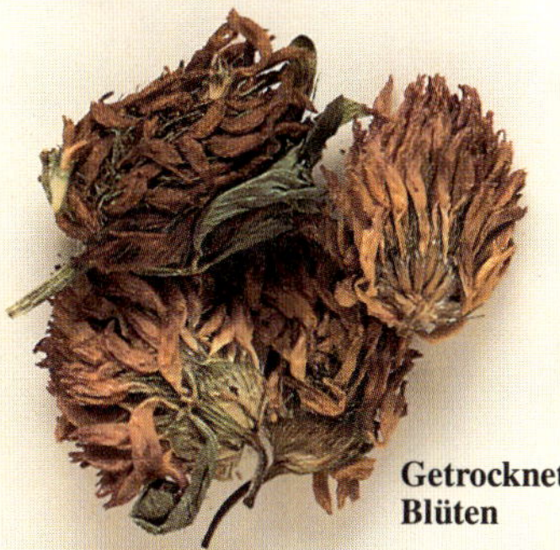

Getrocknete Blüten

Trifolium pratense

ROTKLEE

Obwohl der Rotklee in Europa heimisch ist, waren es nordamerikanische Indianer, die als erste seine Blüten zu Heilzwecken einsetzten. Phytotherapeuten verordnen sie bei Hautkrankheiten wie Schuppenflechte und Ekzemen. Siehe Seite 128.

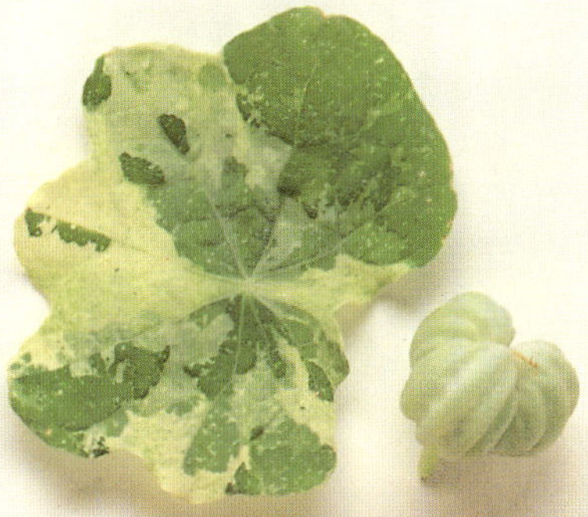

Buntlaubige Blätter **Frucht**

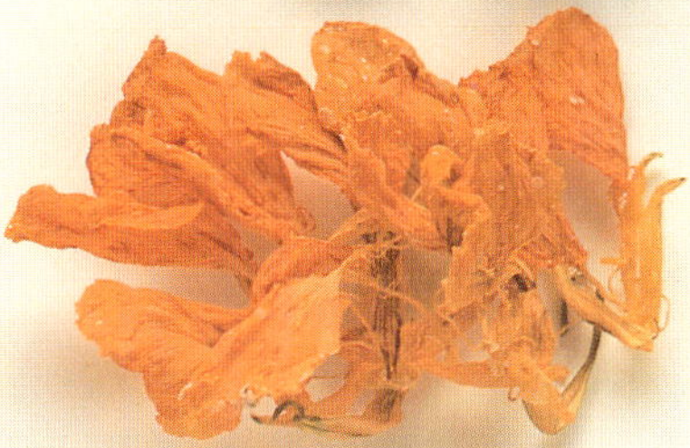

Getrocknete Blüten

Tropaeolum majus

KAPUZINERKRESSE

Im 16. Jahrhundert wurden Kapuzinerkressesamen von Peru nach Europa gebracht. Phytotherapeuten verwenden die ganze Pflanze oder die frischen Blätter bei Infektionen der Harnwege oder Atemorgane und auch als Antiseptikum. Siehe Seite 128f.

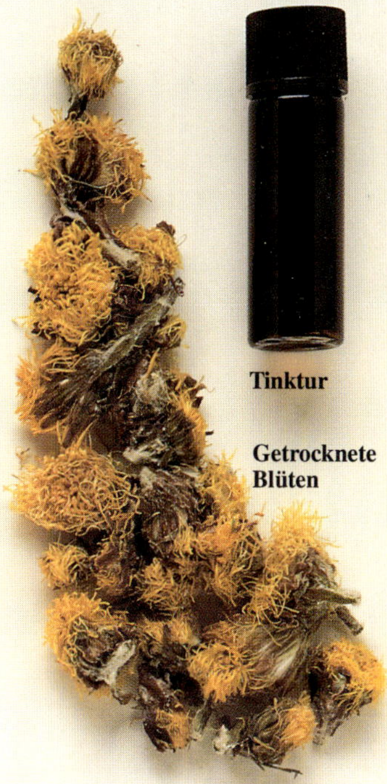

Tinktur

Getrocknete Blüten

Tussilago farfara

HUFLATTICH

Blätter und Blüten des Huflattichs wurden bereits von den alten Griechen als Hustenmittel verwendet; »Tussis« bedeutet im Griechischen Husten. Phytotherapeuten verordnen sie bei trockenem Reizhusten, Asthma und Bronchitis. Siehe Seite 129.

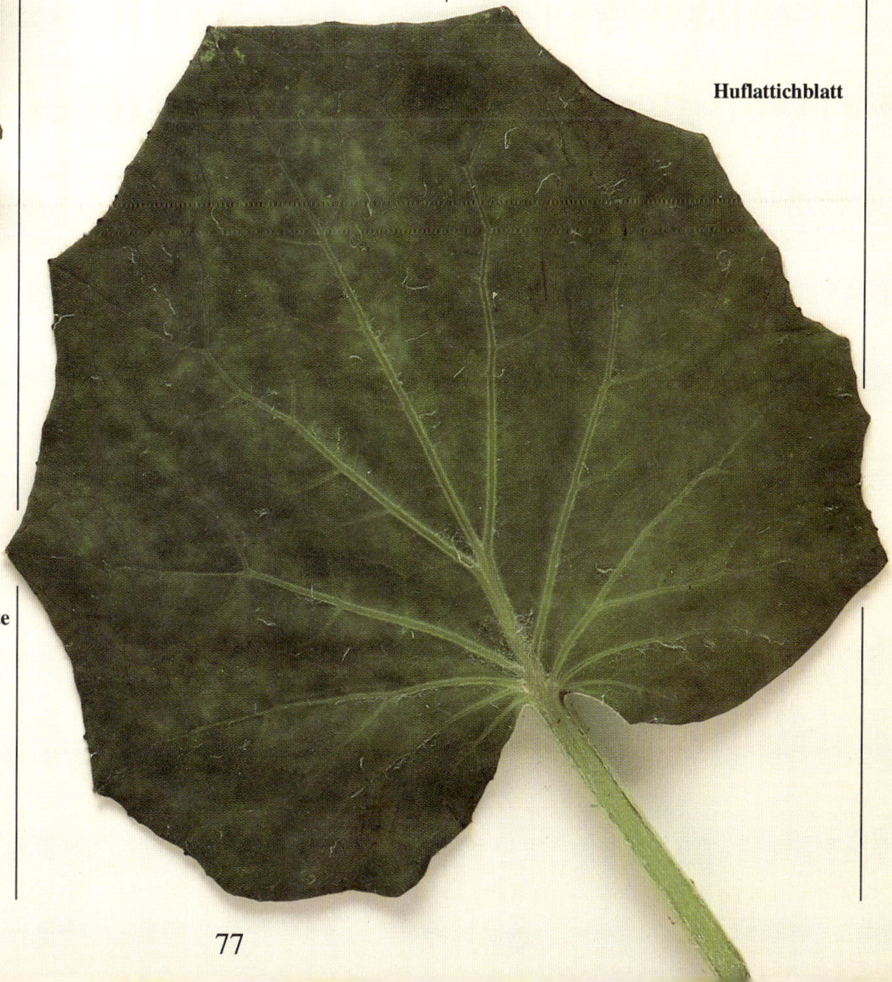

Huflattichblatt

Ulmus rubra

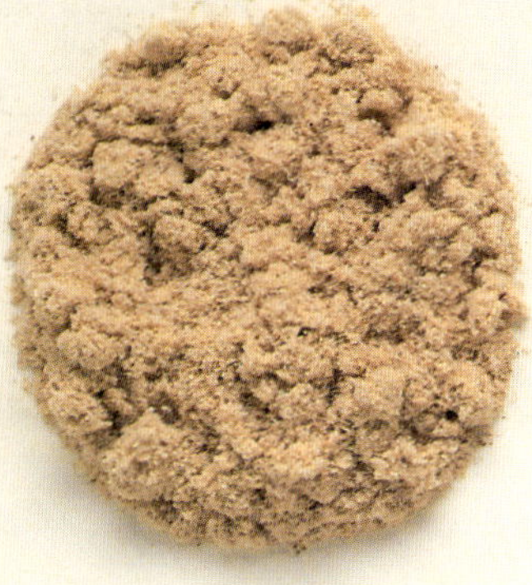

Pulver

Ulmus rubra
ROTULME
Ursprünglich war Rotulmenrinde ein Heilmittel der nordamerikanischen Indianer. Phytotherapeuten wenden sie innerlich bei Halsschmerzen und Reizungen des Verdauungstraktes an. Darüber hinaus dienen sie zur äußerlichen Behandlung von Furunkeln und infizierten Wunden. Siehe Seite 129.

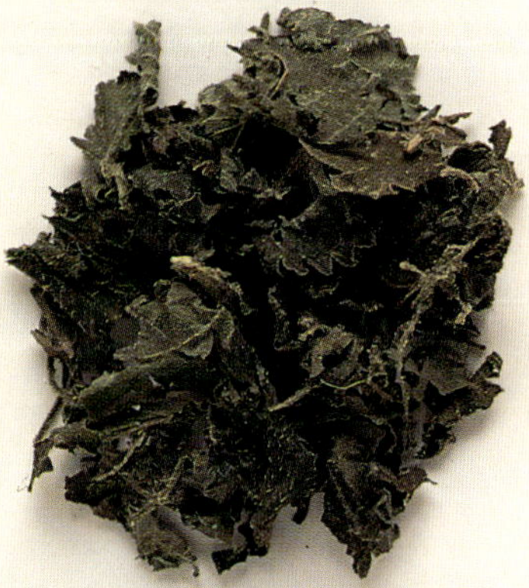

Getrocknetes Kraut

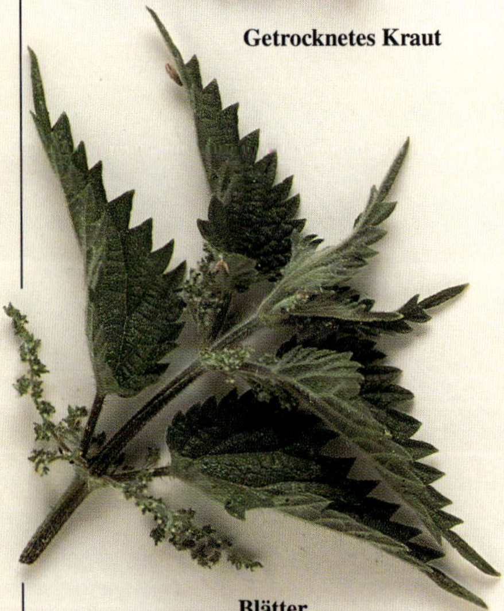

Blätter

Urtica dioica
BRENNESSEL
In der Pflanzenheilkunde wird die Brennnessel zur Behandlung von Hautkrankheiten und Rheumatismus eingesetzt. Ihre Brennhaare werden durch Trocknen oder Erhitzen zerstört. *Urtica urens* wird von Homöopathen gegen Rheumatismus, Verbrennungen und Ausschläge verordnet. Siehe Seite 129.

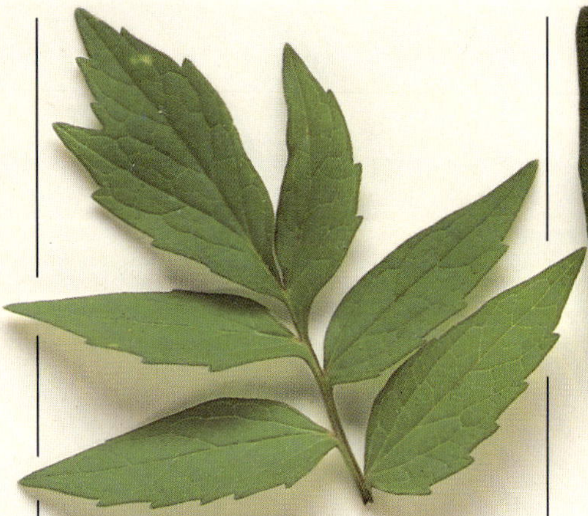

Blätter

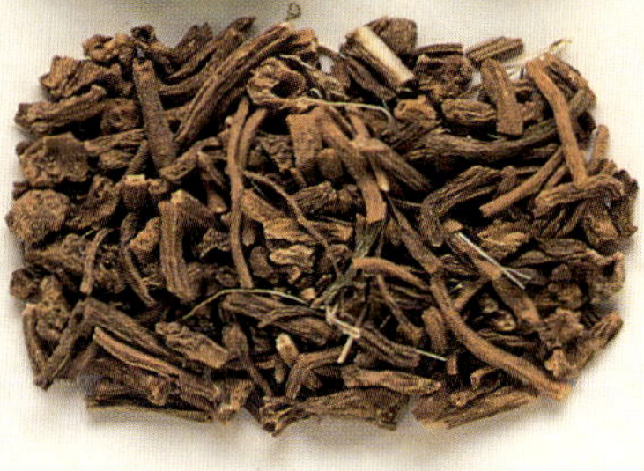

Getrocknete Wurzel

Valeriana officinalis
GEMEINER BALDRIAN
Baldrianwurzel ist eines der bekanntesten pflanzlichen Mittel zur Behandlung nervöser Leiden wie Angststörungen. Chinesische Ärzte verordnen sie auch bei traumatischen Verletzungen, Grippe und Rheumatismus. Siehe Seite 129f.

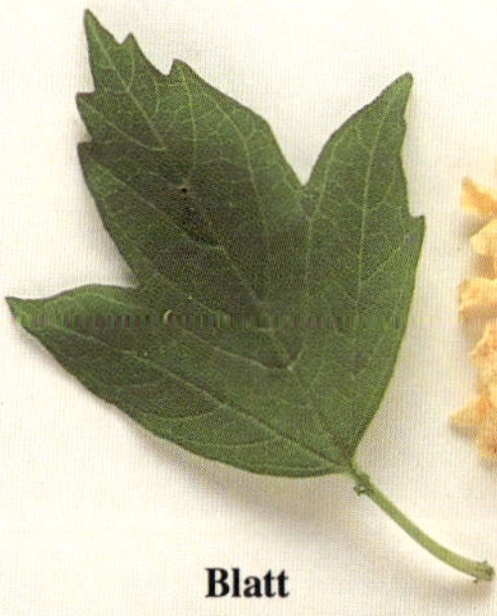

Blatt

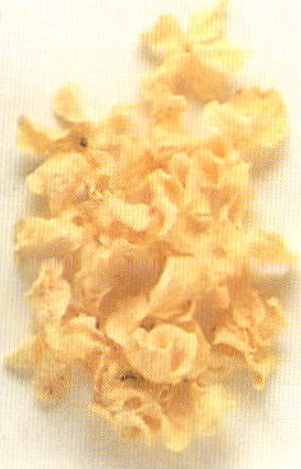

Getrocknete Blüten

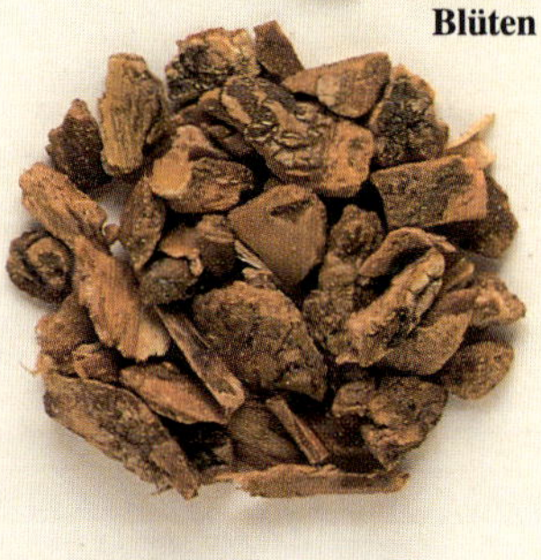

Getrocknete Rinde

Viburnum opulus
GEMEINER SCHNEEBALL
In der Pflanzenheilkunde dient die Rinde des weißblühenden Schneeballs seit langem zur Behandlung von Menstruationsschmerzen und Krämpfen. Die amerikanische Art *Viburnum prunifolium* wird ähnlich verwendet. Siehe Seite 130.

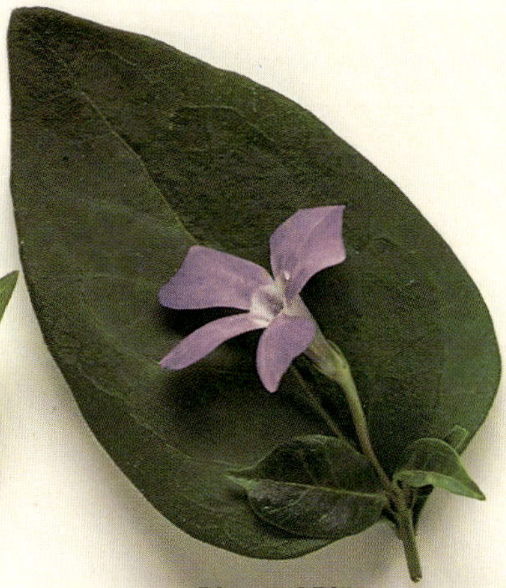

Blatt und Blüte

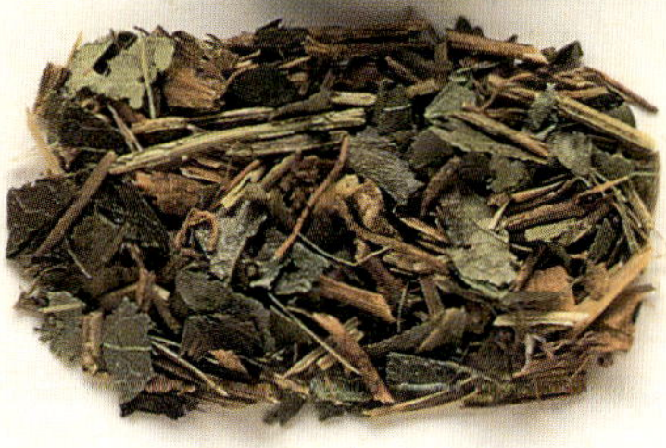

Getrocknete Pflanze

Vinca major
GROSSES IMMERGRÜN
Innerlich wenden Phytotherapeuten das Immergrünkraut bei starker Regelblutung und Scheidenausfluß an, äußerlich bei Hämorrhoiden und Nasenbluten. Die verwandte Art *Vinca minor* wird in der Homöopathie eingesetzt. Siehe Seite 130.

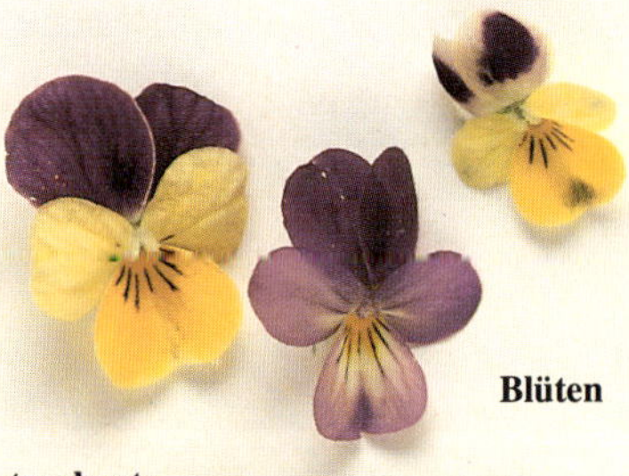

Blüten

Getrocknete Pflanze

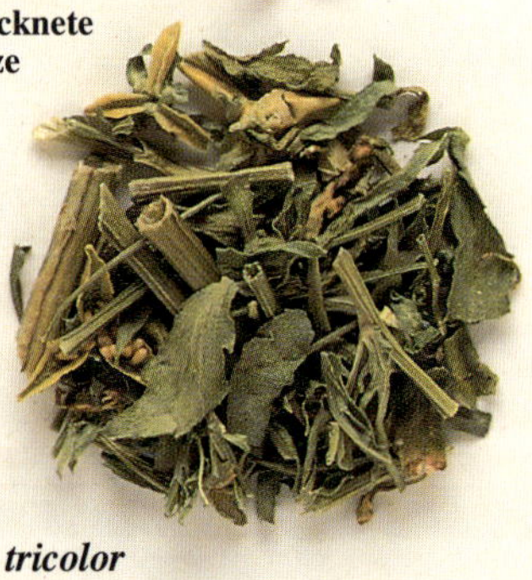

Viola tricolor
STIEFMÜTTERCHEN
Das Stiefmütterchen gehört zu den Pflanzen, bei denen die Form einmal den Verwendungszweck bestimmte: Die Volksmedizin benutzte seine herzförmigen Blüten zur Heilung gebrochener Herzen. Phytotherapeuten verordnen sie unter anderem bei Bronchitis, Rheumatismus und Gicht. Siehe Seite 130.

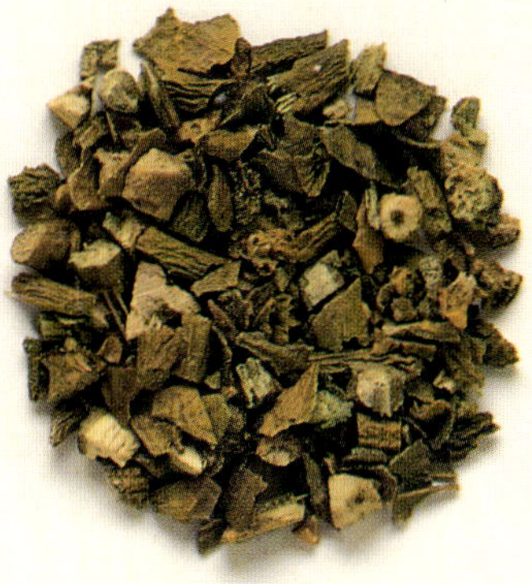

Getrocknete Blätter

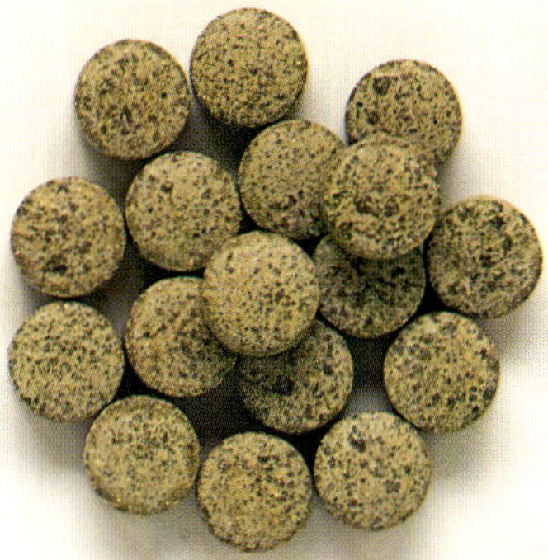

Tabletten

Viscum album
MISTEL

Die Blätter und Früchte werden getrocknet in Form von Tabletten, Abkochungen oder Tinktur bei mit Arterienverkalkung verbundenem Bluthochdruck verordnet. Darüber hinaus ist die Mistel eine wichtige Pflanze zur Behandlung von Krebserkrankungen. Siehe Seite 130.

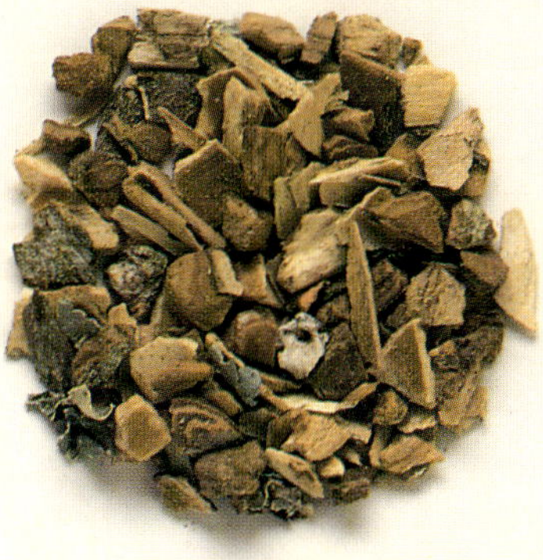

Getrocknete Rinde

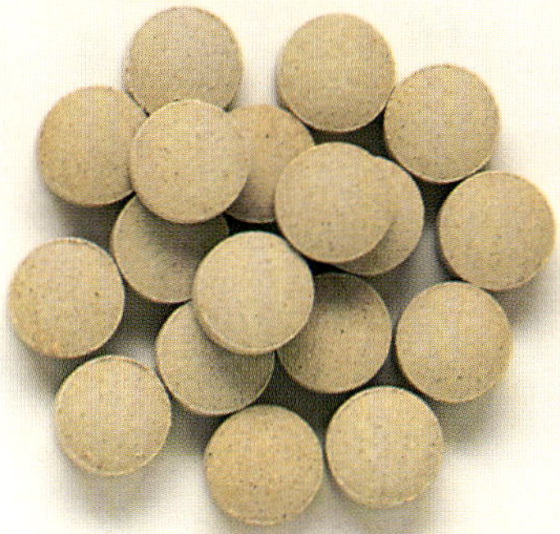

Tabletten

Zanthoxylum fraxineum
ZAHNWEHHOLZ

Die nordamerikanischen Indianer verwendeten diese Pflanze bei Zahnschmerzen. Heutige Phytotherapeuten verabreichen Rinde und Früchte bei entzündlichen Erkrankungen und schlechter Verdauung. Chinesische Ärzte benutzen sie für ähnliche Zwecke. Siehe Seite 131.

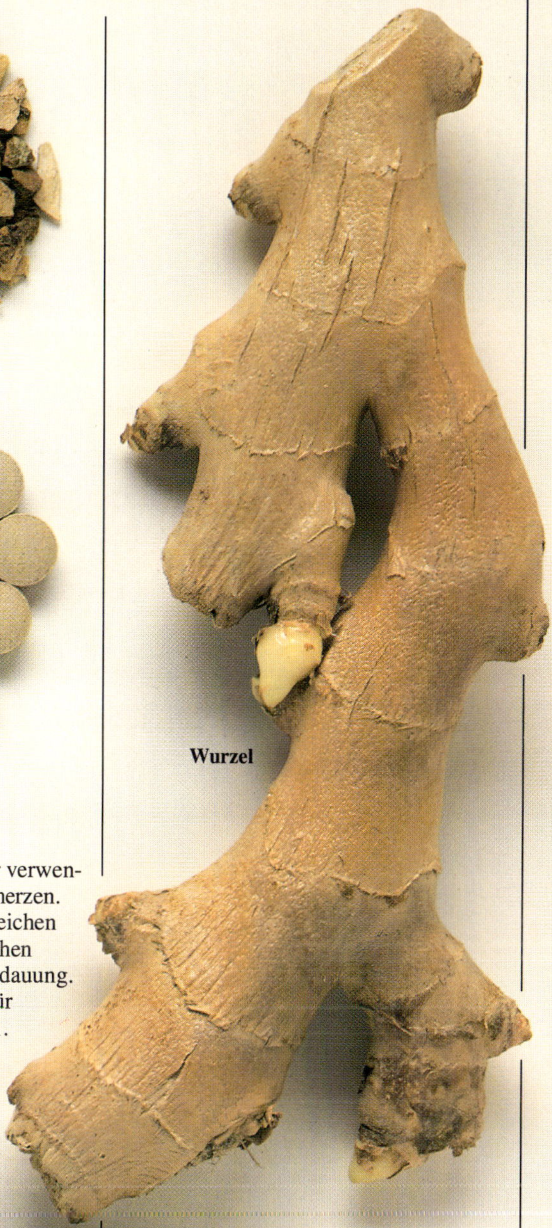

Wurzel

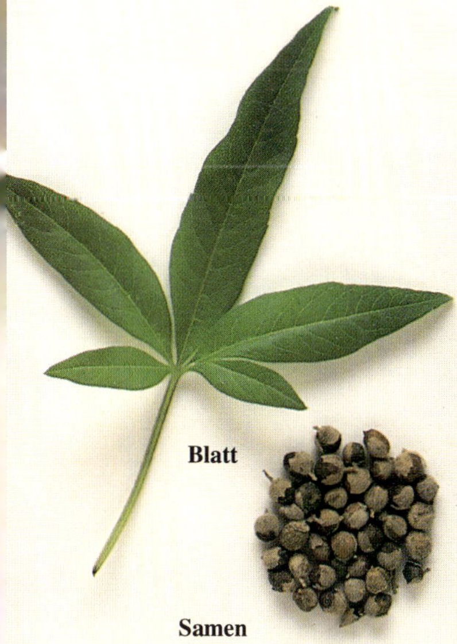

Blatt

Samen

Vitex agnus-castus
MÖNCHSPFEFFER

Die Samen dieses im Mittelmeerraum heimischen Strauches werden in der Pflanzenheilkunde verwendet, um bei Menstruationsstörungen und während des Klimakteriums den weiblichen Hormonhaushalt zu regulieren. Bei Männern soll die Pflanze den Geschlechtstrieb dämpfen. Siehe Seite 131.

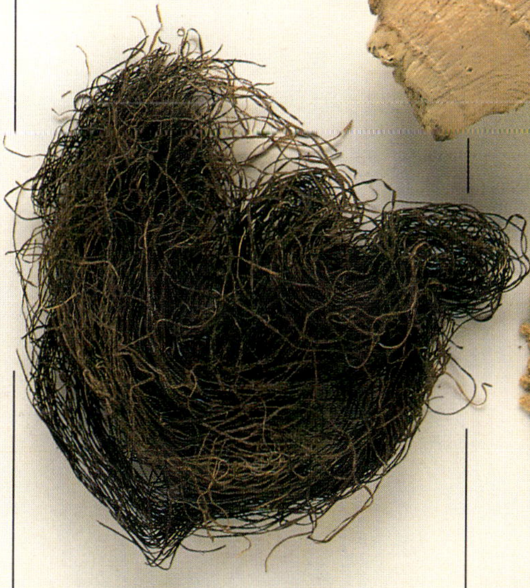

Zea mays
MAIS

»Maishaare« werden in der Phytotherapie bei der Behandlung von Harnwegsentzündungen, Blasen- und Niereninfektionen sowie Nierensteinen eingesetzt. Siehe Seite 131.

Pulverisierte Wurzel

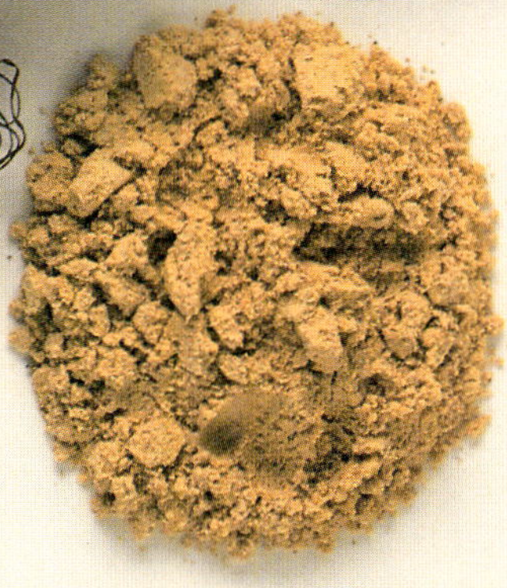

Zingiber officinale
INGWER

Schon die alten Griechen nutzten die Heilkräfte der Ingwerwurzel, und heute wird sie auf der ganzen Welt verwendet. Ärzte geben sie bei peripheren Durchblutungsstörungen, Lungenentzündung, Verdauungsstörungen, Blähungen und Reisekrankheit. Siehe Seite 131.

Lexikon der Naturheilmittel

In diesem Kapitel werden die bereits vorgestellten Naturheilmittel in alphabetischer Reihenfolge noch einmal systematisch behandelt. Es informiert über ihre Eigenschaften und Wirkungen sowie die Symptome und Krankheiten, zu deren Behandlung sie eingesetzt werden können.

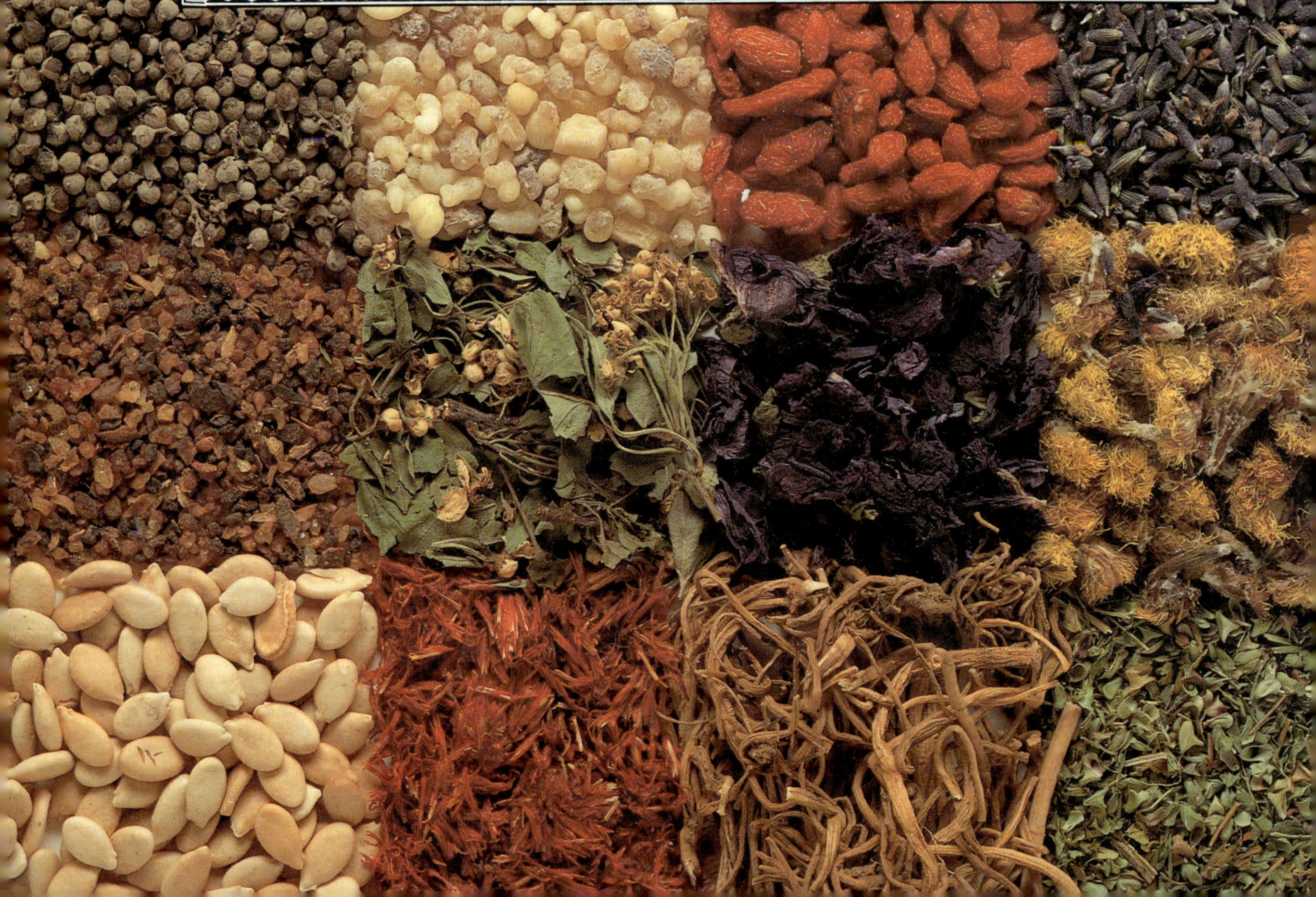

Aufbau des Kapitels

Das Lexikon enthält detaillierte Beschreibungen aller pflanzlichen, tierischen und mineralischen Substanzen, die im vorangegangenen Kapitel im Bild dargestellt wurden. Sie spiegeln die enorme Vielfalt der Naturheilmittel wider, wie auch die große Bandbreite an Krankheiten und Symptomen, für deren Behandlung sie sich eignen. Die Auswahl der Substanzen erfolgte im wesentlichen nach zwei Kriterien: Sie müssen in einem der großen medizinischen Heilsysteme – Pflanzenheilkunde, chinesische Naturheilkunde, indische Medizin, Homöopathie und Schulmedizin – Anwendung finden, und ihre Heilwirkung muß nachgewiesen sein – entweder durch lange praktische Erfahrung oder durch wissenschaftliche Experimente in jüngerer Zeit.
Jede Beschreibung ist nach dem unten gezeigten Beispiel gegliedert. Unbekannte Begriffe werden im Kapitel »Fachbegriffe« auf Seite 138f. erklärt.

Lateinischer Name
Die Beschreibungen wurden anhand der international gebräuchlichen lateinischen Namen alphabetisch geordnet. Sind zwei oder mehr durch Schrägstrich getrennte lateinische Namen angegeben, so werden diese synonym gebraucht; ein Komma trennt die Namen verschiedener Arten der gleichen Familie. Der Familienname steht in Klammern.

Deutscher Name
Der gebräuchlichste deutsche Name wurde etwas größer gesetzt; es folgen, kleiner gedruckt, weitere übliche Namen.

Verwendete Teile
Nur selten werden Pflanzen oder Tiere ganz verwendet. Gewöhnlich sind die aufgeführten medizinisch wirksamen Substanzen nur in bestimmten Teilen enthalten. Sofern nicht anders angegeben, benutzt man diese frisch.

Medizinische Verwendung
Hier finden sich die wichtigsten medizinischen Anwendungsbereiche der einzelnen Mittel. Sofern nicht anders angegeben, beziehen sie sich auf die Pflanzenheilkunde. Wird ein Mittel in der Homöopathie eingesetzt, steht sein Name in Klammern.

Beispiel

***Aconitum napellus** (Ranunculaceae)*
BLAUER EISENHUT, STURMHUT, MÖNCHSKAPPE

Die alten Chinesen stellten aus dieser Pflanze ein tödliches Pfeilgift her, und man nimmt an, daß sich ihr lateinischer Name von dem lateinischen Wort für Speer ableitet. Der Blaue Eisenhut ist in Mittel- und Südeuropa heimisch und als Gartenstaude bekannt. Er hat dunkelgrüne, stark geschlitzte Blätter und dunkle, blauviolette Blütenstände.

Verwendete Teile Im Herbst gesammelte, getrocknete Wurzeln.
Inhaltsstoffe Alkaloide wie Aconitin und geringe Mengen Ephedrin.
Wirkung Beruhigend, schmerzlindernd.
Medizinische Verwendung Da Eisenhut ein Herz- und Nervengift ist, wird er nur selten innerlich angewendet, außer als homöopathisches Mittel *(Aconitum)* bei beginnenden akuten Krankheiten wie Grippe, Erkältungen, Masern oder in Notfällen. Äußerlich wird er bei durch Prellungen, Ischias, Rheuma und Neuralgien verursachten Schmerzen eingesetzt, sofern die Haut unverletzt ist. In der chinesischen Medizin wird eine Tinktur aus verschiedenen *Aconitum*-Arten als örtliches Betäubungsmittel verwendet, nach Entfernung des giftigen Aconitins auch innerlich bei Herzkrankheiten.
Darreichungsformen Tinktur, Lotion, homöopathische Mittel (verschreibungspflichtig bis einschließlich der D3- beziehungsweise C1-Potenz).
Vorsicht Hochgiftig.

Vorsicht
Mit Arzneien sollte man stets sorgfältig umgehen, doch bei diesen Substanzen ist besondere Vorsicht angebracht. Sie sollten nur unter ärztlicher Aufsicht angewendet werden.

Symbole
Sie zeigen an, ob ein Mittel pflanzlichen (🍃), mineralischen (💎) oder tierischen (🦌) Ursprungs ist. ☠ bedeutet, daß es sich um ein Gift handelt.

Allgemeine Informationen
Dieser Abschnitt informiert über Herkunft und historische Verwendung des Stoffes. Wo es notwendig ist, enthält er auch eine knappe Beschreibung.

Inhaltsstoffe
Die chemischen Bestandteile von Mineralien lassen sich leicht analysieren. Anders ist dies bei Pflanzen und Tieren, die Tausende von chemischen Verbindungen enthalten. Es sind die Substanzen aufgeführt, die man kennt und denen man Heilwirkung zuschreibt.

Wirkung
Es sind die bekannten Heilwirkungen der Inhaltsstoffe aufgeführt.

Darreichungsformen
Die üblichen Formen, in denen der jeweilige Arzneistoff verabreicht wird, damit er möglichst wirksam ist und sich einfach anwenden läßt.

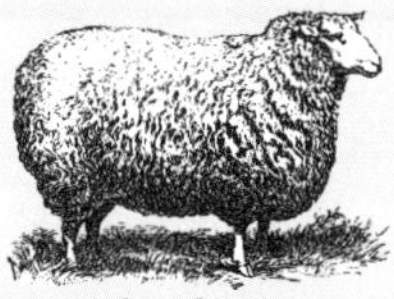

Adeps lanae

Achillea millefolium (Compositae)

SCHAFGARBE, FELDGARBE, ACHILLES-GARBE, GRUNDHEIL

Nach der Legende nahm Achilles die Schafgarbe, um die blutenden Wunden seiner Soldaten zu behandeln, und so erhielt sie den lateinischen Namen *Achillea.* Sie ist in Europa heimisch, hat sich aber in vielen gemäßigten Zonen ausgebreitet. Wie die meisten Wildkräuter siedelt sie sich auf Brachland bereitwillig an. An ihren kantigen Stengeln sitzen zahlreiche graugrüne Blätter, die an Farn erinnern. Im Sommer erscheinen kleine, weiße oder rosa überhauchte Blüten mit gelben Mitten, die in Dolden an langen Stengeln stehen.

Verwendete Teile Ganzes Kraut, mit und ohne Blüten.
Inhaltsstoffe Ätherische Öle mit Azulen; Flavonoide wie Apigenin und Rutosid; Gerbstoffe.
Wirkung Entzündungshemmend, wundheilend, fiebersenkend, schweißtreibend, blutdrucksenkend, blutstillend.
Medizinische Verwendung Zur Stärkung der Körperabwehrkräfte bei Fieber, Grippe und Erkältungen, ferner bei Bluthochdruck, Magengeschwüren, zu schwacher oder ausbleibender Menstruation. Für Umschläge zur Behandlung von kleineren Schnittwunden oder Schürfungen.
Darreichungsformen Auszug, Tinktur, Umschlag.
Vorsicht Bei Kontakt der feuchten Haut mit der Pflanze kann es bei Sonneneinwirkung zu Blasenbildung kommen.

Aconitum napellus (Ranunculaceae)

BLAUER EISENHUT, STURMHUT, MÖNCHSKAPPE

Die alten Chinesen stellten aus dieser Pflanze ein tödliches Pfeilgift her, und man nimmt an, daß sich ihr lateinischer Name von dem lateinischen Wort für Speer ableitet. Der Blaue Eisenhut ist in Mittel- und Südeuropa heimisch und als Gartenstaude bekannt. Er hat dunkelgrüne, geschlitzte Blätter und dunkle, blauviolette Blütenstände.

Verwendete Teile Im Herbst gesammelte, getrocknete Wurzeln.
Inhaltsstoffe Alkaloide wie Aconitin und geringe Mengen Ephedrin.
Wirkung Beruhigend, schmerzlindernd.
Medizinische Verwendung Da Eisenhut ein Herz- und Nervengift ist, wird er nur selten innerlich angewendet, außer als homöopathisches Mittel *(Aconitum)* bei beginnenden akuten Krankheiten wie Grippe, Erkältungen, Masern oder in Notfällen. Äußerlich wird er bei durch Prellungen, Ischias, Rheuma und Neuralgien verursachten Schmerzen eingesetzt, sofern die Haut unverletzt ist. In der chinesischen Medizin wird eine Tinktur aus verschiedenen *Aconitum*-Arten als örtliches Betäubungsmittel verwendet, nach Entfernung des giftigen Aconitins auch innerlich bei Herzkrankheiten.
Darreichungsformen Tinktur, Lotion, homöopathische Mittel (verschreibungspflichtig bis einschließlich der D3- beziehungsweise C1-Potenz).
Vorsicht Hochgiftig.

Actinolith

AKTINOLITH, STRAHLSTEIN

Die grünen Aktinolithkristalle kommen überall auf der Erde vor. Sie können opak, durchscheinend oder durchsichtig sein.

Verwendete Teile Kristalle.
Inhaltsstoffe Silikatkomplexe mit Spuren von Calcium, Magnesium und Eisen.
Wirkung Tonikum; vermindert Muskeltonus und Krämpfe.
Medizinische Verwendung In der chinesischen Medizin bei Koliken, Muskelkrämpfen, Prostataentzündung, Endometritis (Entzündung der Gebärmutterschleimhaut), Ausbleiben der Menstruation und Impotenz.
Darreichungsformen Pulver, Pillen, Abkochung.

Adeps lanae

WOLLFETT, LANOLIN

Viele Kosmetika, Seifen und Arzneimittel enthalten Lanolin, das aus Wollfett von Schafen hergestellt wird. Doch diese einerseits so nützliche Substanz gehört andererseits zu den Stoffen, die am häufigsten Allergien verursachen. Daher ist bei Hautpräparaten meist auf dem Etikett angegeben, wenn sie Lanolin enthalten. Rohwolle enthält beträchtliche Mengen Wollfett, das geschmolzen und gereinigt wird.

Verwendete Teile Wollfett.
Inhaltsstoffe Cholesterin, einwertige Alkohole, Cetylalkohol, Cerylalkohol und Carnaubadiol.
Wirkung Macht die Haut glatt und geschmeidig.
Medizinische Verwendung Als Grundlage für medizinische Cremes und Salben, die die Haut weich und geschmeidig machen und ihre Aufnahmefähigkeit für Arzneistoffe verbessern.
Darreichungsformen Salbe, Flüssigkeit.

Agathosma betulina / Barosma betulina (Rutaceae)

BUKKOSTRAUCH

Agathosma betulina ist ein kleiner Strauch, dessen Heimat im Kapland in Südafrika liegt, wo die Hottentotten aus seinen Blättern und Öl Parfüm herstellen. Auf der Oberfläche dieser blaßgrünen, ledrigen Blätter sitzen sichtbare Öldrüsen. Die Blüten der Pflanze sind klein und weiß.

Verwendete Teile Während der Blüte gesammelte, getrocknete Blätter.
Inhaltsstoffe Ätherisches Öl mit Diosphenol, Pulegon und Limonen; Flavonoide wie Rutosid, Hesperidin und Quercetin; Gerbstoffe.
Wirkung Harntreibend; Harnantiseptikum.
Medizinische Verwendung Bei Blasenentzündung, anderen entzündlichen Erkrankungen der Harnwege und Prostataentzündung. Bei Niereninfektionen soll die Pflanze jedoch nicht verwendet werden.
Darreichungsformen Auszug, Tinktur.

Agkistrodon acutus, Agkistrodon rhodostoma

GRUBENOTTERN

Schlangen sind in der Medizin seit langem bekannt. Dies spiegelt sich in vielen modernen medizinischen Symbolen heute noch wider, der Äskulapstab mit der Schlange beispielsweise geht auf Hippokrates zurück. Am gebräuchlichsten sind Grubenottern, von denen man mindestens fünf Arten verwendet. Die in Ostchina, Vietnam und Taiwan heimische *Agkistrodon acutus* (Chinesische Nasenotter) und *Agkistrodon rhodostoma* (Malayen-Mokassinschlange) sind für ihre Reizbarkeit und ihr gefährliches Gift bekannt.

Verwendete Teile Gift, Öl, gegartes Fleisch, ganzer Körper.
Inhaltsstoffe Enzyme, Ancrod.
Wirkung Tonikum; vermindert Muskeltonus und Krämpfe; schmerzlindernd; verhindert Blutverklumpung.
Medizinische Verwendung Hauptsächlich zur Gewinnung von Serum für die Behandlung von Schlangenbissen, durch die jedes Jahr 30 000 Menschen sterben. In der Unani-Medizin wird Schlangenfleisch zur Stärkung der Sehkraft, Linderung von Muskelschmerzen und Verbesserung der Geisteskraft gegeben; ferner als langsam, aber lange wirkendes Schmerzmittel gegen chronische Schmerzen wie etwa bei Ischias. In der chinesischen Medizin wird die heimische Art zur Behandlung von Krämpfen, Muskelzittern, Anfällen, steifen oder schwachen Gelenken und Gesichtslähmungen verordnet. Aus dem Gift von *Agkistrodon rhodostoma* wird Ancrod gewonnen und in der Schulmedizin eingesetzt, um die Bildung von Blutgerinnseln zu verhindern, die zu Schlaganfällen oder Herzinfarkt führen können.
Darreichungsformen Unani-Medizin: gegartes Fleisch geköpfter Schlangen oder Paste aus Schlangenasche und Honig zur Stärkung der Sehkraft. Chinesische Medizin: pulverisierte getrocknete Schlange. Schulmedizin: Injektionslösungen.

Agrimonia eupatoria (*Rosaceae*)

KLEINER ODERMENNIG, KÖNIGSKRAUT, LEBERKLETTE, BRUCHWURZ

Der Kleine Odermennig ist schon seit den Anfängen der Geschichte eine beliebte Heilpflanze. In einem alten Rezept für ein Mittel zum Stillen innerer Blutungen heißt es, man solle ihn mit menschlichem Blut und Fröschen vermischen. Seine Blätter haben ein feines Aroma und werden in Frankreich zur Zubereitung von Tisanes verwendet. Der Kleine Odermennig wächst in ganz Europa, Asien und Nordamerika wild, vorzugsweise auf trockenem Brachland. Er hat hübsche, rauhhaarige, gefiederte Blätter, über denen im Sommer hohe Trauben aus gelben Blüten stehen. Aus den Blüten entwickeln sich mit rauhen Haaren bedeckte Früchte, die an Kleidern und im Fell von Tieren hängenbleiben.

Verwendete Teile Stengel, Blätter.
Inhaltsstoffe Gerbstoffe, Cumarine, ätherisches Öl, Flavonoide wie Apigenin und Quercetin.
Wirkung Wundheilend, harntreibend.
Medizinische Verwendung Gegen Durchfall bei Kindern und Colitis ulcerosa (entzündliche Darmerkrankung), ferner für Umschläge zur Behandlung von Geschwüren und langsam heilende Wunden sowie als Gurgelmittel bei akuten Rachenentzündungen. In der chinesischen Medizin bei Tuberkulose und inneren Blutungen.
Darreichungsformen Auszug, Tinktur, Gurgelmittel, Umschlag.

Agropyron repens (*Gramineae*)

QUECKE

Die eigentliche Heimat dieses berüchtigten Gartenunkrautes ist Europa, doch mit Forschern und Auswanderern verbreitete es sich über die ganze Welt. Seine Wurzeln wurden bereits im ersten Jahrhundert n. Chr. von Dioskurides medizinisch verwendet, und in Europa benutzt man sie heute noch. Die langen, weißen, unterirdischen Rhizome der Quecke bilden dichte Matten, aus denen Halmbüschel wachsen. Im Hochsommer erscheinen zweizeilige Ähren aus engstehenden kleinen Blüten, die an Roggen erinnern.

Verwendete Teile Im Frühjahr gesammelte Rhizome.
Inhaltsstoffe Das Polysaccharid Triticin und andere Kohlenhydrate wie Inosit und Mannit; Schleim, ätherisches Öl mit Agropyren.
Wirkung Beruhigend, harntreibend.
Medizinische Verwendung Bei schmerzhaften Harnwegsleiden, einschließlich entzündlichen Erkrankungen der Harnwege wie Blasenentzündungen, ferner bei Nierensteinen und Prostataentzündung.
Darreichungsformen Abkochung, Tinktur.

Alchemilla xanthochlora (*Rosaceae*)

FRAUENMANTEL, MARIENMANTEL, SINAU

Der lateinische Name des Frauenmantels leitet sich von dem arabischen Wort für Alchimie ab, was bereits auf den medizinischen Nutzen der Pflanze hindeutet. Die Heimat dieser Staude ist Großbritannien, heute findet man sie aber in vielen Regionen des nördlichen Europas. Sie hat auffallend große, gelappte Blätter, die mit weichen Haaren bedeckt sind. Von Anfang bis Mitte des Sommers erscheinen an langen Stengeln Büschel aus winzigen gelbgrünen Blüten.

Verwendete Teile Blätter, Blütenstände.
Inhaltsstoffe Gerbstoffe.
Wirkung Wundheilend; stillt äußerliche Blutungen.
Medizinische Verwendung Innerlich bei Durchfall und starker Menstruationsblutung, ferner für Leukorrhöe (übermäßiger weißer Ausfluß) und Pruritus vulvae (Jucken am Scheidenausgang), für Mundwässer bei Zahnfleischbluten und als Gurgelmittel bei Kehlkopfentzündung.
Darreichungsformen Auszug für Spülungen, Mundwasser, Gurgelmittel, Tinktur.

Allium sativum (*Liliaceae*)

KNOBLAUCH

Knoblauch wird schon so lange in Küche und Medizin verwendet, daß sich die Anfänge seiner Verwendung nicht mehr rekonstruieren lassen. Vermutlich wurde er bereits den Pharaonen mit ins Grab gelegt. Den Sklaven wurde er zur Stärkung verabreicht. Den alten Griechen und Römern diente er als Arznei, und Culpeper nannte ihn »ein Mittel für alle Krankheiten und Übel«. In Medizinjournalen werden regelmäßig wissenschaftliche Untersuchungen veröffentlicht, die die Heilwirkungen des Knoblauchs bestätigen. Seine Heimat ist Sibirien und Südeuropa, wo er fast zu den Grundnahrungsmitteln zählt. Er hat flache, dünne Blätter, und im Hochsommer entwickelt er einen runden Blütenstand aus winzigen grünlichweißen oder rosa Blüten. Seine Zwiebel ist mit einer weißen, papierartigen Schale umgeben und besteht aus acht bis 15 Zehen.

Verwendete Teile Zehen.
Inhaltsstoffe Ätherisches Öl mit Schwefelverbindungen, insbesondere Alliin, das beim Zerdrücken der Zehen durch das Enzym Alliinase in Alicin umgewandelt wird; Geraniol und Linalool.
Wirkung Keim-, bakterien- und virustötend, auswurffördernd, schweißtreibend, wurmtreibend, blutdruck- und cholesterinspiegelsenkend; verringert die Gefahr der Blutverklumpungen.

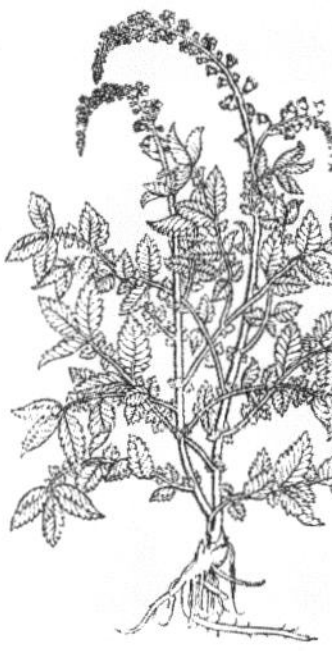

Agrimonia eupatoria

Medizinische Verwendung Bei Husten, Erkältungen, Bronchitis und Katarrh; regelmäßige Einnahme kann das Immunsystem stärken und Erkältungen vorbeugen. Ferner wird Knoblauch zur Regulierung von Blutdruck und Cholesterinspiegel gegeben, in der chinesischen Medizin bei Tuberkulose, Husten und Verdauungsproblemen wie Durchfall.
Darreichungsformen Frische Zehen, Tabletten, Ölkapseln, Tinktur, Sirup.

Aloe vera/Aloe barbadensis (*Liliaceae*)

ALOE, BÄRENGALLE, WUNDKAKTUS, BITTERSCHOPF

Die heute so populären Aloe-Cremes und Aloe-Shampoos lassen nicht erahnen, welch alte Heilpflanze die Aloe ist. Nach Aristoteles beobachtete schon Alexander der Große im Jahre 325 v. Chr. auf der Insel Sokotra Einheimische bei der Gewinnung von Aloesaft. Heute verwendet man über 200 Sorten, von denen die meisten von Arten abstammen, die in Ost- und Westafrika heimisch sind. Die Pflanzen bilden Rosetten aus dicken, fleischigen Blättern, die zumeist an den Rändern gezähnt sind. Im Sommer erscheint eine Blütentraube aus trichterförmigen gelben oder roten Blüten.

Verwendete Teile Aus den Blättern gewonnener Saft und Schleim.
Inhaltsstoffe Anthrachinonglykosid (Aloin) wie Aloe-Emodin, Aloin A und B und Aloinsoid; Sterine, Saponine, Harz.
Wirkung Saft: darmreinigend; Schleim: macht die Haut glatt und geschmeidig, fördert die Wundheilung.
Medizinische Verwendung Der frische Schleim wird bei Verbrennungen, langsam heilenden Wunden und Entzündungen direkt auf die Haut aufgetragen. Die abführende Wirkung der Aloe ist so stark, daß man sie innerlich nur selten allein anwendet, meist gibt man sie zusammen mit krampflösenden Mitteln wie *Atropa belladonna* (Seite 88) gegen Koliken. Chinesische Ärzte verschreiben sie als abführendes oder magenanregendes Mittel.
Darreichungsformen Pulver, Tabletten, Creme, frischer Saft.

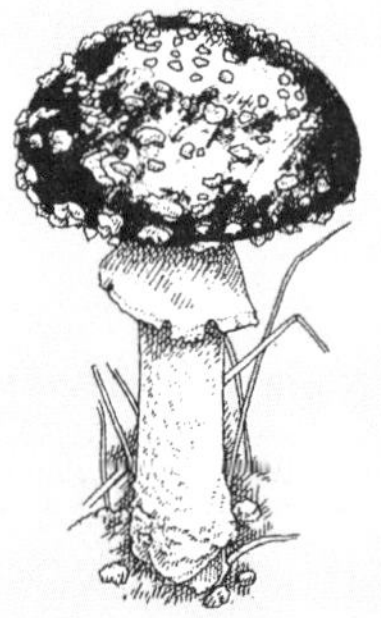

Amanita muscaria

Althaea officinalis (*Malvaceae*)

EIBISCH, SAMTPAPPEL

Der Eibisch ist eine alte Nahrungs- und Heilpflanze, die sowohl in der Bibel als auch in arabischen und chinesischen Dokumenten erwähnt wird – als Nahrung für die Armen oder in Zeiten von Hungersnöten. Den alten Griechen diente er als Arznei und Grabschmuck, und in der europäischen Volksmedizin ist er weithin gebräuchlich. Er hat eine dicke, weiße Pfahlwurzel, blaßgrüne Blätter und einfache hellrosa Blüten, die im Spätsommer erscheinen. Im Gegensatz zum Laub anderer bekannter Eibischarten sind die Blätter des *Althaea officinalis* samtartig behaart.

Verwendete Teile Im Herbst gesammelte Wurzeln von zweijährigen Pflanzen, Blätter.
Inhaltsstoffe Polysaccharidhaltiger Schleim, Pektin, Flavonoide (in Blättern) wie Quercetin und Kämpferol, Phenolsäuren wie Salicylsäure.
Wirkung Beruhigt die Schleimhäute, macht die Haut glatt und geschmeidig, ist schleimlösend und fördert die Wundheilung.
Medizinische Verwendung Innerlich bei Katarrh, Bronchitis, Reizhusten, Magenkatarrh, säurebedingten Magengeschwüren, Infektionen und Reizungen der Harnwege wie Blasenentzündung. Äußerlich für Umschläge zur Behandlung von Furunkeln, Karbunkeln und varikösen Geschwüren.
Darreichungsformen Auszug, Abkochung, Tinktur, Umschlag.

Aluminium-, Alkalisilikate

BIMSSTEIN

Dieses seltsame, leichte vulkanische Mineral entsteht, wenn Gestein durch enorme Hitzeeinwirkung schmilzt. Beim anschließenden Abkühlen entweicht aus dem Gestein Dampf, wodurch es seine schwammartige Struktur bekommt. In der Kosmetik benutzt man Bimsstein zur Entfernung von abgestorbenen Hautschichten. Darüber hinaus findet er in der Zahnheilkunde Verwendung.

Verwendete Teile Ganzer Bimsstein.
Inhaltsstoffe Aluminium- und Alkalisilikate.
Wirkung Beruhigend, auswurffördernd; löst vor allem Schleim in der Lunge; kühlend; dient als Schälmittel.
Medizinische Verwendung In der chinesischen Medizin bei allen Leiden, die mit Schleim oder Auswurf einhergehen wie Bronchitis, ferner als harntreibendes Mittel.
Darreichungsformen Pulver.

Amanita muscaria (*Agariaceae*)

FLIEGENPILZ

Der Fliegenpilz ist eines der ältesten bekannten Halluzinogene. Sibirische Schamanen benutzten ihn einst, um sich in tranceartige Zustände zu versetzen. Die Lappen, die ihn regelmäßig einnehmen, haben entdeckt, daß seine Wirkstoffe mit dem Urin unverändert wieder ausgeschieden werden. Deshalb kann man durch das Trinken von Urin ebenfalls Rauschzustände herbeiführen. Das Gift des Pilzes wird zur Bekämpfung von Fliegen und anderen Insekten verwendet, was auch seinen deutschen Namen erklärt. Der Fliegenpilz hat einen charakteristischen roten Hut mit weißen Tupfen, weiße Lamellen und einen weißen Stiel. Wie viele Pilze wächst er im Herbst in Wäldern der gemäßigten Zone.

Verwendete Teile Frischer Pilz oder getrockneter Hut.
Inhaltsstoffe Muscarin, Muscimol, Ibotensäure.
Wirkung Beeinflußt das zentrale Nervensystem und verursacht Zuckungen, Erbrechen, Bewußtlosigkeit und Halluzinationen.
Medizinische Verwendung Nur als homöopathisches Mittel *(Agarius muscarius)* bei neurologischen Krankheiten, charakterisiert durch unwillkürliche Zuckungen, und juckenden Hauterkrankungen.
Darreichungsformen Homöopathische Mittel.
Vorsicht Hochgiftig, deshalb achtsam verwenden.

Anacardium occidentale (*Anacardiaceae*)

KASCHUBAUM, ACAJUBAUM, NIERENBAUM

Wie es bei vielen Bäumen des tropischen Regenwaldes der Fall ist, werden auch verschiedene Teile des Kaschubaumes von den Einheimischen für vielfältige Zwecke benutzt, beispielsweise als Insektizid, Tinte oder Heilmittel. Der Kaschubaum ist in den Dschungeln Südamerikas heimisch, wird aber auch in anderen Ländern der tropischen Zone angebaut. Er erreicht bis zu zwölf Meter

Höhe und hat ovale Blätter. Nachdem seine kleinen gelblich-rosa Blüten verwelkt sind, schwellen die Fruchtstiele zu nierenförmigen grauen »Äpfeln« an, die die Cashewnüsse hervorbringen.

Verwendete Teile Rinde, Saft und Öl der Früchte, Nüsse.
Inhaltsstoffe Protein, Niacin, Anacardsäure, Cardol, Magnesium, Eisen.
Wirkung Rindenextrakte: fiebersenkend; Öl der Frucht: zersetzt Protein in abgestorbenen Hautschichten; Fruchtsaft: harntreibend; die Nüsse haben hohen Nährwert.
Medizinische Verwendung Öl: zur Entfernung von Warzen, Hühneraugen, Flechten und Krebsgeschwüren. Saft: bei Gebärmuttererkrankungen. Als homöopathisches Mittel *(Anacardium)* bei Angststörungen, Atembeschwerden und Verdauungsproblemen.
Darreichungsformen Frischer Saft, Öl, Nüsse, Abkochung der Rinde, homöopathische Mittel.
Vorsicht Das Öl wirkt ätzend, deshalb achtsam anwenden.

Anemone pulsatilla / Pulsatilla vulgaris (Ranunculaceae)

GEMEINE KÜCHENSCHELLE, KUHSCHELLE

Die Heilkräfte der Küchenschelle sind bereits seit der Zeit der alten Griechen bekannt. Diese Staude ist im mittleren und nördlichen Europa heimisch, wo sie auf Kalkböden gedeiht. Sie hat ledrige, mit langen Haaren bedeckte Blätter, die bodenständige Rosetten bilden, eine dicke Wurzel und violette Blüten.

Verwendete Teile Ganze getrocknete Pflanze.
Inhaltsstoffe Glykosid (frisches Kraut enthält Protoanemonin, das beim Trocknen in Anemonin umgewandelt wird), Saponine, Gerbstoffe, Harz.
Wirkung Beruhigend, schmerzlindernd, bakterientötend; vermindert Muskeltonus und Krämpfe.
Medizinische Verwendung Bei schmerzhaften Beschwerden an den männlichen und weiblichen Fortpflanzungsorganen wie Menstruationsschmerzen, Hoden- und Prostataentzündung. Ferner bei Spannungskopfschmerz, Hyperaktivität, Schlaflosigkeit und Ohrenschmerzen. Als homöopathisches Mittel *(Pulsatilla)* bei Katarrh, Verdauungsstörungen und Masern sowie bei Zuständen, die mit Weinerlichkeit und Entschlußlosigkeit einhergehen. In der chinesischen Medizin bei Durchfall.
Darreichungsformen Auszug, Abkochung, Tinktur, homöopathisches Mittel (verschreibungspflichtig bis einschließlich der D3- beziehungsweise C1-Potenz).
Vorsicht Die frische Pflanze ist giftig, daher nur getrocknet verwenden.

Angelica archangelica (Umbelliferae)

ENGELWURZ, ANGELIKA, ERZENGELWURZ

Die kandierten Stengel der Engelwurz werden in der Küche und darüber hinaus bei der Zubereitung von alkoholischen Getränken wie Chartreuse und Wermut verwendet. Als Heilpflanze wurde die Engelwurz erst im 15. Jahrhundert gebräuchlich. Zu dieser Zeit setzte man sie hauptsächlich gegen die »Pest und alle Epidemien« ein. Sie galt als Wunderpflanze, und Culpeper empfahl sie für Leiden, die von Hundebissen bis hin zur Gicht reichten. Die Heimat dieser zweijährigen Pflanze ist das nördliche Europa. Sie hat dicke, fleischige Wurzeln, hohle Stengel und gezähnte Blätter. Im Spätsommer erscheinen Dolden aus grünlichen Blüten.

Verwendete Teile Getrocknete Wurzeln und Samen, frische Blätter und Stengel.
Inhaltsstoffe Ätherische Öle mit Pinen und Cymol; Valeriansäure, Cumarine, Iridoide, Harz, Gerbstoffe.
Wirkung Schweißtreibend, auswurffördernd, verdauungsanregend (Bittermittel), harntreibend; vermindert Muskeltonus und Krämpfe; lindert Blähungen und Koliken.
Medizinische Verwendung Bei Katarrh, Bronchitis, Blähungen und Verdauungsstörungen, ferner als Digestivum und Lebertonikum. In der chinesischen Medizin werden mehrere verwandte Arten bei Erkältungen, Kopfschmerzen, Arthritis und Rheumatismus verschrieben, in der Ayurwedik bei Verdauungsproblemen und Kreislaufbeschwerden.
Darreichungsformen Auszug, Tinktur.

Aphanes arvensis (Rosaceae)

ACKERFRAUENMANTEL

Der Ackerfrauenmantel wird seit Jahrhunderten verwendet, um Nierensteine aufzulösen. Seine Heimat ist Großbritannien, er kommt jedoch überall im nördlichen Europa vor, wo er auf trockenen, brachliegenden Böden wächst. Die einjährige Pflanze hat einen niederen Wuchs, dreilappige, grüne Blätter und unscheinbare grüne Blüten, die während des Sommers erscheinen.

Verwendete Teile Während der Blütezeit gesammelte ganze Pflanze.
Inhaltsstoffe Wundheilende Stoffe, wahrscheinlich vor allem Gerbstoffe.
Wirkung Harntreibend; beruhigt die Schleimhäute und löst Nierensteine auf.
Medizinische Verwendung Zur Auflösung von Nieren- und Blasensteinen, zur Beruhigung von durch Harnsteine gereizten Harnwegen.
Darreichungsformen Auszug, Tinktur.

Apis mellifica

HONIGBIENE

Stets hat der Mensch die Honigbiene als einen seiner wertvollsten Verbündeten betrachtet. Am wichtigsten ist sie für die Befruchtung von Kulturpflanzen, doch darüber hinaus liefert sie noch einige faszinierende Substanzen, die die Gesundheit unterstützen.

Verwendete Teile Bienengift und Giftextrakt, ganze Bienen, Honig, Bienenwachs, Propolis (Harz, das die Bienen an manchen Baumarten sammeln und zum Kitten von Bienenwaben verwenden), Gelée royale (Futtersaft zur Ernährung junger Bienenköniginnen), Blütenpollen.
Inhaltsstoffe Gift und ganze Bienen: Melittin; Honig: Inhibine; Bienenwachs; Propolis; Gelée royale: Pantothensäure (Vitamin B) und Acetylcholin; Blütenpollen.
Wirkung Reizlindernd (Melittin, ganze Bienen); antibiotisch (Melittin, Inhibine, Propolis, Gelée royale); tonisierend (ganze Bienen, Gelée royale, Blütenpollen); abführend, beruhigend auf die Schleimhäute und sedierend (Honig); entzündungshemmend, magenanregend, schmerzlindernd und neutralisierend auf Giftstoffe (Bienenwachs).
Medizinische Verwendung Das Gift traditionell bei Arthritis, Giftextrakt als Antidote bei Menschen, die auf Bienenstiche stark allergisch reagieren. In der Unani-Medizin werden flügellose getrocknete Bienen als Tonikum oder zur äußerlichen Behandlung von Stichen und Entzündungen der Haut verwendet. In der Homöopathie

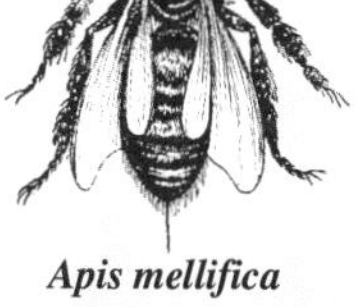

Apis mellifica

verordnet man ganze Bienen *(Apis mel)* bei schmerzhaften Entzündungen und Schwellungen. Mit Honig werden weltweit Wunden, äußerliche Geschwüre und Verbrennungen geheilt, außerdem soll er Langlebigkeit und Vitalität fördern. Er wird, wenn ein mildes Mittel erforderlich ist, bei Verstopfung gegeben, außerdem bei Husten und Bronchitis. Bienenwachs wird in der chinesischen und Unani-Medizin für ähnliche Zwecke verwendet. Im Westen verschreiben Naturheilkundler bei Heuschnupfen zur Stärkung des Immunsystems Oberflächenteile der Waben, die etwas Pollen enthalten. Propolis wird seit dem 4. Jahrhundert v. Chr. bei Quetschungen, Wunden, Entzündungen der Haut und Verbrennungen eingesetzt; heute behandelt man damit Mundschleimhaut- und Magengeschwüre. Gelée royale wird mit hormonellen Wirkungen in Verbindung gebracht, die aber noch nicht nachgewiesen werden konnten; am bekanntesten ist es als allgemeines Stärkungsmittel. Blütenpollen werden bei einer großen Bandbreite von Problemen verordnet, die von Impotenz bis zu Depressionen reichen, am häufigsten aber zur Immunisierung des Körpers gegen Pollen.
Darreichungsformen Gift/Melittin: Injektionslösungen. Honig: mit oder ohne Waben (handelsüblicher Honig wird oft erhitzt, um ihn von Verunreinigungen zu befreien, dabei können wertvolle Enzyme und andere wichtige Bestandteile zerstört werden). Oberflächenteile der Waben: in Gläsern. Bienenwachs: als reines Wachs oder in Hand- und Gesichtscremes. Propolis: Tabletten, Pastillen und Fluidextrakt. Gelée royale: Tabletten und Ampullen mit frischem, gekühltem Gelée. Blütenpollen: Körner, Tabletten und homöopathische Mittel.
Vorsicht Bei allen Bienenpräparaten können Allergien auftreten.

Arctium lappa (Compositae)
GROSSE KLETTE

Die Klette ist eine alte und vielseitige Heilpflanze. Die Japaner essen ihre Wurzeln als Gemüse, da sie reich an Ballaststoffen sind. Die Heimat dieser Staude ist das nördliche Europa, doch findet man sie auch in Asien und Nordamerika. Sie hat eine lange Pfahlwurzel und große, pfeilförmige Blätter. Die distelartigen, violetten Blüten tragen winzige Haken, die an Kleidern oder im Fell von Tieren hängenbleiben.

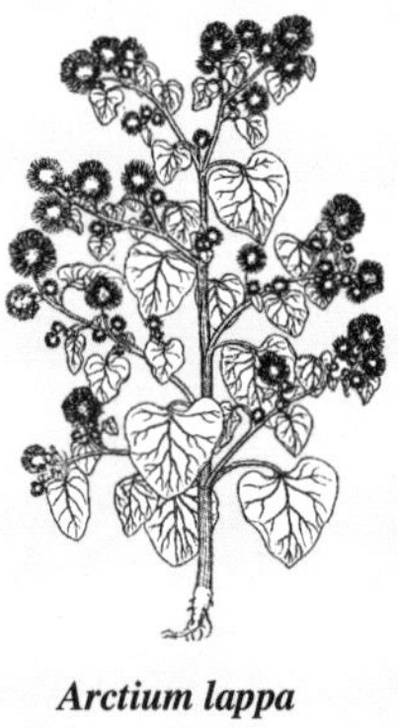

Arctium lappa

Verwendete Teile Blätter, Samen, Wurzeln.
Inhaltsstoffe Inulin und Polyacetylene in den Wurzeln; Lignane wie Arctigenin; Sesquiterpene in den Blättern; Öl; organische Säuren wie Phenolsäuren.
Wirkung Harntreibend, appetitanregend, beruhigend, bakterientötend, abführend; steigert Nährstoffaufnahme und -ausscheidung.
Medizinische Verwendung Am häufigsten bei Hauterkrankungen, insbesondere Ekzemen und Schuppenflechte. Ferner bei Gicht, Rheumatismus, Appetitlosigkeit und Blasenentzündung. In der chinesischen Medizin wird die Wurzel innerlich bei Rheumatismus, Gicht, Katarrh und infektiösen Erkrankungen wie Syphilis angewendet, äußerlich zur Behandlung von Hämorrhoiden, wunden Stellen und Schwellungen. Die Samen werden gegen Schuppenflechte und als magenanregendes Mittel verordnet.
Darreichungsformen Auszug, Abkochung, Tinktur.

Arctostaphylos uva-ursi (Ericaceae)
BÄRENTRAUBE, ACHELKRAUT, SANDBEERE, WOLFSBEERE, WILDER BUCHS

Die Bärentraube ist in Europa seit dem Mittelalter als Diuretikum bekannt. Im 18. Jahrhundert konnten deutsche Ärzte ihre bakterientötende Wirkung nachweisen. Sie wächst in gebirgigen Gegenden der Nordhalbkugel, und man findet sie in Nordamerika, Europa und Asien. Diese niedrige kriechende Pflanze hat eiförmige Blätter und wachsartige weiße oder rosa Blüten, die in Büscheln stehen.

Verwendete Teile Im Spätsommer gesammelte Blätter.
Inhaltsstoffe Hydrochinone wie Arbutin; Iridoide; Flavonoide wie Quercetin; Gerbstoffe sowie ätherisches Öl.
Wirkung Harntreibend, antiseptisch, wundheilend.
Medizinische Verwendung Bei Blasenentzündung und anderen entzündlichen Erkrankungen der Harnwege sowie bei schmerzhaftem Wasserlassen.
Darreichungsformen Auszug, Tinktur, Tabletten.

Argentit
SILBERGLANZ

Argentit ist der wichtigste Lieferant für Silber und läßt sich so leicht formen, daß er einst zur Herstellung von Münzen verwendet wurde. Im tschechischen Jachymov (St. Joachimsthal), wo es natürliche Vorkommen gibt, prägte man einst »Joachimsthalergulden«. Von ihnen leitete man später den Begriff »Dollar« ab.

Verwendete Teile Silber, zur Herstellung von Silbernitrat.
Inhaltsstoffe Silber.
Wirkung Ätzend, bakterientötend.
Medizinische Verwendung In der Schulmedizin in Form von Silbernitrat äußerlich bei Warzen oder zur Desinfektion der Haut. In der Homöopathie von großer Bedeutung als Mittel *(Argentum nitrate)* gegen Schwindligsein, Bindehautentzündung, Kopfjucken, Koliken, Blähungen und Durchfall sowie Kopfschmerzen, vor allem, wenn sie mit Angst oder Nervosität einhergehen.
Darreichungsformen Lotion, Stift, homöopathische Mittel.

Armoracia rusticana / Cochlearia armoracia (Cruciferae)
MEERRETTICH

Der Meerrettich ist ein altbekanntes Gewürz, von dem der Heilpflanzenkundler Parkinson 1640 meinte, daß er »zu scharf für empfindliche und vornehme (britische) Mägen« sei. In Deutschland wird er in der Küche wie Senf verwendet. Die Heimat des Meerrettichs ist Mittel- und Osteuropa, doch hat er sich in vielen Ländern der gemäßigten Zone angesiedelt. Aus seiner tiefgehenden Pfahlwurzel wachsen lange, gekerbte Blätter, und gegen Ende des Sommers erscheinen weiße Blütenrispen.

Verwendete Teile Frische Wurzeln.
Inhaltsstoffe Glucosinolate, hauptsächlich Sinigrin, aus denen Senföle entstehen, wenn man die Wurzel zerreibt und mit Wasser mischt; Vitamin C; Harz.
Wirkung Anregend, schweiß- und harntreibend, bakterientötend.
Medizinische Verwendung Als Kreislaufstimulans. Äußerlich bei Gicht und Rheumatismus. Da die Senföle Bakterien abtöten, wird Meerrettich auch zur Behandlung von Lungenentzündung verwendet.
Darreichungsformen Umschlag, Sirup, Tinktur.
Vorsicht In Umschlägen verwendet, kann Meerrettich Blasen verursachen.

Arnica montana (Compositae)

ARNIKA, WOHLVERLEIH, BERGWOHLVERLEIH, JOHANNISBLUME

Arnika wird seit dem 16. Jahrhundert in vielen Teilen Europas zur Behandlung von Quetschungen und Wunden verwendet. Goethe soll sie einmal das Leben gerettet haben, als er an hohem Fieber erkrankt war. Die Arnika ist eine Staude mit einem kriechenden Rhizom und bildet im ersten Jahr eine Rosette mit kleinen, flaumigen Blättern aus. Im zweiten Sommer entwickelt sie einen hohen Stengel mit wenigen Blättern und großen Korbblüten.

Verwendete Teile Blüten, Wurzeln.
Inhaltsstoffe Sesquiterpenlactone, Flavonoide, Methylflavonoide, ätherische Öle mit Thymol; Arnicin (Bitterstoff), Schleim.
Wirkung Reizlindernd, gefäßerweiternd; fördert die Wundheilung.
Medizinische Verwendung Äußerlich bei Quetschungen und Verrenkungen, sofern die Haut unverletzt ist, sowie bei Frostbeulen und Alopezie (Haarschwund). Innerlich nur als homöopathisches Mittel *(Arnica)* bei Schock, Schmerzen, Entzündungen, Epilepsie und gegen Seekrankheit. Größere Dosierungen würden jedoch zu Reizungen des Verdauungstraktes und der Nieren führen.
Darreichungsformen Tinktur, Creme, homöopathische Mittel.

Arsenopyrit

ARSENKIES

Arsenopyrit ist der wichtigste Lieferant von Arsen. Er kommt auf der ganzen Welt in Form von silbriggrauen Kristallklumpen vor, die einen intensiven Knoblauchgeruch verbreiten, wenn man daraufklopft. Arsen ist ein gutes Beispiel dafür, daß auch ein tödliches Gift medizinisch wertvoll sein kann. Heute ist es als homöopathisches Mittel weithin gebräuchlich.

Verwendete Teile Arsentrioxid (Arsen(III)-oxid).
Inhaltsstoffe Arsen.
Wirkung Bluttonikum; ätzend.
Medizinische Verwendung Als homöopathisches Mittel *(Arsenicum album)* bei Lebensmittelvergiftung, Ruhelosigkeit, Angststörungen, Schlaflosigkeit, Kopf- und Menstruationsschmerzen sowie Schuppenflechte. In der chinesischen Medizin zur Blutreinigung und als Tonikum bei Anämie, Hautkrankheiten und Asthma. Die Schulmedizin setzte Arsentrioxid früher bei Hautkrankheiten wie Ekzemen ein, heute wird es wegen seiner Giftigkeit jedoch nicht mehr verwendet.
Darreichungsformen Pulver, homöopathische Mittel (verschreibungspflichtig bis einschließlich der D3- beziehungsweise C1-Potenz).

Artemisia abrotanum (Compositae)

EBERRAUTE, ABERRAUTE, ZITRONENKRAUT

Die Eberraute ist seit dem Mittelalter als Gartenpflanze bekannt. Frauen trugen früher oft ein Sträußchen des Krautes bei sich, damit es sie während Gottesdiensten durch seinen durchdringenden Geruch wachhielt. In Italien verwendet man die Eberraute heute in der Küche. Die Heimat dieses Strauches ist das südliche Europa, er hat sich jedoch auch in Großbritannien und Nordamerika eingebürgert. Die Pflanze hat zartgefiederte Blätter und winzige gelbe Blüten, die im Spätsommer erscheinen.

Verwendete Teile Zur Blütezeit gesammelte, getrocknete obere Sproßteile und Blätter.
Inhaltsstoffe Ätherisches Öl mit Absinthin.
Wirkung Menstruationsfördernd, verdauungsanregend (Bittermittel), keimtötend, wurmtreibend.
Medizinische Verwendung Bei Ausbleiben oder Verzögerung der Menstruationsblutung, gegen Fadenwurmbefall bei Kindern, als Bittermittel bei Verdauungs- und Leberproblemen.
Darreichungsformen Auszug, Tinktur.

Artemisia absinthium (Compositae)

WERMUT, ALSEM, ALLSEI, ABSINTH, BITTERER BEIFUSS

Wermut ist ein altes Hausmittel gegen Motten. Darüber hinaus wurde er schon als Hopfenersatz beim Bierbrauen, für die Likörherstellung und als Antiseptikum verwendet. Dieser Halbstrauch ist in vielen Teilen Europas heimisch und hat sich heute auch in Nordamerika eingebürgert. Er gedeiht üppig an Straßenrändern und auf Brachland. Seine silbriggrauen, fiedrigen Blätter sind seidig behaart; seine kleinen gelben Blüten öffnen sich im Spätsommer.

Verwendete Teile In der Blütezeit gesammelte, getrocknete Blätter und obere Sproßteile.
Inhaltsstoffe Ätherisches Öl mit Thujon, Azulen, Bisabolen und Pinen; Sesquiterpenlactone, Flavonoide wie Quercetin; Phenolsäuren, Lignane.
Wirkung Verdauungsfördernd (Bittermittel), magenanregend, entzündungshemmend; steigert den Gallenfluß und dient als Wurmmittel.
Medizinische Verwendung Bei Wurmbefall, Appetitlosigkeit und Magenkatarrh. In der chinesischen Medizin wird eine verwandte Art innerlich bei Sommerkatarrh, Malaria und chronischer Ruhr angewendet, äußerlich bei Krätze, Abszessen und Augenproblemen verordnet.
Darreichungsformen Auszug, Tinktur.
Vorsicht Überdosierung bei innerer Anwendung vermeiden.

Asarum canadense (Aristolochiaceae)

KANADISCHE HASELWURZ

Die ingwerartig riechende Kanadische Haselwurz diente bei den nordamerikanischen Indianern zur Empfängnisverhütung. Die ersten Siedler, die nach Nordamerika kamen, benutzten sie dagegen als Stimulans. Die Haselwurz ist in diesem Land heimisch, aber man findet sie auch im Gebiet der ehemaligen Sowjetunion und in Südostasien. Sie gedeiht in feuchten Wäldern und hat eine fleischige Wurzel, aus der sich zwei nierenförmige Blätter und eine bräunliche Glockenblüte entwickeln.

Verwendete Teile Im Herbst gesammelte Wurzeln.
Inhaltsstoffe Ätherisches Öl, Asaron, Harz, Bitterstoff.
Wirkung Anregend, harntreibend, schweißtreibend; lindert mit Blähungen verbundene Verdauungsprobleme und Koliken.
Medizinische Verwendung In der Pflanzenheilkunde bei Blähungen; in der chinesischen Medizin dagegen bei Mundgeruch, Erkältungssymptomen, tränenden Augen, Hörschädigungen sowie Kopf- und Zahnschmerzen.
Darreichungsformen Auszug, feines Pulver zum Schnupfen.

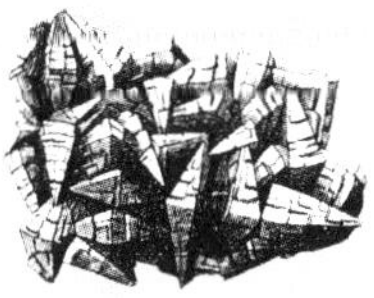

Arsenopyrit

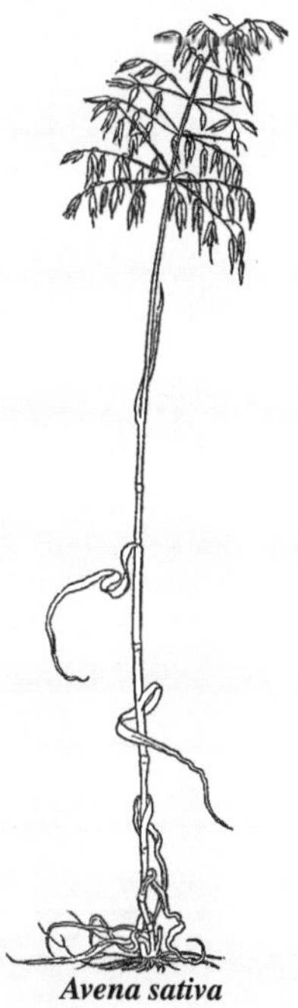

Avena sativa

Asclepias tuberosa (*Asclepiadaceae*)

SEIDENPFLANZE, KNOLLIGE SCHWALBENWURZEL

Die Seidenpflanze gehört zu den wichtigsten Heilmitteln der nordamerikanischen Indianer, die sie auch aßen und für besondere Zeremonien verwendeten. Als amerikanische Ärzte sie entdeckten, benannten sie sie nach Äskulap, dem griechischen Gott der Heilkunst. Die Staude ist in Nordamerika heimisch, hat speerförmige Blätter und entwickelt im Sommer gelbe Blüten.

Verwendete Teile Getrocknete Wurzeln.
Inhaltsstoffe Glykoside wie Asclepiadin; Flavonoide wie Rutosid, Kämpferol und Quercetin; Aminosäuren.
Wirkung Auswurffördernd, schweißtreibend; vermindert Muskeltonus und Krämpfe und lindert Blähungen und Koliken.
Medizinische Verwendung Bei Erkrankungen der Atemwege wie Bronchitis, Lungen- und Brustfellentzündung; hier lindert sie Schmerzen und erleichtert das Atmen.
Darreichungsformen Auszug, Tinktur.
Vorsicht Bei übermäßigem Gebrauch können Erbrechen und Durchfall auftreten.

Atropa bella-donna (*Solanaceae*)

TOLLKIRSCHE, SCHLAFKIRSCHE, WALDNACHTSCHATTEN, WOLFSKIRSCHE, TODESKRAUT

Nach der Legende hegt der Teufel die Tollkirsche, während sie wächst. Sie enthält eines der in der Medizin gebräuchlichsten Gifte, und Duncan I. von Schottland ließ von Macbeths Soldaten mit geschenktem Belladonna-Likör eine ganze dänische Armee betäuben, um die bewußtlosen Soldaten anschließend zu ermorden. Den lateinischen Namen Belladonna (schöne Dame) verdankt sie der Tatsache, daß italienische Frauen sie früher zur Erweiterung ihrer Pupillen benutzten, um verführerischer zu wirken. Die Tollkirsche ist im südlichen Europa heimisch, man findet sie aber auch in Asien, Nordafrika und Nordamerika. Die Staude hat eiförmige Blätter und glockige Sommerblüten, denen hochgiftige schwarze Beeren folgen.

Verwendete Teile Ganzes Kraut, getrocknete Wurzeln.
Inhaltsstoffe Alkaloide wie Hyoscyamin, Hyoscin und Atropin; Flavonoide.
Wirkung Beruhigend, pupillenerweiternd; vermindert Muskeltonus und Krämpfe und wird als Narkosemittel eingesetzt.
Medizinische Verwendung Bei schweren Darm-, Nieren- oder Gallenblasenkoliken, übermäßigem Speichelfluß, starkem Schwitzen und bronchialen Erkrankungen wie Asthma; äußerlich bei rheumatischen Schmerzen. Als Nebenwirkungen können Herzklopfen, Bluthochdruck und starker Durst auftreten. Als homöopathisches Mittel *(Belladonna)* bei starkem Fieber, Kopfschmerzen, Zahnen, Erkältungen, Rachenentzündungen, trockenem Husten, Bauchschmerzen, Fieber und Krampfanfällen. Die Schulmedizin setzt Belladonnapräparate noch bei Darmkrämpfen, Verdauungsstörungen, Migräne und Arthritis ein.
Darreichungsformen Auszug, Tinktur, Creme, Pflaster, homöopathische Mittel (verschreibungspflichtig bis einschließlich der D3- beziehungsweise C1-Potenz), pharmazeutische Präparate.
Vorsicht Überdosierung kann gefährlich und sogar tödlich sein.

Aurum

GOLD

Der hohe Wert des Goldes läßt sich nur dadurch erklären, daß die Menschen es eines Tages für notwendig hielten, eine internationale Währung zu schaffen. Diese Funktion erfüllt Gold nun seit mehreren tausend Jahren, und wer es besitzt, hat natürlich ein Interesse daran, daß es seinen Wert nicht verliert. Die Vorteile des Goldes sind sein begrenztes Vorkommen, daß es nicht anläuft und sich leicht formen läßt. Ein großer Teil des Goldes lagert in den Tresoren einzelner Nationen, vom Rest wird etwas mehr als die Hälfte für Schmuck verwendet. Ein Viertel verarbeitet die Elektroindustrie, da Gold ein ausgezeichneter Leiter ist, und etwa zehn Prozent dienen zur Herstellung von Zahnersatz. In der Medizin verwendet man natürliches Gold, radioaktives Gold und Goldsalze.

Verwendete Teile Gold, Goldsalze.
Inhaltsstoffe Gold.
Wirkung Radioaktiv, entzündungshemmend.
Medizinische Verwendung In der Schulmedizin wird im Rahmen bestimmter Formen der Strahlenbehandlung von Krebs radioaktives Gold in das Gewebe implantiert; ferner setzt man es manchmal bei rheumatoider Arthritis ein; da es jedoch sehr giftig ist, nur als Mittel der letzten Wahl. Normales Gold wird in der Schulmedizin – ebenfalls zur Behandlung rheumatoider Arthritis – in Form von Salzen, wie etwa Natriumaurothiomalat, verwendet. Als homöopathisches Mittel (*Aurum metallicum*) gibt man es bei den unterschiedlichsten Krankheiten, von Depressionen über Arteriosklerose bis hin zu Knochenschwund. In der chinesischen Medizin benutzt man Blattgold zur äußerlichen Behandlung von entzündeten Zehengelenken (zum Beispiel bei einem Gichtanfall).
Darreichungsformen Goldsalze: Injektionslösungen, Tabletten. Radioaktives Gold: in Gelatinesuspension oder Wasser für Injektionen, in Form von Körnern für Implantate. Blattgold. Homöopathische Mittel.

Avena sativa (*Gramineae*)

HAFER

Samuel Johnson beschrieb Hafer als »ein Getreide, das in England gewöhnlich an Pferde verfüttert wird, in Schottland jedoch die Menschen ernährt«. Der Ursprung des Hafers ist unbekannt, vermutlich diente er aber schon im Neolithikum als Nahrungsmittel. Hafer ist ein gebräuchliches Mittel in der Medizin, das traditionell als allgemeines Nutritiv und insbesondere als Nervenaufbaumittel verwendet wird. Diese Wirkungen konnten in jüngerer Zeit durch Forschungen bestätigt werden. Hafer ist eine einjährige Getreidepflanze und leicht von Weizen und Gerste zu unterscheiden, da seine Körner in lockeren Ähren stehen und papierartige Hüllen haben.

Verwendete Teile Blühende Pflanze, Körner.
Inhaltsstoffe Alkaloide, Flavonoide, Protein, Mineralstoffe wie Kieselsäure und Calcium.
Wirkung Nervenstärkend, anregend; unterstützt die Versorgung und den Tonus des Nervensystems.
Medizinische Verwendung Bei Depressionen, Melancholie und schwachem Allgemeinzustand mit Beteiligung des Nervenssystems; in der Ayurwedik bei Opiumentzugserscheinungen. Mit Haferextrakten hergestellte Hautpräparate werden in der Schulmedizin immer noch zur Behandlung von Ekzemen und trockener Haut verwendet. In großen Mengen gegessen, kann Hafer den Cholesterinspiegel senken.

Darreichungsformen Grütze, Haferflocken, Preßsaft aus der ganzen Pflanze, Tinktur, rezeptfreie Hautpräparate.

Ballota nigra (*Labiatae*)

SCHWARZER ANDORN, SCHWARZNESSEL

Diese Pflanze riecht so widerlich, daß selbst Kühe sie ignorieren, und auch ihr Gattungsname leitet sich von dem griechischen Begriff für »ablehnen« ab. Culpeper ordnete den Schwarzen Andorn dem Planeten Merkur zu und empfahl, ihn mit Salz zu essen, um »die Bisse von tollen Hunden zu heilen«. Die Pflanze ist in Osteuropa heimisch und wächst in Straßengräben, an Hecken und an anderen, meist feuchten Plätzen. Sie hat kantige, behaarte Stengel, kriechende Wurzeln, herzförmige Blätter mit gesägten Rändern und kleine rötliche Blüten, die im Spätsommer erscheinen.

Verwendete Teile Blühende Triebspitzen.
Inhaltsstoffe Flavonoide.
Wirkung Beruhigend; unterdrückt Übelkeit und Erbrechen und vermindert Muskeltonus und Krämpfe.
Medizinische Verwendung Bei Übelkeit und Erbrechen, insbesondere infolge von Reisekrankheit und Schwangerschaft; ferner bei nervösen Verdauungsstörungen.
Darreichungsformen Auszug, Tinktur.

Baptisia tinctoria (*Leguminosae*)

WILDER INDIGO, FÄRBERHÜLSE, INDIGOLUPINE

Diese in Nordamerika heimische Pflanze liefert zwar nicht die berühmte Bluejeansfarbe, doch die Indianer verwendeten sie einst als Färbemittel und auch als Heilkraut. Der Wilde Indigo ist ein kleiner Strauch mit runden, kleeartigen Blättern und kleinen gelben Blüten, die im Spätsommer erscheinen.

Verwendete Teile Getrocknete Wurzeln.
Inhaltsstoffe Isoflavone wie Genistein und Pseudobaptigenin; Flavonoide, Alkaloide wie Cytisin; Cumarine.
Wirkung Infektionshemmend, abführend, fiebersenkend; steigert den Gallenfluß.
Medizinische Verwendung Innerlich bei Infektionen und Entzündungen von Mund, Rachen oder Mandeln, Entzündungen des lymphatischen Systems und als Scheidenspülung bei Ausfluß. Äußerlich bei Furunkeln, Geschwüren und Rheumatismus.
Darreichungsformen Abkochung, Tinktur, Creme.

Baryt

SCHWERSPAT

Baryt ist der Hauptlieferant für Barium. Sein Name leitet sich von dem griechischen Wort »barys« (schwer) ab. Baryt findet man auf der ganzen Welt. Er ist durchsichtig bis durchscheinend, kommt in vielen Formen vor und hat ein glas- oder perlmuttartiges Aussehen. Er kann farblos sein, aber auch in zahlreichen Farbtönen auftreten, die von Gelb über Blau bis Braun reichen, je nachdem, welche Minerale er enthält.

Verwendete Teile Bariumsulfat.
Inhaltsstoffe Bariumsulfat.
Wirkung Für Röntgenstrahlen undurchlässig.
Medizinische Verwendung Durch Bariumgaben können Ärzte eine Flüssigkeit (Bariumsulfat-Suspension) oder feste Substanz (in Suspension eingeweichtes Brot) im Verdauungstrakt verfolgen und auf diese Weise Veränderungen im Verdauungssystem feststellen.
Darreichungsformen Bariumsulfat-Suspension.

Berberis aquifolium/Mahonia aquifolium (*Berberidaceae*)

MAHONIE, FIEDERBERBERITZE

Die Mahonie ist heute in gemäßigten Zonen eine bekannte Gartenpflanze. Ihre eigentliche Heimat sind jedoch die Berge zwischen dem amerikanischen Bundesstaat Oregon und British Columbia in Kanada. In andere Länder gelangte sie erst Mitte des 19. Jahrhunderts. Sie ist ein hoher Strauch mit großen, stechpalmenähnlichen, immergrünen Blättern und gelblichen, stark duftenden Blüten, denen blauschwarze, bereifte Beeren folgen.

Verwendete Teile Rinde von Wurzeln und Rhizomen.
Inhaltsstoffe Alkaloide wie Berberin, Hydrastin und Oxycanthin.
Wirkung Abführend; unterdrückt Übelkeit und Erbrechen und steigert den Gallenfluß.
Medizinische Verwendung Bei Entzündungen von Magen, Gallenblase oder Darm sowie bei Gelenkentzündungen infolge rheumatischer Erkrankungen. Ferner bei Hautleiden wie Schuppenflechte und Ekzemen.
Darreichungsformen Abkochung, Tinktur, homöopathische Mittel.
Vorsicht Nicht während der Schwangerschaft anwenden. Vorsicht vor Überdosierung mit der Wurzelrinde.

Berberis vulgaris (*Berberidaceae*)

BERBERITZE, SAUERDORN

Als entdeckt wurde, daß die in Europa heimische Berberitze eine Wirtspflanze des Weizenrosterregers ist, der im 19. Jahrhundert immer wieder die Weizenernten dezimierte, fiel sie bei den Bauern in Ungnade. Bis dahin hatte man sie wegen ihrer Früchte kultiviert, aus denen sich köstliche Pickles und Naschereien herstellen lassen. Die Berberitze ist ein sommergrüner Strauch mit ovalen Blättern und kleinen gelben Blüten, die vom Frühjahr bis zum Hochsommer erscheinen. Ihnen folgen längliche, rote Beeren mit einem säuerlichen Geschmack.

Verwendete Teile Rinde ober- und unterirdischer Teile.
Inhaltsstoffe Alkaloide wie Berberin und Oxycanthin; Chelidonsäure, Harz, Gerbstoffe.
Wirkung Entzündungshemmend, antimikrobiell; steigert den Gallenfluß; unterdrückt Übelkeit und Erbrechen; verbessert die Verdauung.
Medizinische Verwendung Bei Gelbsucht, Gallensteinen und Verdauungsproblemen mit Leberbeteiligung infolge von Drogen- oder Alkoholmißbrauch. In der Ayurwedik bei den Parasiteninfektionen Leishmaniasis und Malaria. In China bei Ruhr und Durchfall.
Darreichungsformen Abkochung, Tinktur, homöopathische Mittel.
Vorsicht Nicht während der Schwangerschaft anwenden. Vorsicht vor Überdosierung mit der Wurzelrinde.

Beta vulgaris (*Chenopodiaceae*)

ROTE RÜBE, ROTE BETE, ZUCKERRÜBE, WEISSE RÜBE

Rote Rüben waren schon im alten Griechenland als Gemüse hochgeschätzt. Sie enthalten viel Zucker und werden zur Zubereitung von Wein und

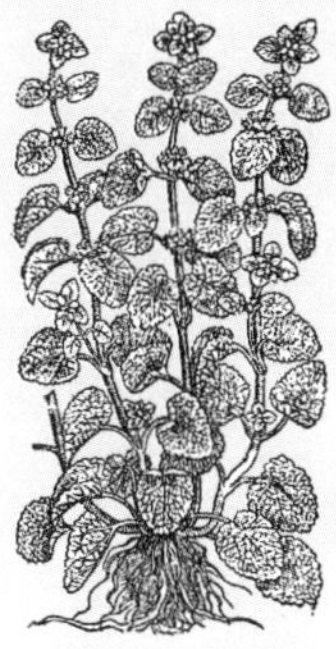

Ballota nigra

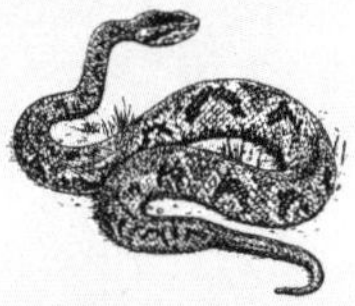

Bothrops jararaca

bekannten Suppen wie dem russischen Borschtsch verwendet. Die Zuckerrübe hat große, leuchtendgrüne Blätter mit kurzen Stielen, in deren Mitte sich im Spätsommer eine Ähre aus unscheinbaren Blüten entwickelt. Die verdickte Wurzel kann, wie bei Möhren, rund oder walzenförmig sein.

Verwendete Teile Wurzeln.
Inhaltsstoffe Zucker; in Roten Rüben der Farbstoff Betanin; in Zuckerrüben die Aminosäure Betain; Gummi; Harze.
Wirkung Stimuliert das Immunsystem; Leberaufbaumittel.
Medizinische Verwendung Zuckerrüben: bei Gelbsucht und Leberschäden infolge von Drogen- und Alkoholmißbrauch. Rote Rüben stärken die Abwehrkräfte des Körpers nach Schwächung durch chronische Infektionskrankheiten. In Europa verwendet man sie auch zur Unterstützung der Behandlung von Tumorerkrankungen.
Darreichungsformen Frische Rüben, Preßsaft.

Betula pendula/Betula alba/ Betula verrucosa (Betulaceae)

SANDBIRKE, HÄNGEBIRKE, WEISSBIRKE

Die Rinde der Sandbirke wird seit dem Mesolithikum als Baumaterial und als Unterlage für Aufzeichnungen verwendet. Sie wächst zu einem hohen Baum heran, der im nördlichen Europa, Nordasien und Nordamerika heimisch ist. Er ist sommergrün, und seine silbrig-weiße Rinde läßt sich leicht in waagrechten Streifen abschälen. Seine zugespitzten Blätter haben gezähnte Ränder; die Blüten – oder Kätzchen – erscheinen im Frühjahr.

Verwendete Teile Rinde, Blätter.
Inhaltsstoffe Flavonoide, hauptsächlich Hyperosid, Luteolin und Quercetin; Saponine, ätherisches Öl mit Betulin; Harz, Gerbstoffe.
Wirkung Entzündungshemmend, wundheilend, harn- und schweißtreibend, harnwegsdesinfizierend; steigert den Gallenfluß.
Medizinische Verwendung Bei Rheumatismus, Arthritis und Autoimmunkrankheiten, ferner bei Ödemen (Schwellungen infolge der Ansammlung von Flüssigkeit), Harnwegsinfektionen und Nierensteinen.
Darreichungsformen Auszug, Abkochung, Tinktur, Preßsaft.

Bismutum

BISMUT

Die silbrigweißen Kristalle des Bismuts kommen auf der ganzen Welt vor und werden seit langem in der Medizin verwendet, doch aufgrund mangelnder Erfolge und Nebenwirkungen wie Appetitlosigkeit und Gelbsucht wurden die traditionellen Anwendungsbereiche eingeschränkt. Heute hat man das Bismut jedoch wiederentdeckt, und es sind immer noch viele Produkte erhältlich, die Bismutsalze enthalten.

Verwendete Teile Bismut, zur Herstellung von Bismutsalzen.
Inhaltsstoffe Bismut.
Wirkung Bakterientötend; schützt die Magenschleimhaut.
Medizinische Verwendung In der Schulmedizin behandelte man früher Syphilis mit Bismut und bestimmten Bismutsalzen, heute sind sie jedoch durch Antibiotika ersetzt worden. Einige Salze wie etwa Bismutsubnitrat verwendet man noch für verdauungsfördernde Medikamente, und seit man entdeckt hat, daß säurebedingte Magengeschwüre von dem Bakterium *Helicobacter pylori* hervorgerufen werden, verordnet man sie hier aufgrund ihrer antibakteriellen Wirkungen. Andere Bismutsalze werden noch zur äußerlichen Behandlung von Hämorrhoiden eingesetzt.
Darreichungsformen Suspension, Salbe, Creme, Zäpfchen, Tabletten.

Boswellia thurifera/Boswellia carterii (Burseraceae)

WEIHRAUCH

Einst schätzte man den Weihrauch so sehr, daß er, zusammen mit Myrrhe und Gold, dem Jesuskind als Geschenk dargebracht wurde. Sein Duft ist bis heute durch christliche Zeremonien auf der ganzen Welt bekannt. Die Heimat des Weihrauchs liegt in Ostafrika und Arabien, wo ihn die Frauen als Augenschminke und Enthaarungsmittel benutzen. Die Blätter des hohen Baumes bestehen aus bis zu zwanzig paarig angeordneten Teilblättern. Zur Gewinnung des Harzes macht man tiefe Einschnitte in die Rinde; der austretende Saft wird nach dem Erhärten als Harz gesammelt.

Verwendete Teile Saft, Harz.
Inhaltsstoffe Ätherisches Öl mit Terpenen und Sesquiterpenen; Harz, Gummi.
Wirkung Antiseptisch, anregend.
Medizinische Verwendung Äußerlich bei Wunden, ferner zur Inhalation bei Bronchitis und als Gurgelmittel bei Rachen- und Mundinfektionen. Chinesische Ärzte verschreiben Weihrauch bei Lepra und Hautinfektionen, Menstruationsschmerzen, Ausbleiben der Menstruation, Bauchschmerzen und Husten.
Darreichungsformen Pulverisiertes Harz.

Bothrops jararaca

JARARACA

Wie andere Grubenottern ist diese südamerikanische Schlange nicht nur sehr giftig, sondern auch äußerst angriffslustig. Sie kann bis zu 1,30 Meter lang werden und ist durch ihre olivbraune Zeichnung im Grasland, wo sie lebt, gut getarnt. In der Medizin dient ihr Gift zur Herstellung eines Serums gegen ihren Biß.

Verwendete Teile Gift.
Inhaltsstoffe Gegengift; Teprotid.
Wirkung Blutdrucksenkend.
Medizinische Verwendung In der Schulmedizin wird synthetisch hergestelltes Teprotid bei Forschungen über Bluthochdruck verwendet. Das Gift dient zur Herstellung eines Schlangenserums.
Darreichungsformen Injektionslösungen.

Calculus bovis

RINDERGALLENSTEIN, BEZOARSTEIN

In der Gallenblase vieler Säugetiere findet man Klumpen aus mineralischen Salzen, die als Bezoarsteine bezeichnet werden, was von dem arabischen Begriff für Gegengift abgeleitet ist. Bezoarsteine wurden in der östlichen wie in der westlichen Medizin lange verwendet und hatten halbmagischen Charakter. Die ovalen, spröden Klumpen sind gelb, grün oder braun und schmecken bitter. Sie bestehen hauptsächlich aus Cholesterin und anderen Fettsäuren, Aminosäuren und Mineralstoffen.

Verwendete Teile Ganze Bezoarsteine.
Inhaltsstoffe Nicht bekannt.
Wirkung Krampflösend, fiebersenkend, beruhigend, harntreibend.
Medizinische Verwendung Wie früher in der westlichen Medizin setzen chinesische Ärzte und Unani-Ärzte Rinder-Bezoarsteine bei Krämpfen, fiebrigen Erkrankungen, Rachenentzündungen mit Schleimhautschwellung, Karbunkeln, Abszessen und anderen entzündlichen Erkrankungen ein.
Darreichungsformen Pulver, Pillen.
Vorsicht Nicht während der Schwangerschaft einnehmen.

Calendula officinalis (*Compositae*)

RINGELBLUME, STUDENTENBLUME, GOLDBLUME

Die Ringelblume findet man auf der ganzen Welt als Gartenpflanze. Darüber hinaus ist sie eine wertvolle Heilpflanze, die lange in der indischen, arabischen und griechischen Medizin verwendet wurde. Im Gebiet der ehemaligen Sowjetunion wird sie in so großen Mengen für medizinische Zwecke angebaut, daß sie den Spitznamen »Russisches Penicillin« erhalten hat. Die einjährige Pflanze hat behaarte, lange Blätter und große, gelbe oder orangefarbene Korbblüten, die sich vom Frühsommer an bis zu den ersten Frösten öffnen.

Verwendete Teile Blüten, Blätter.
Inhaltsstoffe Triterpene, Carotinoide, Saponine, Flavonoide wie Quercetin; Rutosid, ätherisches Öl, Harz, Chlorogensäure.
Wirkung Entzündungshemmend, antiseptisch, pilztötend, menstruationsfördernd; vermindert Muskeltonus und Krämpfe, fördert die Wundheilung und stillt äußerliche Blutungen.
Medizinische Verwendung Innerlich bei Entzündungen der Lymphknoten, Mundschleimhautgeschwüren, Magenschleimhautverletzungen und -geschwüren, als Gurgelmittel bei Racheninfektionen und Mundsoor. Äußerlich bei Beingeschwüren, Hämorrhoiden, Analfissuren (kleine Risse) und Ekzemen, als Augenlotion bei Bindehautentzündung sowie als Scheidenspülung bei Scheidensoor. Als homöopathisches Mittel *(Calendula)* zur Behandlung von Husten, Erkältung, Fieber, Wunden und chronischen Infektionen.
Darreichungsformen Auszug, Tinktur, Creme, homöopathische Mittel.

Cannabis sativa (*Cannabaceae*)

HANF, INDISCHER HANF, CANNABIS, HASCHISCH

Der Hanf ist in indischen und chinesischen Heilpflanzenbüchern seit über 1500 Jahren vertreten. Nach Europa kam er durch Napoleon, der ihn aus Ägypten mitbrachte. Er wird oft als Rauschmittel benutzt, was jedoch strafbar ist. Hingegen ist er ein nützlicher Lieferant von Pflanzenfasern zur Herstellung von Säcken, Schnüren und Seilen. In China, Indien und im Süden der ehemaligen Sowjetunion wird er angebaut, in gemäßigten Zonen Europas und Nordamerikas findet man manchmal auch wilde Pflanzen. Hanf ist einjährig und hat lange, stark gezähnte Blätter. Im Spätsommer entwickelt er unscheinbare Blüten, die bei männlichen und weiblichen Pflanzen unterschiedlich aussehen.

Verwendete Teile Blätter, Harz, Früchte.
Inhaltsstoffe Harz mit mehr als 60 Bestandteilen, sogenannten Cannabinoiden; ätherisches Öl, Flavonoide.
Wirkung Schmerzstillend; vermindert Muskeltonus und Krämpfe; Narkosemittel und zentralwirkendes Sedativ.
Medizinische Verwendung In der Pflanzenheilkunde bei Neuralgie, krampfartigem Husten und Migräne. In den USA erhalten ihn Krebspatienten bei Chemotherapien, um Übelkeit und Erbrechen zu lindern; für den gleichen Zweck setzt die Schulmedizin auch ein synthetisches Cannabinoid (Nabilon) ein. Chinesische Ärzte verwenden die Samen als Tonikum, Laxans und Emolliens.
Darreichungsformen Harz, getrocknetes Kraut, Tinktur, Kapseln mit synthetischem Cannabinoid.
Vorsicht In den meisten Ländern steht der Besitz von Cannabis unter Strafe.

Capsella bursa-pastoris (*Cruciferae*)

HIRTENTÄSCHEL, BLUTKRAUT, GÄNSEKRESSE

Die herzförmigen Früchte des Hirtentäschels erinnern an jene Beutel, die man während des Mittelalters in Europa am Gürtel trug, ein Umstand, dem die Pflanze ihren Namen verdankt. Sie ist in Europa heimisch, hat sich aber in alle gemäßigten Zonen der Welt ausgebreitet. In der Medizin wird sie seit langem zum Stillen von Blutungen verwendet. Diese niedrige einjährige Pflanze hat unregelmäßige, blaßgrüne, behaarte Blätter und unscheinbare weiße Blüten, die sich das ganze Jahr hindurch öffnen.

Verwendete Teile Blätter.
Inhaltsstoffe Flavonoide, Polypeptide, Fumarsäure, Tryamin, Cholin und Acetylcholin, Glucosinolate.
Wirkung Harnantiseptikum; beugt Blutungen vor und ist leicht harntreibend.
Medizinische Verwendung Bei vielen Arten von Blutungen, zum Beispiel Nasenbluten, inneren Blutungen oder übermäßig starker Menstruationsblutung; ferner bei Harnwegsinfektionen und Nierensteinen.
Darreichungsformen Auszug, Tinktur.

Capsicum minimum / *Capsicum frutescens* (*Solanaceae*)

CAYENNEPFEFFER, CHILLIES

Diese scharfe Chilischote aus Afrika und der Karibik wird gern in stark gewürzte Speisen gegeben. Darüber hinaus verwendet man sie zur Herstellung von Tabasco. Scharfe Chillies wurden erstmals von einem Arzt beschrieben, der Christoph Kolumbus auf seiner zweiten Fahrt zu den Westindischen Inseln im Jahre 1464 begleitete. Sie sind schärfer als die größeren indischen Chilischoten und auch Verwandte des süßlichen Gemüsepaprikas. *Capsicum minimum* hat eiförmige Blätter, kleine, weiße Blüten und charakteristische, längliche Früchte, die rot oder gelb sind.

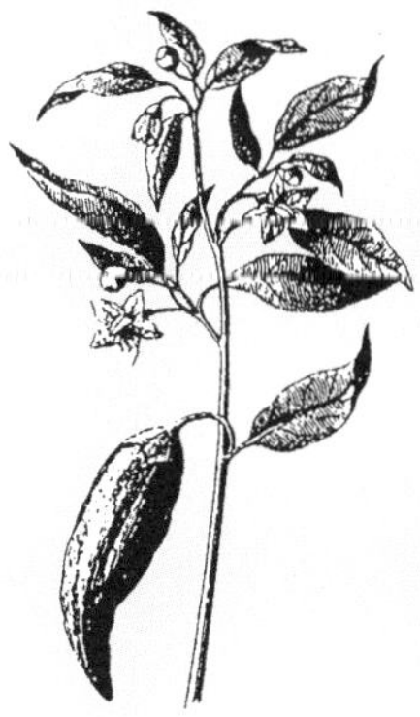

Capsicum minimum

Verwendete Teile Früchte.
Inhaltsstoffe Die Phenolverbindung Capsaicin; Carotinoide, Saponine, Flavonoide, ätherisches Öl.
Wirkung Reizlindernd, antiseptisch, schweißtreibend; verbessert die allgemeine Durchblutung, vermindert Muskeltonus und Krämpfe, regt die Durchblutung der Haut an, lindert Blähungen und Koliken.
Medizinische Verwendung Bei Erkrankungen, die mit schlechter Durchblutung einhergehen, wie Verdauungsschwäche, mit Blähungen verbundene Koliken und periphere Durchblutungsstörungen. Äußerlich bei Gelenkentzündungen, geschlossenen Frostbeulen und Hexenschuß.
Darreichungsformen Tinktur, Creme, Pulver.
Vorsicht Nur in kleinen Mengen verwenden, um Magenreizungen und Hautverätzungen zu vermeiden.

Carbon
KOHLE

Kohle ist ein bekannter fossiler Rohstoff, der dadurch entstand, daß über Jahrmillionen Pflanzenreste zu einem harten, schwarzen Mineral zusammengepreßt wurden. In der Medizin verwendet man hauptsächlich bituminöse Kohle, mit der man jedoch auch Kaminfeuer machen kann. Durch Destillation gewinnt man aus ihr Kohlengas, Teer und Koks. Aus dem Kohlenteer wiederum lassen sich über 200 Substanzen herstellen. Einige von ihnen sind Ausgangsstoff für sehr umstrittene Lebensmittelfarben, andere finden in der Medizin Verwendung.

Verwendete Teile Kohlenteer.
Inhaltsstoffe Kohlenteer.
Wirkung Juckreizlindernd, schwach antiseptisch; zersetzt Hautzellen.
Medizinische Verwendung In der Schulmedizin bei Hautproblemen wie Schuppenflechte, Schuppen, Ekzemen.
Darreichungsformen Salbe, Farbe, Paste, Lösung, Gel, Creme und Shampoo.

Carica papaya (*Caricaceae*)
MELONENBAUM

Nur wenige tropische Früchte haben einen so intensiven Duft wie die vom Melonenbaum stammende Papaya, die man grün als Gemüse und reif als Obst ißt. Die Heimat des Melonenbaumes ist Südamerika, heute wird er jedoch überall in den Tropen angebaut. Er hat große, tiefgeteilte Blätter. Seine länglichen Früchte werden beim Reifen gelb, das Fruchtfleisch ist gelborange, und in seiner Mitte sitzen kleine schwarze Samen.

Verwendete Teile Weißer Milchsaft der Früchte, frische Blätter.
Inhaltsstoffe Blätter: Alkaloid Carpain; Milchsaft: Enzym Papain.
Wirkung Wurmmittel; zersetzt Protein in abgestorbenen Hautschichten; magenanregend; fördert die Wundheilung.
Medizinische Verwendung Bei Verdauungsstörungen und Magenkatarrh sowie bei Fadenwurm- und Spulwurmbefall. Äußerlich zur Behandlung langsam heilender, tiefer Wunden; frische Blätter können direkt auf Wunden gelegt werden.
Darreichungsformen Pulverisiertes Enzym und Tabletten.

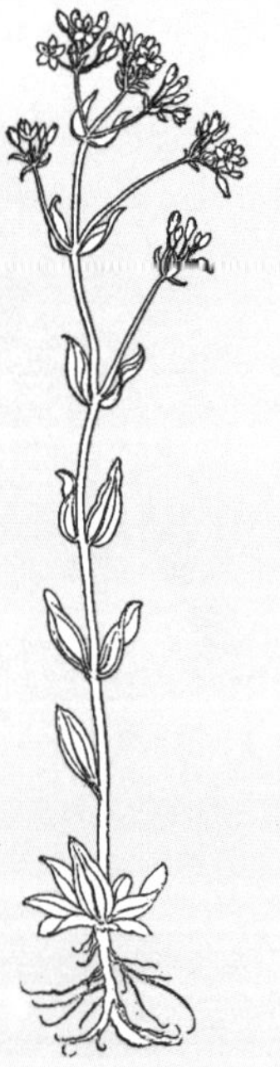

Centaurium erythraea

Cassia senna / Cassia acutifolia / Cassia angustifolia (*Leguminosae*)
KASSIE, SENNA, SENNAPFLANZE, GEWÜRZRINDE

Der medizinische Gebrauch der Kassie wurde erstmals von arabischen Ärzten dokumentiert, die die Pflanze aus Alexandria einführten. Heute ist sie wichtigster Bestandteil vieler pharmazeutischer Laxative. Die kleine strauchige Pflanze hat gefiederte Blätter und gelbe Blütchen, denen flache gebogene Schoten folgen. In ihnen sitzen jeweils sechs Samen.

Verwendete Teile Blätter, Schoten.
Inhaltsstoffe Anthrazenderivate wie Sennosid A, B, C, D, Palmidin A, Aloe-Emodin und Rhein; Kämpherol, Schleim.
Wirkung Abführend.
Medizinische Verwendung In vielen medizinischen Systemen weithin gebräuchlich bei Verstopfung infolge mangelnder Darmtätigkeit, bei spastischer Verstopfung oder Kolitis (Darmentzündung) jedoch ungeeignet.
Darreichungsformen Pulverisierte Blätter, Auszug, Tabletten, Tinktur, rezeptfreie Präparate.

Caulophyllum thalictroides (*Berberidaceae*)
LÖWENBLATTWURZEL, BLAUER HAHNENFUSS, FRAUENWURZEL

In Nordamerika benutzten die Indianer die Löwenblattwurzel als Schmerzmittel bei der Niederkunft, und sie gehörte zu jenen Arzneipflanzen, die im 19. Jahrhundert nach Europa eingeführt wurden. Ihre Heimat ist Nordamerika, wo sie in feuchten Bergtälern wächst. Sie hat einen verzweigten Wurzelstock, gelappte Blätter und kleine, gelbgrüne Blüten, die Anfang des Sommers erscheinen.

Verwendete Teile Wurzeln.
Inhaltsstoffe Steroidale Saponine wie Caulosaponin; Alkaloide wie Methylcytisin.
Wirkung Entzündungshemmend, stark auswurffördernd, menstruationsfördernd; vermindert Muskeltonus und Krämpfe und verbessert den Muskeltonus der Gebärmutter.
Medizinische Verwendung Hauptsächlich bei Schmerzen oder Ausbleiben der Menstruation, Schmerzen infolge entzündlicher Unterleibserkrankungen oder Gebärmuttermyomen und Rheumatismus.
Darreichungsformen Abkochung, Tinktur, Extrakt.
Vorsicht Während der Schwangerschaft nicht vor Einsetzen der Wehen einnehmen.

Centaurium erythraea / Erythraea centaurium (*Gentianaceae*)
TAUSENDGÜLDENKRAUT

Wie es in der Legende heißt, heilte der weise Zentaur Cheiron mit dem Tausendgüldenkraut eine Wunde, die von einem vergifteten Pfeil stammte. Die einjährige Pflanze ist ein klassisches Bitterkraut und wird seit langem für die Behandlung von Wunden und Infektionen verwendet. Sie ist in Europa und Nordafrika heimisch und hat blaßgrüne, glänzende, speerförmige Blätter. Im Spätsommer entwickelt sie Büschel aus roten Blüten.

Verwendete Teile Blätter, Stengel.
Inhaltsstoffe Secoiridoidglykoside wie Swerosid und Gentiopicrin; Alkaloide wie Gentianin und Gentioflavin; Xanthone, Phenolsäuren, Triterpene wie Sitosterin, Campesterin und Stigmasterin.
Wirkung Verdauungsanregend (Bittermittel), magenanregend, tonisierend.
Medizinische Verwendung Bei Appetitlosigkeit und Verdauungsstörungen, insbesondere bei empfindlicher Leber- oder Gallenblase.
Darreichungsformen Auszug, Tinktur.

Cephaelis ipecacuanha (*Rubiaceae*)
BRECHWURZEL

Diese Pflanze wird noch heute in den Tropenwäldern Brasiliens gesammelt, wo sie heimisch ist. Von ihrer medizinischen Verwendung berichtete erstmals ein portugiesischer Mönch, der um 1600 in Brasilien lebte. 70 Jahre später brachte man sie nach Europa, wo sie zur Behandlung von Ruhr so gebräuchlich wurde, daß die französische Regierung von dem Arzt Helvetius eine Rezeptur für ein aus der Wurzel hergestelltes Mittel kaufte. Die Brechwurzel ist ein Halbstrauch mit einem kurzen Wurzelstock und vielen Nebenwurzeln. Sie hat ovale Blätter, und im Herbst erscheinen Büschel aus malvenfarbenen kleinen Blüten, denen kleine, violette Früchte folgen.

Verwendete Teile Wurzeln.
Inhaltsstoffe Alkaloide, insbesondere Emetin, Cephaelin und Protoemetin; Gerbstoffe, Glykoside, Saponine.
Wirkung Auswurffördernd; Brechmittel; tötet Protozoen ab.
Medizinische Verwendung In der Pflanzenheilkunde und Schulmedizin bei mit Husten verbundenen Erkrankungen, wie zum Beispiel Bronchitis, ferner als Brechmittel zur raschen Entleerung des Magens, vor allem bei Arzneimittelvergiftung. Als homöopathisches Mittel *(Ipecac)* bei Husten, der mit Übelkeit und Erbrechen einhergeht, und bei morgendlicher Übelkeit.
Darreichungsformen Abkochung, Tinktur, in handelsüblichen Hustenmitteln, homöopathische Mittel.
Vorsicht Große Dosen können den gesamten Darm reizen und sollten nur unter ärztlicher Aufsicht eingenommen werden.

Cetraria islandica (*Parmeliaceae*)
ISLÄNDISCHES MOOS

Botanisch gesehen ist diese Pflanze kein Moos, sondern eine Flechte, die in großen Höhen auf steinigen, kargen Böden gedeiht, etwa im nördlichen Europa, in Island, in der nordamerikanischen Tundra und sogar in der Antarktis. Sie enthält bis zu 70 Prozent »Flechtenstärke« und diente in abgelegenen Gebieten in Notzeiten häufig auch als Nahrungsmittel. Die Pflanze hat verzweigte, krause Thalli, die auf den Oberseiten graubraun oder olivgrün sind, auf den Unterseiten heller und weißgefleckt.

Verwendete Teile Ganze Pflanze.
Inhaltsstoffe Bittere Säuren wie Cetrarsäure, Fumarprotocetrarsäure und Lichesterinsäure; schleimige Polysaccharide wie Isolichenin und Lichenin.
Wirkung Auswurffördernd; antibiotisch; beruhigt Haut und Schleimhäute; unterdrückt Übelkeit und Erbrechen und dient als Nutritiv.
Medizinische Verwendung Bei Magenschleimhautentzündung, Verdauungsstörungen mit Erbrechen, Katarrh und Bronchitis.
Darreichungsformen Abkochung, Kaltauszug, Tinktur, Tabletten, in handelsüblichen Hustenmitteln.

Chamaelirium luteum (*Liliaceae*)
FALSCHES EINKORN

Das Falsche Einkorn ist ein schönes Beispiel dafür, wie groß das Wissen der nordamerikanischen Indianer über Mittel zur Behandlung von Erkrankungen der weiblichen Fortpflanzungsorgane war. Die krautige Pflanze gedeiht im Südosten der USA an nassen Plätzen. Sie hat speerförmige Blätter, ein kleines, rundes Rhizom und winzige, grünweiße Blüten, die sich im Spätsommer öffnen.

Verwendete Teile Rhizome.
Inhaltsstoffe Saponine, Glykoside auf Diosgeninbasis wie Chamaelirin.
Wirkung Harntreibend, wurmtreibend; erhöht den Muskeltonus der Gebärmutter.
Medizinische Verwendung Bei Schmerzen und Ausbleiben der Menstruation, drohendem Abort, Übelkeit während der Schwangerschaft und manchen Formen von Unfruchtbarkeit bei Frauen.
Darreichungsformen Auszug, Tinktur.

Chelidonium majus (*Papaveraceae*)
SCHÖLLKRAUT,
WARZENKRAUT, BLUTKRAUT, HEXENMILCH

Dieses alte Lebermittel wird in vielen der großen Heilpflanzenbücher erwähnt. Der lateinische Name der Pflanze leitet sich von dem griechischen Wort für Schwalbe ab, da ihre Blüte mit der Ankunft der Schwalben beginnt und mit ihrem Aufbruch endet. Ihre Heimat ist Europa, doch hat sie sich heute in allen gemäßigten Zonen der Welt eingebürgert. Sie ist eine Staude mit stark gefiederten, blaßgrünen Blättern, die dünn und behaart sind. Bricht oder zerschneidet man die Stengel, tritt leuchtendorangefarbener Milchsaft aus. Den ganzen Sommer hindurch erscheinen kleine Büschel aus zarten, hellgelben Blüten, denen dünne, schotenförmige Kapselfrüchte folgen.

Verwendete Teile Ganzes Kraut.
Inhaltsstoffe Alkaloide wie Berberin und Chelidonin; Saponine, Cholin.
Wirkung Harntreibend; steigert den Gallenfluß; vermindert Muskelspannung und Krämpfe.
Medizinische Verwendung Innerlich bei Gelbsucht, Gallensteinen und Gallenblasenleiden. Äußerlich bei Ekzemen und Warzen; ferner bei Operationen von grauem Star. Als homöopathisches Mittel *(Chelidonium)* bei nervösen Kopfschmerzen, Übelkeit und Erbrechen. In der chinesischen Medizin als Schmerzmittel, Hustenmittel und entzündungshemmendes Mittel bei Bronchitis und Keuchhusten.
Darreichungsformen Auszug, Tinktur, homöopathische Mittel.
Vorsicht Nur unter ärztlicher Aufsicht anwenden, da Vergiftungsgefahr bei innerer Anwendung.

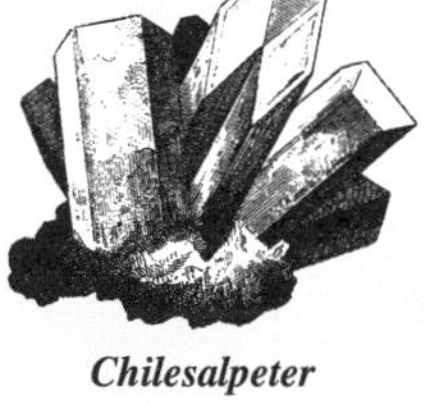

Chilesalpeter

Chilesalpeter
NATRIUMNITRAT

Der Name dieser weißen kristallinen Substanz bedeutet im Lateinischen »Salz des Steins«. Natriumnitrat ist ein wichtiger Jodlieferant, und darüber hinaus wird es seit langem zum Pökeln von Fleisch verwendet. In Europa ist es als Zusatzstoff E 251 zugelassen, seine Unbedenklichkeit ist aber umstritten. Jod ist für die Bildung des Hormons Thyroxin notwendig, das die Schilddrüse steuert, die ihrerseits den gesamten Stoffwechsel des Körpers kontrolliert. Bei Jodmangel kann nicht genügend Thyroxin produziert werden, und der Stoffwechsel des Körpers verlangsamt sich. Dies kann zu Schilddrüsenvergrößerung und Kropfbildung führen. Heute reichert man häufig Tafelsalz mit Jod an und beugt auf diese Weise einer Kropfbildung erfolgreich vor. In China erkannte man den Zusammenhang zwischen Jod und Schilddrüsenfunktion bereits vor 2000 Jahren und verwendete zur Kropfbehandlung Algenasche, die große Mengen an Jod enthält.

Verwendete Teile Jod.
Inhaltsstoffe Jod.
Wirkung Nährstoff, Antiseptikum.
Medizinische Verwendung In großem Umfang in Desinfektionsmitteln. In der Schulmedizin gibt man Jodverbindungen zusammen mit Schilddrüsenmitteln Patienten, die aufgrund einer Schilddrüsenüberfunktion operiert werden; ferner zur Vorbeugung von Jodmangel.
Darreichungsformen Lösung, Tinktur, Salbe.

Chondrus crispus (*Gigartinaceae*)

CARRAGEEN, IRLÄNDISCHES MOOS, IRLÄNDISCHE ALGE, FELSENMOOS

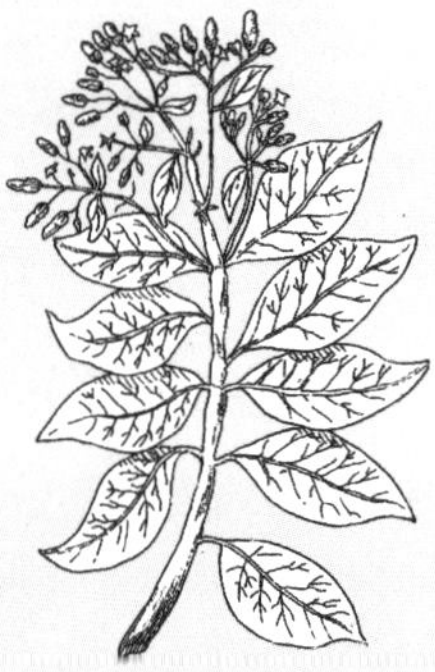
Cinchona pubescens

Diese Rotalge, die in den kühlen Wassern des Nordatlantik gedeiht, wird bei einer Vielzahl von Lebensmitteln als Emulgierhilfsmittel verwendet. Die Thalli von Rotalgen können ein sehr unterschiedliches Aussehen haben und fächerförmig bis bandartig sein. Getrocknet sind sie gelbbraun und durchscheinend.

Verwendete Teile Getrocknete Pflanze.
Inhaltsstoffe Polysaccharide, sogenannte Carrageenane.
Wirkung Hustenstillend; Nutritiv; beruhigt die Schleimhäute.
Medizinische Verwendung Bei Verdauungsstörungen, die mit Übelkeit und Sodbrennen einhergehen, Magenkatarrh, Bronchitis und Reizhusten; ferner als Emulgiermittel (ermöglicht das Mischen von Wasser und Öl) in Arzneien.
Darreichungsformen Auszug.

Chromit

CHROMEISENSTEIN

Der bräunlich-schwarze Chromit ist das einzige Erz des Chroms und kommt überall auf der Welt vor. In den sechziger Jahren erkannte man, daß Chrom ein lebenswichtiger Mineralstoff ist; erste überzeugende Beweise lieferten Experimente mit Ratten, die chromarmes Futter erhielten und daraufhin diabetesähnliche Symptome entwickelten. Andere Versuche haben gezeigt, daß Diabetiker Zucker besser vertragen, wenn sie Chromzusätze bekommen. Da es aber keine eindeutigen Mangelsymptome gibt, weiß man heute noch nicht, wieviel Chrom der Mensch braucht.

Verwendete Teile Chromsalze.
Inhaltsstoffe Chrom.
Wirkung Nährstoff.
Medizinische Verwendung Bei Krankheiten, bei denen die Fähigkeit zur Nährstoffaufnahme herabgesetzt ist, wie zystischer Fibrose; ferner bei erhöhtem Bedarf, wie etwa bei Diabetes.
Darreichungsformen Tabletten, Kapseln.

Cimicifuga racemosa (*Ranunculaceae*)

WANZENKRAUT, SCHWARZE SCHLANGENWURZEL, SILBERKERZE

Die nordamerikanischen Indianer behaupteten, mit Wanzenkraut Klapperschlangenbisse heilen zu können. Darüber hinaus benutzten sie es als Schmerzmittel während der Menstruation und bei der Geburt. Die ersten amerikanischen Siedler erfuhren bald von dieser nützlichen Pflanze, und im 19. Jahrhundert wurde sie in der europäischen Medizin eingeführt. Die Heimat der Staude ist Nordamerika, wo sie in lichten Wäldern wächst. Sie hat schwarze Wurzeln, gesägte Blätter und stark riechende, cremeweiße Sommerblüten.

Verwendete Teile Im Herbst gesammelte Wurzelstöcke.
Inhaltsstoffe Ranunculin, das sich in Anemonin umwandelt; Triterpenglykoside wie Actein, Cimifugin und Racemosin; Isoflavone.
Wirkung Entzündungshemmend, beruhigend, gefäßerweiternd; vermindert Muskeltonus und Krämpfe.
Medizinische Verwendung Bei Muskelrheumatismus, Neuralgien, Muskelkrämpfen und entzündlichen Erkrankungen, die mit Schmerzen einhergehen, aber auch bei schmerzhaften Menstruationsblutungen; ferner zur Behandlung von Leukorrhöe (starker weißer Scheidenausfluß) und anfallsweise auftretendem Husten bei Bronchitis oder Keuchhusten. In der chinesischen Medizin setzt man verwandte Arten (*Cimicifuga simplex* und *Cimicifuga foetida*) bei Kopfschmerzen und bestimmten Fiebererkrankungen ein.
Darreichungsformen Abkochung, Tinktur.
Vorsicht Hohe Dosen sind gefährlich, deshalb ausschließlich unter ärztlicher Aufsicht einnehmen und nicht während der Schwangerschaft.

Cinchona pubescens / *Cinchona succirubra* (*Rubiaceae*)

CHINARINDENBAUM, FIEBERRINDENBAUM

Als die Spanier in Südamerika einfielen, entdeckten sie bei den peruanischen Indianern das heilkräftige Chinin; in Europa wurde es vermutlich erstmals von den Jesuiten als Fiebermittel verwendet. Man setzte es zur Vorbeugung und Heilung von Malaria ein. Der Chinarindenbaum ist in den Dschungeln an der Westküste Südamerikas heimisch, doch heute baut man ihn in Indien, Ostafrika und auf den Westindischen Inseln zu medizinischen Zwecken an. Er wird 25 Meter hoch, hat eiförmige Blätter und entwickelt Büschel aus kleinen karminroten Blüten.

Verwendete Teile Rinde.
Inhaltsstoffe Chinolinalkaloide wie Chinin, Chinidin und Cinchonin; Glykoside, Gerbstoffe, Chininsäure.
Wirkung Malariamittel; wundheilend, fiebersenkend und -vorbeugend, verdauungsanregend; vermindert Muskeltonus und Krämpfe.
Medizinische Verwendung Zur Vorbeugung und Be-

handlung von Malaria. Bei Leberkrankheiten, die mit vergrößerter Milz einhergehen, Appetitlosigkeit, Verdauungsstörungen, Hyperchlorhydrie (zu große Salzsäureproduktion im Magen), Krämpfen, Myalgie (Muskelschmerz) und hohem Fieber; auch vorbeugend gegen Grippe. In der Schulmedizin wird Chinin gegen Malaria und Muskelkrämpfe verordnet, ferner ist es in verschiedenen rezeptfreien Schmerz- und Erkältungsmitteln enthalten. Chinidin wird bei bestimmten Arten von Herzrhythmusstörungen gegeben.
Darreichungsformen Abkochung, Tinktur, pharmazeutische Tabletten und Injektionslösungen.
Vorsicht Nicht in zu großen Dosen einnehmen.

Cinnabarit
ZINNOBER

Der weltweit vorkommende Zinnober ist das einzige quecksilberhaltige Erz von Bedeutung. Er faszinierte die Menschen zunächst durch seine großartige rote Färbung, so daß sie Farbe aus ihm herstellten. Den Römern gelang es schließlich, aus ihm Quecksilber zu gewinnen. Obwohl Quecksilber giftig ist, wurde es bis zum 20. Jahrhundert häufig für wirkungslose Arzneimittel verwendet, und heute finden wir es immer noch in unserer unmittelbaren Umgebung wie etwa in Thermometern, Desinfektionsmitteln und Fungiziden.

Verwendete Teile Quecksilbersulfid.
Inhaltsstoffe Quecksilber.
Wirkung Vermindert Muskeltonus und Krämpfe; Sedativ.
Medizinische Verwendung Wegen seiner hohen Giftigkeit hat der Gebrauch von Quecksilber im Westen stark abgenommen, dennoch haben die meisten von uns in ihren Zähnen immer noch quecksilberhaltige Amalgamfüllungen, über deren Gefahren in den letzten Jahren zunehmend diskutiert wird. In der chinesischen Medizin verordnet man Zinnober bei physisch und psychisch bedingtem Herzklopfen und, in Form von Pulver, bei Mundschleimhautgeschwüren, Rachenentzündungen und Karbunkeln. *Mercurius solubilis* wird in der Homöopathie bei wunden Stellen in Mund und Rachen sowie infektiösen Schwellungen wie Mandelentzündung gegeben.
Darreichungsformen Pulver, Pillen, homöopathische Mittel (verschreibungspflichtig bis einschließlich der D3- beziehungsweise C1-Potenz).

Cinnamomum zeylanicum (Lauraceae)
CEYLONZIMTBAUM, KANEELBAUM

Dieses bereits in der Bibel gepriesene Gewürz kam im 17. Jahrhundert nach Europa, als die Portugiesen Ceylon in Besitz nahmen, um ihre Zimtversorgung zu sichern. Beim Zimt handelt es sich um die Rinde des Ceylonzimtbaumes, die zu Röhren eingerollt im Handel ist. Heute wird der bis zu zehn Meter hohe Baum in den Tropen angebaut. Er hat eine dicke Rinde, ledrige Blätter und kleine Blüten, die in lockeren Büscheln stehen.

Verwendete Teile Vom Kork befreite Rinde.
Inhaltsstoffe Ätherisches Öl mit Zimtaldehyd, Cinnamylacetat und Zimtalkohol; Gerbstoffe, Cumarine.
Wirkung Appetitanregend, vermindert Muskeltonus und Krämpfe; lindert Blähungen und Koliken.
Medizinische Verwendung Bei Blähungen und Koliken, Appetitlosigkeit, Durchfall bei Kindern, Erkältung und Grippe. Chinesische und ayurwedische Ärzte verschreiben ihn bei Magen- und Leberleiden.
Darreichungsformen Auszug, Tinktur.

Clupeiformes
HERINGSFISCHE

Aus dem Fleisch von Heringen und anderen Fettfischen gewonnenes Öl ist reich an essentiellen Fettsäuren. In den sechziger Jahren begann man mit der Untersuchung des Öls und seiner Gewinnung, weil man überrascht festgestellt hatte, daß Eskimos weltweit am seltensten unter Herzerkrankungen leiden, obwohl ihre Ernährung ausgesprochen fettreich ist. Heute geht man davon aus, daß die in Fisch enthaltenen essentiellen Fettsäuren vor Herzerkrankungen schützen. Die besten Lieferanten für die Fettsäuren sind Heringe, Makrelen und Lachs. In der Volksmedizin gilt Hering seit langem als gesund, und tatsächlich liefert er in konzentrierter Form Nährstoffe wie Protein, B-Vitamine, essentielle Fettsäuren, Vitamin E und etwas Eisen und Zink.

Verwendete Teile Fleisch.
Inhaltsstoffe Mehrfach ungesättigte Omega-3-Langketten-Fettsäuren wie EPA (Eicosapentaenoinsäure) und DHA (Docosahexaenoinsäure).
Wirkung Entzündungshemmend, blutdrucksenkend; stärkt das Immunsystem, senkt den Lipidblutspiegel und beugt Blutgerinnseln vor.
Medizinische Verwendung Bei Hyperlipämie (hoher Cholesterin- und Fettspiegel), zur Vorbeugung von Arteriosklerose (Arterienverkalkung), bei Koronarthrombose (Herzinfarkt infolge eines Herzkranzarterienverschlusses durch einen Blutpfropf) und anderen Thrombosen wie Schlaganfälle. Heute prüft man auch den Einsatz von Fischöl zur Behandlung von Bluthochdruck, Schuppenflechte, Ekzemen und Arthritis sowie zur Stärkung des Immunssystems.
Darreichungsformen Kapseln oder pro Woche zwei bis drei große Portionen Hering (250 Gramm).

Cnicus benedictus / Carduus benedictus (Compositae)
KARDOBENEDIKTENKRAUT,
BENEDIKTENKRAUT, BITTERDISTEL

Einst wurde diese Distel als Mittel zur Behandlung von Pest verwendet, und Shakespeare sagt in seinem Drama *Viel Lärm um Nichts*, daß sie das einzige Mittel gegen Niedergeschlagenheit sei. In jüngerer Zeit wurde sie vor allem durch ihre Verwendung für Kräuterlikör (Bénédictine) bekannt. Sie ist im südlichen Europa heimisch, hat sich in den USA eingebürgert und wird in vielen anderen Ländern angebaut. Die Pflanze ist einjährig und hat dünne, wollige und grob gezähnte Blätter. Die Blütenköpfe sind von einem Kranz stacheliger Hüllblätter umgeben.

Verwendete Teile Blühende Pflanze.
Inhaltsstoffe Bitterstoffe wie Cnicin; Alkaloide, ätherisches Öl, Gerbstoffe, Schleim.
Wirkung Wundheilend, verdauungsfördernd (Bittermittel), schweißtreibend; beugt Blutungen vor.
Medizinische Verwendung Innerlich bei Appetitlosigkeit, Verdauungsstörungen, träger Verdauung und infektiöser Magenschleimhautentzündung; äußerlich bei Wunden und Geschwüren. Auch viele verwandte Di-

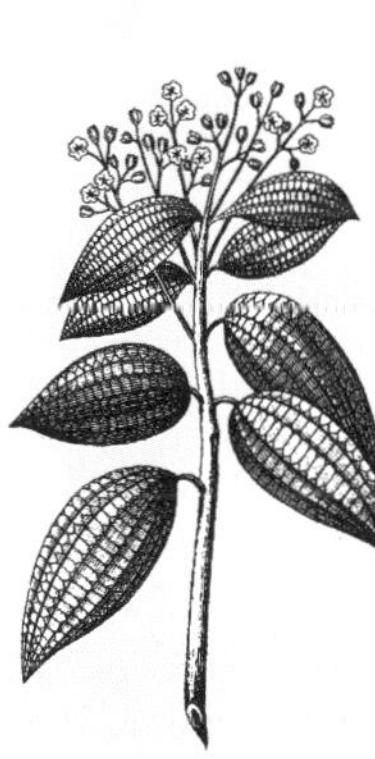
Cinnamomum zeylanicum

steln werden medizinisch verwendet. Chinesische Ärzte verordnen beispielsweise eine Art gegen innere Blutungen und Bluthochdruck.
Darreichungsformen Auszug, Tinktur.

Cochlearia officinalis (*Cruciferae*)
LÖFFELKRAUT, SKORBUTKRAUT, BITTERKRESSE

Lange vor der Entdeckung des Vitamin C war bereits bekannt, daß Skorbut immer dann auftrat, wenn ein Mangel an Obst und Gemüse bestand. Zu solchen Versorgungsengpässen kam es in großen Städten während Hungersnöten und auf Seereisen. Schon damals wurde das Löffelkraut zur Behandlung der Krankheit verwendet, doch erst vor kurzem fand man heraus, daß es ebenso viel Vitamin C enthält wie frische Orangen. Die einjährige Pflanze ist an den Küsten Europas heimisch. Sie hat dicke, fleischige, eiförmige Blätter und entwickelt im Sommer weiße Blüten.

Verwendete Teile Blätter.
Inhaltsstoffe Glucosinolate, Vitamin C.
Wirkung Beugt Skorbut vor und fördert die Wundheilung.
Medizinische Verwendung In der Vergangenheit bei Skorbut; heute äußerlich bei langsam heilenden Wunden und Geschwüren.
Darreichungsformen Frisches Kraut, Auszug.

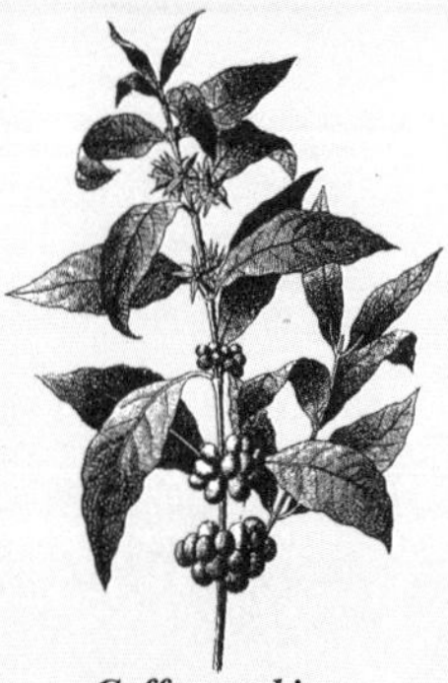
Coffea arabica

Coffea arabica (*Rubiaceae*)
KAFFEESTRAUCH

Kaffee galt im Laufe der Geschichte abwechselnd als Allheilmittel und als Gift. Hinweise auf seine Gefahren wurden oft mit spöttischen Bemerkungen kommentiert. So sagte Voltaire einmal: »Ich habe mich nunmehr über achtzig Jahre vergiftet und bin immer noch nicht tot.« Der Kaffeestrauch ist in Äthiopien heimisch, und er wurde nach der Provinz Kaffa benannt, wo man seine Früchte als anregendes Mittel zu kauen pflegte. Um 1650 gelangte er über Arabien nach Europa. Darüber hinaus brachte man Pflanzen in den Fernen Osten und nach Südamerika, die heute die größten Kaffeeproduzenten sind. Der Kaffeestrauch hat glänzende, dunkelgrüne, ovale Blätter und kleine, weiße Blüten, aus denen sich grüne Früchte entwickeln. Sie werden beim Reifen tiefrot und enthalten zwei Samen, die Kaffeebohnen.

Verwendete Teile Samen, Blätter.
Inhaltsstoffe Coffein, Gerbstoffe, Fette, Zucker.
Wirkung Anregend, harntreibend, antinarkotisch; unterdrückt Übelkeit und Erbrechen.
Medizinische Verwendung Bestandteil vieler pharmazeutischer Schmerzmittel, deren Wirkungen dadurch verstärkt wird. Als homöopathisches Mittel *(Coffea)* bei Schlaflosigkeit infolge geistiger Anstrengung, Anspannung und Angststörungen.
Darreichungsformen Auszug aus gerösteten Bohnen oder getrockneten Blättern, Tabletten, Injektionslösungen, homöopathische Mittel.

Cola nitida (*Sterculiaceae*)
KOLANUSS, KOLABAUM

Die Samen des Kolabaumes – oder Kolanüsse – werden in Westafrika, Südamerika und Asien häufig vor dem Essen gekaut, um die Verdauung anzuregen. Bei regelmäßigem Genuß färben sie Lippen und Zähne rot. Die Heimat des immergrünen Kolabaumes ist Westafrika, Sklaven brachten ihn jedoch auf die Westindischen Inseln und nach Südamerika, Handelsleute nach Indien und Ceylon. Die Nüsse, in denen die Samen sitzen, sind bei der Ernte weiß, färben sich beim Trocknen aber rötlich-braun.

Verwendete Teile Samen.
Inhaltsstoffe Alkaloide, vor allem Coffein und Theobromin; Gerbstoffe, roter Farbstoff.
Wirkung Harntreibend, allgemein anregend; stimuliert das zentrale Nervensystem.
Medizinische Verwendung Als Tonikum zur Appetitanregung und gegen Müdigkeit.
Darreichungsformen Tabletten, Samen, Tinktur, Pulver.

Commiphora molmol (*Burseraceae*)
MYRRHE

Schon im Alten Testament wird die Myrrhe häufig erwähnt, und ihren Namen soll sie von Myrrha haben, die nach der Legende durch Aphrodite zum Inzest mit ihrem Vater verführt wurde. Als dieser sie in seinem Zorn töten wollte, verwandelten die Götter sie in einen Baum. Angeblich handelt es sich bei dem aus der Rinde austretenden Harz um ihre Tränen. Der Myrrhenstrauch hat knorrige Zweige und kleine, dreiteilige Blätter. Er ist in den trockensten Teilen Nordostafrikas und Arabiens heimisch, der größte Myrrhelieferant ist jedoch Somalia.

Verwendete Teile Aus der Rinde austretendes Gummiharz.
Inhaltsstoffe Ätherisches Öl mit Herabolen, Cadinen und Eugenol; Harz mit Commisäuren und Herabomyrrholene; Gummi aus Aribinose, Galactose und Xylose.
Wirkung Anregend, auswurffördernd, antiseptisch, entzündungshemmend; fördert die Wundheilung.
Medizinische Verwendung Vor allem in Mundwässern zur Behandlung von Mundschleimhautgeschwüren, Zahnfleisch- und Rachenentzündungen; ferner innerlich bei Lungeninfektionen, die mit Verschleimung einhergehen, äußerlich bei Geschwüren, Wunden und Schürfungen. In der Ayurwedik als menstruationsförderndes Mittel und Alterans (zur Beschleunigung der Gewebserneuerung). In China zur Behandlung von Wunden, Menstruationsschmerzen, Ausbleiben der Regel und Rheumatismus.
Darreichungsformen Tinktur, Tabletten, Zahnpulver.

Concha ostrea
AUSTERNSCHALE

Die Schalen der in allen Meeren lebenden Auster sind außen grau und innen perlweiß. Wie bei anderen Schaltieren, von denen mehrere in ähnlicher Weise verwendet werden, besteht auch die Austernschale hauptsächlich aus Kalziumsalzen. Chinesische Ärzte, Unani-Ärzte und Homöopathen verordnen sie bei Kalziummangel, aber auch bei vielen anderen Beschwerden.

Verwendete Teile Schale.
Inhaltsstoffe Calciumcarbonat, Calciumphosphat, Jod.

Wirkung Adstringierend, beruhigend; neutralisiert überschüssige Magensäure.
Medizinische Verwendung In der chinesischen Medizin und der Unani-Medizin als Kalziumzusatz, etwa zur Stärkung von Zahnfleisch und Zähnen; ferner bei Verdauungsstörungen, Bluthochdruck, Ruhelosigkeit, Schlaflosigkeit, Tinnitus (Ohrenklingen), Nachtschweiß, Gebärmutter- und fiebrigen Erkrankungen. Als homöopathische Mittel *(Calcarea carbonica)* bei einer Vielzahl von Beschwerden, die von Kopfschmerzen und Schwindligsein über Nachtschweiß bis zu akuten Augeninfektionen reichen.
Darreichungsformen Pulver, Tabletten, homöopathische Mittel.

Convallaria majalis (Liliaceae)

MAIGLÖCKCHEN, MAIBLUME

Schon die Apotheker des Mittelalters kannten den Nutzen dieser Pflanze bei der Behandlung von »Erkrankungen des Herzens und der Lebensgeister«. Daß man sie bevorzugt bei Ohnmachtsanfällen, Vergeßlichkeit, »Krampfanfällen jeglicher Art und Schwindelgefühl im Kopf« gab, ist möglicherweise ihrer positiven Wirkung auf das Herz zuzuschreiben, durch die wiederum die Durchblutung des Gehirns verbessert wird. Das Maiglöckchen ist in Europa, Nordamerika und dem nördlichen Asien heimisch, wo es in schattigen Wäldern auf trockeneren Flächen gedeiht. Es hat einen unterirdisch kriechenden Wurzelstock, ovale Blätter und weiße, glockenförmige Blüten, die im Frühjahr erscheinen und intensiv duften.

Verwendete Teile Blüten, Wurzel.
Inhaltsstoffe Glykoside wie Convallarin, Convallatoxin und Convallosid; Flavonoide, Asparagin.
Wirkung Harntreibend; verbessert die Pumpleistung des Herzens.
Medizinische Verwendung Hat ähnliche Wirkung wie *Digitalis* (siehe Seite 99), ist aber nicht so giftig; wird bei Herzinsuffizienz und zur Unterstützung des Herzens verwendet, so daß es kräftiger und effizienter schlagen kann. Als Diuretikum auch bei Ödemen (durch Wasseransammlungen bedingte Schwellungen), die mit Herzinsuffizienz einhergehen. In der chinesischen Medizin werden verwandte Arten als Tonikum verabreicht.
Darreichungsformen Tinktur.

Coriandrum sativum (Umbelliferae)

KORIANDER

Der Koriander wird seit mindestens 3000 Jahren angebaut. Seine Heimat ist Italien, doch heute wächst er auf der ganzen Welt. In den Küchen Perus, Indiens und des Nahen Ostens gehört er zu den Standardzutaten. Sein Name leitet sich von dem griechischen Wort für Wanze ab, da seine Blätter einen wanzenartigen Geruch haben. Er ist einjährig, hat fein gefiedertes Laub und entwickelt im Sommer kleine weiße Blüten, denen runde, spröde Früchte folgen.

Verwendete Teile Früchte.
Inhaltsstoffe Ätherisches Öl mit Coriandrol (55 bis 74 Prozent), Borneol, Linalool, Kampfer, Geraniol, Limonen und Terpinen; Flavonoide wie Quercetin, Kämpferol und Apigenin; Cumarine, Phenolsäuren wie Kaffeesäure und Chlorogensäure.
Wirkung Aromatikum; lindert Blähungen und Koliken und vermindert Muskeltonus und Krämpfe.
Medizinische Verwendung Sehr gebräuchlich als Karminativum bei Blähungen. In der Ayurwedik wird er bei Harnwegsinfektionen, Hautkrankheiten, Verbrennungen, Rachenentzündungen, Verdauungsstörungen und Allergien verordnet. Chinesische Ärzte geben ihn bei Masern, Magenschmerzen und Übelkeit.
Darreichungsformen Pulverisierte Früchte, Tinktur, Auszug.

Crataegus laevigata / Crataegus monogyna (Rosaceae)

ZWEIGRIFFLIGER WEISSDORN, MAIDORN, HAGEDORN, MEHLDORN

Weißdornblüten besitzen angeblich Zauberkräfte: Wenn man sie ins Haus bringt, so heißt es, stirbt jemand in der Familie. Deshalb werden sie von abergläubischen Menschen gemieden. Auch die Dornenkrone Christi soll aus Weißdorn geflochten worden sein. Weißdorn liefert eines der nützlichsten Herzmittel. Der Strauch oder kleine Baum erreicht bis zu zehn Meter Höhe und ist in Europa, Nordafrika und Westasien heimisch. Er hat stark gelappte, dunkelgrüne Blätter, und von Anfang bis Mitte des Sommers erscheinen Büschel aus kleinen weißen Blüten, denen im Herbst eiförmige, rote Beeren folgen.

Verwendete Teile Blüten, Blätter, Früchte.
Inhaltsstoffe Flavonoide wie Rutosid, Quercetin und Vitexin; Procyanidine, Phenolsäuren, Trimethylamin, Ascorbinsäure, Gerbstoffe.
Wirkung Blutdruckregulierend; erweitert die Blutgefäße des Herzens und abhängiger Körperpartien; verbessert die Pumpleistung des Herzens und verlangsamt zu raschen Herzschlag.
Medizinische Verwendung Zur Verbesserung der Blutversorgung des Herzens und der Pumpleistung bei Herzinsuffizienz, zur Förderung der peripheren Durchblutung, bei intermittierendem Hinken (Schaufensterkrankheit – Verschluß der Beinarterien, der heftige Wadenschmerzen verursacht), der Raynaud-Krankheit, niedrigem Blutdruck und Angina pectoris. In der ayurwedischen Medizin wird er ähnlich verwendet. Chinesische Ärzte verordnen ihn bei Verdauungsstörungen, schmerzhafter Menstruation und Durchfall.
Darreichungsformen Auszug, Tinktur.

Crotalus horridus

NORDAMERIKANISCHE WALDKLAPPERSCHLANGE

Diese Grubenotter aus Nordamerika verdankt ihren Namen flachen Hornringen an ihrem Schwanz, mit denen sie bei einem Angriff klappert. Ihr giftiger Biß kann tödlich sein.

Verwendete Teile Gift.
Inhaltsstoffe Nicht bekannt.
Wirkung Nicht bekannt.
Medizinische Verwendung Als homöopathisches Mittel *(Crotalus)* gegen Schwellungen und Schmerzen, die sich durch Druck verschlimmern.
Darreichungsformen Homöopathische Mittel.

Cuprum

KUPFER

In vielen Ländern der Erde gibt es natürliche Kupfervorkommen. Kupfer gehört zu den lebenswichtigen Mineralien und ist im Körper für die Bildung

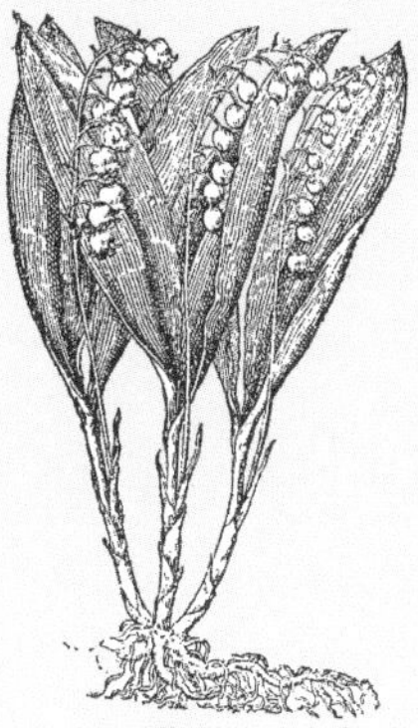

Convallaria majalis

roter Blutkörperchen und die Knochenentwicklung notwendig. Außerdem wird vermutet, daß es an der Bildung von Melanin (Hautpigment) und wichtiger Zellproteine, den sogenannten Ribonukleinsäuren, beteiligt ist. Bedingt durch bestimmte Verarbeitungsprozesse enthalten manche Lebensmittel nur noch geringe Kupfermengen. Kupferreich sind Schaltiere, Leber, Weizenkeime, Frühstücksmüsli aus Vollkorngetreide, Paranüsse, Malzprodukte, Kakao und Currypulver.

Verwendete Teile Kupfer.
Inhaltsstoffe Kupfer.
Wirkung Nährstoff bei Mangelerscheinungen.
Medizinische Verwendung In der Schulmedizin als Kupferzusatz, gewöhnlich in Form von Kupfersulfat, beim Menkel-Syndrom (Kupferstoffwechselstörung bei Ungeborenen), zum Ausgleich von Kupfermangel infolge der Einnahme von Medikamenten wie Penicillamin sowie bei einigen Formen der Anämie. Ferner wird Kupfer für manche Intrauterinpessare zur Empfängnisverhütung verwendet. Kupferarmbänder gegen Arthritis sind ein Volksmittel, dem die Idee zugrunde liegt, daß das Kupfer über die Haut aufgenommen wird und entzündungshemmende Wirkung hat. Als homöopathisches Mittel *(Cuprum metallicum)* wird es gegen Krämpfe und Keuchhusten verordnet. Chinesische Ärzte geben Kupfer als Schmerzmittel und zum Abschwellen bei Quetschungen, Frakturen und Verrenkungen.
Darreichungsformen Injektionslösungen, Tabletten, Pulver, homöopathische Mittel, Armband.
Vorsicht In zu großen Mengen ist Kupfer giftig.

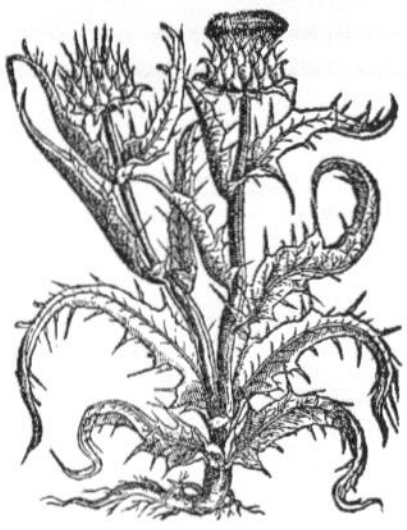

Cynara-Art

Cynara scolymus *(Compositae)*
ARTISCHOCKE

Als Gemüse wird die Artischocke seit der Zeit der alten Griechen und Römer geschätzt, doch ihre Wirksamkeit als Lebermittel wurde erst sehr viel später wissenschaftlich nachgewiesen. Sie unterstützt die Heilung von Lebergewebe und kann den Cholesterinspiegel senken. Die Heimat der Artischocke ist Nordafrika, heute wird sie jedoch auf der ganzen Welt angebaut. Die mehrjährige, große Pflanze hat lange, tiefgeteilte Blätter, die oben grünlichgrau und unten weißlich sind. Im Spätsommer erscheinen große, violette Blüten, die an Disteln erinnern.

Verwendete Teile Blüten, Blätter, Wurzeln.
Inhaltsstoffe Cynarin, Sesquiterpenlacterone, Alkaloide, Flavonoide wie Scolymosid; Inulin, Gerbstoffe.
Wirkung Harntreibend, verdauungsstimulierend (Bittermittel); steigert den Gallenfluß.
Medizinische Verwendung Bei Gallen- und Gallenblasenerkrankungen sowie Leberschäden infolge von Giften, Alkohol oder Hepatitis. Außerdem zur Senkung des Cholesterinspiegels und bei Nierenkrankheiten, bei denen mit dem Urin Eiweiß ausgeschieden wird.
Darreichungsformen Preßsaft, Auszug, Tinktur, als Gemüse.

Cypripedium calceolus *(Orchidaceae)*
MARIENFRAUENSCHUH

Als weiße Siedler nach Nordamerika kamen, übernahmen sie diese Heilpflanze von den Indianern. Sie ist im Osten der USA heimisch und kam erstmals im 18. Jahrhundert nach Europa. Da sie ein wirksames Sedativ ist, trägt sie den Beinamen »amerikanischer Baldrian«. Sie gehört zu den wenigen Orchideen, die in der Medizin verwendet werden. Sie hat fleischige Wurzeln und große, zugespitzte Blätter, die an weichen, behaarten Stengeln sitzen. Gegen Ende des Sommers entwickelt sie leuchtendgelbe Blüten. Man findet sie an nährstoffreichen, sumpfigen, schattigen Standorten.

Verwendete Teile Wurzeln.
Inhaltsstoffe Ätherisches Öl, Glykoside, Harze, Gerbstoffe.
Wirkung Beruhigend; mildes Schlafmittel; verringert Muskeltonus und Krämpfe.
Medizinische Verwendung Bei Schlaflosigkeit, Hysterie, nervöser Anspannung und Angststörungen. Besonders nützlich zur Unterstützung des Genesungsprozesses bei chronischen Krankheiten. In der chinesischen Medizin werden andere Orchideenarten gegen Fieber, Ruhelosigkeit und Durst verordnet.
Darreichungsformen Abkochung, Auszug, Tinktur.

Datura stramonium *(Solanaceae)*
GEMEINER STECHAPFEL

Bei unsachgemäßer Anwendung ruft der Stechapfel unangenehme Symptome hervor, beispielsweise Doppeltsehen und Halluzinationen. Dennoch empfahl der Pflanzenkundler Gerard eine aus den Blättern zubereitete Salbe für »alle erdenklichen Entzündungen«. Die Herkunft dieser weithin eingebürgerten Pflanze ist unklar, es heißt aber, daß sie sowohl in Westasien als auch in Südamerika heimisch ist. Im 16. Jahrhundert wurde sie als Heilpflanze nach Europa eingeführt. Sie ist einjährig und besitzt einen durchdringenden Geruch. Ihre Blätter sind groß, oval und weich, und ihre trichterförmigen Blüten, die sich im Spätsommer öffnen, sind bläulich-weiß. Ihnen folgen eiförmige, stachelige Früchte mit vier Segmenten, die braune Samen enthalten.

Verwendete Teile Blätter, Samen.
Inhaltsstoffe Alkaloide wie Hyoscyamin, Scopolamin und Atropin.
Wirkung Vermindert Muskeltonus und Krämpfe; lindert Asthma; blockiert das cholinerge Nervensystem und verhindert dadurch Muskelkontraktionen.
Medizinische Verwendung Bei Asthma zur Linderung von Bronchialspasmen, bei Parkinson-Syndrom zur Linderung von Muskelkrämpfen. In der Ayurwedik verwendet man ihn für ähnliche Zwecke.
Darreichungsformen Auszug, Tinktur, Räuchermittel, homöopathische Mittel (bis einschließlich der D3- beziehungsweise C1-Potenz verschreibungspflichtig).
Vorsicht Die Pflanze ist giftig und sollte nur unter ärztlicher Aufsicht angewendet werden.

Daucus carota *(Umbelliferae)*
WILDE MÖHRE

Die Möhre ist seit der Zeit der alten Griechen und Römer als Arzneipflanze und Gemüse bekannt. Sie ist in Europa, Nordafrika und Westasien heimisch, die Kulturform wird heute jedoch auf der ganzen Welt angebaut. Die zweijährige Wilde Möhre hat filigranes Laub und eine holzige, dünne weißliche Wurzel mit einem unangenehmen Geschmack. Von Anfang bis Mitte des Sommers entwickelt sie weiße Blütendolden mit einigen violetten oder roten kleinen Blüten in der Mitte. Ihnen folgen trockene, flache Früchte.

Verwendete Teile Ganze Pflanze, Samen.
Inhaltsstoffe Samen: ätherisches Öl mit Pinen, Carotol, Daucol, Limonen und Geraniol; Alkaloid Daucin; Wurzel: Vitamin C und Carotin.
Wirkung Harntreibend; verhindert die Bildung von Nierensteinen und lindert Blähungen und Koliken.
Medizinische Verwendung Zur Vorbeugung von Harnsteinen, bei Blasenentzündung und Gicht. Die Samen sind bei Koliken und Blähungen nützlich und wirken menstruationsfördernd. In der ayurwedischen Medizin verwendet man die Pflanze für ähnliche Zwecke.
Darreichungsformen Auszug, Tinktur, Samen.

Demospongiae

GEMEINSCHWÄMME, HORNSCHWÄMME

Die Schwämme sehen lebend wie ein glitschiges Stück rohe Leber aus. In warmen Meeren leben verschiedene Arten; im Mittelmeer sind sie durch Überfischung heute jedoch vom Aussterben bedroht. Alle Hornschwämme enthalten eine elastische Substanz, die als Hornin bezeichnet wird. Chemisch ist sie mit Seide und Horn verwandt.

Verwendete Teile Asche ganzer Schwämme.
Inhaltsstoffe Jod.
Wirkung Wundheilend, entzündungshemmend; stillt äußere Blutungen.
Medizinische Verwendung In der Unani-Medizin äußerlich bei Drüsenschwellungen und zur Verbesserung der Sehkraft, ferner zum Auswaschen von Wunden. Gerösteter Meerschwamm *(Spongia tosta)* ist ein homöopathisches Mittel gegen Schilddrüsenvergrößerung, Kopfschmerzen und Husten.
Darreichungsformen Surma (Paste aus Schwammasche und Öl), homöopathische Mittel.

Digitalis purpurea, Digitalis lanata (Scrophulariaceae)

FINGERHUT, WOLLIGER FINGERHUT

Bis zum Ende des 18. Jahrhunderts verwendeten europäische Naturheilkundler Fingerhutblätter ausschließlich zur Behandlung von Wunden und Hautkrankheiten. Erst als der englische Arzt William Withering entdeckte, daß in einem Volksmittel gegen Wassersucht die wirksame Substanz Digitalis war, erkannte man den Nutzen des Fingerhuts für die Therapie von Herzerkrankungen. Heute werden aus *Digitalis purpurea* und *Digitalis lanata* gewonnene Glykoside von der pharmazeutischen Industrie zur Herstellung der Herzmittel Digitoxin und Digoxin verwendet. Die Heimat des Fingerhuts ist Westeuropa. Die Pflanze ist zweijährig und entwickelt eine Rosette aus dicken, flaumigen, ovalen Blättern, in deren Mitte sich im Hochsommer ein Blütenstand mit roten *(Digitalis purpurea)* oder weißen *(Digitalis lanata)* Blüten entwickelt.

Verwendete Teile Blätter.
Inhaltsstoffe Herzglykoside wie Purpureaglykosid A und B, aus denen bei *Digitalis purpurea* Digitoxin und Gitoxin entstehen; Lanatosid A, B und C, aus denen bei *Digitalis lanata* Digitoxin, Gitoxin und Digoxin entstehen.
Wirkung Fördert die Effizienz des Herzens; harntreibend.
Medizinische Verwendung Weltweit gebräuchlich bei Herzinsuffizienz und zur Regulierung des Herzschlags. In den meisten Ländern wird Fingerhut nur in Form von pharmazeutischen Präparaten verwendet, obwohl die Blätter offenbar weniger giftig und in kleineren Dosen wirksam sind.
Darreichungsformen Blattextrakt, pharmazeutische Präparate, homöopathische Mittel (verschreibungspflichtig bis einschließlich der D3- beziehungsweise C1-Potenz).
Vorsicht Nur unter ärztlicher Aufsicht verwenden.

Dioscorea villosa (Dioscoreaceae)

ZOTTIGE YAMSWURZEL

Die Yamswurzel ist in den östlichen und mittleren USA heimisch und wächst in vielen tropischen Gegenden, wo sie aufgrund ihres hohen Stärkegehalts ein wichtiges Nahrungsmittel ist. Bis in die siebziger Jahre war die verwandte Art *Dioscorea mexicana* einziger Lieferant von Geschlechtshormonen zur Herstellung von Ovulationshemmern. Heute werden viele Arten, unter ihnen die Zottige Yamswurzel, von der pharmazeutischen Industrie zur Herstellung von Steroiden benutzt. Die Yamswurzel ist eine Kletterpflanze mit langen, gedrehten Wurzeln, kleinen, herzförmigen Blättern und grünen bis gelben Blüten, die während des Sommers erscheinen.

Verwendete Teile Wurzeln oder Rhizome.
Inhaltsstoffe Auf Diogenin basierende Steroidsaponine wie Dioscin und Dioscorin; Stärke, Gerbstoffe.
Wirkung Vermindert Muskeltonus und Krämpfe; erweitert periphere Blutgefäße; steigert den Gallenfluß; entzündungshemmend.
Medizinische Verwendung Bei rheumatischen Erkrankungen; ferner bei Koliken, Dickdarmentzündung, Krämpfen, intermittierendem Hinken (Schaufensterkrankheit – Verschluß der Beinarterien, der heftige Wadenschmerzen verursacht), Menstruationsschmerzen und Eierstock- und Gebärmuttererkrankungen. In der chinesischen Medizin werden verwandte Arten bei Ruhr, Verdauungsstörungen, Asthma und rheumatoider Arthritis verwendet; in der Ayurwedik bei Impotenz, Unfruchtbarkeit, Bauchkrämpfen sowie Hysterie. Als homöopathisches Mittel *(Dioscorea)* bei Magenschmerzen.
Darreichungsformen Abkochung, Tinktur, pharmazeutische Präparate, homöopathische Mittel.

Dolomit

CALCIUM-MAGNESIUMCARBONAT

Der nach dem französischen Geologen D. Dolomieu benannte Dolomit gehört zu den verbreitetsten Gesteinsarten. Er ist aus den Schalen winziger Meerestiere entstanden, die sich im Meer abgelagert und über Jahrmillionen in durchscheinende Kristalle verwandelt haben; sie sind entweder farblos, weiß oder rosa.

Verwendete Teile Ganzes Mineral.
Inhaltsstoffe Calcium, Magnesium.
Wirkung Nährstoff.
Medizinische Verwendung Als Zusatz bei Kalzium- und Magnesiummangel, der zum Beispiel durch eine Ernährung mit denaturierten Nahrungsmitteln, starken Alkoholkonsum oder langer Arzneimitteleinnahme hervorgerufen sein kann. Zu den Mangelsymptomen gehören Muskelschwäche und Krämpfe.
Darreichungsformen Tabletten.

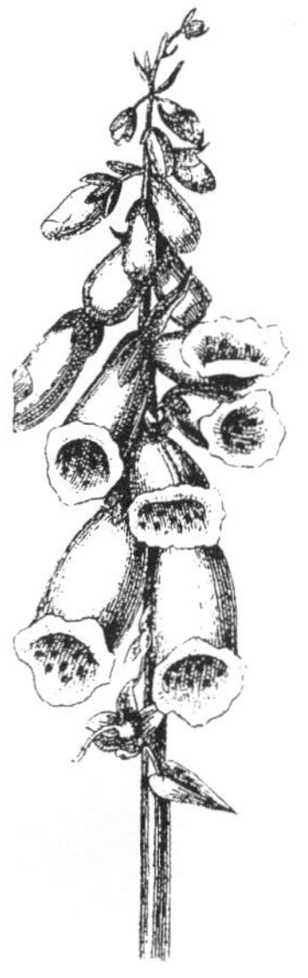

Digitalis purpurea

Drosera rotundifolia (*Droseraceae*)

SONNENTAU, HIMMELSTAU

Diese kleine insektenfressende Pflanze fängt ihre Beute mittels einer klebrigen Flüssigkeit, die von Drüsenhaaren ihrer Blätter produziert wird. Man findet den mehrjährigen Sonnentau überall auf der Welt an feuchten, sauren, sumpfigen Standorten. Seine runden Blätter sind vollkommen mit roten Haaren bedeckt, und während des Sommers und Herbstes entwickelt er kleine, weiße Blüten.

Verwendete Teile Ganze Pflanze.
Inhaltsstoffe Napthachinone wie Plumbagin; Flavonoide.
Wirkung Auswurffördernd, mikrobentötend; verringert Muskeltonus und Krämpfe.
Medizinische Verwendung Zur Linderung von Bronchialspasmen bei Asthma, Keuchhusten und Bronchitis; ferner bei Magengeschwüren. Als homöopathisches Mittel *(Drosera)* bei Husten und Rachenentzündung. Chinesische Ärzte verordnen *Drosera*-Arten bei Ruhr, Kopfschmerzen und rheumatischen Schmerzen.
Darreichungsformen Auszug, Tinktur, homöopathische Mittel.

Echinacea angustifolia (*Compositae*)

SCHMALBLÄTTRIGER SONNENHUT, SCHMALBLÄTTRIGER IGELKOPF

Seit über hundert Jahren ist bekannt, daß der Igelkopf bei Infektionen die Abwehrkräfte steigert. In Nordamerika wurde er sowohl von den Indianern als auch von den ersten Siedlern zur Reinigung und Heilung von Wunden sowie zur Behandlung von Infektionskrankheiten und sogar Schlangenbissen verwendet. Wissenschaftliche Forschungen haben bestätigt, daß er stimulierend auf die weißen Blutkörperchen wirkt, die Infektionen abwehren. In Kalifornien erforscht man ihn auf seine Wirkung gegen Aids. Diese Staude ist in der Mitte und im Südwesten der USA heimisch und wird auf der ganzen Welt als Gartenpflanze gezogen. Ihre Stengel und Blätter sind dick behaart, und die im Spätsommer erscheinenden purpurnen Blüten haben in der Mitte einen hochgewölbten Kopf.

Verwendete Teile Wurzeln, Rhizome.
Inhaltsstoffe Phenylcarbonsäureglykoside wie Echinacosid und Echinacin; ätherisches Öl mit Humulen und Caryophyllen; Flavonoide, Polysaccharide, Polyacetylene.
Wirkung Keimtötend; virustötend; stimuliert das Immunsystem; verbessert Nährstoffaufnahme und -ausscheidung.
Medizinische Verwendung Zur Unterstützung der Wundheilung, insbesondere bei Furunkeln und Karbunkeln, bei Infektionen der oberen Luftwege wie Grippe, Mandelentzündung und Entzündungen der Rachenschleimhaut.
Darreichungsformen Abkochung, Tinktur.

Elettaria cardamomum (*Zingiberaceae*)

MALABARKARDAMOME, KARDAMOMPFLANZE

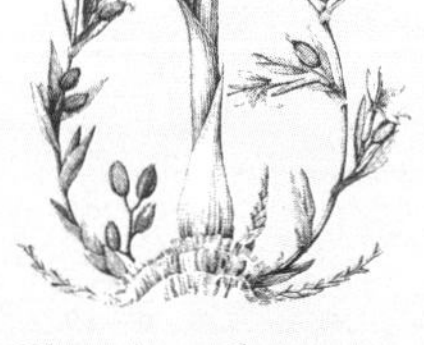

Elettaria cardamomum

Kardamomfrüchte werden seit langem als Zutat für Currypulver verwendet, und die Ägypter nahmen sie zum Aromatisieren von Kaffee. Die Samen waren Dioskurides bekannt, der im 1. Jahrhundert n. Chr. lebte, und werden auch in *Tausendundeinenacht* erwähnt. Die Kardamome ist eine Verwandte des Ingwers und im feuchten tropischen Hügelland Südindiens heimisch. Sie hat eine dicke Wurzel und große, ovale, zugespitzte Blätter. Ihre kleinen, gelben Blüten haben eine violette Lippe, die Samen sitzen in einer dünnen, papierartigen Kapselfrucht.

Verwendete Teile Samen.
Inhaltsstoffe Ätherisches Öl mit Eucalyptol, Limonen, Terpineol und Linalool.
Wirkung Lindert Blähungen und Koliken, steigert den Speichelfluß; appetitanregend.
Medizinische Verwendung Bei Verdauungsstörungen, die mit Blähungen einhergehen, sowie Appetitlosigkeit. Ayurwedische Ärzte verordnen sie bei Husten, Erkältungen, Bronchitis, Asthma und Verdauungsstörungen, chinesische Ärzte als Tonikum und bei Inkontinenz.
Darreichungsformen Samen, Auszug, Tinktur.

Ephedra sinica (*Ephedraceae*)

MEERTRÄUBCHEN, MA HUANG, SCHACHTELHALMSTRAUCH

In der chinesischen Medizin wird das Meerträubchen seit 5000 Jahren zur Behandlung von Asthma eingesetzt. Doch erst 1887 konnte man den Wirkstoff Ephedrin aus der Pflanze isolieren, der der pharmazeutischen Industrie heute noch als Lieferant für Ephedrin und Pseudoephedrin dient. Die alleinige Verwendung von Ephedrin bei Asthma ist unüblich geworden, da es den Blutdruck bedrohlich ansteigen lassen kann. Die ganze Pflanze ist jedoch ungefährlicher, da sie auch andere, blutdrucksenkende Wirkstoffe enthält. Das Meerträubchen ist ein kleiner Strauch, der im Himalaja und in China heimisch ist. Er hat glatte, grüne Triebe mit schuppenförmigen Blättchen, die in Gruppen wachsen. Im Sommer erscheinen Blüten, denen kleine, rote Früchte folgen.

Verwendete Teile Junge Triebe.
Inhaltsstoffe Alkaloide wie Ephedrin, Pseudoephedrin und Norephedrin.
Wirkung Lindert Asthma, erweitert die Luftwege, regt das Herz an, verengt periphere Blutgefäße.
Medizinische Verwendung Bei Asthma zur Verringerung der Schwere und Häufigkeit der Bronchialspasmen, bei Nesselsucht, Heuschnupfen und anderen Allergien. In der chinesischen Medizin auch bei Erkältung, Grippe, Gelenkschmerzen und Schwellungen. Ephedrin und Pseudoephedrin sind in mehreren pharmazeutischen Präparaten gegen Husten und Erkältung enthalten.
Darreichungsformen Auszug, Tinktur, pharmazeutische Präparate, homöopathische Mittel (verschreibungspflichtig bis einschließlich der D3- beziehungsweise C1-Potenz).
Vorsicht Nur unter ärztlicher Aufsicht anwenden. Patienten, die unter Bluthochdruck, Glaukom und Schilddrüsenüberfunktion leiden beziehungsweise Monoaminooxidasehemmer (MAOH) oder Antidepressiva einnehmen, sollten auf alle Produkte, die Ephedrin und Pseudoephedrin enthalten, verzichten.

Epsomit

EPSOMSALZ, MAGNESIUMSULFAT

Dieses Mineral wurde nach Epsom in der englischen Grafschaft Surrey benannt, wo es vorkommt. Nach Auffassung mancher Fachleute ist sein häufiger Gebrauch nicht zu rechtfertigen. Noch heute ist Magnesiumsulfat in vielen Mitteln gegen Verstopfung und Völlegefühl enthalten.

Verwendete Teile Ganzes Mineral.
Inhaltsstoffe Magnesiumsulfat.
Wirkung Abführend.
Medizinische Verwendung In der Schulmedizin bei Verstopfung und Kater, ferner als Zusatz bei Magnesiummangel.
Darreichungsformen Salz, Tabletten und flüssige Präparate sind rezeptfrei erhältlich, sollten aber mit Vorsicht verwendet werden.

Equisetum arvense (*Equisetaceae*)

ACKERSCHACHTELHALM, KATZENWEDEL, SCHEUERGRAS, ZINNKRAUT

Diese alte Pflanze, von der man in Kohlelagern oft Versteinerungen findet, dient seit der Antike als Gemüse, Tierfutter und Arznei. Nach Culpeper ist sie »sehr wirksam zum Stillen innerlicher und äußerlicher Blutungen und zur Linderung von Schwellungen, Hitze und Entzündungen der elementaren Teile, oder Geschlechtsteile, von Männern und Frauen«. Ihre Heimat ist Europa, wo sie auf brachliegenden Flächen wächst. Aus dem Wurzelstock entwickeln sich zwei Arten von Trieben – sogenannte fruchtbare Frühjahrstriebe und ungeschlechtliche, oder sterile, Sommertriebe.

Verwendete Teile Sterile Triebe.
Inhaltsstoffe Alkaloide wie Nicotin, Palustrin und Palustrinin; Saponine, Flavonoide wie Isoquercitrin und Equisetrin; Sterine wie Cholesterin; Kieselsäure, Minerale.
Wirkung Stillt innerliche und äußerliche Blutungen; wundheilend; stimuliert das Immunsystem.
Medizinische Verwendung Bei Erkrankungen der Harnwege und Prostata zur Linderung der Symptome und Unterstützung der Heilung; ferner bei Bettnässen und Lungenschäden infolge von Tuberkulose oder anderer Lungenkrankheiten. *Equisetum hyemale* wird von chinesischen Ärzten bei Augenproblemen, Ruhr, Grippe, Schwellungen und Hämorrhoiden verschrieben.
Darreichungsformen Auszug, Tinktur.

Eruca sativa (*Cruciferae*)

RAUKE, ÖLRAUKE, RUKE

Im südlichen Europa wird die Rauke seit der Zeit der alten Römer als Salatgemüse und Heilpflanze verwendet, und heute ist sie in Italien, Frankreich und Ägypten sehr beliebt. In früheren Tagen galt sie als ein Symbol für Betrug, da sie bei Nacht süß duftet, am Tage aber duftlos ist. Die Rauke ist einjährig und in Italien heimisch. Ihre langen, grob gezähnten Blätter bilden eine Rosette und haben einen pfefferartigen Geschmack. Im Sommer erscheinen cremeweiße Blüten mit violetten Adern, denen im Herbst Früchte mit senfähnlichen Samen folgen.

Verwendete Teile Blätter.
Inhaltsstoffe Ätherisches Öl, Heteroside.
Wirkung Beugt Skorbut vor; verdauungsanregend.
Medizinische Verwendung Bei Verdaungsstörungen, zur Unterstützung bei lymphatischen Erkrankungen sowie bei Knochen- oder Lymphknotentuberkulose.
Darreichungsformen Frische Blätter.

Erythroxylum coca (*Erythroxylaceae*)

KOKASTRAUCH, KOKAIN

Peruanische Indianer kauen Kokablätter gegen Hunger und Erschöpfung. Diese Sitte veranlaßte die Hersteller des Erfrischunggetränkes Coca-Cola dazu, als Grundlage für ihr Originalrezept Kokaextrakte zu benutzen. 1902 wurde ihre Verwendung jedoch wegen der gefährlichen Nebenwirkungen verboten. Die ältesten Aufzeichnungen über den Gebrauch von Koka stammen etwa aus dem Jahr 500 n. Chr., doch erst 1860 konnte der Wirkstoff Kokain isoliert werden. Der Kokastrauch ist in Peru und Bolivien heimisch, wurde aber auch in Indonesien eingeführt. Er hat dicke, ovale Blätter und Sommerblüten, aus denen sich später kleine, runde Früchte entwickeln, die an die Kaffeefrucht erinnern.

Verwendete Teile Blätter.
Inhaltsstoffe Alkaloide wie Cocain und Cinnamylcocain; Glykoside, Cocatannin, ätherisches Öl mit Methylsalicylat; Flavonoide.
Wirkung Stimuliert das zentrale Nervensystem; örtliches Betäubungsmittel.
Medizinische Verwendung Fast ausschließlich nur zur örtlichen Betäubung bei kleineren Operationen. Mitunter bekommen Patienten im Endstadium einer Krankheit zur Schmerzlinderung eine Mischung aus Morphium und Kokain (Brompton-Cocktail).
Darreichungsformen Blätter, Tinktur, pharmazeutische Präparate (unterliegt der Betäubungsmittel-Verschreibungsverordnung).
Vorsicht In den meisten Ländern steht der Besitz und Anbau von Kokain unter Strafe.

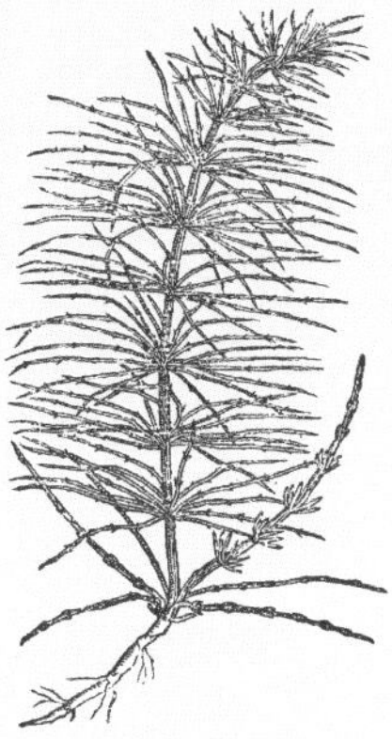

Equisetum arvense

Eucalyptus globulus (*Myrtaceae*)

BLAUGUMMIBAUM, FIEBERBAUM

Eukalyptusbäume sind die typischsten Pflanzen der australischen Flora. Im Jahre 1848 entdeckte der Einwanderer Joseph Bosito aus Yorkshire ätherische Öle in ihren Blättern und begann sie zu destillieren. Die kommerzielle Produktion begann 1860 in Victoria, und seitdem haben von den 300 entdeckten Arten 30 in der Medizin Verwendung gefunden. Die verblüffende Eigenschaft des Baumes, sumpfigen Boden trockenzulegen, führte dazu, daß man ihn in Afrika, Südeuropa und Indien zur Ausrottung der Malariamücke anpflanzte. Eukalyptusbäume werden bis zu 115 Meter hoch. Sie haben einen glatten, blaugrauen Stamm und lange, ledrige Blätter, die bläulich-grün schimmern und mit zahlreichen Öldrüsen besetzt sind. Sie blühen im Spätsommer und entwickeln Früchte, die mit pulvrigem Wachs überzogen sind.

Verwendete Teile Öl der Blätter.
Inhaltsstoffe Ätherisches Öl, hauptsächlich mit 1,8-Cineol (Eucalyptol), Terpineol und Pinen; Polyphenolsäuren wie Kaffeesäure und Gallussäure; Flavonoide wie Eucalyptin, Hyperosid und Rutosid.
Wirkung Keimtötend, auswurffördernd, anregend, fiebersenkend und -vorbeugend; vermindert Muskeltonus und Krämpfe.
Medizinische Verwendung In Hustenmitteln und anderen pharmazeutischen Präparaten. Auch als Inhalationsmittel und äußerlich als Einreibemittel bei Erkältungen, Infektionen der Atemwege, Quetschungen oder Zerrungen.

Darreichungsformen Ätherisches Öl, Tinktur, Einreibemittel, pharmazeutische Präparate.

Eupatorium perfoliatum (*Compositae*)

WASSERDOST, WASSERHANF, LÄMMERSCHWANZ, KUNIGUNDENKRAUT

Diese nordamerikanische Pflanze war für die ersten weißen Siedler ein ungemein wertvolles Mittel zur Behandlung einer schweren grippeähnlichen Krankheit, dem sogenannten Dengue-Fieber. Die Heimat der Staude ist die Ostküste Nordamerikas, wo sie auf sumpfigen Böden wächst. Sie hat speerförmige Blätter und kleine, weiße oder bläuliche Blüten, die im Spätsommer erscheinen.

Verwendete Teile Ganze Pflanze.
Inhaltsstoffe Ätherisches Öl mit Sesquiterpenlactonen; Glykosid, Eupatorin, Polysaccharide, Flavonoide wie Quercetin, Kämpferol und Rutosid.
Wirkung Erweitert periphere Blutgefäße; schweißtreibend, steigert den Gallenfluß; vermindert Muskeltonus und -krämpfe; mild abführend.
Medizinische Verwendung Vor allem bei Grippe, die mit Muskelschmerzen einhergeht; ferner bei Bronchitis, chronischem Schnupfen und rheumatischen Erkrankungen, die sich durch Feuchte verschlimmern. In der chinesischen Medizin bei Sommerkatarrh, Hitzschlag, Engegefühl in der Brust und Mundgeruch. Als homöopatisches Mittel *(Eupatorium)* bei Grippe und Malaria.
Darreichungsformen Auszug, Tinktur, homöopathische Mittel.

Euphorbia hirta (*Euphorbiaceae*)

WOLFSMILCH

Diese Wolfsmilch ist eine der wenigen ungefährlichen Heilpflanzen unter den mehreren tausend Arten dieser Familie. Die meisten enthalten einen Milchsaft, der hochgiftig sein kann, wie etwa bei *Euphorbia heptagona*, die in Ostafrika zum Vergiften von Pfeilen benutzt wird. *Euphorbia hirta* ist in Indien heimisch, hat sich aber überall in den Tropen eingebürgert, wo sie nun auf Brachen und an Straßenrändern wie auch als Gartenunkraut üppig gedeiht. Sie kann ein- oder mehrjährig sein und hat niedrige, sich ausbreitende Triebe und ovale Blätter, die beide rötlich und behaart sind. Im Sommer erscheinen dichte Büschel aus kleinen Blüten, denen im Herbst Früchte mit winzigen, roten Samen folgen.

Verwendete Teile Ganze Pflanze.
Inhaltsstoffe Flavonoide wie Quercetin; Terpene, Phenolsäuren, Cholin.
Wirkung Atemnotlindernd, auswurffördernd, wurmtreibend, amöbentötend; vermindert Muskeltonus und Krämpfe.
Medizinische Verwendung Bei Asthma, Bronchitis und Katarrh der oberen Atemwege; in den Tropen bei Amöbenruhr. Chinesische Ärzte verschreiben sie bei Dermatophytie (Pilzerkrankung der Haut) und anderen Hautkrankheiten, ferner bei Ruhr.
Darreichungsformen Auszug, Tinktur.

Euphrasia rostkoviana/Euphrasia officinalis (*Scrophulariaceae*)

AUGENTROST, LICHTKRAUT

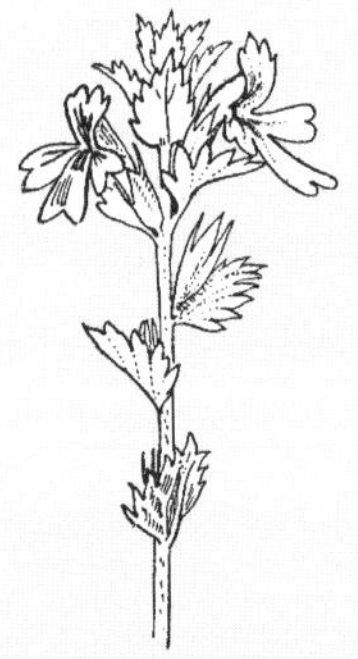

Euphrasia rostkoviana

Obwohl diese Pflanze nach Euphrosyne benannt ist, einer der drei Chariten der griechischen Mythologie, ist nichts darüber bekannt, ob die Griechen sie als Heilkraut benutzten; erstmals ist eine solche Verwendung im 14. Jahrhundert belegt. Damals empfahl Hildegard von Bingen sie »zur Stärkung von Kopf, Augen und Gedächtnis«. Ihre Heimat ist Europa, doch in Westasien und Nordamerika findet man sie ebenfalls. Der einjährige Augentrost ist ein Halbschmarotzer, der immer in Gemeinschaft mit Gräsern wächst. Er hat ovale, gezähnte Blätter, und seine Blüten, die Mitte und Ende des Sommers erscheinen, haben eine Lippe mit einem gelben Fleck und einer feinen roten oder violetten Äderung. Sie sollen Ähnlichkeit mit blutunterlaufenden Augen haben.

Verwendete Teile Ganzes Kraut.
Inhaltsstoffe Iridoidglykoside wie Aucubin; Gerbstoffe, Phenolsäuren, ätherisches Öl, Cholin.
Wirkung Adstringierend, entzündungshemmend; lindert Katarrh.
Medizinische Verwendung Als Adstringens bei Schnupfen und Katarrh der oberen Atemwege, Nebenhöhlenentzündung und Bindehautentzündung. Als homöopathisches Mittel *(Euphrasia)* bei Heuschnupfen.
Darreichungsformen Auszug, Tinktur, Extrakt, homöopathische Mittel.

Fagopyrum esculentum (*Polygonaceae*)

BUCHWEIZEN

Buchweizen ist nicht mit dem Brotweizen verwandt, wird aber in Mittelasien und China, wo er heimisch ist, zu Mehl vermahlen. In Rußland verwendet man die Körner ganz, und in Nordamerika bereitet man aus ihnen Pfannkuchen zu. Der Buchweizen ist einjährig und hat aufrechte Stengel, weiche, pfeilförmige Blätter und kleine, rötliche Sommerblüten. Die Körner haben die Form von Tetraedern.

Verwendete Teile Blätter.
Inhaltsstoffe Flavonoidglykoside, Rutosid und Quercetin.
Wirkung Beugt Blutungen vor; erweitert die Blutgefäße; erneuert Blutgefäßwände.
Medizinische Verwendung Bei Bluthochdruck, verbunden mit Blutungsneigung; ferner bei Frostbeulen, Netzhautblutungen und Strahlenschäden. In der chinesischen Medizin bei traumatischen Verletzungen, Hexenschuß, Menstruationsschmerzen, Bissen und Stichen.
Darreichungsformen Auszug, Tabletten.

Ferula assa-foetida (*Umbelliferae*)

STINKASANT, ASANT, TEUFELSDRECK

Schon der Name verrät, daß diese Pflanze widerwärtig riecht, aber sie wurde bereits im 2. Jahrhundert n. Chr. in Arabien als Heilpflanze benutzt und wird um das 13. Jahrhundert auch von den walisischen Ärzten in Myddvai erwähnt. In der indischen Küche benutzt man sie als Gewürz für »blähende Gemüse«, und sie kommt als Zutat in die berühmte Worchestersauce. Der Asant ist eine hohe Staude und in Afghanistan und dem Iran heimisch, wo er in 1300 Metern über dem Meeresspiegel wächst. Er hat große, farnartige Blätter und einen dicken Wurzelstock. Seine Blüten öffnen sich im Frühjahr des fünften Jahres.

Verwendete Teile Gummiharz aus der Wurzel.
Inhaltsstoffe Harz, Gummi, ätherisches Öl, Ferulasäure, Cumarine.
Wirkung Vermindert Muskeltonus und Krämpfe, lindert Blähungen und Koliken; auswurffördernd.
Medizinische Verwendung Bei Verdauungsstörungen, Blähungen, Koliken, nervöser Reizbarkeit (insbesondere bei Kindern) und Bronchitis. In der Ayurwedik wird er für ähnliche Zwecke verordnet, außerdem bei Keuchhusten, Epilepsie, Asthma, Lähmung und Wurmbefall.
Darreichungsformen Pulverisiertes Harz, Tabletten.

Ficaria ranunculoides / Ranunculus ficaria (Ranunculaceae)

SCHARBOCKSKRAUT, FEIGWURZ

Der lateinische Name der Pflanze leitet sich von »rana« ab, was Frosch bedeutet und bereits ahnen läßt, daß das Scharbockskraut an feuchten und nassen Plätzen wächst. Dies ist ein klassisches Beispiel für die Idee der alten Signaturenlehre, in der Pflanzen für Leiden verwendet werden, an die sie erinnern. Das Scharbockskraut hat kleine, dicke Knollen, die wie Hämorrhoiden aussehen, zu deren Behandlung es seit dem Mittelalter eingesetzt wird. Die Staude ist in Europa und Westasien heimisch und gehört zu den ersten Blumen des Frühjahrs. Sie hat kriechende Stengel, dunkelgrüne, herzförmige Blätter und gelbe Blüten, die sich nur in praller Sonne öffnen.

Verwendete Teile Ganze Pflanze.
Inhaltsstoffe Saponine, Protoanemonin und Anemonin, Gerbstoffe.
Wirkung Adstringierend, gefäßverengend.
Medizinische Verwendung Innerlich und äußerlich bei Hämorrhoiden.
Darreichungsformen Creme, Zäpfchen, Tabletten.

Filipendula ulmaria / Spiraea ulmaria (Rosaceae)

MÄDESÜSS, SPIERSTAUDE

Das Mädesüß gehört zu den Pflanzen, aus denen früher Salicylsäure, ein dem Aspirin ähnliches Schmerzmittel, gewonnen wurde. Die ganze Pflanze ist jedoch in der Anwendung ungefährlicher als der extrahierte Wirkstoff, denn sie verursacht keine Magenblutungen, die bei Aspirin und verwandten Medikamenten häufig auftreten. Das Mädesüß ist in Europa und Asien heimisch, hat sich aber auch in Nordamerika eingebürgert. Die Staude hat rötliche Stengel mit kleinen gesägten Fiederblättern und winzigen, weißen oder cremefarbenen Blüten, die Mitte und Ende des Sommers erscheinen und süß duften.

Verwendete Teile Ganzes Kraut.
Inhaltsstoffe Salicylsäure und Glykoside wie Spiraein und Gaultherin; Flavonoide wie Rutosid, Spiraeosid und Hyperosid; Gerbstoffe, Cumarin, Ascorbinsäure.
Wirkung Magenanregend, rheumalindernd, neutralisiert überschüssige Magensäure, schweißtreibend, entzündungshemmend, adstringierend; Harnantiseptikum.
Medizinische Verwendung Bei säurebedingten Magengeschwüren und anderen Schädigungen der Magenschleimhaut, die mit erhöhter Magensäureproduktion einhergehen; ferner bei rheumatischen Schmerzen und Durchfall bei Kindern.
Darreichungsformen Auszug, Tinktur.

Fluorit

CALCIUMFLUORID, FLUSSPAT

Fluorit, der in Form von wunderhübschen, bunten Kristallen vorkommt, ist der wichtigste Lieferant von Fluor, einem hochgiftigen Mineral, das als Spurenelement jedoch lebenswichtig ist. Einen großen Teil unseres Bedarfs decken wir mit Natriumfluorid, das im Trinkwasser enthalten ist. Doch die vorhandenen Mengen sind von Gegend zu Gegend sehr unterschiedlich, und wo sie niedrig liegen, ist Karies verbreitet. In Gebieten mit hohen Konzentrationen treten dagegen häufig irreversible Verfärbungen der Zähne auf. Daher ist es auch umstritten, ob zur Vorbeugung von Karies dem Trinkwasser Fluor zugesetzt werden sollte.

Verwendete Teile Fluorit in seiner natürlichen Form oder zur Herstellung von Natriumfluorid.
Inhaltsstoffe Fluor, Calciumfluorid.
Wirkung Nährstoff; beugt Karies vor.
Medizinische Verwendung Zur Stärkung des Zahnschmelzes gegen Karies. Chinesische Ärzte verordnen Fluorit bei Schlaflosigkeit und Angststörungen, Husten und Niesen sowie bei starken Gebärmutterblutungen. Als homöopathisches Mittel *(Calcarea fluorata)* bei Hämorrhoiden, Krampfadern, Geschwüren und Arthritis sowie zur Kariesvorbeugung.
Darreichungsformen Tropfen, Mundwasser, Zahnpasta, Abkochungen, homöopathische Mittel.

Foeniculum vulgare (Umbelliferae)

FENCHEL

Das feine, haarähnliche Laub dieser Pflanze veranlaßte die Römer dazu, ihr den Namen *Foeniculum* zu geben, was »kleines Heu« bedeutet. Im alten Rom und Griechenland schätzte man den Fenchel als Nahrungsmittel wie auch als Arzneimittel. Im Mittelalter schrieb man ihm Zauberkräfte zu und hängte ihn über die Haustür, um Hexen fernzuhalten. Die Heimat dieser winterharten Staude ist Südeuropa; heute hat sie sich jedoch auf der ganzen Welt eingebürgert und wird in großem Umfang für medizinische Zwecke angebaut. Sie hat blaugrüne, gerippte Stengel, gefiederte Blätter und große, gelbe Blütendolden, die Mitte bis Ende des Sommers erscheinen. Ihnen folgen längliche, graubraune Früchte, die einen anisartigen Geschmack haben.

Verwendete Teile Früchte.
Inhaltsstoffe Ätherisches Öl mit Anethol, Fenchon, Limonen und Apiol; Flavonoide wie Rutosid, Kämpferol und Quercetin; Cumarine wie Bergapten.
Wirkung Magenanregend; lindert Blähungen und Koliken; entzündungshemmend; appetitanregend, steigert den Milchfluß.
Medizinische Verwendung Bei Verdauungsstörungen, die mit Blähungen und Koliken einhergehen (insbesondere bei Kindern), sowie bei Entzündungen von Augen oder Mund; ferner zur Steigerung des Milchflusses bei stillenden Frauen. In der chinesischen Medizin bei Lebensmittelvergiftung, Hernien, Bauchschmerzen und Verdauungsstörungen.
Darreichungsformen Auszug, getrocknete Früchte, Tinktur.

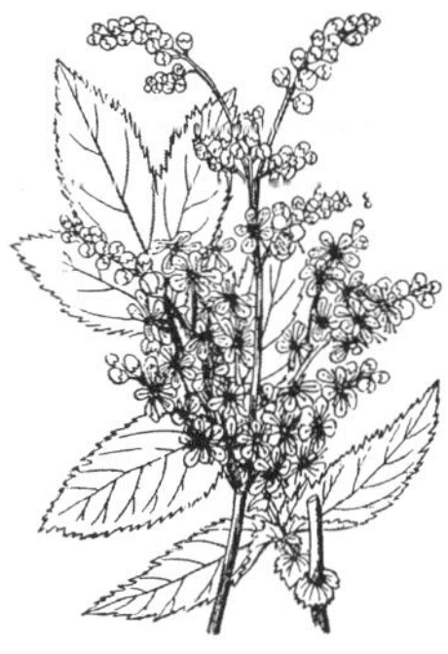

Filipendula ulmaria

Fucus vesiculosus (*Fucaceae*)
BLASENTANG, MEEREICHE

Im Süden Englands verwenden die Bauern Blasentang als Kaliumdünger, und seit langem benutzt man ihn als Mittel gegen Übergewicht; wahrscheinlich deshalb, weil er große Mengen Jod enthält und die Schilddrüsenfunktion anregen kann, die die Stoffwechselprozesse im Körper steuert. Es gibt viele Algen, die Jod aus dem Meerwasser aufnehmen und speichern, und im 19. Jahrhundert waren sie wichtige Jodlieferanten. Der Blasentang ist im Nordatlantik heimisch, man findet ihn an europäischen und nordamerikanischen Küsten. Er hat einen flachen, braunen bis olivbraunen, farnähnlichen Thallus mit gegenständigen Schwimmblasenpaaren und wurzelt nahe der Niedrigwassergrenze auf Felsen.

Verwendete Teile Thallus.
Inhaltsstoffe Phenolverbindungen, Mucopolysaccharide wie Algin; Jod-, Brom- und Kaliumsalze.
Wirkung Stimuliert die Schilddrüse; bei Übergewicht; rheumalindernd.
Medizinische Verwendung Innerlich zur Behandlung von Übergewicht infolge Schilddrüsenunterfunktion, äußerlich bei rheumatischen Beschwerden.
Darreichungsformen Getrockneter Thallus, Tinktur, Tabletten.

Galipea officinalis (*Rutaceae*)
ANGOSTURABAUM

Angosturarinde diente den südamerikanischen Indianern jahrhundertelang als Stärkungsmittel; darüber hinaus benutzten sie sie beim Fischen, da Angosturarinde die Fische betäubt, wenn man sie ins Wasser gibt. 1759 führte man sie nach Europa ein, wo sie durch den Angostura Bitter berühmt wurde. In neuerer Zeit hat man Angosturarinde bei der Herstellung dieses Getränks jedoch durch *Gentiana lutea* ersetzt. Der Angosturabaum ist in den Bergen Südamerikas heimisch. Er hat dreilappige, glänzende Blätter und unangenehm riechende Blüten.

Verwendete Teile Getrocknete Rinde.
Inhaltsstoffe Bitterstoffe, Alkaloide wie Cusparin und Galipin; ätherisches Öl.
Wirkung Aromatisierend, tonisierend, anregend; große Dosen führen zu Erbrechen.
Medizinische Verwendung Bei Verdauungsproblemen wie Durchfall und Ruhr.
Darreichungsformen Auszug, Tinktur, Tabletten.

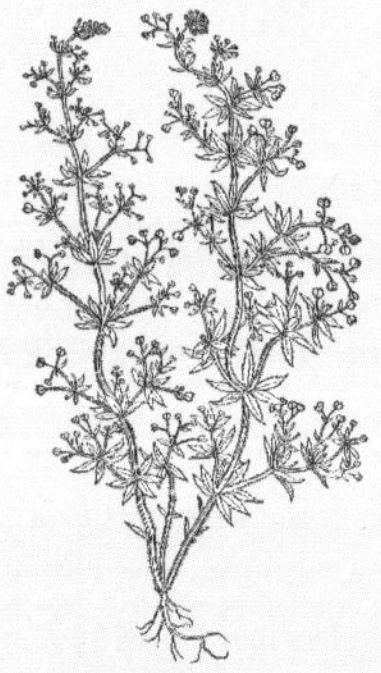
Galium aparine

Galium aparine (*Rubiaceae*)
KLEBKRAUT, KLEBENDES LABKRAUT

Die Pflanze dient seit Jahrhunderten zur Behandlung von Hautkrankheiten und zur Blutreinigung. Culpeper empfahl sie als gutes Mittel »zur Reinigung des Blutes und zur Stärkung der Leber, um den Körper gesundzuhalten und auf den bevorstehenden Jahreswechsel vorzubereiten«. Das Klebkraut ist in Europa heimisch, wo es auf feuchtem Brachland wächst. Seine Blätter und Stengel sind mit feinen Häkchen bedeckt, die sich an allem, was sie berühren, festhaken.

Verwendete Teile Ganzes Kraut.
Inhaltsstoffe Iridincumarine wie Asperulosid; Flavonoide, Gerbstoffe.
Wirkung Harntreibend, wundheilend; stimuliert den Lymphfluß.
Medizinische Verwendung Bei ekzemartigen Hautausschlägen, geschwollenen Lymphknoten, Wasseransammlungen, Harnwegsinfektionen und Nierensteinen.
Darreichungsformen Auszug, Tinktur.

Gaultheria procumbens (*Ericaceae*)
WINTERGRÜN, SCHEINBEERE

Wintergrün ist ein wichtiger Lieferant von natürlichen Methylsalicylaten (entzündungshemmende Mittel), doch das meiste Wintergrünöl mit Methylsalicylat, das heute erhältlich ist, wird synthetisch hergestellt. Die Pflanze ist in Nordamerika heimisch, wo sie auf mageren, trockenen Sandböden wächst. Der kleine Strauch hat steife Zweige mit ovalen Blättern und hängenden, weißen Blüten, die im Hochsommer erscheinen. Ihnen folgen rote Beerenfrüchte.

Verwendete Teile Blätter.
Inhaltsstoffe Ätherisches Öl mit Methylsalicylat, Gaultherin, Vanillin- und Kaffeesäure.
Wirkung Entzündungshemmend, harntreibend, rheumalindernd.
Medizinische Verwendung Äußerlich bei rheumabedingten Schmerzen, Myalgie (Muskelschmerz), Verrenkungen und Ischialgie. Methylsalicylat ist in verschiedenen pharmazeutischen Präparaten enthalten.
Darreichungsformen Salbe, Liniment, Creme, homöopathische Mittel (verschreibungspflichtig bis einschließlich der D3- beziehungsweise C1-Potenz).

Gelsemium sempervirens (*Loganiaceae*)
WILDER JASMIN

Die ersten Siedler in Nordamerika behandelten mit dieser hochgiftigen Pflanze Fiebererkrankungen, heute setzt man sie jedoch hauptsächlich bei Trigeminusneuralgie (Nervenschmerzen im Gesicht) ein. Sie ist in Amerika heimisch, aber keine Verwandte der duftenden europäischen Jasminarten. Die mehrjährige Kletterpflanze wächst in tiefgelegenen Gegenden auf nahrhaften, feuchten Böden an Gewässern. Sie hat speerförmige Blätter und duftende, gelbe Trichterblüten, die zu Frühjahrsbeginn erscheinen.

Verwendete Teile Wurzeln.
Inhaltsstoffe Alkaloide wie Gelsemin, Gelsemecin und Gelsedin; Iridoide wie Gelsemid; Cumarine, Gerbstoffe.
Wirkung Beruhigend, schmerzlindernd, schweißtreibend; vermindert Muskeltonus und Krämpfe.
Medizinische Verwendung Äußerlich bei Trigeminusneuralgie und Zahnschmerzen. Als homöopathisches Mittel (*Gelsemium*) bei dumpfen Kopfschmerzen, die mit Fieber einhergehen, Erkältungen und Katarrh, Rachen- und Mandelentzündung sowie Grippe.
Darreichungsformen Tinktur, homöopathische Mittel (verschreibungspflichtig bis einschließlich der D3-beziehungsweise C1-Potenz).
Vorsicht Hochgiftig. Nur unter ärztlicher Aufsicht anwenden.

Gentiana lutea (*Gentianaceae*)

ENZIAN

Der Enzian ist ein altes Heilmittel; seinen Namen soll er dem illyrischen König Gentius verdanken, der entdeckte, daß er Gifte neutralisiert. Der Enzian enthält den bittersten Naturstoff, den man kennt, und er wird deshalb als Testsubstanz benutzt, um festzustellen, ob Patienten bittere Substanzen schmecken können. Die Alpenpflanze, die in Höhen von etwa 1300 Metern wächst, ist ursprünglich in Europa und Kleinasien heimisch, doch kann man sie heute in vielen Teilen der Welt finden. Aus ihren langen, dicken Wurzeln entwickelt sich ein aufrechter Stengel mit kurzen, ungestielten, gelblichen Blättern. Im Frühjahr erscheinen gelbe Blüten.

Verwendete Teile Getrocknete Wurzeln.
Inhaltsstoffe Bittere Seco-Iridoidglykoside wie Gentiopikrin, Gentiosid, Amarogentin und Swertiamarin; Xanthone wie Gentisein und Gentisin; Alkaloide wie Gentianin; Phenolsäuren.
Wirkung Starkes Bittermittel; entzündungshemmend.
Medizinische Verwendung Bei träger Verdauung, Appetitlosigkeit, Entzündungen des Verdauungstraktes und Leber- oder Gallenblasenerkrankungen wie Hepatitis. In der chinesischen Medizin wird eine andere *Gentiana*-Art bei ähnlichen Krankheiten verwendet, ferner bei Bindehautentzündung, Harnwegsinfektionen, Ekzemen und anderen Hautleiden. Auch verschiedene rezeptfreie Toniken enthalten Enzian.
Darreichungsformen Getrocknete Wurzeln, Tinktur, Tabletten.

Geranium maculatum (*Geraniaceae*)

STORCHSCHNABEL

Der Gattungsname der Pflanze leitet sich von dem griechischen Wort für Kranich ab, da die unreife Frucht an einen Kranich- beziehungsweise Storchschnabel erinnert. Die Staude ist in Nordamerika heimisch, wo sie von den Indianern gern als Adstringens verwendet wurde. Sie hat behaarte Stengel und gelappte, blaßgrüne Blätter, die mit zunehmendem Alter fleckig werden. Im Spätsommer erscheinen rosarote Blüten.

Verwendete Teile Rhizom.
Inhaltsstoffe Gerbstoffe wie Gallussäure.
Wirkung Adstringierend; stillt äußerliche Blutungen; fördert die Wundheilung; Tonikum.
Medizinische Verwendung Innerlich bei Durchfall, Lebensmittelvergiftung, säurebedingten Magengeschwüren und entzündlichen Darmerkrankungen. Lokal als Mundwasser bei Entzündungen und Geschwüren im Mund und als Spülung bei Scheideninfektionen.
Darreichungsformen Getrocknetes Rhizom, Tinktur, Tabletten.

Glechoma hederacea/*Nepeta hederacea* (*Labiatae*)

GUNDERMANN, GUNDELREBE, ERDEFEU

Gundermann diente lange als Mittel gegen Husten und Verstopfung, insbesondere bei ärmeren Leuten, die aufgrund schlechter Wohnbedingungen und Ernährung für diese Krankheiten anfällig waren. Seine Heimat ist Europa, doch er hat sich auch in Nordamerika eingebürgert und ist in gemäßigten Zonen auf sonnigen Brachen, an Hecken und Böschungen weit verbreitet. Die niedrige Staude besitzt quadratische Stengel, dunkelgrüne, herzförmige Blätter und rosa-violette Frühjahrsblüten.

Verwendete Teile Ganzes Kraut.
Inhaltsstoffe Sesquiterpene, Flavonoide wie Quercetin, Hyperosid und Apigenin; Saponine, Bitterstoff (Glechomin).
Wirkung Adstringierend; lindert Katarrh; fördert die Wundheilung; harntreibend.
Medizinische Verwendung Bei chronischem Katarrh, Bronchitis, Blasenentzündung und Tinnitus (Ohrenklingen); ferner zur Linderung der Symptome bei leichtem Durchfall, Hämorrhoiden und Magenkatarrh. Chinesische Ärzte setzen die Pflanze zur Behandlung von Grippe, Nierensteinen, Verletzungen, rheumatoider Arthritis und wunden Hautstellen ein.
Darreichungsformen Getrocknetes Kraut, Auszug, Tinktur.

Glycyrrhiza glabra (*Leguminosae*)

SÜSSHOLZ, LAKRITZPFLANZE

Die Süßholzwurzel war im Altertum eine der gebräuchlichsten Arzneien, und sie wird bereits 2000 v. Chr. sowohl auf assyrischen Tontafeln als auch in chinesischen Pflanzenheilbüchern erwähnt. Heute werden Süßholzextrakte in pharmazeutischen Präparaten zur Behandlung von säurebedingten Magengeschwüren sowie als Aromatikum für Medikamente und Lebensmittel verwendet. Der aus Europa und Asien stammende Süßholzstrauch wird auf der ganzen Welt angebaut, wobei zur Herstellung von Extrakten mehrere Arten dienen. Er hat lange, dicke Wurzeln, aufrechte Stengel mit gefiederten Blättern und kleine rosa bis violette Blüten, die Mitte und Ende des Sommers erscheinen.

Verwendete Teile Wurzeln.
Inhaltsstoffe Glycyrrhizin, Glycyrrhetinsäure, Flavonoide und Isoflavonoide, Cumarine.
Wirkung Entzündungshemmend; auswurffördernd; stimuliert die Nebennierenrinde, beruhigt innere Schleimhäute, vermindert Muskeltonus und Krämpfe, unterdrückt Allergien, schützt die Leber und hat östrogenähnliche Wirkung.
Medizinische Verwendung Bei säurebedingten Magengeschwüren, Bronchialkatarrh, Rachenentzündungen, Magenschleimhautentzündung, rheumatischen Erkrankungen und leichten Fällen von allergischem Asthma. In China gehört Süßholz zu den gebräuchlichsten Arzneistoffen und wird dort gegen Bauchschmerzen, Übelkeit und Erbrechen, Erkrankungen der Atmungsorgane, trockene Rachenentzündungen, Abszesse und Hepatitis verordnet.
Darreichungsformen Extrakt, Tinktur, Tabletten, pharmazeutische Präparate.
Vorsicht Bei langfristiger Einnahme hoher Dosen können Erhöhungen des Natriumspiegels, Kaliummangel und Bluthochdruck auftreten.

Graphit

GRAPHIT, PLUMBAGO, REISSBLEI, WASSERBLEI, POTTLOT

Diese dunkelgraue Form des Kohlenstoffes wird seit 1562, als in Großbritannien die erste Bleistiftfabrik öffnete, zur Herstellung von Bleistiften benutzt. Doch erst im 19. Jahrhundert erhielt der Graphit seinen Namen, der sich von dem griechi-

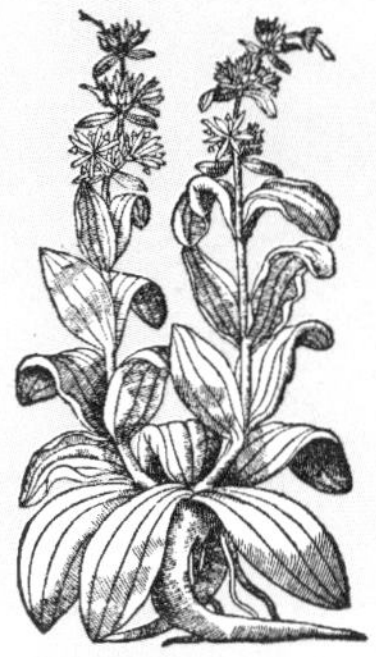

Gentiana lutea

schen Wort »graphein« (Schreiben) ableitet. Seine Verwendungsmöglichkeiten sind jedoch weit vielfältiger: So wird er beispielsweise für Schmiermittel benutzt oder zum Verlangsamen von Neutronen in Atomreaktoren. Graphit enthält kein Blei.

Verwendete Teile Ganzes Mineral.
Inhaltsstoffe Kristalliner Kohlenstoff.
Wirkung Beruhigt die Haut.
Medizinische Verwendung Als homöopathisches Mittel (*Graphites*) bei Hautleiden wie Schuppenflechte und Ekzemen, aufgesprungener oder nässender Haut, Hitzewallungen, Ausbleiben der Menstruation und prämenstruellem Syndrom.
Darreichungsformen Homöopathische Mittel.

Gryllotalpa orientalis

MAULWURFSGRILLE

Die Chinesen sind große Freunde von Grillen, und so entstand in China ein regelrechter »Grillenkult«, der auf Zirpwettbewerben basiert. Maulwurfsgrillen sind erdbewohnende Verwandte der Grille, deren Beine zu Grabschaufeln umgebildet sind. Außerdem verbreiten sie einen ziemlich starken Geruch.

Verwendete Teile Grillenmännchen.
Inhaltsstoffe Nicht bekannt.
Wirkung Kühlend, harntreibend.
Medizinische Verwendung In der chinesischen Medizin bei Wasseransammlungen, Furunkeln und Abszessen sowie bei schwierigen Geburten.
Darreichungsformen Geröstet, pulverisiert und mit Wasser vermischt.

Gypsum fibrosum

ALABASTER, CALCIUMSULFATDIHYDRAT

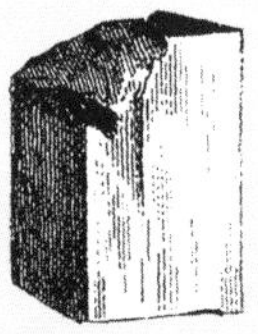
Halit

Glasige oder durchscheinende *Gypsum*-Kristalle finden sich weltweit. Meist sind sie durch die Verdunstung von Meeren und Salzseen entstanden. Gebrannter Gips, der zu weißem Pulver vermahlen wird, dient zur Herstellung von Gipsverbänden; ferner wird er als Baustoff und Dünger verwendet.

Verwendete Teile Kristalle.
Inhaltsstoffe Calciumsulfat.
Wirkung Entzündungshemmend, fiebersenkend.
Medizinische Verwendung In der chinesischen Medizin innerlich bei Fieber und Begleitsymptomen wie Kopfschmerzen, ferner bei durch Asthma und Bronchitis bedingten Husten; äußerlich zur Behandlung von Ekzemen, Verbrennungen und wunden Stellen. Als homöopathisches Mittel *(Calcarea sulphurea)* bei Infektionen wie Nasennebenhöhlenentzündung mit gelbem Ausfluß.
Darreichungsformen Pulver, homöopathische Mittel.

Hämatit

BLUTSTEIN, ROTER GLASKOPF, EISENGLANZ, ROTEISENSTEIN

Dieses verbreitete Mineral war früher einer der Hauptlieferanten für Eisen. Man findet ihn in Form von schillernden, stahlgrauen Kristallen oder, mit rotem Ton vermischt, in nierenformähnlichen Gebilden.

Verwendete Teile Rote Form.
Inhaltsstoffe Eisen.
Wirkung Adstringierend; unterstützt die Leberfunktion und die Blutbildung; unterdrückt Übelkeit und Erbrechen.
Medizinische Verwendung In der chinesischen Medizin bei Gallenstörungen und Symptomen wie Schwindligsein, Kopfschmerzen, Tinnitus (Ohrenklingen), Schluckauf, Übelkeit und Erbrechen sowie zum Stillen von Blutungen.
Darreichungsformen Pulver.

Haliotis gigantea

MEEROHR, ABALONE

Meerohren leben in warmen Meeren und sind vor allem wegen ihres farbenprächtigen Perlmutts bekannt, das oft zu Schmuck verarbeitet wird. Die Muschel selbst dient als Nahrungsmittel. Meerohren sind Mollusken, die sich mit einem muskulösen Saugfuß an Felsen anheften. In den Schalen befindliche Löcherreihen dienen der Atmung.

Verwendete Teile Ganze Muschelschale.
Inhaltsstoffe Calciumcarbonat, Spurenelemente.
Wirkung Beruhigend, fiebersenkend, blutdrucksenkend.
Medizinische Verwendung In der chinesischen Medizin bei einer Vielzahl von Erkrankungen wie zum Beispiel Fieber, Kopfschmerzen, Schwindligsein, geröteten Augen und verschwommenem Sehen, vor allem infolge von grauem Star.
Darreichungsformen Zur innerlichen Anwendung: pulverisierte Schale oder Abkochung; äußerlich: feines Pulver zum Auftragen auf die Augenlider.

Halit

STEINSALZ, NATRIUMCHLORID

Die Schulmedizin geht davon aus, daß eine vermehrte Salzzufuhr das Risiko von Bluthochdruck, Schlaganfällen und Herzkrankheit erhöht. Dagegen wird in der Homöopathie Natriumchlorid zur Therapie von einer Vielzahl von Erkrankungen eingesetzt, angefangen bei Erkältungen bis hin zu Ekzemen. Sowohl Natrium als auch Chlorid sind wichtige Spurenelemente; Zusätze sind gewöhnlich aber nur nach starkem Wasserverlust notwendig. Ein Mangel an Natriumchlorid tritt selten auf, häufig kommt es jedoch zu einem Überschuß, da heute die meisten Nahrungsmittel zu viel Salz enthalten.

Verwendete Teile Natriumchlorid.
Inhaltsstoffe Natriumchlorid.
Wirkung Nährstoff; Konservierungsmittel; bindet Wasser.
Medizinische Verwendung Als homöopathisches Mittel *(Natrium muriaticum)* bei Erkältungen, Niesen, Ekzemen, Pilzerkrankungen, Nesselsucht, menstruellen und prämenstruellen Problemen sowie Migräne. In der Ayurwedik zur Verdauungsförderung und Appetitanregung, ferner bei Verstopfung. Die Schulmedizin verwendet Natriumchloridlösungen bei starkem Wasserverlust, zur Linderung von Nasenschleimhautschwellungen sowie für Augen- und Mundwässer.
Darreichungsformen Homöopathische Tabletten und Pulver.

Hamamelis virginiana *(Hamamelidaceae)*

VIRGINISCHER ZAUBERNUSSSTRAUCH, HEXENHASEL, ZAUBERHASEL

Die nordamerikanischen Indianer schnitten einst von dem Zaubernußstrauch, der heute eine bekannte Gartenpflanze ist, Ruten, mit denen sie nach Wasser suchten; mit Blättern und Rinde behandelten sie Schwellungen und Tumore. Seitdem hat er in zahlreichen pharmazeutischen Präparaten zur Behandlung leichterer Hautausschläge und Verbrennungen Verwendung gefunden. Die Heimat dieses Strauches ist Nordamerika. Er hat eine glatte Rinde, gezähnte, ovale Blätter und gelbe Blüten, die gegen Ende des Sommers erscheinen. Ihnen folgen kleine, schwarze Früchte mit weißen Samen.

Verwendete Teile Blätter, Rinde.
Inhaltsstoffe Gerbstoffe, Saponine, Flavonoide wie Quercetin und Kämpferol.
Wirkung Wundheilend, entzündungshemmend; beugt Blutungen vor.
Medizinische Verwendung Äußerlich bei Hämorrhoiden, Quetschungen und entzündeten Schwellungen; innerlich bei Durchfall und Dickdarmentzündung. Als homöopathisches Mittel *(Hamamelis)* bei Hämorrhoiden und Blutungen.
Darreichungsformen Destillat, Extrakt, Tinktur, Salbe, homöopathische Mittel.

Harpagophytum procumbens (Pedaliaceae)
TEUFELSKRALLE

Die Teufelskralle gehört zu den wenigen afrikanischen Pflanzen, die man in europäischen Arzneimittelkunden findet. Ihre entzündungshemmende Wirkung konnte 1958 durch wissenschaftliche Experimente bestätigt werden, und seitdem wird sie in der Medizin häufig verwendet. Sie ist in den Wüsten Süd- und Ostafrikas heimisch und hat große, runde Knollen. Aus ihren violetten oder roten Trichterblüten entwickeln sich harte Früchte, die mit Haken besetzt sind, in denen schon manches wilde Tier hängenblieb und sich nicht mehr befreien konnte.

Verwendete Teile Knolle.
Inhaltsstoffe Iridoidglykoside wie Harpagosid, Harpagid und Procumbid; Flavonoide, insbesondere Kämpferol und Luteolinglykoside; Phenolsäuren.
Wirkung Beruhigend, entzündungshemmend, rheuma- und schmerzlindernd.
Medizinische Verwendung Insbesondere zur Linderung von Schmerzen bei Rheumatismus, Arthritis, Gicht, Myalgie (Muskelschmerz) und Hexenschuß.
Darreichungsformen Pulver, Tinktur.
Vorsicht Nicht während der Schwangerschaft anwenden.

Hippocampus kelloggi, Hippocampus coronatus
SEEPFERDCHEN

Bei diesen wunderhübschen Fischen werden die Jungen vom Männchen herangezogen, nachdem das Weibchen seine Eier in der sogenannten Bruttasche des Männchens abgelegt hat. Es gibt mehrere Seepferdchenarten, die in jeweils unterschiedlichen Meeren vorkommen. Die chinesische Medizin verwendet Seepferdchen häufig für Toniken.

Verwendete Teile Ganze Seepferdchen.
Inhaltsstoffe Nicht bekannt.
Wirkung Tonisierend, anregend.
Medizinische Verwendung In der chinesischen Medizin als allgemeines Tonikum; ferner bei Nierenerkrankungen wie etwa Beschwerden beim Wasserlassen. Chinesische Ärzte verordnen alkoholische Extrakte auch wegen ihrer stimulierenden Wirkung auf hormonbildende Drüsen.
Darreichungsformen Pulver, alkoholische Extrakte.

Hirudo medicinalis
MEDIZINISCHER BLUTEGEL

Der Einsatz von Blutegeln bei beinahe jeder Krankheit fand im Westen erst vor etwa 100 Jahren ein Ende. Noch vor 50 Jahren benutzte man sie zur Behandlung von »blauen Flecken«, und in manchen Krankenhäusern setzt man nach plastischen Operationen bei bestimmten Patienten auch heute noch lebende Blutegel an. Tote Blutegel finden in der Medizin nach wie vor weltweit Verwendung.

Verwendete Teile Lebende ganze Blutegel, extrahierte Enzyme.
Inhaltsstoffe Hirudin, Calin.
Wirkung Verhindert Blutverklumpungen.
Medizinische Verwendung Lebende Blutegel zur Vorbeugung von Blutgerinnseln nach schweren Verwundungen oder plastischen Operationen sowie bei Krampfadern. Die Chinesen verwenden getrocknete Blutegel zum Auflösen von geronnenem Blut nach Verletzungen oder Thrombosen; ferner bei Ausbleiben der Menstruation. Unani-Ärzte geben sie bei Hämorrhoiden und Entzündungen des Rachens und der Harnwege.
Darreichungsformen Pulver, manchmal mit Honig oder Öl zu einer Paste vermischt.

Homo sapiens
MENSCH

Blut, Urin und Plazenta des Menschen liefern Arzneien, die weithin gebräuchlich sind. Blut findet in der Medizin am häufigsten in Form von Bluttransfusionen Verwendung. Man isoliert aus ihm aber auch bestimmte Bestandteile, wie etwa Blutgerinnungsfaktoren. Urin wird meist als etwas Unreines betrachtet, tatsächlich enthält er jedoch viele nützliche Stoffe wie etwa Hormone, Mineralien und Vitamine, und Millionen von Menschen nehmen täglich Verhütungsmittel oder Arzneien ein, die aus menschlichem oder tierischem Urin hergestellt sind. In Indien hat sich die Urintherapie seit langem etabliert, allerdings wird sie nur von einer Minderheit angewandt. Die Plazenta stellt die Verbindung zwischen werdender Mutter und Embryo dar, über die das Kind mit Blut, Sauerstoff und Nährstoffen versorgt wird und Schlakkenstoffe abtransportiert werden. In manchen Gesellschaften aßen früher junge Mütter – so wie Säugetiere es tun – ihre ausgestoßene Plazenta, oder Nachgeburt, da sie äußerst nahrhaft sein soll. Speichel wird oft instinktiv auf Schnitte oder wunde Stellen gegeben.

Verwendete Teile Blut oder Blutbestandteile; Urin oder Urinbestandteile; frischer Speichel; ganze Plazenta oder aus ihr gewonnene Hormone; Knochenmark und Organe.
Inhaltsstoffe Blut: Immunglobuline, Albumine, Gamma-Globulin, Stoffe zur Unterstützung der Blutgerinnung wie Faktor VIII und Thrombin. Urin: Östrogen, gonadothrope, luteinisierende und follikelstimulierende Hormone, Mineralsalze, Vitamine. Speichel: stärkeverdauende Enzyme. Plazenta: gonadothrope Hormone.
Wirkung Blutprodukte beugen Blutungen und Infek-

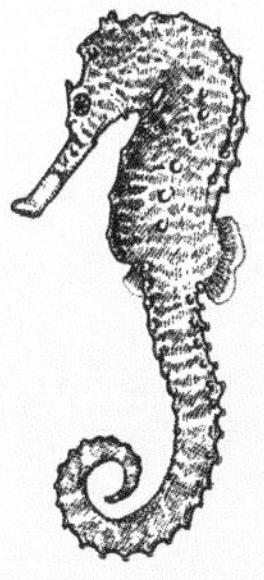

Hippocampus kelloggi

tionen vor, Urin liefert Nährstoffe und Hormone, Plazenta Hormone, und Speichel wirkt leicht antiseptisch.
Medizinische Verwendung Von Transfusionen abgesehen werden Blutpräparate hauptsächlich zur Behandlung von Blutungen eingesetzt. Gamma-Globulin gibt man zur Verminderung des Hepatitis-A-Risikos. Die Gewinnung von Geschlechts- und Schilddrüsenhormonen aus menschlichem Urin begann in China im 2. Jahrhundert v. Chr. Heute werden aus Urin und Plazenta gewonnene Hormone gegeben, um bei Frauen den Eisprung anzuregen und bei jungen Männern Hodenhochstand zu behandeln; darüber hinaus werden sie bei Unfruchtbarkeit eingesetzt. In China gibt man den Urin gesunder Jungen unter zwölf Jahren bei Tuberkulose und chronischem Husten. Getrocknete Plazenta wird als allgemeines Tonikum verabreicht, insbesondere bei Blutarmut und Energielosigkeit, Unfruchtbarkeit und Impotenz. Knochenmark und Organe wie Nieren, Leber und Herzen werden für Gewebe- und Organverpflanzungen verwendet.
Darreichungsformen Flüssiges Blut, Urin, pharmazeutische Präparate, getrocknete ganze Plazenta, frischer Speichel.

Hordeum vulgare / Hordeum distichon (*Gramineae*)
GERSTE

Gerste gehörte zu den ersten Pflanzen, die kultiviert wurden. Historische Dokumente über ihren Anbau gehen bis ins Neolithikum zurück. Sie war ein Grundnahrungsmittel, diente darüber hinaus aber auch als Arznei für diverse innerliche und äußerliche Leiden. Ferner verwendete man sie als Nutritiv für »Menschen, die unter Fieber, Schüttelfrost und Hitze im Leib leiden«, wie Culpeper es ausdrückte. Gerste ist eine einjährige Getreidepflanze mit charakteristischen Ähren, an denen lange, harte Grannen sitzen.

Verwendete Teile Geschälte oder gekeimte Gerste.
Inhaltsstoffe Indolalkylamin, Gramin, Proteine, B-Vitamine.
Wirkung Nutritiv; beruhigt die inneren Schleimhäute.
Medizinische Verwendung In der Rekonvaleszenz, vor allem nach Durchfall und anderen Darmerkrankungen. In der chinesischen Medizin bei Appetitlosigkeit, schlechter Verdauung und Völlegefühl.
Darreichungsformen Körner, Abkochung, Malzextrakt.

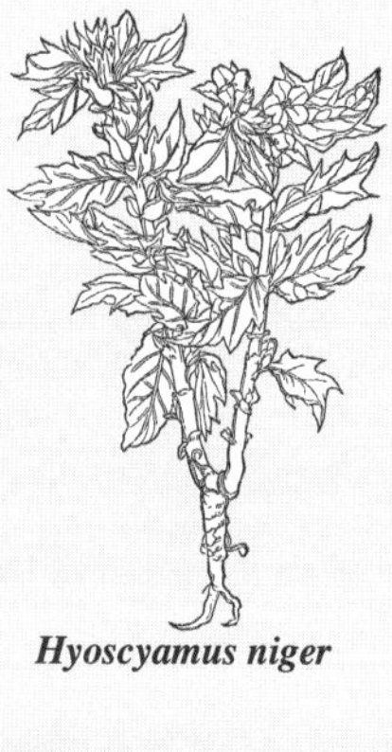
Hyoscyamus niger

Humulus lupulus (*Moraceae*)
GEMEINER HOPFEN

Hopfen wurde im 14. Jahrhundert zum erstenmal beim Bierbrauen in Flandern benutzt. Im 16. Jahrhundert verabreichte man ihn als Arznei gegen Schlafstörungen und zur Beruhigung von nervösem Reizmagen. Hopfen ist in Europa, Nordamerika und Teilen Asiens heimisch. Er hat herzförmige, feingezähnte, gelappte Blätter, und da er zweihäusig ist, entwickeln sich männliche und weibliche Blüten an verschiedenen Pflanzen. Sie erscheinen im Spätsommer, und die weiblichen Blüten sehen wie gelblich-grüne Zapfen aus.

Verwendete Teile Weibliche Blüten.
Inhaltsstoffe Ätherisches Öl mit Humulen, Myrcen und Caryophyllen; Bitterstoffe Humulon und Lupulon; Flavonoide wie Quercetin und Astragalin; Harz, Gerbstoff, Spuren östrogenähnlicher Substanzen.
Wirkung Beruhigend, schlaffördernd, harntreibend, verdauungsanregend (Bittermittel); vermindert Muskeltonus und Krämpfe.
Medizinische Verwendung Zur Förderung eines erholsamen Schlafes und zur Linderung nervöser Darmbeschwerden wie Reizkolon. Hopfen ist auch als Anaphrodisiakum für Männer bekannt.
Darreichungsformen Getrocknet, Tabletten, Tinktur, Extrakt.

Hydrastis canadensis (*Ranunculaceae*)
KANADISCHE GELBWURZEL,
BLUTKRAUTWURZEL, GOLDSIEGELWURZEL, ORANGENWURZEL

Die nordamerikanischen Indianer verwendeten die Pflanze zum Färben von Textilien, zum Bemalen ihrer Gesichter und für Heilzwecke. Da sich die Gelbwurzel auch bei den europäischen Siedlern bald großer Beliebtheit erfreute, wurde sie selten, und heute muß man sie anbauen. In der Medizin setzte man sie schon früh bei Scheidenentzündungen sowie äußerlichen Geschwüren und Wunden ein, und hier konnte ihre Wirkung inzwischen durch wissenschaftliche Forschungen nachgewiesen werden. Die kleine Staude ist in Nordamerika heimisch, wo sie einst üppig in kühlen, schattigen Wäldern gedieh. Sie hat ein großes Rhizom und einen Blütenstengel mit zwei fünflappigen, gesägten Blättern. Im Frühjahr erscheinen unscheinbare Blüten, aus denen sich himbeerartige Früchte entwickeln.

Verwendete Teile Wurzeln, Rhizom.
Inhaltsstoffe Alkaloide wie Hydrastin, Berberin und Canadin; ätherisches Öl, Harz.
Wirkungen Adstringierend, unterstützt die Heilung der Darmwände und Schleimhäute, verdauungsanregend, steigert den Gallenfluß.
Medizinische Verwendung Als Scheidenspülung bei Infektionen wie etwa Pilz- und Trichomonadeninfektionen. Ferner innerlich bei Magenschleimhautentzündung und säurebedingten Magengeschwüren, als Mundwasser bei Geschwüren und Zahnfleischentzündung. Äußerlich bei Wunden und Ausschlägen.
Darreichungsformen Abkochung, Tabletten, Tinktur, homöopathische Mittel (verschreibungspflichtig bis einschließlich der D3- beziehungsweise C1-Potenz).
Vorsicht Sollte nicht während der Schwangerschaft oder bei Bluthochdruck angewendet werden, weil sie Kontraktionen der Gebärmuttermuskulatur auslösen und gefäßverengend wirken kann.

Hyoscyamus niger (*Solanaceae*)
BILSENKRAUT

Das Bilsenkraut ist eine alte Heilpflanze; darüber hinaus wurde es wegen des in ihm enthaltenen Giftes berühmt. So ließ Shakespeare Hamlets Vater durch Bilsenkrautsaft sterben, der ihm ins Ohr geträufelt wurde. Der medizinische Anwendungsbereich war früher breit: Es wurde sowohl gegen Schmerzen allgemeiner Art als auch gegen Kopfläuse eingesetzt. Man benutzte alle Teile der Pflanze, in Form von Zigaretten, getrocknetem Kraut oder Saft. Das Bilsenkraut, ursprünglich in Europa heimisch, hat sich in Amerika und Australien eingebürgert. Es ist ein- oder zweijährig und mit Tomaten und Kartoffeln verwandt. Es hat lange, ovale, behaarte, klebrige Blätter und braune oder gelbe Blüten mit purpurfarbenen Adern, die im Sommer erscheinen.

Verwendete Teile Blätter, insbesondere von blühenden Pflanzen.
Inhaltsstoffe Alkaloide, vor allem Hyoscyamin und Scopolamin.
Wirkung Beruhigend; vermindert Muskeltonus und Krämpfe, blockiert das cholinerge Nervensystem.
Medizinische Verwendung Bei Bronchialspasmen, Asthma, Koliken, übermäßigem Gebrauch von Abführmitteln sowie zur Vorbeugung von Reisekrankheit. Als homöopathisches Mittel (*Hyoscyamus*) bei Zuckungen, Husten, empfindlicher Haut und aufgeregtem oder zwanghaftem Verhalten.
Darreichungsformen Zigaretten, Tinktur, homöopathische Mittel (verschreibungspflichtig bis einschließlich der D3- beziehungsweise C1-Potenz).
Vorsicht Nur unter ärztlicher Aufsicht einnehmen.

Hypericum perforatum (*Hyperaceae*)

JOHANNISKRAUT, HEXENKRAUT, HARTHEU

Seit der Zeit der alten Griechen werden diesem Kraut sagenhafte Zauberkräfte zugeschrieben. So soll es beispielsweise böse Geister vertreiben. Seinen deutschen Namen verdankt es der Tatsache, daß sich die gelben Blütenblätter rot färben, wenn man sie zerdrückt, und daß sich die Blüten um den 24. Juni öffnen, jenem Datum, an dem Johannes der Täufer enthauptet wurde. Diese Staude ist in Europa und Asien heimisch, hat sich aber in vielen anderen Gegenden der Welt eingebürgert. Sie hat holzige Stengel, und an ihren winzigen, länglichen Blättern sitzen durchscheinende Öldrüsen.

Verwendete Teile Getrocknete Triebspitzen mit Blüten.
Inhaltsstoffe Ätherisches Öl mit Caryophyllen, Pinen, Limonen und Myrcen; Hypericine, Flavonoide, Harz.
Wirkung Beruhigend, wundheilend, entzündungshemmend, keimtötend; lindert Angststörungen und depressive Zustände.
Medizinische Verwendung Innerlich bei Erregbarkeit und leichten Angststörungen, insbesondere verbunden mit depressiven Zuständen. Äußerlich bei Wunden, Verbrennungen und Infektionen. Als homöopathisches Mittel (*Hypericum*) bei Nervenverletzungen und Dekubitus (Wundliegen). In der chinesischen Medizin bei akuter Hepatitis, Blinddarmentzündung, Schlangenbissen, Furunkeln und Abszessen.
Darreichungsformen Auszug, mit Blüten hergestelltes, rotes Öl, Tinktur, Creme, homöopathische Mittel.

Hyssopus officinalis (*Labiatae*)

YSOP, IPSENKRAUT, JOSEFSKRAUT

Der Ysop ist ein altes Insektizid; früher streute man ihn auf Böden und Borde, um Insekten fernzuhalten. Darüber hinaus wurde er zur Bekämpfung von Kopfläusen und Würmern verwendet. Noch älter ist sein Einsatz als Erkältungs- und Hustenmittel. Der Halbstrauch ist in Europa und Westafrika heimisch, wo er vorzugsweise an alkalischen, sonnigen Standorten wächst. Er hat einen intensiven Geruch und schmale, zugespitzte Blätter, die mit feinen Haaren bedeckt sind. Im Spätsommer erscheinen kleine, blaue Blüten.

Verwendete Teile Ganzes Kraut.
Inhaltsstoffe Ätherisches Öl mit Pinen, Pinocamphon, Kampfer, Thujon und Linalool; Terpenoide wie Marrubiin, Oleanol- und Ursolsäure; Flavonoide, Gerbstoffe.
Wirkung Schweißtreibend, schleimlösend und beruhigend (auf das Bronchialsystem); lindert Blähungen und Koliken.
Medizinische Verwendung Bei Bronchitis, chronischem Schnupfen, Husten und Erkältungen. In der chinesischen Medizin wird eine verwandte Art zur Behandlung von Wunden, Erbrechen, Durchfall und Angina pectoris eingesetzt.
Darreichungsformen Auszug, Tinktur.

Ilex paraguariensis (*Aquifoliaceae*)

MATE-TEESTRAUCH, YERBA

Obwohl häufig das Gegenteil behauptet wird, ist Mate reich an Coffein. Die südamerikanischen Indianer verwenden ihn seit alters für anregende Getränke, insbesondere während anstrengender Märsche durch die Anden. Der in Südamerika heimische Baum wird bis zu sechs Meter hoch, hat glänzende, gesägte Blätter und kleine, weiße Blüten, aus denen sich rote Beeren entwickeln.

Verwendete Teile Blätter.
Inhaltsstoffe Alkaloide wie Coffein; Gerbstoffe, ätherisches Öl.
Wirkung Stimuliert das zentrale Nervensystem; vermindert Muskeltonus und Krämpfe; harntreibend.
Medizinische Verwendung Bei nervösem Kopfschmerz, der mit Erschöpfung einhergeht, und als Appetitzügler bei übergewichtigen Patienten.
Darreichungsformen Auszug.

Inula helenium (*Compositae*)

ALANT, HELENENKRAUT, FLOHKRAUT, GLOCKENWURZ

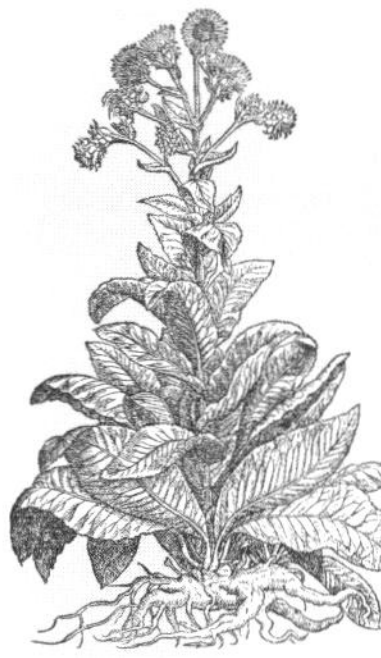
Inula helenium

Inula helenium soll seinen Namen von der schönen Helena aus der griechischen Mythologie erhalten haben. Den Griechen und Römern war die Pflanze wohlbekannt, und sie diente ihnen zur Verdauungsförderung nach üppigen Gelagen. Der Alant ist in Europa heimisch, wo er auf feuchten Wiesen und an Straßenrändern wächst. Im Garten pflanzte man ihn früher an, um aus ihm Arzneien und Naschwerk herzustellen. Die Staude besitzt eine lange Pfahlwurzel, behaarte Stengel, große eiförmige Blätter und zahlreiche leuchtendgelbe Blüten, die im Spätsommer erscheinen.

Verwendete Teile Wurzeln.
Inhaltsstoffe Inulin, ätherisches Öl mit Sesquiterpenen, insbesondere Alantolactonen.
Wirkung Auswurffördernd, schweißtreibend, verdauungsfördernd, bakterientötend.
Medizinische Verwendung Bei bronchialen und anderen Erkrankungen der Atemwege, bei denen hartnäkkiger Katarrh zu anhaltendem Husten führt, bei durch Tuberkulose bedingtem Husten und Reizhusten bei Kindern. In der chinesischen Medizin wird Alant bei ähnlichen Erkrankungen verabreicht; ferner dient er als Wurmmittel.
Darreichungsformen Auszug, Tinktur.

Iris versicolor (*Iridaceae*)

BUNTFARBIGE SCHWERTLILIE

In amerikanischen Arzneibüchern findet sich diese Pflanze gewöhnlich unter den Mitteln gegen Magenbeschwerden. Die ersten, die sie benutzten, waren die Indianer Nordamerikas, wo diese Schwertlilie auf feuchten, sumpfigen Böden zu Hause ist. Mittlerweile wurde sie aber als Heil- und Zierpflanze auch in anderen Ländern eingeführt. Sie hat ein dickes Rhizom, schwertförmige Blätter und leuchtend blauviolette Blüten, die zum Hochsommer erscheinen.

Verwendete Teile Rhizome.
Inhaltsstoffe Ätherisches Öl, Iridin, Salicyl- und Isophtalsäure, Harz.
Wirkung Abführend, harntreibend; steigert den Gallenfluß und regt Kreislauf und Lymphsystem an.
Medizinische Verwendung Vor allem bei Hautausschlägen, sowohl zur Einnahme als auch äußerlich in Form von Umschlägen. Ferner bei Gallenerkrankungen, die mit Verstopfung und Leberstörungen einhergehen.
Darreichungsformen Abkochung, Tinktur und Tabletten.

Juniperus communis (Cupressaceae)

WACHOLDER, MACHANDEL, KRANEWITT

Der Wacholder ist hauptsächlich als Aromazutat für Gin bekannt, doch schon die alten griechischen und arabischen Ärzte benutzten ihn zu Heilzwecken. Der immergrüne Baum ist im südlichen Europa heimisch; noch heute stammen die meisten im Handel erhältlichen Wacholderbeeren von dort. Er hat flache, nadelähnliche Blätter, winzige Spätsommerblüten und kleine, grüne Beeren, die beim Reifen schwarz werden; ungewöhnlicherweise benötigen sie dazu zwei Jahre.

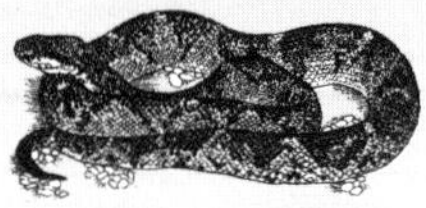

Lachesis mutus

Verwendete Teile Beeren.
Inhaltsstoffe Ätherisches Öl mit Myrcen, Sabinen, Pinen, Limonen und Cineol; Gerbstoffe, Bitterstoffe, Flavonoide.
Wirkung Harnantiseptikum; harntreibend; lindert Blähungen und Koliken; stimuliert die Gebärmuttermuskulatur.
Medizinische Verwendung Bei Koliken, Rheumatismus und Harnwegsinfektionen, insbesondere Blasenentzündung.
Darreichungsformen Getrocknete Beeren, Tinktur, homöopathische Mittel (verschreibungspflichtig bis einschließlich der D3- beziehungsweise C1-Potenz).
Vorsicht Nicht während der Schwangerschaft und bei Verdacht auf Nierenerkrankungen anwenden.

Kaolin

KAOLIN, PORZELLANERDE

Dieses feine, weiße Tongestein ist nach dem Berg Kaoling in Nordchina benannt, wo es zum erstenmal gefunden wurde. 1712 führte man es nach Europa ein, und später begann man es auf der ganzen Welt zur Herstellung von Porzellan abzubauen. Darüber hinaus ist es ein bekannter Inhaltsstoff der beiden pharmazeutischen Durchfall-Präparate Kaolin und Morphin.

Verwendete Teile Gereinigter Kaolin.
Inhaltsstoffe Aluminiumsilicat.
Wirkung Entgiftend, entzündungshemmend.
Medizinische Verwendung Häufig als Grundlage für medizinische Puder. Die Schulmedizin verwendet ihn darüber hinaus innerlich bei Durchfall, um Schadstoffe im Darm zu absorbieren und die Stuhlmenge zu vergrößern; äußerlich für Umschläge zur Behandlung von Schwellungen und schmerzhaften Stellen.
Darreichungsform Suspension, Puder, Umschlag.

Laccifer lacca / Coccus lacca

GUMMILACKSCHILDLAUS

Schellack ist ein rötliches Harz. Es wird von den Weibchen der Gummilackschildlaus auf Zweigen so ausgeschieden, daß es ihren Körper fast völlig umgibt und darüber hinaus auch zur Eiablage dient. Es gibt verschiedene Arten von Lackschildläusen. Im Westen gehört Schellack beinahe zu den täglichen Dingen des Lebens, da er unter anderem in Lacken, Haarsprays, Kuchenglasuren, Polituren, Medikamenten Verwendung findet. Zur Gewinnung von Schellack werden die Sekrete mitsamt den Zweigen und den karminroten Schildläusen gesammelt. Die Körper der Schildläuse liefern rote Farbe, bevor das Harz getrennt und für andere Zwecke verwendet wird.

Verwendete Teile Harzblättchen.
Inhaltsstoffe Resintannolester der Aleuritinsäure, Erythrolaccin, Laccainsäure.
Wirkung Entzündungshemmend, magenanregend.
Medizinische Verwendung In der chinesischen Medizin zur Unterstützung der Heilung, insbesondere bei Zahnfleischbluten, zu starker Menstruation und Ohnmacht nach einer Geburt. Unani-Ärzte verordnen ihn bei Blut-, Nieren- und Lebererkrankungen. In der Schulmedizin wird er gewöhnlich als Tablettenüberzug verwendet.
Darreichungsformen Gereinigtes Harz.

Lachesis mutus

BUSCHMEISTER

Diese Klapperschlangenart kann besonders laut klappern und bis zu drei Meter Länge erreichen. Sie gehört zu den gefährlichsten Schlangen Mittel- und Südamerikas; aus ihrem Gift stellt man ein Serum zur Behandlung ihres Bisses her. Homöopathen betrachten das Gift als Mittel für Patienten mit linksseitigen Symptomen.

Verwendete Teile Gift.
Inhaltsstoffe Nicht bekannt.
Wirkung Nicht bekannt.
Medizinische Verwendung Als homöopathisches Mittel (*Lachesis*) bei Kopfschmerzen, Epilepsie, Herzklopfen, Angina pectoris, Blinddarmentzündung, schmerzhaft geschwollenem Hals, Menstruationsschmerzen, Furunkeln und Abszessen.
Darreichungsformen Homöopathische Mittel.

Lactobacterium acidophilum, Streptococcus thermophilus

MILCHSÄUREBAKTERIEN (JOGHURT)

Milchsäurebakterien werden seit langem zum Impfen von Milch verwendet, um Joghurt und andere Sauermilchprodukte herzustellen. Joghurt gilt heute als gesund, weil es Berichte darüber gab, daß er in osteuropäischen Ländern, wo die Menschen ein ungewöhnlich hohes Alter erreichen, in großen Mengen gegessen wird. Viele Schulmediziner sind jedoch der Meinung, daß Joghurt nicht mehr Nährwert hat als die Milch, aus der er hergestellt wird. Die Streitfrage ist heute aber zunehmend Gegenstand von medizinischen Untersuchungen. Die meisten Joghurtproduzenten haben heute *Lactobacterium acidophilum* und *Streptococcus thermophilus* durch andere Bakterien ersetzt, die im menschlichen Verdauungstrakt schlechtere Überlebenschancen haben, und viele Joghurts werden nach der Herstellung pasteurisiert, das heißt erhitzt, wodurch die Bakterien abgetötet werden. Für Heilbehandlungen ist jedoch nur Joghurt mit Lebendkulturen geeignet.

Verwendete Teile Mit Lebendkulturen hergestellter Joghurt.
Inhaltsstoffe Milchsäurebakterien, B-Vitamine.
Wirkung Durchfallhemmend; tötet schädliche Bakterien im Darm; Nutritiv.
Medizinische Verwendung Wer normale Milch nicht verträgt, kann Joghurt als Nutritiv benutzen. Lebende Bakterien unterstützen den Aufbau der Darmflora, wenn sie durch starken Durchfall oder die Einnahme von Antibiotika geschädigt wurde. Ferner wird Joghurt äußerlich zur Behandlung von Pilzerkrankungen der Scheide benutzt.
Darreichungsformen Frischer Joghurt mit Lebendkulturen, Tabletten, Pulver.

Lactuca virosa (*Compositae*)

GIFTLATTICH

Im 19. Jahrhundert diente der weiße Milchsaft dieser Pflanze, auch »Arme-Leute-Opium« genannt, zum Strecken von Opium. Er hat jedoch eine sehr viel mildere Wirkung als Opium und reizt den Magen weniger. Darüber hinaus wird Giftlattich schon lange bei der Herstellung von Hustenmitteln verwendet. Er ist zweijährig, in Europa heimisch und die wilde Elternpflanze des Kopfsalates. Der Giftlattich entwickelt im ersten Jahr eine Rosette aus behaarten, ovalen Blättern; im zweiten Jahr bildet er zahlreiche gelbe Korbblüten aus. Die Pflanze hat einen abstoßenden Geruch und sondert einen weißen Milchsaft ab, wenn man sie einschneidet.

Verwendete Teile Milchsaft, getrocknete Blätter.
Inhaltsstoffe Sesquiterpenlacton Lactucin, Flavonoide wie Quercetin; Cumarine.
Wirkung Beruhigend, schlaffördernd, leicht schmerzstillend.
Medizinische Verwendung Bei Bronchitis, Reizhusten, Ruhe- und Schlaflosigkeit (insbesondere bei Kindern) sowie Angststörungen.
Darreichungsformen Auszug, Tinktur, homöopathische Mittel (verschreibungspflichtig bis einschließlich der D3- beziehungsweise C1-Potenz).
Vorsicht Nur unter ärztlicher Aufsicht einnehmen. Überdosen können Stupor, Koma und Tod zur Folge haben.

Lavandula angustifolia (*Labiatae*)

LAVENDEL

Der Lavendel ist seit der Antike als Duftstoff und Aromatikum für Speisen und Heilmittel bekannt und soll für vielerlei Leiden nützlich sein. Heute wird er jedoch hauptsächlich als Aromatikum für Arzneien und als nervenstärkendes Mittel verwendet. Der Strauch ist im Mittelmeergebiet des westlichen Europas beheimatet. Er besitzt schmale, graugrüne Blätter und blauviolette Blüten, die sich Mitte und Ende des Sommers öffnen.

Verwendete Teile Blüten.
Inhaltsstoffe Ätherisches Öl mit Linalylacetat, Linalool, Borneol, Kampfer und Limonen; Cumarine, Flavonoide.
Wirkung Kreislaufanregend, nervenstärkend; lindert Blähungen und Koliken und verringert Muskeltonus und Krämpfe.
Medizinische Verwendung Als allgemein entspannendes Mittel, insbesondere in Form von Bädern, sowie zur Behandlung von Reizbarkeit, Erschöpfung und depressiven Zuständen. Ferner innerlich als Verdauungstonikum und Karminativum zur Linderung von Blähungen, äußerlich bei Spannungskopfschmerz, arthritischen Schmerzen und Muskelschmerzen.
Darreichungsformen Ätherisches Öl, Tinktur.

Leonurus cardiaca (*Labiatae*)

HERZGESPANN, LÖWENSCHWANZ, HERZHEIL, WOLFSTRAPP

Die alten Griechen und Römer benutzten das Herzgespann zur Behandlung von Angststörungen bei jungen Müttern. Forschungen haben gezeigt, daß sich die Pflanze zur Behandlung von Herzklopfen und Herzrhythmusstörungen eignet, die infolge nervöser Anspannung und Angststörungen auftreten. Die in Europa heimische Staude hat behaarte Blätter und Stengel und rosaviolette Blütenquirle, die im Hochsommer erscheinen.

Verwendete Teile Ganze Pflanze.
Inhaltsstoffe Iridoidglykoside wie Leonurin; Diterpene wie Leocardin; Flavonoide wie Rutosid, Quercetin, Hyperosid und Apigenin.
Wirkung Leicht gebärmutteranregend, entspannend, herzstärkend, blutdrucksenkend; vermindert Muskeltonus und Krämpfe.
Medizinische Verwendung Bei schmerzhafter Menstruation, vor allem wenn sie mit nervöser Anspannung einhergeht; ferner um die Gebärmutter nach der Geburt zusammenzuziehen, damit die Plazenta ausgestoßen wird. Auch bei allgemeiner nervöser Anspannung, Herzklopfen und Tachykardie (beschleunigter Herzschlag). In der chinesischen Medizin bei Menstruationsbeschwerden, Bluthochdruck, Herzerkrankungen und Bindehautentzündung.
Darreichungsformen Auszug, Tinktur, Tabletten.

Leptandra virginica / Veronica virginica / Veronicastrum virginica (*Scrophulariaceae*)

VIRGINISCHER EHRENPREIS

Die Heimat des Virginischen Ehrenpreises ist Nordamerika, wo er auf Bergwiesen und in lichten Wäldern üppig gedeiht. Die nordamerikanischen Indianer benutzten ihn als Emetikum, um während medizinischen Behandlungen und Ritualen Erbrechen herbeizuführen. Die frische Wurzel ist ein starkes Kathartikum (Abführmittel), doch beim Trocknen geht diese Eigenschaft weitgehend verloren. Der Virginische Ehrenpreis ist eine Staude mit einer schwarzen Pfahlwurzel und speerförmigen Blättern, die in Quirlen wachsen. Im Spätsommer erscheinen rosa, blaue oder weiße Blütenähren.

Verwendete Teile Getrocknete Wurzeln.
Inhaltsstoffe Ätherisches Öl, Saponine, Bitterstoff, Leptandrin, Gerbstoffe.
Wirkung Steigert den Gallenfluß; mild abführend.
Medizinische Verwendung Bei Verstopfung, die mit Symptomen für einen Leberstau einhergeht, sowie Gelbsucht und Gallenblasenentzündung.
Darreichungsformen Tinktur.

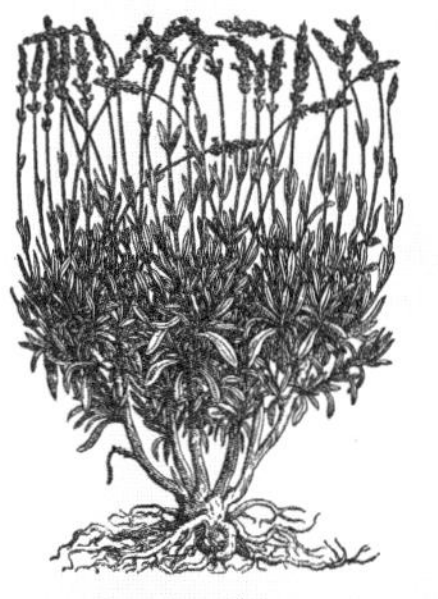

Lavandula angustifolia

Levisticum officinale (*Umbelliferae*)

MAGGIKRAUT, LIEBSTÖCKEL

Dieses Kraut wird seit langem sowohl in der Küche als auch in der Heilkunst gern verwendet, und noch heute dient es zum Aromatisieren von Lebensmitteln und alkoholischen Getränken. Die Gewürzstaude ist an der europäischen Mittelmeerküste heimisch und hat eine kräftige, fleischige Wurzel. Ihre gefiederten Blätter erinnern an Ahornlaub. Im Hochsommer entwickelt sie weiße Blütendolden, denen flache, braune Früchte folgen.

Verwendete Teile Wurzel.
Inhaltsstoffe Ätherisches Öl mit Phthalidenen, Cumarine wie Bergapten, Cumarin, Psoralen und Umbelliferon; Beta-Sitosterin.
Wirkung Verdauungs- und auswurffördernd, mikrobentötend; vermindert Muskeltonus und Krämpfe.
Medizinische Verwendung Bei mit Blähungen oder Koliken verbundenen Verdauungsstörungen, bronchialen Infekten, schmerzhafter oder zu schwacher Menstruation sowie für Mundwasser zur Behandlung kleinerer Infektionen. Die nahverwandte Art *Angelica sinensis* wird in der chinesischen Medizin bei Menstruationsbeschwerden und rheumatischen Schmerzen eingesetzt.
Darreichungsformen Tinktur.

Linum usitatissimum (*Linaceae*)
DRESCHLEIN, FLACHS

Dreschlein gehörte zu den ersten Pflanzen, die kultiviert wurden, und sein Anbau ist bereits um 5000 v. Chr. belegt. Die Ägypter benutzten ihn zur Herstellung von Tuch für die Mumifizierung ihrer Verstorbenen, und auch die Bibel enthält zahlreiche Hinweise auf die Kultur und das Verspinnen von Dreschlein. Heute wird er in großem Umfang angebaut. Er ist einjährig und hat schmale, grüne Blätter und blaue Blüten, die von Mitte bis Ende des Sommers erscheinen. Den Blüten folgen spröde, braune Kapseln, die flache, glänzende Samen enthalten.

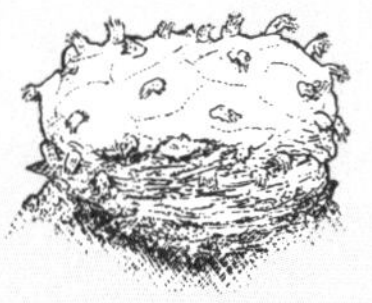
Lophophora williamsii

Verwendete Teile Samen.
Inhaltsstoffe Fettes Öl, hauptsächlich basierend auf Glyceriden von Linolensäure, Linolsäure und Ölsäure; das Glykosid Linimarin; Schleim, Protein.
Wirkung Abführend; beruhigt innere Schleimhäute; macht die Haut glatt und geschmeidig; unterdrückt Husten.
Medizinische Verwendung Innerlich bei Verstopfung, die durch Tonusmangel oder Krämpfe des Dickdarms entsteht; ferner bei trockenem Husten und Reizhusten. Äußerlich für Umschläge zur Behandlung von Furunkeln und Furunkulose (Furunkelansammlungen).
Darreichungsformen Zerstoßene Samen.

Lobelia inflata (*Campanulaceae*)
INDIANERTABAK

Die nordamerikanischen Indianer rauchten den Indianertabak, um Asthma und ähnliche Erkrankungen der Atemwege zu heilen. Dieses Kraut gehörte zu den wichtigsten Heilmitteln der reinen Pflanzenheilkunde, die im 19. Jahrhundert in Nordamerika ihre Blütezeit erlebte und 1829 ihren Weg nach Europa fand. Der Indianertabak ist ein- oder zweijährig und hat behaarte, ovale bis längliche Blätter, die an den Rändern fein gezähnt sind. Im Sommer entwickelt er blaue Blüten, denen kleine, runde Fruchtkapseln mit zwei Samen folgen.

Verwendete Teile Während der Fruchtreife gesammeltes ganzes Kraut.
Inhaltsstoffe Alkaloide wie Lobelin, Lobelidin, Lobelanin, Isolobelanin und Isolobelanidin; Chelidonsäure, Harz, Gummi.
Wirkung Regt die Atmung an; lindert Asthma; vermindert Muskeltonus und Krämpfe; große Dosen bewirken Erbrechen.
Medizinische Verwendung Innerlich bei Asthma und chronischer Bronchitis, äußerlich bei rheumatischen Entzündungen und Muskelentzündungen. Darüber hinaus lindert Indianertabak die Symptome bei Nikotinentzug; er ist in manchen rezeptfreien Mitteln zur Raucherentwöhnung enthalten.
Darreichungsformen Zigaretten, getrocknetes Kraut, Tinktur, homöopathische Mittel (verschreibungspflichtig bis einschließlich der D3- beziehungsweise C1-Potenz), rezeptfreie Präparate.
Vorsicht Nur unter ärztlicher Aufsicht anwenden.

Lonicera caprifolium (*Caprifoliaceae*)
JELÄNGERJELIEBER, GEISSBLATT

Dioskurides empfahl im 1. Jahrhundert n. Chr. Geißblatt für die Behandlung von Asthma und Erkrankungen der Milz und Leber. Culpeper hingegen tat sich offenbar mit einer Verwendung der Pflanze schwer. »Nimm ein Blatt in den Mund und kaue es, und du wirst rasch feststellen, daß es vermutlich eher Halsschmerzen hervorruft als sie behebt«, meinte er. Diese sommergrüne Kletterpflanze ist in Europa heimisch, heute aber weltweit zu finden. Sie hat ovale Blätter, und im Hochsommer entwickelt sie duftende Trichterblüten, denen gelbe bis rote Früchte folgen.

Verwendete Teile Blüten, Blätter.
Inhaltsstoffe Glykoside, Salicylsäure, Schleim.
Wirkung Auswurffördernd, brechreizauslösend.
Medizinische Verwendung Heute selten, obwohl ein mildes Expektorans und Laxans. In der chinesischen Medizin verwendet man es bei Erkältungen, Kehlkopfentzündung, Ruhr, Lebensmittelvergiftung, Furunkeln und Rheumatismus.
Darreichungsformen Getrocknetes Kraut, Auszug.
Vorsicht Die Früchte sind giftig.

Lophophora williamsii (*Cactaceae*)
MESCAL-BUTTONS, PELLOTE, PEYOTL, SCHNAPSKÖPFE

Die als »heiliger Pilz« der Azteken bekannte Pflanze ist in Wirklichkeit ein kleiner Kaktus. Sein ritueller Gebrauch war in ganz Amerika verbreitet, und noch heute nehmen mexikanische Stämme Pellote ein, um Rauschzustände herbeizuführen. Der Kaktus ist in Mexiko heimisch, kann aber auch anderswo kultiviert werden. Er ist nur etwa zwei Zentimeter hoch und hat kleine, rosa Blüten.

Verwendete Teile Getrocknete oberirdische Teile.
Inhaltsstoffe Alkaloide, vor allem Mescalin, aber auch Anhalamin, Anhalidin und Lophophorin.
Wirkung Halluzinogen, Brechmittel.
Medizinische Verwendung Früher für eine Vielzahl von Erkrankungen, die von Nervenleiden über Asthma und Gicht bis zu Rheumatismus reichen. Heute wird er nicht mehr verwendet.
Darreichungsformen Tinktur.
Vorsicht Der Besitz ist strafbar.

Lumbricus terrestris
REGENWURM

Der Regenwurm ist für Landwirtschaft und Gartenbau ein sehr nützliches Tier, da er den Erdboden lockert und fruchtbarer macht. Er wird aber auch in der chinesischen Medizin verwendet.

Verwendete Teile Ganzer Wurm.
Inhaltsstoffe Nicht bekannt.
Wirkung Fiebersenkend, harntreibend, erweitert die Atemwege und beugt Krampfanfällen vor.
Medizinische Verwendung In der chinesischen Medizin weithin gebräuchlich zur Behandlung von Atembeschwerden, Husten, Wasseransammlungen, fiebrigen Erkrankungen, insbesondere der Lunge, sowie Vergiftungen.
Darreichungsformen Pulver.

Lycosa cubensis / Tarentula cubensis
WOLFSSPINNE

Wolfsspinnen werden oft als Taranteln bezeichnet, obwohl dies nicht für alle zutrifft. Sie tragen ihre Eier als Kugeln mit sich herum und orientieren sich mit Hilfe der Sterne. *Lycosa cubensis* findet in der Homöopathie Verwendung.

Verwendete Teile Ganze Spinne.
Inhaltsstoffe Nicht bekannt.
Wirkung Lindert Schwellungen.
Medizinische Verwendung Als homöopathisches Mittel *(Tarentula cubensis)* bei Schwellungen und Abszessen. In der chinesischen Medizin wird für ähnliche Zwecke *Cteniza fodiens* eingesetzt, vor allem bei Karbunkeln und Hautgeschwüren.
Darreichungsformen *Lycosa cubensis:* homöopathische Tabletten. *Cteniza fodiens:* Asche mit Schmalz vermischt.

Lytta vesicatoria
SPANISCHE FLIEGE, CANTHARIDE, BLASENKÄFER

Nachdem der Marquis der Sade Frauen die hochgiftige Spanische Fliege gegeben hatte, weil sie angeblich aphrodisierend wirkt, verurteilte man ihn wegen Mordes. Tatsächlich handelt es sich bei diesen »Fliegen« um Käfer, die eine schillernde grünliche oder bläuliche Färbung haben. Die tödliche Dosis für einen Menschen liegt bei nur 0,03 Gramm. Das chinesische Gegenstück ist *Mylabris phalerata,* ein Käfer mit harten, schwarzgelben Flügeldecken, der in ähnlicher Weise verwendet wird.

Verwendete Teile Flügeldecken von erwachsenen Käfern; ganze Käfer.
Inhaltsstoffe Fettsäure Cantharidin.
Wirkung Hautreizmittel; fördert die Durchblutung der Haut; blasenziehend.
Medizinische Verwendung Da Spanische Fliegen ein starkes Reizmittel sind, werden sie hauptsächlich äußerlich oder als homöopathisches Mittel *(Cantharis)* verwendet. In der chinesischen und Unani-Medizin verordnet man sie zur Förderung der Durchblutung, beispielsweise bei lokalen Reizungen und Infektionen. Unani-Ärzte geben sie auch bei Nierensteinen, Ausbleiben der Menstruation und Milzvergrößerung. Homöopathen verwenden sie für ähnliche Zwecke und bei Harnwegsinfektionen.
Darreichungsformen Pulver, Pflaster, homöopathische Mittel (verschreibungspflichtig bis einschließlich der D3- beziehungsweise C1-Potenz).
Vorsicht Können Blasen hervorrufen.

Magnetit
MAGNETEISENSTEIN, EISEN(II, III) -OXID

Der Magnetit ist eines der wichtigsten Eisenerze. Seine magnetischen Eigenschaften faszinierten Forscher im alten China, Griechenland und Rom, und so erhielt er seinen Namen. Der Magnetit kommt weltweit in Form von glänzendschwarzen, achtseitigen Kristallen vor.

Verwendete Teile Ganzes Mineral.
Inhaltsstoffe Eisen(III)-oxid, Eisen(II)-oxid, Magnesiumoxid, Aluminiumoxid.
Wirkung Beruhigend; unterstützt die Leberfunktion.
Medizinische Verwendung In der chinesischen Medizin bei Zittern oder Herzklopfen, auch infolge von Angst; ferner bei Schwindligsein, verschwommenem Sehen, Schwindel und Asthma.
Darreichungsformen Pulver.

Manganit
MANGANERZ

Um gesund zu bleiben, braucht der Körper Mangan, doch, wie auch bei einigen anderen Mineralien, weiß man wenig über seine Wirkungsweise. Bei Tieren führt Manganmangel zu Störungen in Entwicklung und Fortpflanzung, zu Anämie und zu Schädigungen von Knochen und Nervensystem bei Jungen. In der Humanmedizin ist bisher lediglich festgestellt worden, daß Diabetiker einen sehr niedrigen Manganspiegel haben, Mangelsymptome wurden jedoch noch nicht beschrieben. Dennoch betrachtet man Mangan als lebenswichtiges Spurenelement, und es wird vermutet, daß es für den Aufbau von Proteinen, die genetische Informationen von Generation zu Generation weitergeben, notwendig ist. Für Mangan wurden noch keine empfohlenen Tagesmengen festgelegt, und ein Mangel ist sehr unwahrscheinlich, da das Mineral in Tee, Vollkorn, Nüssen und dunkelgrünen Blattgemüsen in ausreichenden Mengen enthalten ist.

Verwendete Teile Mangansalze.
Inhaltsstoffe Mangan.
Wirkung Spurenelement.
Medizinische Verwendung In Nordamerika verordnen manche Therapeuten Mangan bei Schizophrenie, um dem hohen Kupferspiegel der Kranken entgegenzuwirken, ferner bei Diabetes, der mit einem sehr niedrigen Manganspiegel einhergeht. Manchmal führt man auch Patienten, die intravenös ernährt werden, winzige Mengen Mangan zu.
Darreichungsformen Tabletten.

Marrubium vulgare (Labiatae)
ANDORN, MARIENNESSEL, WEISSER DORANT

Andorn ist eines der ältesten und zuverlässigsten Hustenmittel und wird seit der Zeit der ägyptischen Pharaonen verwendet. Außerdem soll er ein Gegenmittel für verschiedene Gifte sein. Die Heimat dieser Staude ist Europa, wo man sie häufig an Straßenrändern und auf Brachland findet. Sie hat behaarte, vierkantige Stengel und ovale, stark runzelige, ledrige Blätter. Ihre kleinen, weißen Blüten erscheinen im Sommer, ihnen folgen später urnenförmige Früchte, in denen dicht an dicht Samen sitzen.

Verwendete Teile Während der Blüte gesammelte, ganze Pflanze.
Inhaltsstoffe Diterpenlacton, Marrubiin, Diterpenalkohole wie Marrubiastrol; ätherisches Öl mit Alpha-Pinen, Sabinen, Camphen und Beta-Cymol; Alkaloide, Gerbstoffe.

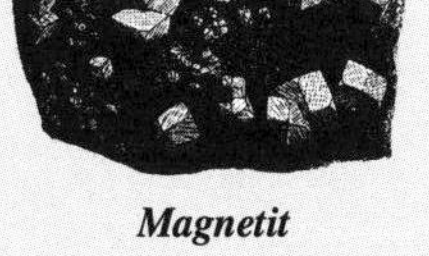

Magnetit

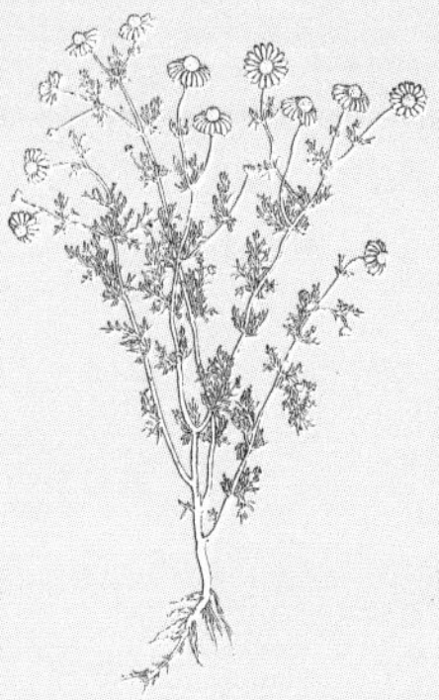

Matricaria recutita

Wirkung Auswurffördernd, keimtötend, kreislaufanregend; steigert den Gallenfluß; Bittertonikum.
Medizinische Verwendung Bei grippalen Infekten, Bronchitis, Keuchhusten und schlechter Verdauung.
Darreichungsformen Auszug, Tinktur.

Matricaria recutita / Matricaria chamomilla / Chamomilla recutita (*Compositae*)

ECHTE KAMILLE

Diese Pflanze sollte nicht mit der Römischen Kamille *(Chamaemelum nobile)* verwechselt werden, die ähnlich aussieht und ähnlich verwendet wird. Die Echte Kamille ist seit alters bekannt, und man hat sie schon »Arzt der Pflanzen« genannt, denn setzt man Kamille dicht neben kränkelnde Pflanzen, erholen diese sich. Die Kamille ist eine in Europa und Nordafrika heimische Staude, die sich aber auch in Nordamerika eingebürgert hat. Sie wächst nur langsam, hat fein gefiederte Blätter und gelb-weiße Korbblüten.

Verwendete Teile Blüten.
Inhaltsstoffe Ätherisches Öl mit Azulenen, vor allem Chamazulen, Matricin und Alpha-Bisabololoxide A und B; Flavonoide wie Apigenin, Luteolin und Quercetin; Cumarine.
Wirkung Vermindert Muskeltonus und Krämpfe; beruhigt, pilz- und bakterientötend, schmerzlindernd; fördert die Wundheilung; lindert Blähungen und Koliken; verdauungsfördernd.
Medizinische Verwendung Innerlich als mildes Beruhigungsmittel für Erwachsene und Kinder, ferner bei Magenkatarrh und Darmreizungen, nervösem Reizmagen, Menstruationsschmerzen, Migräne, Rheumatismus und Gicht. Äußerlich in Form von Teebeuteln zur Linderung allergischer Dermatitis und Ekzeme sowie zur Unterstützung der Heilung von Verbrennungen und nässenden Wunden. Als homöopathisches Mittel *(Chamomilla)* bei innerer Unruhe, Angststörungen, Wut, Krampfanfällen, klopfendem Kopfschmerz, Ohrenschmerzen, Zahnen, trockenem Husten, Menstruationsschmerzen und Durchfall.
Darreichungsformen Getrocknete Blüten, Tinktur, Auszug, ätherisches Öl, Creme, homöopathische Mittel.

Melaleuca leucadendra (*Myrtaceae*)

KAJEPUTBAUM

Die aus der Familie der Myrtengewächse stammende Pflanze benutzen die australischen Aborigines schon seit 3000 Jahren. Äußerlich verwenden sie sie zur lokalen Schmerzbehandlung. Dazu zerreiben sie die Blätter zwischen den Händen und legen sie dann auf die schmerzende Stelle. Zur Linderung von Kopfschmerzen schnupfen sie zerstoßene Blätter. Der Kajeputbaum ist in Australien und Südostasien heimisch, wo er nahe der Küste auf sumpfigen, leichten Böden wächst. Er ist immergrün und hat schmale, behaarte Blätter und eine papierartige, cremeweiße Rinde. Seine Blüten erscheinen im Sommer.

Verwendete Teile Zweige, frische Blätter.
Inhaltsstoffe Ätherisches Öl mit Cineol und Terpineol.
Wirkung Anregend, auswurffördernd; vermindert Muskeltonus und Krämpfe; mildes Schmerzmittel.
Medizinische Verwendung Bei Husten und Erkältungen, verstopften Nebenhöhlen, Katarrh und Asthma, Zahnschmerzen und Kopfschmerzen sowie bei Koliken und Magenkrämpfen.
Darreichungsformen Ätherisches Öl.

Melissa officinalis (*Labiatae*)

MELISSE, ZITRONENKRAUT

Früher galt die Melisse als bestes Heilmittel für Störungen des Nervensystems, und in einem Pflanzenbuch hieß es, sie würde »die Jugend verlängern, das Gehirn stärken, ermüdende Kräfte beleben und Kahlheit vorbeugen«. Die Heimat dieser Staude ist das südliche Europa, doch als Gartenpflanze findet man sie heute auf der ganzen Welt. Sie hat ovale, gelbgrüne Blätter, die intensiv nach Zitrone riechen, wenn man sie zerdrückt. Im Spätsommer entwickelt sie weißliche Blüten.

Verwendete Teile Ganzes Kraut, frische Blätter.
Inhaltsstoffe Ätherisches Öl mit Citral, Linalool, Citronellal, Nerol und Geraniol; Flavonoide, Polyphenole wie Kaffee- und Rosmarinsäure.
Wirkung Beruhigend, schweißtreibend, virustötend; lindert Blähungen und Koliken.
Medizinische Verwendung Bei Angststörungen und Nervenanspannung. Ferner als Karminativum bei Blähungen. Auszüge aus Melissenöl und heißem Wasser werden äußerlich bei Gürtelrose angewendet.
Darreichungsformen Auszug, ätherisches Öl und Tinktur.

Mentha piperita (*Labiatae*)

PFEFFERMINZE

Die Pfefferminze ist das vermutlich gebräuchlichste Pflanzenheilmittel des Westens und wird zumeist in Form von Tisanes (Tees) eingenommen. Auch die Römer und Ägypter benutzten die Pfefferminze, doch wurde sie erst 1696 offiziell als Heilpflanze anerkannt, nachdem der britische Botaniker Ray eine pfeffrigschmeckende Minze beschrieben hatte. Bei der in Europa heimischen Pfefferminze, die sich heute in vielen Ländern eingebürgert hat, handelt es sich um einen Bastard von Bachminze und Grüner Roßminze. Sie ist eine Staude mit schwärzlichen, kantigen Stengeln und glänzenden, ovalen, gezähnten Blättern. Während des Sommers entwickelt sie kleine, violette Blütenähren.

Verwendete Teile Ganzes Kraut.
Inhaltsstoffe Ätherisches Öl mit Menthol, Menthon, Menthylacetat, Pinen, Limonen und Cineol; Flavonoide wie Rutosid; Rosmarinsäure.
Wirkung Vermindert Muskeltonus und Krämpfe; lindert Blähungen und Koliken; unterdrückt Übelkeit und Erbrechen; schweißtreibend, keimtötend.
Medizinische Verwendung Bei Verdauungsstörungen, Übelkeit nach übermäßigem Essen und während Schwangerschaften, Reizkolon, Koliken und Blähungen. Die eng verwandte Art *Mentha arvensis* wird in der chinesischen Medizin bei Erkältungen, Kopfschmerzen, Rachen- und Bindehautentzündung gegeben.
Darreichungsformen Auszug, ätherisches Öl und Tinktur.

Menyanthes trifoliata (*Menyanthaceae*)

BITTERKLEE, FIEBERKLEE, BIBERKLEE, SUMPFKLEE

Diese alte Heilpflanze, mit der man früher Skorbut, Rheumatismus und Gicht behandelte, wird heute meist als Ersatz für den (verwandten) Enzian *(Gentiana lutea)* verwendet, wenn ein starkes Bittermittel vonnöten ist. Der Bitterklee ist eine Staude und in Europa heimisch, wo er in seichten, sumpfigen Gewässern wächst. Er hat einen kriechenden Wurzelstock, kleeähnliche Blätter und rötliche Sommerblüten mit weißen Mitten.

Verwendete Teile Blätter.
Inhaltsstoffe Iridosidglykoside wie Foliamenthin und Menthiafolin; Pyridinderivate wie Gentianin; Cumarine, Phenolsäuren, Vitamin C, Gerbstoffe, Flavonoide.
Wirkung Verdauungsanregend (Bittermittel), entzündungshemmend, harntreibend.
Medizinische Verwendung Bei Rheumatismus, Verdauungsstörungen und Appetitlosigkeit.
Darreichungsformen Auszug, Tinktur.

Mirabilit

GLAUBERSALZ, NATRIUMSULFAT, SCHWEFELSAURES NATRIUM

In der Natur kommt Mirabilit in Form von farblosen oder weißen Kristallen vor, die sich in Ablagerungen von heißen Quellen oder Salzseen finden. 1668 erhielt es den Namen Glaubersalz, nach dem deutschen Chemiker Johann Glauber, der die medizinischen Eigenschaften von Natriumsulfat beschrieb, das er aus Kochsalz und Schwefelsäure hergestellt hatte. Er selbst nannte es in aller Bescheidenheit »sal mirabile« oder »Wundersalz«.

Verwendete Teile Kristalle.
Inhaltsstoffe Natriumsulfat.
Wirkung Darmreinigend.
Medizinische Verwendung In der chinesischen Medizin und der Schulmedizin bei Verstopfung, die mit Fieber einhergeht, jedoch nur bei robusten Patienten und in Kombination mit großen Mengen Flüssigkeit, um die empfindliche Darmschleimhaut zu schützen. In der chinesischen Medizin äußerlich bei geröteten, geschwollenen Augen und Geschwürbildung in Mund, Rachen und Haut. Als homöopathisches Mittel *(Natrium sulphuricum)* bei Wasseransammlungen und Schwellungen.
Darreichungsformen Pulver, Pillen, Abkochungen, Pflaster, Injektionslösungen, homöopathische Mittel.

Mitchella repens (Rubiaceae)

REBHUHNBEERE

Diese Heilpflanze der nordamerikanischen Indianer wurde von den Squaws während der letzten Schwangerschaftsmonate eingenommen, um die Geburt zu erleichtern. Sie ist im Osten Nordamerikas heimisch und eine kleine Staude mit bitteren, ovalen Blättern. Im Sommer entwickelt sie kleine, weiße Blüten, denen rote Beeren folgen.

Verwendete Teile Ganzes Kraut.
Inhaltsstoffe Saponine, Schleim, Gerbstoffe.
Wirkung Unterstützt die Kontraktion der Gebärmutter während der Geburt; adstringierend, gebärmutterentspannend, nervenstärkend.
Medizinische Verwendung Zur Linderung der Schmerzen während der Geburt, bei Menstruationsschmerzen, Ausbleiben der Regel, nervöser Erschöpfung und Reizbarkeit.
Darreichungsformen Auszug, Tinktur.

Montmorillonit / Bolus alba

FULLER-ERDE

Montmorillonit ist ein weiches Gestein, das nach der französischen Stadt Montmorillon benannt wurde, wo sich große Lager befinden. Zusammen mit Kiesel entsteht daraus Fuller-Erde, die man einst zum Bleichen und Walken von Textilien verwendete.

Verwendete Teile Gemahlenes und gereinigtes Gestein.
Inhaltsstoffe Aluminiumsilicat.
Wirkung Absorptionsmittel.
Medizinische Verwendung Äußerlich in Pulverform zur abtrocknenden Wirkung, etwa bei nässenden Hautkrankheiten. Nach Vergiftungen zur Absorption schädlicher Substanzen.
Darreichungsformen Pulver.

Ocimum basilicum (Labiatae)

BASILIKUM, BASILIENKRAUT, DEUTSCHER PFEFFER, KÖNIGSKRAUT

Die Heimat des Basilikums ist Indien, wo es als heilige Pflanze verehrt wird, möglicherweise, weil es Insekten vertreibt – wo Basilikum wächst, bleiben krankheitsübertragende Fliegen und Stechmücken fern. In Mittelmeerländern wird es schon seit Jahrhunderten als Gewürzkraut kultiviert. Das einjährige Basilikum duftet intensiv und hat glatte, leicht gewölbte, grüne oder violettrote Blätter. Im Hochsommer erscheinen weiße Blütchen, denen kleine, ovale, schwarze Samen folgen.

Verwendete Teile Ganzes Kraut.
Inhaltsstoffe Ätherisches Öl mit Linalool, Estragol, Cineol, Borneol, Eugenol und Geraniol; Phenolsäuren; Vitamin A und C.
Wirkung Aromatikum; lindert Blähungen und Koliken; harntreibend, bakterientötend.
Medizinische Verwendung Hauptsächlich bei Verdauungsproblemen. Das Öl wird auch äußerlich zur Behandlung von Akne eingesetzt.
Darreichungsformen Getrocknetes Kraut, ätherisches Öl, Tinktur.

Oenothera biennis (Onagraceae)

NACHTKERZE, SCHINKENKRAUT, GELBE RAPUNZEL

Das Öl der Nachtkerzensamen ist besonders reich an Fettsäuren, sogenannten Gamma-Linolensäuren, die erfolgreich zur Behandlung von Ekzemen und prämenstruellem Syndrom eingesetzt werden und möglicherweise auch die Bildung von Blutgerinnseln verhindern. Die in Nordamerika heimische Nachtkerze wurde zu Beginn des 17. Jahrhunderts in den Botanischen Garten von Padua gebracht. Von dort aus fand sie ihren Weg in die Gärten in ganz Europa. Sie ist zweijährig und bildet im ersten Jahr eine Rosette aus langen, ovalen Blättern aus. Im zweiten Jahr entwickelt sie dann einen senkrechten behaarten Stengel mit speerförmigen, weichen Blättern. Die gelben Blüten, die sich angeblich nur nach sechs Uhr abends öffnen, erscheinen im Hochsommer.

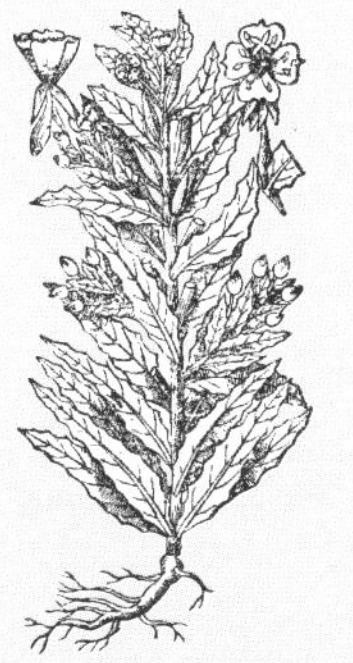

Oenothera biennis

Verwendete Teile Blätter, Öl der Samen.
Inhaltsstoffe Fettes Öl mit Glyceriden der Linolensäure und Gamma-Linolensäure (GLA).

Wirkung Prostaglandinvorstufe.
Medizinische Verwendung Das Öl innerlich zur Behandlung von Ekzemen, prämenstruellem Syndrom sowie Herz- und Gefäßerkrankungen. Die Blätter werden für Umschläge benutzt, die man auf Furunkel und Abszesse legt.
Darreichungsformen Öl, Kapseln.

Oleum jacoris aselli
LEBERTRAN

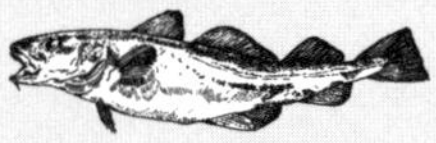

Oleum jacoris aselli

Fischleber galt schon als besonders gesundes Nahrungsmittel, bevor entdeckt wurde, welch große Mengen Vitamin A und D sie enthält. Diese Vitamine werden für das Körperabwehrsystem und die Aufnahme von Kalzium zum Aufbau gesunder Knochen und Zähne benötigt. Vitamin D wird mit Hilfe der Sonne in der Haut gebildet, und im hohen Norden, wo die Sonne weniger scheint, nehmen die Menschen zur Vorbeugung von Vitamin-D-Mangel regelmäßig Lebertran ein. In neuerer Zeit hat man weitere Heilwirkungen des Lebertrans entdeckt: So hemmt er beispielsweise Entzündungen.

Verwendete Teile Lebertran.
Inhaltsstoffe Vitamin A und D.
Wirkung Entzündungshemmend.
Medizinische Verwendung Traditionell zur Behandlung von Ekzemen und Arthritis, und diese Wirkungen konnten inzwischen durch Versuche bestätigt werden; ferner als Vitaminzusatz.
Darreichungsformen In flüssiger Form, als Kapseln.

Origanum majorana (*Labiatae*)
MAJORAN

Der eng mit dem Oregano verwandte Majoran wird seit Jahrhunderten in Medizin und Küche verwendet. Die alten Griechen benutzten ihn, um die Durchblutung zu verbessern, und in Griechenland wird er an Straßenständen heute noch als Tee gegen Verdauungsprobleme verkauft. Die Heimat dieser Gewürzstaude ist Afrika und Zentralasien, sie hat sich jedoch weit verbreitet. In wärmeren Klimalagen wächst sie mehrjährig, anderswo wird sie oft einjährig gezogen. Sie hat kantige Stengel, elliptische Blätter und kleine, rosa bis violette Blüten, die zu Mitte und Ende des Sommers erscheinen.

Verwendete Teile Während der Blüte gesammelte Blätter.
Inhaltsstoffe Ätherische Öle mit Sabinol, Linalool, Terpineol und Eugenol; Flavonoide wie Luteolin und Apigeninderivate; Phenolsäuren, Rosmarinsäure und Kaffeesäure; Vitamin A.
Wirkung Anregend; lindert Blähungen und Koliken; vermindert Muskeltonus und Krämpfe; menstruationsfördernd.
Medizinische Verwendung Hauptsächlich in der Küche als mildes Karminativum zur Verdauungsförderung.
Darreichungsformen Getrocknetes Kraut.

Os draconis
DRACHENKNOCHEN

In China ist der Drache ein Symbol für Vitalität und Glück, und deshalb werden diese über Jahrmillionen versteinerten Knochen dort als »Drachenknochen« bezeichnet.

Verwendete Teile Knochen.
Inhaltsstoffe Calciumcarbonat, Calciumphosphat.
Wirkung Beruhigend; verhindert übermäßigen Verlust von Körperflüssigkeiten.
Medizinische Verwendung In der chinesischen Medizin sind Drachenknochen ein beliebtes Mittel für alle nervösen Störungen, Lebererkrankungen und den Verlust von Körperflüssigkeiten, wie zum Beispiel durch übermäßiges Schwitzen oder zu starker Gebärmutterblutung. Äußerlich dienen sie zur Behandlung schlecht heilender wunder Stellen.
Darreichungsformen Pulver.

Ovum
EI

Alle Bestandteile des Hühnereis – Eidotter, Eiklar und Schale – werden seit langem in der Medizin verwendet. Außerdem spielt die ovale Form des Eis als Symbol für Ganzheit und Harmonie eine wichtige Rolle.

Verwendete Teile Eidotter, Eiklar, Schale, aus dem Eigelb gewonnenes Lecithin.
Inhaltsstoffe Vor allem im Eigelb: B-Vitamine, Vitamin E, Lecithin, Vitamin A, Cholin, Inosit, Eisen und Spurenelemente.
Wirkung Eigelb: Nutritiv; Eiweiß: adstringierend; Schale: vermindert Muskeltonus und Krämpfe; verhindert Verlust von Körperflüssigkeiten.
Medizinische Verwendung Eigelb wird in der chinesischen und Unani-Medizin seit langem als Herzmittel benutzt. Eiweiß gibt man in China bei Rachenentzündungen, Unani-Ärzte verabreichen es zum Heilen von Wunden und Verbrennungen. Die Schale wird in China gegen Tuberkulose, Magenschleimhautentzündung und Lymphknotentuberkulose verordnet, in der Unani-Medizin bei Haut- und Augenkrankheiten. Lecithin (fettähnlicher Stoff mit hohem Cholin- und Inositgehalt) dient im Westen dazu, Fettablagerungen in den Blutbahnen aufzulösen, ferner um Demenz (Einschränkung der Hirnleistungen) zu behandeln.
Darreichungsformen Frisch, pulverisierte Schale, Lecithin in Form von Granulat oder Flüssigkeit.

Paeonia officinalis (*Paeoniaceae*)
PFINGSTROSE, PÄONIE,
BAUERNPFINGSTROSE

Diese Blume wurde nach dem griechischen Götterarzt Paion benannt und im Altertum zur Behandlung von Gallenblasen- und Nierenleiden verwendet. Eine Zeitlang hieß es, man dürfe die Pfingstrose nur bei Nacht pflücken und nur mit Hilfe eines Strickes, der an einem Hund festgebunden war. Für den Pflanzenheilkundler Culpeper waren diese »äußerst abergläubischen und gottlosen Bräuche« Zeitverschwendung. Die mehrjährige Pflanze ist im südlichen Europa heimisch, hat sich aber weit verbreitet. Sie besitzt einen großen, knorrigen Wurzelstock, der im Frühjahr lange Stengel mit zusammengesetzten Blättern hervorbringt. Die großen, hübschen Blüten haben acht Kronblätter und sind beim Öffnen leuchtendrot, verblassen jedoch rasch.

Verwendete Teile Wurzeln, Blütenblätter.
Inhaltsstoffe Benzoesäure, Alkaloid, ätherisches Öl, Heterosid.
Wirkung Gefäßverengend, gebärmutteranregend; vermindert Muskeltonus und Krämpfe; unterstützt die Blutgerinnung.
Medizinische Verwendung Früher bei Krampfanfällen und nervlichen Funktionsstörungen wie Epilepsie.

Die Chinesen benutzen zwei verwandte Arten *(Paeonia suffruticosa)* und *(Paeonia albiflora)* für Gefäßerkrankungen, Kopf-, Magen- und Menstruationsschmerzen. Als homöopathisches Mittel *(Paeonia)* gegen Juckreiz.
Darreichungsformen Getrocknete Wurzeln, Blütenblätter.

Panax pseudoginseng (*Araliaceae*)

GINSENG

Ginseng ist eine der bekanntesten chinesischen Heilpflanzen. Sein Name leitet sich von dem chinesischen Wort »renshen« ab, was wörtlich übersetzt »Menschenwurzel« bedeutet und auf die Form seiner dicken Pfahlwurzel anspielt. Da der Pflanze im Westen Zauberkräfte zugeschrieben werden und hochwertige Präparate teuer sind, ist der im Handel erhältliche Ginseng oft von schlechter Qualität und gestreckt. Ginseng koreanischer Herkunft soll stärker sein als Ginseng aus China, während dem amerikanischen Ginseng *Panax quinquefolius* einige wichtige Eigenschaften der asiatischen Arten fehlen. *Eleutherococcus senticosus,* Teufelsbusch oder Sibirischer Ginseng genannt, hat dagegen eine ganz ähnliche Wirkung wie asiatischer Ginseng, obwohl er kein echter Ginseng ist. Beim Ginseng handelt es sich um eine Staude mit einer gespaltenen Pfahlwurzel. Asiatischer Ginseng hat palmenähnliche Blätter und kleine, grünliche Blüten, die im Spätsommer erscheinen.

Verwendete Teile Wurzeln.
Inhaltsstoffe Saponinglykoside, sogenannte Ginsenoside; Glykoside, Sterine, ätherisches Öl.
Wirkung Stimuliert und entspannt das zentrale Nervensystem; adrenalinähnlich; herzstärkend; senkt den Blutzucker; hilft dem Körper bei der Bewältigung von Streß.
Medizinische Verwendung Bei geschwächtem Allgemeinzustand, insbesondere nach Krankheit oder im Alter. Ferner soll er über kurze Zeiträume Konzentration und Vitalität erhöhen und die Reaktion des Körpers auf Streß verbessern. In der chinesischen Medizin bei Appetitlosigkeit, Vergeßlichkeit, Unruhe, Herzklopfen, Schlaflosigkeit, Schwitzen und Allgemeinschwäche.
Darreichungsformen Pulverisierte Wurzel und Tabletten.
Vorsicht Gesunde, aktive Menschen sollten ihn nicht länger als drei Wochen einnehmen. Bei akuten Entzündungen, depressiven Zuständen und Angststörungen sowie während der Menstruation nicht anwenden.

Papaver somniferum (*Papaveraceae*)

SCHLAFMOHN

Die erste dokumentierte Verwendung des Schlafmohns diente medizinischen Zwecken, auch wenn heute die Diskussion um den Mißbrauch des Betäubungsmittels Opium ganz im Vordergrund steht. Arabische Ärzte brachten es nach Europa und Indien, die alten Griechen und Römer benutzten es bereits im 4. Jahrhundert v. Chr. Noch heute werden zwei wichtige pharmazeutische Medikamente – Morphium und Kodein – aus Opium hergestellt. Zu dessen Gewinnung wiederum ritzt man unreife Samenkapseln des Schlafmohns an und sammelt den austretenden Milchsaft. Der einjährige Schlafmohn ist im Nahen Osten und in Westasien heimisch. Er hat graugrüne Blätter und weiße bis fliederfarbene Blüten, die im Hochsommer erscheinen. Ihnen folgen runde Kapseln, in denen die Mohnsamen sitzen. Alle Teile der Pflanze enthalten Milchsaft, man verwendet jedoch nur den aus den Kapseln.

Verwendete Teile Milchsaft, Blätter.
Inhaltsstoffe Alkaloide, insbesondere Morphin, Codein, Papaverin und Narcotin.
Wirkung Narkotisierend, schlaffördernd, schmerzstillend, durchfallhemmend, hustenlindernd; vermindert Muskeltonus und Krämpfe.
Medizinische Verwendung In der Naturheilkunde früher bei Durchfall, zur Vorbeugung von Husten und zur Schmerzlinderung. Heute gibt man Opium vor Operationen zur Entspannung. Aus Opium gewonnenes Morphin setzt man in der Schulmedizin gegen starke Schmerzen und bei Durchfall ein, ferner dient es zur Herstellung von Heroin. Aus Opium gewonnenes Kodein ist in vielen handelsüblichen Hustenmitteln und Schmerzmitteln enthalten. Als homöopathisches Mittel *(Opium)* gibt man es bei Schlaganfällen, Alkoholentzugserscheinungen (Dilirium tremens), unregelmäßiger Atmung und Niesen.
Darreichungsformen Tinktur, Opiumextrakt, pharmazeutische Präparate, homöopathische Mittel (Opium unterliegt bis zur D5-Potenz der Betäubungsmittel-Verschreibungsverordnung).
Vorsicht Nur unter ärztlicher Aufsicht anwenden.

Passiflora incarnata (*Passifloraceae*)

PASSIONSBLUME

Der Name der Passionsblume hat nichts mit Leidenschaft zu tun, sondern er entstand, als ihre Blüte einmal einige Mönche an die Dornenkrone Christi erinnerte. Die Passionsblume ist eine in Nordafrika heimische Kletterpflanze, die heute weltweit kultiviert wird. Sie hat holzige, leicht behaarte Stengel und dreilappige, zugespitzte, gezähnte Blätter. Ihre Blüten sind cremeweiß und haben violette Mitten. Ihnen folgen orangerote, ovale Früchte mit duftendem Fruchtfleisch, in das zahlreiche Samen eingebettet sind.

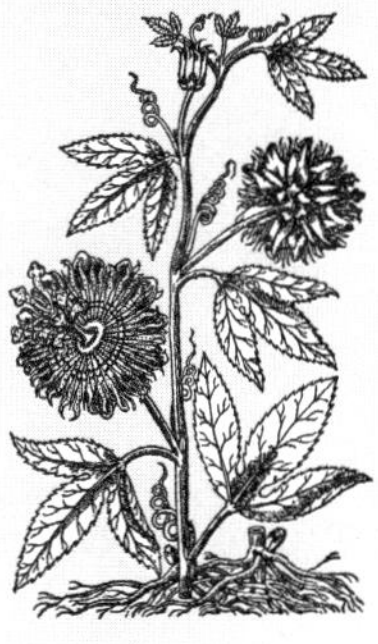

Passiflora incarnata

Verwendete Teile Blätter.
Inhaltsstoffe Alkaloide wie Passibiflorin; Flavonoide wie Saponarin, Vitexin, Isovitexin, Orientin und Isoorientin; Maltol, Sterine.
Wirkung Beruhigend, schlaffördernd, blutdrucksenkend, schmerzlindernd; vermindert Muskeltonus und Krämpfe.
Medizinische Verwendung Bei Ruhe- und Schlaflosigkeit sowie Reizbarkeit, wobei keine Suchtgefahr besteht; ferner zur Behandlung von Muskelkrämpfen, die bei Asthma und Darmerkrankungen durch Nervosität verursacht werden, wie Reizkolon.
Darreichungsformen Auszug, Tabletten, Tinktur.

Perna canaliculata

PERNA

Diese große Muschel ist rund um den Schalenrand mit hübschen grünen Streifen geschmückt. Sie kommt nur vor der Küste Neuseelands vor, wo sie in tiefen, fjordähnlichen Buchten gezüchtet wird, indem man lange, an Flößen hängende Taue mit »Muschelsaat« besetzt. Zu medizinischen Zwekken verwendet man sie erst seit 30 Jahren, und obwohl der Gebrauch umstritten ist, setzt sie sich aber immer mehr durch.

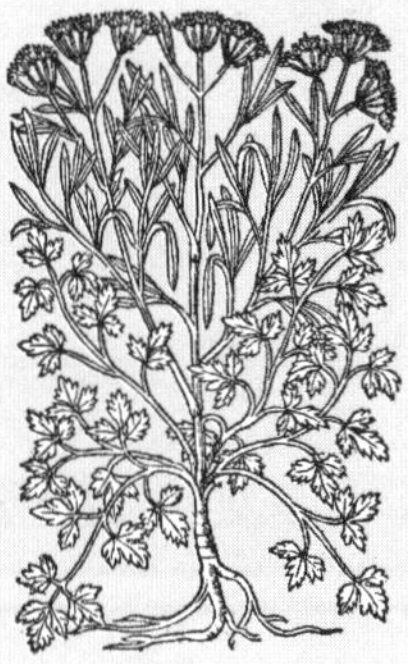

Petroselinum crispum

Verwendete Teile Gonaden (Geschlechtsdrüsen).
Inhaltsstoffe Unbekannt, vermutlich aber Mucopolysaccharide.
Wirkung Entzündungshemmend.
Medizinische Verwendung Bei rheumatoider Arthritis und Osteoarthritis.
Darreichungsformen Pulver in Kapseln.

Petroselinum crispum / Apium petroselinum (*Umbelliferae*)

PETERSILIE, PETERLING

Bei den Griechen wurde die Petersilie nicht gegessen, sondern als heiliges Kraut der Götter verehrt. Culpeper empfahl sie für Magen-, Nieren- und Menstruationsbeschwerden, bei denen sie auch heute noch eingesetzt wird. Die Petersilie ist zweijährig und im südlichen Europa heimisch. Sie hat eine lange Pfahlwurzel und gefiederte Blätter, die – je nach Sorte – kraus oder glatt sein können. Im Sommer des zweiten Jahres entwickelt sie cremeweiße Doldenblüten, denen kleine, gerillte Früchte folgen.

Verwendete Teile Wurzel, Samen.
Inhaltsstoffe Ätherisches Öl mit Apiol, Myristicin, Limonen, Eugenol, Pinen und Terpinen; Cumarine wie Bergapten, Xanthotoxin und Psoralen; Flavonoide wie Apiin und Lueolin; Glykoside von Apigenin und Luteolin; Vitamin A und C.
Wirkung Harntreibend, menstruationsfördernd, rheumalindernd, mikrobentötend; lindert Blähungen und Koliken, vermindert Muskeltonus und Krämpfe, steigert die Darmtätigkeit und den Milchfluß.
Medizinische Verwendung Bei Harnwegsinfektionen, Nierensteinen, rheumatischen Beschwerden und schlechter Verdauung, die mit Darmkrämpfen und Blähungen einhergeht. Ferner zur Verkleinerung der Gebärmutter nach der Geburt und zur Steigerung des Milchflusses.
Darreichungsformen Auszug, Abkochung der getrockneten Wurzel, frische Blätter, Tinktur.
Vorsicht Samen und Blätter nicht während der Schwangerschaft anwenden.

Phosphorus

PHOSPHOR

Phosphor ist ein lebenswichtiges Mineral, obwohl er giftig ist. Der Mensch braucht dieses nichtmetallische, wachsartige Mineral für die Entwicklung von Knochen und Zähnen, ferner spielt es bei der Umwandlung von Nahrung in Energie eine Rolle und ist in dem genetischen Material vorhanden, mit dem die erblichen Merkmale von Generation zu Generation weitergegeben werden. Da Phosphor in vielen Nahrungsmitteln vorkommt, ist ein Mangel unwahrscheinlich. Als homöopathisches Mittel wird er jedoch häufig eingesetzt.

Verwendete Teile Phosphate.
Inhaltsstoffe Phosphor.
Wirkung Nutritiv.
Medizinische Verwendung Als homöopathisches Mittel (*Phosphorus*) bei Rachen- und Lungenerkrankungen wie Bronchitis, trockenem Husten, Mandelentzündung, Heiserkeit, Kehlkopfentzündung und Verlust der Stimme. Ferner bei Tinnitus (Ohrenklingen), Erbrechen und wiederkehrenden Gerstenkörnern.
Darreichungsformen Homöopathische Mittel (verschreibungspflichtig bis einschließlich der D3- beziehungsweise C1-Potenz).

Phytolacca americana / Phytolacca decandra (*Phytolaccaceae*)

KERMESBEERE, AMERIKANISCHER NACHTSCHATTEN

Ursprünglich wurden mit dieser Heilpflanze der nordamerikanischen Indianer Geschlechtskrankheiten behandelt, die weißen Siedler entdeckten jedoch bald auch andere Anwendungsmöglichkeiten, und heute wird die Kermesbeere in der westlichen Naturheilkunde häufig eingesetzt. Im 19. Jahrhundert hat man sie nach Europa eingeführt; mittlerweile wird sie sowohl in Europa als auch in Nordamerika angebaut. Die Staude hat einen intensiven Geruch, längliche bis speerförmige Blätter und weiße bis rosa Blüten, denen runde, weiche, violette Beeren folgen.

Verwendete Teile Getrocknete Wurzel, Beeren.
Inhaltsstoffe Triterpensaponine, die Phytolaccoside A, B, C, D und E; Lektine, Glykoproteine.
Wirkung Entzündungshemmend, parasiten- und pilztötend; stimuliert das Immunsystem; beeinflußt das Lymphsystem.
Medizinische Verwendung Bei rheumatoider Arthritis und anderen Autoimmunkrankheiten, Entzündungen der Atemwege, Erkrankungen, bei denen das lymphatische System angeregt werden muß, und Hautkrankheiten. Als homöopathisches Mittel (*Phytolacca*) bei stechenden Schmerzen, Schwindelgefühl im Stehen, schmerzenden Augen, Rachenentzündungen, Ohrenschmerzen, steifem Hals, Hüftschmerzen, Übelkeit und schmerzhaften Brustschwellungen. In der chinesischen Medizin wird die nahverwandte Art *Phytolacca acinosa* bei Ödemen (durch Wasseransammlung bedingte Schwellungen) und Bauchblähungen gegeben.
Darreichungsformen Tinktur, Tabletten.
Vorsicht Zu große Dosen können abführend wirken und Brechreiz auslösen. Nur unter ärztlicher Aufsicht anwenden.

Picrasma excelsa, Quassia amara (*Simaroubaceae*)

BITTERHOLZ, QUASSIAHOLZ

Viele der wertvollsten Heilpflanzen kommen aus der Volksmedizin, was selten Anerkennung findet. Anders ist es bei dieser Pflanze, die nach einem guyanischen Sklaven namens Quassi benannt wurde, der den Europäern zeigte, wie man sie zur Behandlung von tropischen Fiebererkrankungen verwendet. Darüber hinaus ist sie ein Insektizid zur Bekämpfung von Fliegen und verschiedenen Milben. *Picrasma excelsa* ist auf den Westindischen Inseln heimisch, *Quassia amara* in Südamerika. Die Bäume, die bis zu 20 Meter Höhe erreichen, haben speerförmige Blätter und entwickeln im Spätsommer kleine grünliche Blüten, denen Büschel aus kleinen, schwarzen Früchten folgen.

Verwendete Teile Holz.
Inhaltsstoffe Quassine (Bitterstoffe) wie Neoquassin und Isoquassin; Alkaloide.
Wirkung Tonisierend, verdauungsfördernd (Bittermittel), wurmtreibend; Malariamittel.
Medizinische Verwendung Als allgemeines Tonikum bei Entkräftung, vor allem, wenn sie mit schlechter Verdauung und Appetitlosigkeit einhergeht; ferner bei Amöben-, Fadenwurm- und Nematodenbefall.
Darreichungsformen Abkochung, Tinktur.

Piscidia piscipula (*Leguminosae*)

PISCIDIAWURZEL

Die Piscidiawurzel ist ein Fischgift, ein Umstand, aus dem sich in Südamerika seltsame Fischfangmethoden entwickelten. Die Einheimischen werfen zerquetschte Blätter und Zweige ins Flußwasser, um die Fische zu betäuben und anschließend von Hand einzusammeln. Darüber hinaus enthält die Pflanze Rotenon, das man als Insektizid verwendet. Der kleine Baum oder Strauch ist in Mittelamerika heimisch.

Verwendete Teile Rinde.
Inhaltsstoffe Isoflavone wie Lisetin und Jamaicin; Rotenoide wie Rotenon, Milleton und Isomilleton; Piscidinsäure, Gerbstoffe.
Wirkung Schmerzlindernd, beruhigend; vermindert Muskeltonus und Krämpfe.
Medizinische Verwendung Bei Neuralgien (Nervenschmerzen), Kopf- und Menstruationsschmerzen sowie Schlaflosigkeit.
Darreichungsformen Tinktur.
Vorsicht Nur unter ärztlicher Aufsicht anwenden.

Plantago major, Plantago afra, Plantago ovata (*Plantaginaceae*)

WEGERICH, FLOHSAMEN

Der Wegerich ist ein altes Hausmittel zur Behandlung von Wunden, Husten und Durchfall, um das sich in der Vergangenheit mancher Aberglaube rankte. So hieß es, daß »drei Wurzeln ein Leiden heilen, vier eine andere Krankheit, und hängt man sich sechs Wurzeln um den Hals, so sind diese wieder für ein anderes Gebrechen gut«. Der Pflanzenkundler Gerard tat das jedoch als »lächerlichen Unsinn« ab. In Indien verwendet man die Samen der verwandten Art *Plantago ovata* als ein Abführmittel, das Isbogool genannt wird. In der Schulmedizin werden die Samenhüllen unter der Bezeichnung Ispaghula für den gleichen Zweck benutzt. Der Wegerich ist eine in Europa heimische Staude, die üppig auf Brachland gedeiht und als Wildkraut auf der ganzen Welt Verbreitung gefunden hat. Er entwickelt eine Rosette aus leicht behaarten Blättern und hat kleine, grünliche Blüten mit winzigen, violetten Staubbeuteln, die in Ähren stehen und während des Hochsommers erscheinen.

Verwendete Teile Blätter, Samen.
Inhaltsstoffe *Plantago major:* Iridoide wie Aucubin; Flavonoide wie Apigenin, Luteolin, Scutellarin und Baicalein; Gerbstoffe, die organischen Säuren Fumarsäure und Benzoesäure. *Plantago ovata:* Schleim.
Wirkung *Plantago major:* beruhigt die Schleimhäute; wundheilend, auswurffördernd, harntreibend. *Plantago ovata:* abführend.
Medizinische Verwendung Wegerich wird bei Harnwegsinfektionen wie Blasenentzündung, grippalen Infekten und Hämorrhoiden verabreicht. Chinesische Ärzte verordnen ihn bei einer Vielzahl von Erkrankungen wie Harnwegsinfektionen, Nierensteinen, Bindehautentzündung und Prostataentzündung. Ispaghula wird in der Naturheilkunde, Ayurwedik und Schulmedizin bei chronischer Verstopfung eingesetzt.
Darreichungsformen *Plantago major:* Auszug, Creme, Tinktur. *Plantago ovata:* getrocknete Samen oder Samenhüllen, Pulver.

Plexaura-Arten

SEEPEITSCHE, KORALLE

Da diese verzweigten, baumähnlichen und gleichzeitig steinartigen Korallen sich wiegend hin- und herbewegen, gaben Zoologen ihnen den Namen *Gorgoniaceae,* nach der Gorgone Medusa aus der griechischen Mythologie, die »Haare« aus sich windenden Schlangen und einen versteinernden Blick hatte. Die Seepeitsche wird bis zu zwei Meter lang und wächst in den Korallenriffen warmer Meere. Im Westen hat man sie als möglichen Lieferanten von Prostaglandinen untersucht, hormonähnlichen Substanzen, die auch im menschlichen Körper gebildet werden und viele seiner Funktionen steuern.

Verwendete Teile Äußere Schichten.
Inhaltsstoffe Prostaglandine, Calciumcarbonat.
Wirkung Wundheilend, entgiftend, tonisierend; stillt äußerliche Blutungen.
Medizinische Verwendung Die Schulmedizin verwendet Prostaglandine zur Stimulierung vieler Körperfunktionen, etwa zur Kontraktion der Gebärmutter während der Geburt. Unani-Ärzte verordnen bei einer Vielzahl von Krankheiten Rote Koralle *(Corallium rubrum),* zum Beispiel bei Epilepsie, Herzklopfen, Magenstörungen, Nierensteinen, sexuellen Problemen und Allgemeinschwäche; ferner wird sie äußerlich – in Form von Asche – bei Ohrenschmerzen angewendet, als Zahnpulver und als »Surma« (Paste) bei Augenleiden. In der Homöopathie bei Krampfhusten.
Darreichungsformen Extrahierte Prostaglandine, Pulver, Asche, Paste, homöopathische Mittel.

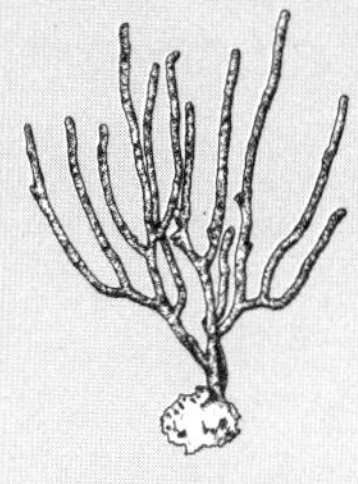

***Plexaura*-Art**

Potentilla erecta / Potentilla tormentilla (*Rosaceae*)

BLUTWURZ, HOHES FINGERKRAUT, RUHRWURZ, HEIDECKER

Im 16. Jahrhundert verwendete man dieses Kraut zur Behandlung von Koliken, daher auch sein alter botanischer Artname, der sich von dem lateinischen Wort »tormina« ableitete, was »Kolik« bedeutet. Aufgrund ihrer stark adstringierenden Wirkung wurde die Pflanze früher als Zahnpulver zur Behandlung von blutendem und entzündetem Zahnfleisch verwendet. Die Staude ist im nördlichen Europa und Westasien heimisch, wo sie in tiefliegenden Gegenden auf feuchten, sauren Böden wächst. Sie hat einen dicken Wurzelstock, der in der Mitte rot ist, und fünfzählige, gezähnte Blätter. Im Sommer trägt sie leuchtendgelbe Blüten.

Verwendete Teile Wurzel, ganzes Kraut.
Inhaltsstoffe Gerbstoffe, der rote Farbstoff Phlobaphen.
Wirkung Wundheilend.
Medizinische Verwendung Innerlich bei Magenkatarrh und Durchfall, als Mundwasser bei Zahnfleischentzündung und Racheninfektionen sowie als Scheidenspülung bei Leukorrhöe (weißer Ausfluß).
Darreichungsformen Abkochung der Wurzel, Auszug, Tinktur.

Primula veris / Primula officinalis (*Primulaceae*)

SCHLÜSSELBLUME, HIMMELSSCHLÜSSEL, APOTHEKERPRIMEL

Nach der Legende wuchsen die ersten Himmelsschlüssel an einer Stelle, an der der heilige Petrus seine Schlüssel auf den Boden fallen ließ. Dies spiegelt sich nicht nur in ihrem deutschen Namen wider, sondern auch in ihrem französischen und alten englischen Namen (»Clef de Saint Pierre« und »Key of Heaven«). Im Mittelalter wurde die Schlüsselblume bei Kopfschmerzen und Schlaflosigkeit verordnet. Die im nördlichen Europa heimische, aber zunehmend selten werdende Staude wächst auf alkalischen Böden. Sie bildet eine Rosette aus ovalen Blättern und trägt zu Frühjahrsbeginn große, gelbe Blüten.

Verwendete Teile Getrocknete Blüten.
Inhaltsstoffe Triterpensaponine mit dem Hauptsaponin Primulasäure; Priverogeninderivate, ätherisches Öl, Gerbstoffe, Flavonoide wie Luteolin, Apigenin, Kämpferol und Quercetin; Phenolglykoside.
Wirkung Auswurffördernd, beruhigend; vermindert Muskeltonus und Krämpfe.
Medizinische Verwendung Bei Reizbarkeit, Schlaflosigkeit, Bronchitis und Keuchhusten.
Darreichungsformen Auszug, Tinktur.

Prunella vulgaris (*Labiatae*)
GEMEINE BRAUNELLE

Im Mittelalter galt die Braunelle als eines der besten Wundheilmittel, und der Pflanzenkundler Gerard sagte einmal von der Braunelle und dem mit ihr verwandten Günsel (*Ajuga reptans*): »Es hat sich oft erwiesen, daß es auf der ganzen Welt keine besseren zwei Wundheilkräuter gibt.« Die Braunelle ist eine in Europa heimische Staude, die sich heute weit verbreitet hat. Sie hat ein kriechendes Rhizom, vierkantige Stengel und längliche, gekerbte Blätter, die auf der Oberseite dunkelgrün sind und glänzen. Ihre violetten Blüten stehen in dichten Ähren und erscheinen während des Hochsommers.

Verwendete Teile Ganzes Kraut.
Inhaltsstoffe Triterpene der Ursol-, Betulin- und Oleanolsäure; Gerbstoffe.
Wirkung Adstringierend; fördert die Wundheilung.
Medizinische Verwendung Zur Stillung äußerer Blutungen; ferner innerlich bei Blutungen, Geschwüren und Rachenentzündungen. In der chinesischen Medizin bei Bluthochdruck, Bindehautentzündung, Ödemen (durch Wasseransammlungen bedingte Schwellungen), Abszessen und Schwellungen.
Darreichungsformen Frisches Kraut, Auszug, Umschlag, Tinktur.

Prunus domestica (*Rosaceae*)
PFLAUME, ZWETSCHGE

Die Pflaume gab es schon in der Antike. Ihre medizinische Wirkung ist allseits bekannt, und in Europa steht sie unter anderem häufig dann auf dem Speisezettel, wenn es gilt, eine Verstopfung zu beheben. *Prunus domestica* ist ein in Europa und Asien heimischer, sommergrüner Baum mit einer glatten Rinde und ovalen Blättern. Im Frühjahr erscheinen Büschel aus rosa oder weißen Blüten, denen saftige Steinfrüchte folgen. In reifem Zustand haben sie eine tiefviolette Haut und gelbes bis bräunliches Fleisch.

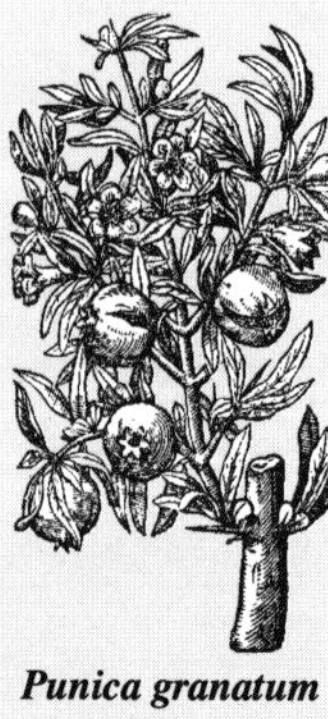
Punica granatum

Verwendete Teile Früchte.
Inhaltsstoffe Zucker, Äpfelsäure, Pektin.
Wirkung Abführend; beruhigt die Schleimhäute.
Medizinische Verwendung Ideales Abführmittel für Menschen mit schwacher, nervöser Darmfunktion.
Darreichungsformen Getrocknete Früchte.

Prunus serotina (*Rosaceae*)
TRAUBENKIRSCHE,
VIRGINISCHE TRAUBENKIRSCHE

Seit Jahrhunderten verwendet man die Rinde der Traubenkirsche für Hustensirup, und obwohl auch verschiedene andere *Prunus*-Arten medizinischen Zwecken dienen, gehört die Traubenkirsche zweifellos zu den nützlichsten. Sie ist in Nordamerika weit verbreitet und wächst zu einem großen Baum mit ovalen Blättern und in Büscheln stehenden, weißen Frühjahrsblüten heran. Ihre glatte, glänzende Rinde ist rötlich-braun und hat einen bitteren, adstringierenden Geschmack.

Verwendete Teile Rinde.
Inhaltsstoffe Blausäureglykoside, Cumarine, Gerbstoffe, Harz.
Wirkung Hustenlindernd, beruhigend, wundheilend.
Medizinische Verwendung In Hustensirup zur Behandlung von Reizhusten und unproduktivem Husten sowie bei Verdauungsproblemen. In der chinesischen Medizin wird *Prunus yedoensis* gegen Husten verschrieben.
Darreichungsformen Sirup, Tinktur.

Pteria margaritiferia
PERLE

Perlen entstehen infolge einer Schutzreaktion bestimmter Muschelarten. Dringen Fremdkörper, häufig Parasiten, in die Muschel ein, so werden sie mit mehreren Schichten Perlmutt, mit dem auch die Muschelschale ausgekleidet ist, vollkommen ummantelt. In der Medizin verwendet man zumeist Meeresperlen.

Verwendete Teile Ganze Perlen.
Inhaltsstoffe Calciumcarbonat, Magnesiumcarbonat, Kieselsäure.
Wirkung Beruhigend; unterstützt die Leberfunktion.
Medizinische Verwendung In der chinesischen Medizin bei Krämpfen, Krampfanfällen, Kopfschmerzen und Schlaflosigkeit.
Darreichungsformen Pulver.

Punica granatum / *Punica domestica* (*Punicaceae*)
GRANATAPFEL

Der in der Bibel immer wieder erwähnte Granatapfel soll aus dem Paradiesgarten stammen und schmückte schon König Salomons Tempel. Im östlichen Mittelmeerraum und dem Nahen Osten ist er weit verbreitet, wo man ihn zur Herstellung von Aperitif und Wein verwendet oder als Dessert ißt. Die Heimat des Granatapfelbaumes ist Westasien, doch wurde er in ganz Asien, Süd- und Nordamerika sowie Ostafrika eingebürgert. Er hat ovale Blätter, und im Sommer trägt er wunderhübsche wachsartige, rote Blüten. Seine Früchte haben eine hellbraune, harte Schale, und sein karminrotes, saftiges Fruchtfleisch ist mit zahlreichen, großen Samen durchsetzt.

Verwendete Teile Fruchtschale, Rinde.
Inhaltsstoffe Alkaloide wie Pelletierin und Isopelletierin; Ellagen-Gerbstoffe.
Wirkung Wurmtreibend, wundheilend.

Medizinische Verwendung Als Mittel gegen Darmwürmer und Amöben, die Rinde wird gegen Bandwürmer verordnet; ferner für Scheidenspülungen bei Leukorrhöe (weißer Ausfluß).
Darreichungsformen Getrocknete Rinde, Tinktur.

Quarz
QUARZ, SILICIUMDIOXID

Quarz ist das verbreitetste Mineral der Erde und macht sogar zwölf Prozent der Erdkruste aus. Es kommt in sehr unterschiedlichen Formen vor – von farblosem Bergkristall über den steinartigen Flint bis hin zu wunderschönen Schmucksteinen wie Amethyst, Rosenquarz, Onyx, Tigerauge und Jaspis. Gewöhnlicher Quarz ist der Hauptlieferant für Siliciumdioxid, das in großem Umfang von der optischen Industrie benutzt wird, aber auch zur Herstellung von Glas, elektronischen Silizium-Chips und Präzisionsgeräten dient. In einigen Fällen wird es heute jedoch durch synthetisch hergestellte Bergkristalle ersetzt.

Verwendete Teile Siliciumdioxid.
Inhaltsstoffe Siliciumdioxid.
Wirkung Stillt äußerliche Blutungen.
Medizinische Verwendung Als homöopathisches Mittel *(Silicea)* bei durch Überanstrengung bedingter Schwäche sowie zur Behandlung von Furunkeln, Karbunkeln, Abszessen, Umlauf, Akne, Heuschnupfen, Nebenhöhlenerkrankungen und Migräne. Pulverisiertes Siliciumdioxid wird als Grundlage für Tabletten und Kapseln verwendet.
Darreichungsformen Homöopathische Mittel.

Quercus robur (Fagaceae)
STIELEICHE, SOMMEREICHE

Sowohl der Eiche selbst als auch ihrem Holz haftet der Ruf von Gediegenheit an. Seit alters schreibt man dem Baum Zauberkräfte zu, und darüber hinaus dient er Mensch und Tier als Nahrungsmittel. Ferner liefert er Färbe- und Gerbemittel für Leder und gehört zu den besten wundheilenden Mitteln. Es gibt auf der Erde zahlreiche Eichenarten, die alle ähnlich verwendet werden. *Quercus robur* ist in Europa, Nordafrika und Westasien heimisch, wird traditionell jedoch mit Deutschland in Verbindung gebracht. Sie kann einen enormen Stammumfang und bis zu 40 Meter Höhe erreichen. Bei jungen Bäumen ist die Rinde glatt; mit zunehmendem Alter wird sie jedoch rauh und tiefgefurcht. Die ovalen dunkelgrünen Blätter sind stark gelappt und oft durch Gallen (Schwellungen) deformiert, die von Insekten verursacht werden. Im Sommer erscheinen Blüten, aus denen sich dann später die Eicheln entwickeln.

Verwendete Teile Rinde, Gallen.
Inhaltsstoffe Gerbstoffe wie Catechin-Gerbstoff, Ellagen-Gerbstoff und Gallensäure.
Wirkung Wundheilend.
Medizinische Verwendung Innerlich bei akutem Durchfall, äußerlich zur Behandlung von Verbrennungen, Blutungen und nässenden Wunden oder Hämorrhoiden. Ferner für Mundwässer gegen Zahnfleischentzündung und Geschwüre sowie für Scheidenspülungen.
Darreichungsformen Pulverisierte Rinde, Tinktur.

Ricinus communis (Euphorbiaceae)
WUNDERBAUM, RIZINUS, PALMA CHRISTI

Seit dem 18. Jahrhundert verwendete man den Rizinus als Purgativ zur Reinigung des Darms, und mit Beginn des 20. Jahrhunderts wurde er zu einem verbreiteten Hausmittel gegen Magenverstimmung und Verstopfung. Dieser in Indien heimische Strauch oder Baum ist heute weltweit anzutreffen. Er hat handförmig geteilte Blätter, und seine Blüten erscheinen im Sommer. Ihnen folgen giftige, dunkelbraune Samen mit hellen Streifen.

Verwendete Teile Samen, Blätter, Wurzeln.
Inhaltsstoffe Fettes Öl mit Glyzeriden, Ricinolsäure, Isoricinolsäure, Sterinen und Linolsäure.
Wirkung Abführend, darmreinigend.
Medizinische Verwendung Innerlich zur Behandlung von chronischer Verstopfung oder als Einlaufmittel zur Lösung von hartem Stuhl bei Verstopfung. Ferner ist Rizinus in handelsüblichen Augen- und Hautlotionen als Emolliens zum Glätten und Geschmeidigmachen der Haut enthalten. In der chinesischen Medizin haben seine Samen, Blätter und Wurzeln einen breiten Anwendungsbereich, zum Beispiel bei Schußverletzungen, Gelenkschmerzen, Gesichtsnervenlähmung, aber auch bei Verstopfung.
Darreichungsformen Öl.
Vorsicht Die Samen sind hochgiftig.

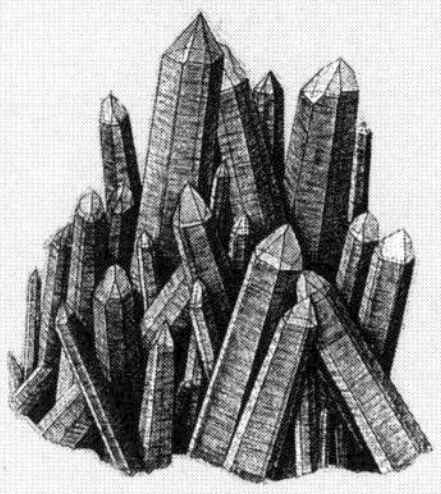
Quarz

Rosa canina (Rosaceae)
HUNDSROSE, HECKENROSE

Duft und Schönheit dieser Rose faszinierten bereits die Ägypter und Römer in der Antike. Einst verwendete man die Blütenblätter verschiedener Rosenarten als Adstringens, heute benutzt man sie jedoch hauptsächlich für Kosmetika und als Aromatikum. Zu medizinischen Zwecken dienen nur noch die Hagebutten der Hundsrose, deren Heimat Europa, Westafrika und Asien ist, wo sie wild an Straßenrändern und auf Brachland gedeiht. Sie ist eine stachelige Kletterpflanze mit ovalen, gesägten Blättern und stark duftenden, weißen oder rosa Sommerblüten, denen rote Hagebutten folgen.

Verwendete Teile Hagebutten.
Inhaltsstoffe Ascorbinsäure, Flavonoide, Fruchtsäuren, Schleim.
Wirkung Wundheilend; Nutritiv.
Medizinische Verwendung Als Vitamin-C-Lieferant bei Schwäche, Erkältungen und leichten Infektionen; ferner als Adstringens bei leichtem Durchfall und Magenkatarrh. In der chinesischen Medizin dient die engverwandte Art *Rosa laevigata* zur Behandlung von Ruhr, Harnwegsinfektionen, unregelmäßiger Menstruation und Verletzungen.
Darreichungsformen Sirup, Auszug.

Rosmarinus officinalis (Labiatae)
ROSMARIN

Rosmarin ist eine alte Gartenpflanze, die Zauberkräfte gegen böse Geister besitzen soll. Deshalb verwendete man sie früher häufig bei Hochzeiten und Beerdigungen, und noch heute heißt es, daß Rosmarin besonders gut in den Küchengärten von Haushalten gedeiht, in denen die Frau das Heft in der Hand hat. Der Rosmarin ist an den Nordküsten des Mittelmeers heimisch, wird heute aber auf der ganzen Welt gezogen. Er hat ledrige, nadelartige Blätter und rosa bis blaue Blüten, die vom Frühjahr bis zum Hochsommer erscheinen.

Verwendete Teile Blätter.
Inhaltsstoffe Ätherisches Öl mit Borneol, Linalool, Pinen, Camphen, Cineol und Kampfer; Flavonoide, Apigenin, Diosmetin und Diosmin; Rosmarinsäure, Gerbstoffe, Harz.
Wirkung Kreislaufanregend, gefäßerweiternd, entzündungshemmend, wundheilend, nervenstärkend, antiseptisch.
Medizinische Verwendung Bei Niedergeschlagenheit, Schwäche, Migräne und Hauterkrankungen. Ferner bei mangelhafter Leberfunktion, die mit Kreislaufschwäche einhergeht, sowie als Haarspülung gegen Schuppen.
Darreichungsformen Auszug, Preßsaft, Tinktur.

Rubus idaeus (*Rosaceae*)
HIMBEERE

Die Himbeere wird seit dem Mittelalter kultiviert, wild wächst sie jedoch schon viel länger. Heute gibt es zahlreiche Züchtungen, die sich aber alle nur wenig von der wilden Mutterpflanze unterscheiden. Der dornige Strauch ist in Europa heimisch und entwickelt im Sommer Ruten, die im folgenden Jahr Blüten und Früchte tragen. Seine ledrigen Blätter sind auf der Unterseite grau; im Hochsommer erscheinen kleine Blüten, denen rote, kegelförmige Früchte folgen.

Verwendete Teile Blätter, Wurzeln.
Inhaltsstoffe Flavonoide wie Kämpferol und Quercetin; Polypeptide, Gerbstoffe.
Wirkung Wundheilend, gebärmutterstärkend.
Medizinische Verwendung Zur Erleichterung der Geburt; ferner als Gurgelmittel bei kleineren Mundhöhleninfektionen und für Augenwasser bei Bindehautentzündung. In der chinesischen Medizin werden Wurzeln und Blätter der Himbeere bei Verletzungen, Knochen- und Muskelschmerzen, Ausbleiben der Menstruation und Durchfall verabreicht.
Darreichungsformen Auszug, Tinktur, Tabletten.

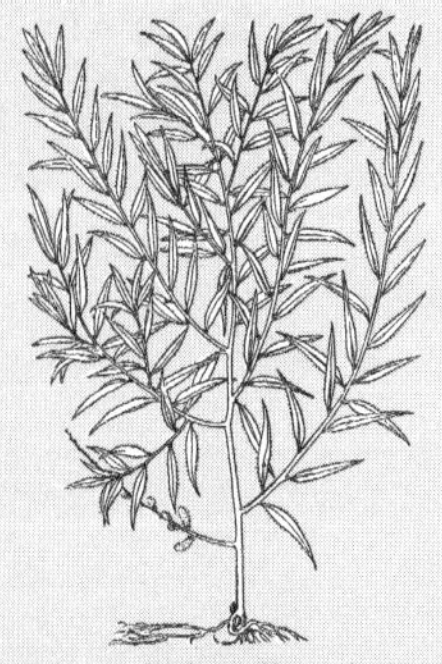
Salix alba

Rumex crispus (*Polygonaceae*)
KRAUSBLÄTTRIGER AMPFER

In Nordamerika und Europa verwendete man um die gleiche Zeit verwandte Ampferarten zur Reinigung der Haut. Auch die alten Römer benutzten Ampfer bei Hauterkrankungen, und der Pflanzenkundler Gerard sagte, er »reinigt das Blut und läßt junge Mädchen strahlend und frisch erscheinen«. Der Krausblättrige Ampfer ist ein in Europa heimisches Wildkraut, das sich in viele Länder verbreitet hat. Aus seiner dicken Pfahlwurzel schiebt er schmale Blätter mit langen Stielen, und im Hochsommer trägt er Büschel aus kleinen Blüten.

Verwendete Teile Blätter, Wurzeln.
Inhaltsstoffe Anthracenderivate mit Chrysophansäure, Physcion und Emodin; Rumicin, Oxalate, Gerbstoffe.
Wirkung Abführend; steigert die Nährstoffaufnahme und -ausscheidung; erhöht den Gallenfluß; Tonikum.
Medizinische Verwendung Als mildes Laxativ, insbesondere bei chronischer Verstopfung. Ferner bei chronischen Hautkrankheiten, die mit träger Leber- und Darmfunktion einhergehen. In der chinesischen Medizin bei Verstopfung, Bauchkrämpfen, Furunkeln und Pilzinfektionen.
Darreichungsformen Tinktur.

Saiga tatarica
SAIGA

Im Sagengut vieler Völker finden sich Geschichten von Hirschen und Gazellen mit wundersamen Heilkräften. Möglicherweise steht dies in Zusammenhang mit ihrer jahrtausendealten medizinischen Verwendung auf der ganzen Welt. Dabei dienen verschiedene Arten der zoologischen Familien *Bovidae* (Hornträger) und *Cervidae* (Hirsche) zur Behandlung einer großen Zahl zum Teil sehr unterschiedlicher Leiden. In der chinesischen Medizin werden beispielsweise für entzündliche Erkrankungen Gazellenhorn und für degenerative Leiden Hirschgeweih benutzt.

Verwendete Teile Horn, Bast (unter ihm entwickelt sich im Frühjahr das neue Geweih).
Inhaltsstoffe Pantocrin (im Bast enthalten).
Wirkung Fiebersenkend, beruhigend; vermindert Muskeltonus und Krämpfe.
Medizinische Verwendung Chinesische Ärzte verordnen Saigahorn bei Fiebererkrankungen, Schwindligsein, verschwommenem Sehen, Kopfschmerzen und Krampfanfällen. Im Gebiet der ehemaligen Sowjetunion verwendet man Hirschbast als Tonikum und zur Unterstützung der Heilung von Wunden und Geschwüren.
Darreichungsformen Pulver, Pillen.

Salix alba (*Salicaceae*)
SILBERWEIDE

Weidenrinde ist ein altes Heilmittel, und früher gewann man aus ihr Salicin, jene Substanz, aus der später Aspirin entwickelt wurde, das am häufigsten gebrauchte pharmazeutische Schmerzmittel. Die in Europa heimische Weide ist ein anmutiger Baum mit silbrig-grauer Rinde und schmalen, sanft gebogenen Blättern, die auf der Oberseite einen leichten Flaum tragen. Ihre Blüten erscheinen zu Sommerbeginn.

Verwendete Teile Rinde.
Inhaltsstoffe Phenolische Glykoside wie Salicin, Picein und Triandrin mit Salicylsäureestern; Gerbstoffe, Cumarine, Flavonoide.
Wirkung Schmerzlindernd, entzündungshemmend, fiebersenkend und -vorbeugend; Tonikum.
Medizinische Verwendung Bei rheumatischen Erkrankungen und Gicht, Fiebererkrankungen und Schmerzen jeglicher Art; ferner bei Lebensmittelvergiftung und Ruhr.
Darreichungsformen Auszug, Tinktur.

Salvia officinalis (*Labiatae*)
GARTENSALBEI

Seit alters gilt Salbei als Allheilmittel. Sein Gattungsname leitet sich vom lateinischen Wort für »retten« ab, denn man glaubte, daß keine

Krankheit andauern konnte, wenn im Garten Salbei wuchs. Der kleine Strauch ist in Südwesteuropa und im nördlichen Mittelmeerraum heimisch. Er hat gerunzelte, ovale, rötliche oder grüne Blätter, die mit Öldrüsen besetzt sind. Vom Spätsommer bis zum Herbst entwickelt er violette Blüten.

Verwendete Teile Blätter.
Inhaltsstoffe Ätherisches Öl mit Thujon, Cineol, Borneol und Campher; diterpenoide Bitterstoffe, Flavonoide wie Salvigenin, Genkwanin und Luteolin; Phenolsäuren wie Rosmarinsäure und Kaffeesäure; östrogenartige Stoffe, Gerbstoffe.
Wirkung Adstringierend, antiseptisch, gebärmutteranregend; fördert die Wundheilung; verringert Speichel- und Milchfluß; erhöht den Gallenfluß.
Medizinische Verwendung Als Mundwasser bei Mund- und Racheninfektionen. Ferner zur Anregung von Kreislauf und Verdauung bei Allgemeinschwäche, zur Verringerung von Angstschweiß und zur Linderung von Klimakteriumsbeschwerden. In der chinesischen Medizin verwendet man Salbei zur Behandlung von Menstruations- und Bauchschmerzen, Schlaflosigkeit, Hepatitis und Nesselsucht.
Darreichungsformen Auszug, Tinktur.
Vorsicht Nicht während der Schwangerschaft einnehmen.

Sambucus nigra (*Caprifoliaceae*)

SCHWARZER HOLUNDER,
DEUTSCHER FLIEDER, HOLLER

Holunder gilt als Symbol für Leiden und Tod. Nach geschichtlichen Quellen wurde das Kreuz Christi aus seinem Holz gemacht, und Judas erhängte sich an einem Holunderbaum. Darüber hinaus werden dem Holunder in Europa Zauberkräfte zugeschrieben: So soll es Unglück bringen, wenn man sein Holz verbrennt; hingegen vertreiben im Haus aufgehängte Zweige angeblich böse Hexen. Seine Verwendung in der Volksmedizin ist so vielfältig, daß man ihn die »Hausapotheke des Volkes« genannt hat. Der Holunder ist in Europa und Nordafrika heimisch, wo man ihn in Hecken und Wäldern findet. Er wächst als Strauch oder kleiner Baum und hat gefiederte, eiförmige Blätter. Seine cremeweißen Blütendolden erscheinen im Spätfrühjahr und duften süß. Aus ihnen entwickeln sich saftreiche, dunkelviolette bis schwarze Beeren.

Verwendete Teile Blüten, Blätter, Beeren, Rinde.
Inhaltsstoffe Triterpene wie Ursolsäure; fettes Öl; Flavonoide wie Rutin und Quercetin; Gerbstoffe.
Wirkung Kreislaufanregend, adstringierend, schweißtreibend, auswurffördernd, entzündungshemmend, harntreibend; beugt Katarrh vor.
Medizinische Verwendung Blüten und Beeren werden zur Behandlung von Fieber, laufender Nase und durch Erkältungen und Grippe bedingtem Bronchialkatarrh verabreicht. Blätter und Rinde verwendet man für Mundwasser und äußerlich zur Behandlung leichterer Verbrennungen. In der chinesischen Medizin wird Holunder bei Knochenschmerzen, geschwollenen Beinen, Muskelkrämpfen und traumatischen Verletzungen verordnet.
Darreichungsformen Auszug, Abkochung, Tinktur, Mundwasser.

Sanguinaria canadensis (*Papaveraceae*)

KANADISCHE BLUTWURZEL

Sowohl der lateinische als auch der deutsche Name dieser Pflanze beziehen sich auf einen kräftigen, roten Farbstoff in ihrer Wurzel, den die nordamerikanischen Indianer einst zum Bemalen ihrer Gesichter und zum Färben von Textilien benutzten. In der Medizin verwendet man die Wurzel traditionell als Emetikum und Purgativ zur Behandlung von Magenbeschwerden. Die Blutwurzel ist eine in Nordamerika heimische Staude, die in schattigen Wäldern auf feuchtem, fruchtbarem Boden gedeiht. Sie hat ein dickes Rhizom und entwickelt im Frühjahr zunächst weiße, wachsartige Blüten, denen später handgroße, stark gelappte Blätter folgen.

Verwendete Teile Wurzeln.
Inhaltsstoffe Alkaloide wie Sanguinarin, Chelerythrin, Berberin und Protopin; roter Farbstoff.
Wirkung Auswurffördernd, darmreinigend, antiseptisch; vermindert Muskeltonus und Krämpfe und ruft Übelkeit und Erbrechen hervor.
Medizinische Verwendung Innerlich bei Atemwegs- und Racheninfektionen, äußerlich bei gutartigen Hauttumoren, ferner als Schnupfmittel bei Nasenpolypen. In Zahnpasten und Mundwässern dienen Blutwurzelextrakte als Mittel gegen Zahnbelag. Das homöopathische Mittel *Sanguinaria* wird bei Migräne gegeben.
Darreichungsformen Auszug, Tinktur, Schnupfmittel, homöopathische Mittel.
Vorsicht Giftig – ausschließlich unter ärztlicher Aufsicht anwenden.

Scolopendra subspinipes mutilans

RIESENLÄUFER, SKOLOPENDER

Der Biß des auf der ganzen Welt heimischen Riesenläufers ist leicht giftig. In der chinesischen Medizin werden aus dem Riesenläufer verschiedene Arzneien hergestellt.

Verwendete Teile Ganze Tiere.
Inhaltsstoffe Hydroxylysin.
Wirkung Pilztötend, beruhigend; Tumormittel.
Medizinische Verwendung In der chinesischen Medizin innerlich bei Vergiftungen, Krämpfen, Krampfanfällen und Kieferklemme. Äußerlich zur Erweichung und Heilung von wunden Stellen und Tumoren, insbesondere am Hals.
Darreichungsformen Pulver, Pillen, Auszug.
Vorsicht Nicht während der Schwangerschaft einnehmen.

Scrophularia nodosa (*Scrophulariaceae*)

BRAUNWURZ

Die Römer behandelten mit der Braunwurz Hämorrhoiden, doch sie ist auch schon lange als Mittel gegen Skrofulose, Lymphknotentuberkulose und Hautkrankheiten wie Schuppenflechte und Ekzeme bekannt. Die in Europa heimische Staude wächst auf feuchten Lehmböden und hat vierkantige Stengel, einen knotigen Wurzelstock und ovale, gesägte Blätter. Im Hochsommer entwickelt sie runde, grüne oder violette Blüten, denen eiförmige Früchte folgen.

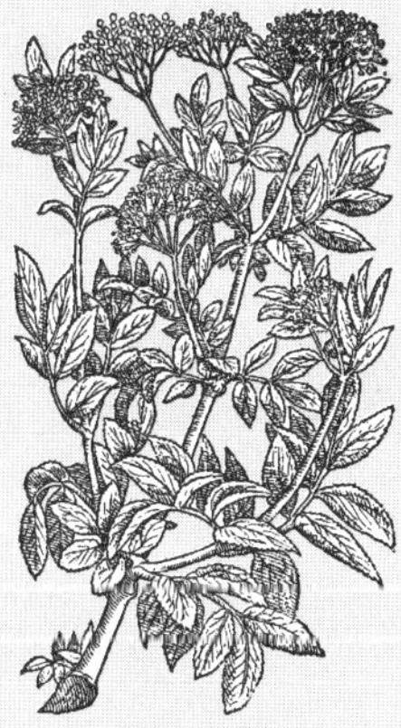

Sambucus nigra

Verwendete Teile Ganzes Kraut.
Inhaltsstoffe Iridoide wie Aucubin; Flavonoide wie Diosmin und Hesperidin; Phenolsäuren.
Wirkung Harntreibend, entzündungshemmend, leicht schmerzlindernd; steigert Nährstoffaufnahme und -ausscheidung.
Medizinische Verwendung Als mildes Stimulans bei Kreislaufschwäche; ferner bei chronischen Entzündungen der Haut, einschließlich nässenden Infektionen, Ekzemen und Schuppenflechte. Nicht empfehlenswert für Menschen mit Herzerkrankungen, insbesondere Tachykardie (zu schneller Puls). Chinesische Ärzte verordnen die Braunwurz bei einer Vielzahl von Beschwerden wie Verstopfung und Schmerzen beim Wasserlassen, aber auch bei Rachenentzündung.
Darreichungsformen Auszug, Umschlag, Tinktur.

Scutellaria lateriflora / Scutellaria galericulata / Scutellaria baicalensis (Labiatae)

HELMKRAUT

Das Helmkraut wurde in Nordamerika lange als Mittel gegen Hydrophobie (Wasserscheu bei tollwutkranken Menschen) und in Europa zur Behandlung von Epilepsie verwendet. Seinen Namen verdankt es der Tatsache, daß sein getrockneter Blütenkelch an einen Helm erinnert. Diese Staude wächst in Wassernähe. Sie hat kantige Stengel, lanzettförmige, gezähnte Blätter und leuchtendblaue Lippenblüten, die während des Hochsommers erscheinen.

Verwendete Teile Ganzes Kraut.
Wirkstoffe Flavonglykoside Scutellarin und Scutellarein; Flavonoide wie Baicalin, Baicalein und Wogonin; Iridoide, ätherisches Öl, Gerbstoffe.
Wirkung Beruhigend, nervenstärkend; vermindert Muskeltonus und Krämpfe und beugt Krampfanfällen vor.
Medizinische Verwendung Bei Angstzuständen und nervöser Anspannung, als Nervenaufbaumittel bei fortgesetzter Niedergeschlagenheit und nervöser Erschöpfung und zur Verringerung der Häufigkeit und Schwere von Epilepsieanfällen. Kürzlich haben Homöopathen von Erfolgen bei der Behandlung von chronischem Erschöpfungssyndrom mit Helmkraut berichtet. Chinesische Ärzte verordnen *Scutellaria lateriflora* für verschiedene Erkrankungen wie Hepatitis, Husten, Bindehautentzündung und Tripper.
Darreichungsformen Auszug, Tinktur, homöopathische Mittel.

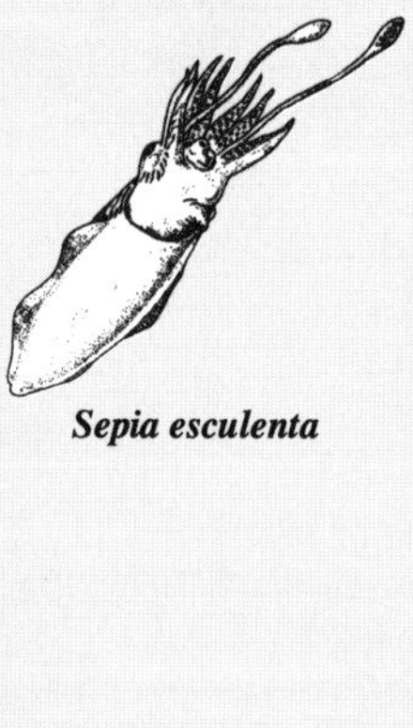

Sepia esculenta

Selenium

SELEN

Selen ist ein lebenswichtiges Spurenelement, das in gängigen Nahrungsmitteln vorkommt. Wie man annimmt, schützt es, zusammen mit Vitamin E, Körperzellen vor der zerstörerischen Wirkung vermehrter Oxidationsprozesse. Außerdem ist es als Nährstoff für das Nervensystem von Bedeutung. Da verschiedene Böden unterschiedliche Selenkonzentrationen aufweisen, enthalten Nahrungspflanzen ebenfalls sehr unterschiedliche Mengen. Um eine ausreichende Versorgung sicherzustellen, ernährt man sich deshalb am besten möglichst vielseitig. Anorganisches Selen ist in großen Mengen schädlich, deshalb sollte man auf die ungefährliche Form des Zusatzes, auf Hefen kultiviertes Selen, zurückgreifen.

Verwendete Teile Selen in Form von Selensulfit oder Selendioxid.
Inhaltsstoffe Selen, Selensulfit.
Wirkung Nutritiv, Antioxidans; kann die Aufnahme von Vitamin E unterstützen; verhindert Schuppenbildung.
Medizinische Verwendung In der Schulmedizin wird Selensulfit äußerlich bei Kopfhautproblemen wie Schuppen verwendet. Oral kann es als schützendes Antioxidans eingenommen werden.
Darreichungsformen In rezeptfreien Shampoos, Lotionen, Tabletten und Kapseln.

Senecio aureus (Compositae)

GOLDENES KREUZKRAUT

Die nordamerikanischen Indianer behandelten mit dieser Pflanze Scheidenausfluß; in jüngerer Zeit wurde jedoch ihr Anwendungsbereich erweitert. Die Staude ist in Kanada und den mittleren Staaten der USA heimisch, wo sie in Gewässernähe auf feuchten Böden gedeiht. Ihre Blätter sind in Bodenhöhe herzförmig, weiter oben stark gesägt und lanzettförmig. Von Anfang bis Mitte des Sommers trägt sie kleine, gelbe Korbblüten.

Verwendete Teile Ganzes Kraut.
Inhaltsstoffe Pyrrolizidinalkaloide wie Florosenin, Otosenin, Floridanin und Senecionin; Sesquiterpene.
Wirkung Harntreibend, auswurffördernd, gebärmutterentspannend.
Medizinische Verwendung Bei Klimakteriumsbeschwerden wie Hitzewallungen sowie nervlichen und emotionalen Störungen; ferner bei Ausbleiben der Menstruation und Leukorrhöe (weißer Scheidenausfluß).
Darreichungsformen Auszug, Scheidenspülung, Tinktur.
Vorsicht Pyrrolizidinalkaloide (mit 1,2 ungesättigter Necin-Struktur) sind bei zu hoher Dosierung akut leberschädlich und wirken bei anhaltend hoher Dosierung kanzerogen (siehe »Fachbegriffe« Seite 138f.). Nur unter ärztlicher Aufsicht anwenden. Nicht während der Schwangerschaft einnehmen.

Sepia esculenta

TINTENFISCH

Die mit den Kalmaren verwandten Tintenfische finden sich in allen Meeren. Sie besitzen einen »Knochen«, das sogenannte Fischbein, und einen Tintenbeutel, dessen Inhalt sie zur Abschreckung von Feinden verspritzen. Er liefert den dunkelbraunen Sepia-Farbstoff, den Maler, Drucker und Homöopathen benutzen. Stubenvögeln gibt man Fischbein wegen der in ihm enthaltenen Kalziumsalze.

Verwendete Teile Fischbein, »Tinte«.
Inhaltsstoffe Calciumphosphat, Calciumchlorid.
Wirkung Neutralisiert überschüssige Magensäure; wundheilend.
Medizinische Verwendung Chinesische Ärzte verordnen Fischbein bei Magengeschwüren und Verdauungsstörungen, Abszessen, Wunden und Menstruationsbeschwerden. Unani-Ärzte verschreiben es zur innerlichen Anwendung bei Nierensteinen, Verdauungsstörungen und Übelkeit, äußerlich bei Entzündungen und Hautkrankheiten, ferner als Zahnpulver. Das homöopathische Mittel *Sepia* dient zur Behandlung von Geschwüren, Warzen, Inkontinenz, Klimakteriums- und Menstruationsbeschwerden sowie Antriebsarmut infolge von Schock.
Darreichungsformen Pulver und homöopathische Mittel.

Smilax-Arten, *einschließlich* *Smilax glabra, Smilax aristolochiaefolia, Smilax regelii, Smilax febrifuga, Smilax officinalis* *(Liliaceae)*

STECHWINDE, SARSAPARILLE

Im 16. Jahrhundert brachte man die Wurzel der Stechwinde als Syphilismedikament von Mittelamerika nach Europa, wo sie bis ins 20. Jahrhundert in zahlreichen Arzneimittelbüchern als Mittel zur Behandlung dieser Krankheit geführt wurde. Heute benutzt man sie hauptsächlich als Aromatikum für Arzneien und alkoholfreie Getränke. Die in Mittelamerika heimische Stechwinde ist ein ausdauerndes Klettergewächs mit einem großen Rhizom und sich ausbreitenden Wurzeln. An ihren stacheligen Stengeln sitzen ovale Blätter, und aus den Blattachseln entwickeln sich Ranken und kleine Dolden mit grünlich-weißen Blüten.

Verwendete Teile Wurzeln, Rhizome.
Inhaltsstoffe Steroidsaponine Parillin und Sarsaponin; Phytosterine wie Stigmasterin.
Wirkung Entzündungshemmend, juckreizlindernd; steigert die Nährstoffaufnahme und -ausscheidung; lindert Blähungen und Koliken.
Medizinische Verwendung Bei chronisch entzündlichen Hautausschlägen wie Schuppenflechte. Chinesische Ärzte verordnen *Smilax glabra* und *Smilax china* für unterschiedliche Leiden wie etwa Rheumatismus, Hautkrankheiten, Blasenentzündung und Durchfall.
Darreichungsformen Auszug, Tabletten, Tinktur, Extrakt.

Smithsonit

ZINKSPAT, ZINKCARBONAT

Dieses Mineral dient seit dem Mittelalter zur Herstellung von Messing, einer Legierung aus Kupfer und Zink. Zink ist darüber hinaus ein wichtiges Spurenelement. Im Iran und Ägypten hat man Bevölkerungsgruppen gefunden, die unter Zinkmangel leiden, wodurch nachgewiesen werden konnte, daß Zinkmangel zu Zwergwuchs, Störungen in der geschlechtlichen Entwicklung, reduziertem Haarwachstum und rauher Haut führt. Die Wirkungsweise von Zink ist noch nicht vollständig geklärt, doch das Mineral findet sich in vielen Körperenzymen und spielt eine wichtige Rolle für die Funktionstüchtigkeit des Immunsystems.

Verwendete Teile Zinkoxid oder andere Zinksalze.
Inhaltsstoffe Zink.
Wirkung Nutritiv; wundheilend; stimuliert die Prostaglandinproduktion; unterstützt die Bildung von neuem Gewebe nach Verletzungen und Operationen; ist an der Speicherung und Freisetzung von Insulin beteiligt.
Medizinische Verwendung Zinkoxid dient in der Schulmedizin zur äußerlichen Behandlung von Hautausschlägen, Insektenstichen/-bissen und Ekzemen. In der chinesischen Medizin wird Smithsonit ähnlich benutzt. Zinksalze (meist Zinksulfat) werden oral eingenommen, zur Behebung von Zinkmangelerscheinungen oder bei langfristiger Verabreichung von Medikamenten mit zinkspiegelsenkender Wirkung, wie etwa Mittel gegen Epilepsie und einige andere Krankheiten wie zystische Fibrose und Diabetes. Zinkglukonat ist in Erkältungsmitteln enthalten.
Darreichungsformen Pulver, rezeptfreie Lotionen, Cremes, Tabletten und Kapseln.

Solanum dulcamara *(Solanaceae)*

BITTERSÜSS, BITTERSÜSSER NACHTSCHATTEN, WALDNACHTSCHATTEN

Laien verwechseln das Bittersüß oft mit der Tollkirsche *(Atropa bella-donna);* aber obwohl beide Pflanzen zur gleichen Familie gehören, handelt es sich dennoch um zwei völlig verschiedene Arten. Seinen Namen erhielt das Bittersüß, weil seine Triebe zunächst bitter schmecken, wenn man sie kaut, dann jedoch süß werden. Die Pflanze wird seit der Zeit der alten Griechen zur Behandlung diverser Probleme benutzt, wie etwa Quetschungen oder Warzen, und früher hängte man sie Schafen um den Hals, um böse Geister fernzuhalten. Das Bittersüß ist ein niederliegender oder kletternder Strauch und in Europa und Nordamerika heimisch. Er hat dünne, holzige Triebe und ovale Blätter. Von Juni bis September trägt er tiefviolette Blüten mit gelben Mitten, denen rote bis schwarze Beeren folgen.

Verwendete Teile Zwei- bis dreijährige Triebe.
Inhaltsstoffe Glykoalkaloide wie Solanin, Soladulcidin, Solasonin, Solamarin und Tomatidin; Saponine, Dulcamarin, Gerbstoffe, Harz.
Wirkung Entzündungshemmend, rheumalindernd, auswurffördernd; erhöht den Gallenfluß.
Medizinische Verwendung Bei rheumatischen Erkrankungen, Schuppenflechte und Ekzemen, insbesondere mit Leberbeteiligung, sowie chronischer Bronchitis. Als homöopathisches Mittel *(Dulcamara)* bei einer Vielzahl von Erkrankungen, vor allem bei solchen, die durch Kälte oder Nässe bedingt sind.
Darreichungsformen Tinktur und homöopathische Mittel.

Somniosus microcephalus

GRÖNLANDHAI, EISHAI

Bis zum 19. Jahrhundert war für die Fischer an der Westküste Norwegens und Schwedens der Lebertran des Grönlandhais ein wichtiges Mittel zur Behandlung von Allgemeinschwäche und Reizungen der Atem- und Verdauungswege sowie zur Unterstützung der Wundheilung. Seine Wirksamkeit konnte mittlerweile durch Versuche bestätigt werden. Der Grönlandhai *Somniosus microcephalus* kommt vor allem in arktischen Gewässern vor und dient als Heil- und Nahrungsmittel.

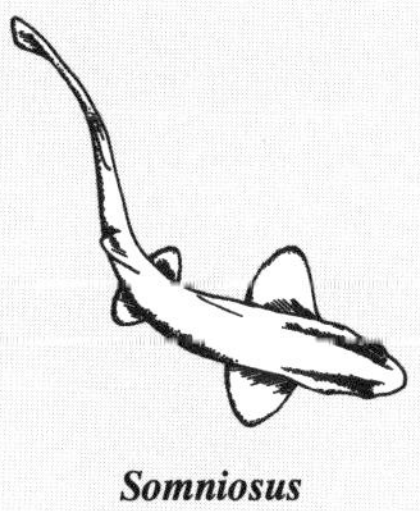

Somniosus microcephalus

Verwendete Teile Lebertran.
Inhaltsstoffe Fettsäuren.
Wirkung Tonikum.
Medizinische Verwendung Zur Verringerung der Nebenwirkungen bei Strahlentherapien während der Krebsbehandlung. Ferner wurde er in Versuchen zur Behandlung von Gebärmutterhalskrebs eingesetzt, wo er nachweislich das Wohlbefinden nach der Therapie verbessert und die Lebenserwartung verlängert. Chinesische Ärzte benutzen ihn auch als allgemeines Stärkungsmittel.
Darreichungsformen Kapseln.

Spodumen

LITHIUMALUMINIUMSILIKAT

Spodumenkristalle findet man sowohl in Afghanistan als auch in Brasilien und Kalifornien. Sie können bis zu sechs Meter lang und einige Tonnen schwer werden und liefern das Mineral Lithium. Obwohl noch nicht nachgewiesen werden konnte, daß es bei der Ernährung eine lebenswichtige Rolle spielt, hat es große Bedeutung bei der Behandlung von psychischen Erkrankungen.

Verwendete Teile Lithium zur Herstellung anderer Lithiumsalze.
Inhaltsstoffe Lithium.
Wirkung Stimmungsregulierend.
Medizinische Verwendung Die Schulmedizin verwendet Lithiumsalze und insbesondere Lithiumcarbonat bei manisch depressiven Psychosen und aggressivem Verhalten. Da Lithium sehr giftig ist, müssen dabei jedoch die Blutwerte sorgfältig überwacht werden.
Darreichungsformen Pharmazeutische Präparate.
Vorsicht Medikamente nicht plötzlich absetzen.

Stachys officinalis / Stachys betonica / Betonica officinalis *(Labiatae)*

ZIEST, BETONIE, HEILZIEST, FLOHBLUME

Einst war die Betonie so beliebt, daß sie in keinem Garten eines europäischen Klosters und Heilkundigen fehlte. Sie besitzt ein enormes Ansehen, und bereits der römische Kaiser Augustus rühmte sie als Heilmittel für wenigstens 47 Krankheiten. Die alten Ägypter behaupteten von ihr, sie könne Böses fernhalten, und so trugen die Menschen sie bei sich, um sich vor »Visionen und Träumen« zu schützen. Die Betonie ist in Europa heimisch und gedeiht am besten an geschützten Standorten mit leichtem Sandboden. Die niedrige Staude hat vierkantige Stengel und gesägte, lanzettförmige, rauhe Blätter. Während des Hochsommers trägt sie violette Blüten.

Verwendete Teile Ganzes Kraut.
Inhaltsstoffe Alkaloide wie Betonicin, Stachydrin und Trigonellin; Cholin, Gerbstoffe.
Wirkung Adstringierend, verdauungsfördernd (Bittermittel); fördert die Wundheilung; verbessert die Durchblutung des Gehirns.
Medizinische Verwendung Innerlich bei nervösem Kopfschmerz, insbesondere in Folge von Schwäche; ferner bei nervösen Verdauungsstörungen sowie bei Leber- und Gallenblasenerkrankungen. Äußerlich für Umschläge zur Behandlung von Wunden und Quetschungen.
Darreichungsformen Auszug, Umschlag, Tinktur.

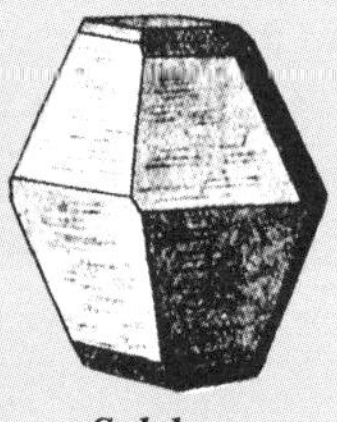

Sulphur

Stellaria media *(Caryophyllaceae)*

VOGELMIERE

Die allgegenwärtige Vogelmiere ist seit alters bekannt und wächst stets in unmittelbarer Nähe von menschlichen Siedlungen. Für Vögel und pflanzenfressende Säugetiere ist sie ein willkommenes Futter; darüber hinaus kann sie als Gemüse zubereitet werden. Die einjährige Vogelmiere ist in Europa heimisch, hat sich heute aber auch in anderen Erdteilen eingebürgert. Sie gedeiht auf Acker- und Brachland, insbesondere in urbanen Gebieten, und breitet sich rasch aus. Sie entwickelt viele zarte, verzweigte Triebe, hat kleine, ovale, hellgrüne Blätter und trägt den ganzen Sommer über weiße Sternblüten.

Verwendete Teile Ganzes Kraut.
Inhaltsstoffe Saponine, Cumarine, Flavonoide, Triterpenoide, Carbonsäuren, Vitamin C.
Wirkung Juckreizlindernd, adstringierend; fördert die Wundheilung und macht darüber hinaus die Haut weich und geschmeidig.
Medizinische Verwendung Äußerlich zur Beruhigung juckender und entzündlicher Hautkrankheiten wie Ekzeme und Dermatitis; ferner für Umschläge zur Behandlung von Hautausschlägen. Innerlich bei rheumatischen Erkrankungen. Chinesische Ärzte geben *Stellaria alsine* bei Erkältungen, Schlangenbissen, Pickeln und traumatischen Verletzungen.
Darreichungsformen Umschlag, Creme, Tinktur.

Succinum

BERNSTEIN

Bernstein ist versteinertes Harz von Kiefern, die vor 300 Millionen Jahren wuchsen. Wenn man ihn reibt, lädt er sich etwas auf und zieht leichte Gegenstände an. Deshalb wurde auch von dem griechischen Wort für Bernstein »elektron« der Begriff »Elektrizität« abgeleitet. Der honigfarbene bis rötlich-braune Bernstein war stets ein beliebter Schmuckstein. Der kostbarste Bernstein kommt von der Ostseeküste. Bernstein schwimmt auf dem Wasser und brennt wie Holz.

Verwendete Teile Bernstein.
Inhaltsstoffe Borneolester, Bernsteinsäureester, Succinoabientinsäure.
Wirkung Beruhigend, harntreibend, menstruationsanregend, infektionshemmend.
Medizinische Verwendung In der chinesischen Medizin bei Schlaflosigkeit, Angstzuständen, Vergeßlichkeit, Unruhezuständen, Harnverhaltung oder Schmerzen beim Wasserlassen; ferner zur Förderung der Menstruation, zur Linderung von Schwellungen und zur Unterstützung der Heilung.
Darreichungsformen Zerstoßener Bernstein.

Sulphur

SCHWEFEL

Die gelben bis braunen Kristalle des Schwefels werden seit mindestens 4000 Jahren medizinisch verwendet – weit länger, als bekannt ist, daß jede menschliche, pflanzliche und tierische Zelle Schwefel enthält. Beim Menschen tritt das Mineral konzentriert in Haaren, Nägeln und Haut auf. Empfehlungen für die Höhe der täglichen Zufuhr gibt es nicht, da es in vielen Nahrungsmitteln vorkommt und ein Mangel unwahrscheinlich ist. Dennoch gab man früher über Generationen hinweg Kindern Schwefelzusätze, die der »Blutreinigung« dienten.

Verwendete Teile Schwefel.
Inhaltsstoffe Schwefel.
Wirkung Abführend, leicht antiseptisch.
Medizinische Verwendung In der westlichen und chinesischen Medizin äußerlich bei Krätze, Akne, Schuppen und anderen Hautproblemen. In China ferner innerlich zur Behandlung von Wirbelsäulenschmerzen, Nierenreizungen, Verstopfung und Impotenz. Als homöopathisches Mittel (*Sulfur*) bei Hautproblemen, Durchfall, Körpergeruch, übermäßigem Schwitzen, mangelnder Vitalität und Überempfindlichkeit gegen Kälte.
Darreichungsformen Creme, Salbe, Lotion, Pulver, Paste, Pillen, homöopathische Mittel.

Symphytum officinale
(Boraginaceae)
BEINWELL, SCHWARZWURZ, WALLWURZ, COMFREY

Beinwell enthält große Mengen Protein und wird als Viehfutter, organischer Dünger wie auch als Arznei verwendet. Seinen Namen erhielt er, weil er zur Heilung von Knochenbrüchen und Wunden beiträgt. In der orthopädischen Chirurgie wurde er sogar schon bei der Behandlung komplizierter Frakturen eingesetzt. Diese Heilwirkungen sind bereits seit der Antike bekannt, als die Pflanze *Conferva* genannt wurde, was »zusammenfügen« bedeutet. Beinwell ist in Europa und Asien heimisch, wo er auf feuchten oder nassen Brachen und Wiesen gedeiht. Die Staude hat eine tiefschwarze Wurzel, borstige, grüne Stengel und große, behaarte Blätter. Während des Frühjahrs und Sommers entwickelt sie weiße, rosa oder violette Glockenblüten.

Verwendete Teile Ganzes Kraut, Wurzeln.
Inhaltsstoffe Allantoin, Pyrrolizidinalkaloide, Phenolsäuren wie Rosmarinsäure, Chlorogensäure und Kaffeesäure; Schleim, Cholin, Gerbstoffe, Saponine.
Wirkung Beruhigt die Schleimhäute; fördert die Wundheilung; regt die Neubildung von Knochen-, Binde- und Knorpelgewebe an; adstringierend, auswurffördernd.
Medizinische Verwendung Äußerlich zur Heilung von Wunden, Geschwüren, Knochenbrüchen, Zerrungen und Verrenkungen. Innerlich bei Magengeschwüren und Schleimhautdefekten, Dickdarmentzündung und Bronchitis.
Darreichungsformen Getrocknetes Kraut oder Wurzel, Creme, Tinktur.
Vorsicht Pyrrolizidinalkaloide (mit 1,2 ungesättigter Necin-Struktur) sind bei zu hoher Dosierung akut leberschädlich und wirken bei anhaltend hoher Dosierung kanzerogen (siehe »Fachbegriffe« Seite 138f.).

Syzygium aromaticum / Eugenia aromatica (Myrtaceae)
GEWÜRZNELKENBAUM

Die getrockneten Blütenknospen dieses Baumes liefern die bekannten Gewürznelken. Im Fernen Osten wurden sie schon jahrhundertelang zu zeremoniellen und medizinischen Zwecken verwendet, bevor sie im 4. Jahrhundert nach Europa gelangten. Der Baum ist auf den Molukken im Ostindischen Ozean heimisch, wird heute aber auch auf anderen tropischen Inseln kultiviert. Er ist immergrün und hat leuchtendgrüne, lanzettförmige Blätter, die stark duften. Aus seinen gelben Sommerblüten entwickeln sich später kleine Früchte.

Verwendete Teile Öl der Blütenknospen.
Inhaltsstoffe Ätherisches Öl mit Euganol, Methylsalicylat und Sesquiterpenen; die Flavonoide Kämpferol und Rhamnetin; Sterine wie Sitosterin, Campesterin und Stigmasterin.
Wirkung Anregend, schmerzlindernd; lindert Blähungen und Koliken; Aromatikum.
Medizinische Verwendung Weithin gebräuchlich zur Linderung von Zahnschmerzen. Innerlich bei Mageninfektionen, die mit Verdauungsstörungen einhergehen, sowie als Wurmmittel.
Darreichungsformen Nelkenöl.

Tanacetum parthenium / Chrysanthemum parthenium
(Compositae)
MUTTERKRAUT

In der Volksmedizin wurde das Mutterkraut für eine Vielzahl von unterschiedlichen Krankheiten verwendet. Heute behandelt man mit ihm Gebärmuttererkrankungen, Kopfschmerzen und ganz allgemein Schmerzen. Darüber hinaus ist es ein wirksames Insektenabwehrmittel. Die Staude ist ursprünglich im südlichen Europa heimisch, findet sich heute aber in vielen Gegenden der Welt. Sie hat zahlreiche gelblich-grüne, leicht behaarte Blätter, die fast farnartig wirken und einen durchdringenden Geruch aufweisen. Ihre flachen Korbblüten erscheinen den ganzen Sommer hindurch.

Verwendete Teile Ganzes Kraut.
Inhaltsstoffe Ätherisches Öl mit Pinen und Bornylacetat; Sesquiterpenlaktone wie Parthenolid; Chrysanthemin; Acetylderivate.
Wirkung Fiebersenkend und -vorbeugend, gefäßerweiternd; schmerzlindernd, wurmtreibend, magenanregend, rheumalindernd.
Medizinische Verwendung Bei Migränekopfschmerz, Arthritis, schmerzhafter Menstruation sowie zum Zusammenziehen der Gebärmutter nach der Geburt. Gegen Kopfschmerzen wird das Kauen der frischen Blätter empfohlen. Bei manchen Menschen führt dies jedoch zu Mundschleimhautgeschwüren; hier ist es ratsamer, die Blätter zu zerstoßen und als Brotbelag zu essen.
Darreichungsformen Frische Blätter, pulverisierte Blätter, Tabletten, Tinktur.

Taraxacum officinale (Compositae)
LÖWENZAHN

Der Löwenzahn ist eine der nützlichsten und verbreitetsten Pflanzen Europas. Seine Blätter liefern ein ungefährliches, wirksames Diuretikum und seine Wurzeln ein ausgezeichnetes Kräftigungsmittel bei Leber- und Gallenblasenerkrankungen. Obwohl der Löwenzahn erst im 16. Jahrhundert in der europäischen Medizin Eingang fand, war er als Arznei bald geschätzt. Auch als Salatpflanze und Kaffee-Ersatz erfreute er sich wachsender Beliebtheit. Obwohl er in Europa und Asien heimisch ist, findet man ihn heute an offenen, sonnigen Standorten auf der ganzen Welt. Er besitzt eine kräftige, tiefgehende Pfahlwurzel, aus der sich eine Rosette aus gesägten Blättern entwickelt. Seine gelben Korbblüten erscheinen im Frühjahr. Bei Nacht und bedecktem Himmel schließen sie sich.

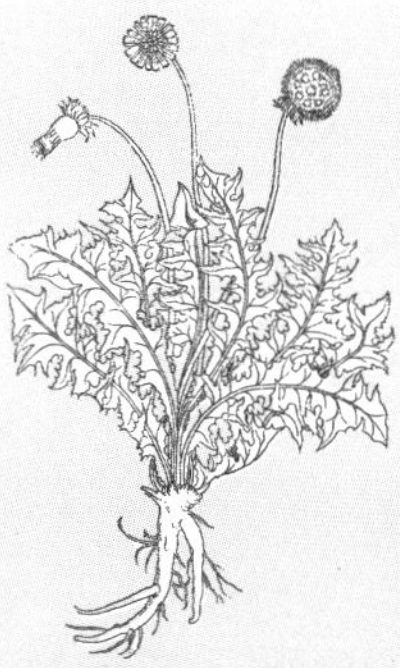
Taraxacum officinale

Verwendete Teile Wurzeln, Blätter.
Inhaltsstoffe Sesquiterpenlaktone, der Bitterstoff Taraxin, Triterpene wie Taraxol, Teraxerol und Stigmasterin; Phenolsäuren, Polysaccharide, Carotinoide.
Wirkung Harntreibend, rheumalindernd, abführend; Tonikum; erhöht den Gallenfluß.
Medizinische Verwendung Innerlich zur Stärkung der Leber und bei Gallenblasenentzündung infolge von Gallensteinen sowie bei Gelbsucht. Ferner als Diuretikum bei erhöhtem Blutdruck und Wassereinlagerungen, als Laxativ bei Lebererkrankungen und Verdauungsstörungen, zur Unterstützung der Behandlung von Vergiftungserscheinungen, die Hautleiden hervorrufen, sowie

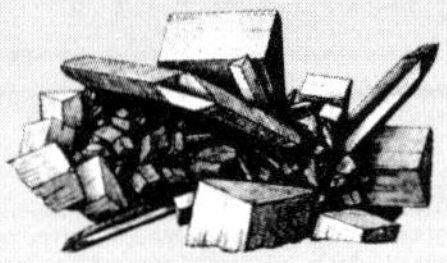

Titanit

rheumatischen Erkrankungen. Auf Warzen wird frischer Saft aufgetragen. In der chinesischen Medizin wird Löwenzahn bei Furunkeln und Abszessen, Magenschmerzen und Brustproblemen verordnet.
Darreichungsformen Frisches oder getrocknetes Kraut, Auszug, Abkochung der Wurzel, Tinktur.

Thymus serpyllum, Thymus vulgaris (*Labiatae*)

FELDTHYMIAM, GARTENTHYMIAN

Thymian ist nicht nur ein häufig verwendetes Küchenkraut, sondern auch ein häufig gebrauchtes Hausmittel. Die Römer schätzten ihn als Lieferanten des besten Honigs aus Athen und als Insektizid, indem sie seine Blätter verbrannten. Darüber hinaus verwendete man ihn als Mittel gegen Husten, Lungenentzündungen und Magenbeschwerden. Im 18. Jahrhundert wurde aus ihm das ätherische Öl Thymol isoliert, das zu den wirksamsten natürlichen Antiseptika gehört. Der in den Bergen des südlichen Europa heimische Thymian ist eine aromatisch duftende, niedrige Staude mit dünnen, drahtigen Trieben und schmalen, länglichen kleinen Blättern. Seine rötlichen Blüten erscheinen im Frühsommer.

Verwendete Teile Während der Blüte gesammeltes, ganzes Kraut.
Inhaltsstoffe Ätherisches Öl mit Thymol, Carvacrol, Cineol, Borneol, Linalool und Pinen; die Flavonoide Apigenin und Luteolin; Gerbstoffe.
Wirkung Antiseptisch; auswurffördernd; lindert Blähungen und Koliken; vermindert Muskeltonus und Krämpfe.
Medizinische Verwendung Als Expektorans bei Keuchhusten und Bronchitis, als Gurgelmittel bei Rachen- und Mundinfektionen sowie zur Behandlung von Verdauungsstörungen und Blähungen; ferner zur Desinfektion und Wundheilung.
Darreichungsformen Auszug, Öl, Tinktur.

Tilia cordata (*Tiliaceae*)

WINTERLINDE

Wie amerikanische Wissenschaftler unlängst herausfanden, genesen grippekranke Kinder durch die Gabe von Lindenblütentee rascher und mit weniger Komplikationen als bei Antibiotikabehandlungen. Dies erklärt den traditionellen Gebrauch von *Tilia*-Getränken bei Erkältungen und Fieberkrankheiten. In Frankreich erfreut sich Lindenblütentee heute noch großer Beliebtheit, und Eltern geben ihn gern nervösen Kindern, da er eine leicht entspannende Wirkung hat. Ähnliche Verwendung findet auch *Tilia americana.* Die in Europa heimische Winterlinde ist sommergrün und wächst in Wäldern; oft sieht man sie auch als Zierpflanze an Wegen und in Parkanlagen. Sie hat eine glatte Rinde, weißes Holz, gezähnte, herzförmige Blätter und süßduftende Blüten, die im Frühjahr erscheinen.

Verwendete Teile Blüten.
Inhaltsstoffe Ätherisches Öl mit Farnesol; Flavonoide wie Hesperidin, Quercitrin und Astralagin; Schleim, Gerbstoffe.
Wirkung Nervenstärkend, schweißtreibend; vermindert Muskeltonus und Krämpfe und reguliert zu niedrigen Blutdruck.
Medizinische Verwendung Als mild entspannendes Mittel bei Angstzuständen, Reizbarkeit und Nervosität, die Verdauung, Blutdruck und Darmfunktion beeinträchtigen; ferner bei Fiebererkrankungen, Erkältungen und Grippe.
Darreichungsformen Auszug, Tinktur.

Titanit

CALCIUMTITANSILIKAT

Titanit ist der Hauptlieferant von Titan, einem Metall, das bei der Schmuckherstellung und in Sonnenschutzmitteln Verwendung findet. Da Titan leicht, aber dennoch sehr beständig ist, hat es auch für die Luft- und Raumfahrtindustrie große Bedeutung. Titanit wird mitunter zu einem Schmuckstein geschliffen.

Verwendete Teile Titan zur Herstellung von Titandioxid.
Inhaltsstoffe Titan.
Wirkung Absorbiert ultraviolette Strahlung.
Medizinische Verwendung Äußerlich zum Schutz der Haut vor ultravioletten Strahlen und zur Vorbeugung von Sonnenbrand; ferner zur Beruhigung der Haut bei entzündlichen Hauterkrankungen wie Ekzemen.
Darreichungsformen Rezeptfreie Sonnenschutzpräparate, Creme.

Trifolium pratense (*Leguminosae*)

ROTKLEE, WIESENKLEE

Obwohl der Rotklee in Europa heimisch ist, waren es nordamerikanische Indianer, die als erste seinen medizinischen Nutzen entdeckten, nachdem er sich in ihrem Land eingebürgert hatte. Er hat behaarte Stengel und dreizählige, lanzettförmige Blätter. Im Sommer entwickelt er rote bis violette Blütenköpfchen.

Verwendete Teile Blüten.
Inhaltsstoffe Isoflavone, Flavonoide, Cumarine.
Wirkung Steigert Nährstoffaufnahme und -ausscheidung; dermatologisches Mittel; vermindert Muskeltonus und Krämpfe; auswurffördernd.
Medizinische Verwendung Bei Hautkrankheiten wie Ekzemen und Schuppenflechte. Darüber hinaus für die Herstellung von Hustenmitteln.
Darreichungsformen Auszug, Tinktur.

Tropaeolum majus (*Tropaeolaceae*)

KAPUZINERKRESSE,
GUCK-ÜBER-DEN-ZAUN

Es waren die spanischen Konquistadoren, die Samen der Kapuzinerkresse von Südamerika nach Europa brachten, nachdem sie im 16. Jahrhundert in Peru gewütet hatten. Die würzigen Blätter der Kapuzinerkresse können in Salate gegeben werden, ihre Blütenknospen sind ein ausgezeichneter, preiswerter Kapernersatz. Die einjährige Pflanze hat kriechende oder kletternde weiche Triebe und gelappte Blätter. Sie trägt charakteristische rote Blüten, die bei Hybriden auch orange oder gelb sein können.

Verwendete Teile Ganzes Kraut.
Inhaltsstoffe Ätherisches Öl, Glukotropäolin.
Wirkung Antibiotisch.

Medizinische Verwendung Innerlich bei Infektionen der Harn- und Atemwege, äußerlich als Antiseptikum zur Behandlung von Wunden und Hautausschlägen.
Darreichungsformen Frische Blätter, Tinktur.

Tussilago farfara (Compositae)

HUFLATTICH, BRUSTLATTICH, FOHLENFUSS

Früher glaubte man, daß der Huflattich keine Blätter besitzt, da seine Blüten direkt aus dem Boden kommen und bereits Tage oder Wochen verwelkt sind, bevor das ersten Blatt erscheint. Doch schon zu Zeiten der alten Gelehrten Plinius und Dioskurides galt der Huflattich als eines der wirksamsten Hustenmittel, weshalb er auch Brustlattich genannt wird. Heute werden seine Blätter geraucht, um Asthma- und Bronchitisbeschwerden zu lindern. Die in Europa heimische Staude gedeiht auf feuchtem Brachland. Sie hat feste, weiße, niederliegende Stengel und gelbe Korbblüten, die an schuppigen Schäften sitzen und zu Frühjahrsbeginn erscheinen. Nach der Blüte entwickelt sie große, flaumige Blätter.

Verwendete Teile Blätter, Blüten.
Inhaltsstoffe Flavonoide wie Rutin, Hyperosid und Isoquercetin; Pyrrolizidinalkaloide, Schleim und Gerbstoffe.
Wirkung Hustenlindernd, auswurffördernd, entzündungshemmend; beruhigt die Schleimhäute und fördert die Wundheilung.
Medizinische Verwendung Bei trockenem Reizhusten, insbesondere wenn er mit Nervosität einhergeht. Ferner soll Huflattich Bronchialspasmen bei Asthma und Bronchitis lindern.
Darreichungsformen Auszug, Sirup, Tabak, Tinktur.
Vorsicht Pyrrolizidinalkaloide (mit 1,2 ungesättigter Necin-Struktur) sind bei zu hoher Dosierung akut leberschädlich und wirken bei anhaltend hoher Dosierung kanzerogen (siehe »Fachbegriffe« Seite 138f.).

Ulmus rubra / Ulmus fulva (Ulmaceae)

ROTULME

Dieser nordamerikanische Baum wurde einst von den einheimischen Indianern zur Behandlung von Verstopfung verwendet, da er große Mengen Schleim enthält, aufgrund seiner adstringierenden Wirkung aber auch bei Durchfall. Seit die Rotulme auch in der europäischen Medizin Eingang gefunden hat, dient sie darüber hinaus als Nutritiv und für Umschläge. Man verwendet nur die innere Rinde, nach deren Entfernung der Baum meist eingeht. Die Rotulme wächst auf mageren Böden an der Ostküste der USA. Sie hat eine rauhe Rinde und ovale, gezähnte Blätter. Aus den in Büscheln stehenden Blüten entwickeln sich kleine Früchte, die von einem runden, papierartigen »Flügel« umgeben sind.

Verwendete Teile Innere Rinde.
Inhaltsstoffe Schleim, Gerbstoffe.
Wirkung Beruhigt die Schleimhäute; macht die Haut glatt und geschmeidig; Nutritiv.
Medizinische Verwendung Bei Rachenentzündungen und Schleimhautentzündungen im Verdauungstrakt; ferner als Kräftigungsmittel bei Allgemeinschwäche und für Umschläge zur Behandlung von Furunkeln, Abszessen und infizierten Wunden.
Darreichungsformen Pulver, Tabletten, Umschlag.

Urtica dioica (Urticaceae)

BRENNESSEL, GROSSE BRENNESSEL, ZWEIHÄUSIGE BRENNESSEL

Bei den Römern war es Sitte, rheumatische Gelenke mit Brennesseln zu peitschen, und in den kalten Wintern Britanniens rieben sie ihre Körper mit Nesselblättern ab, um sie zu wärmen. Die Brennhaare dieser Nessel enthalten Ammoniak und haben durchblutungsfördernde Wirkung; durch Trocknen oder Erhitzen werden die Brennhaare jedoch inaktiviert. Darüber hinaus enthält die Brennessel Vitamin C und Eisen, dessen Aufnahme sie erleichtert. Sie ist ursprünglich in Europa und Asien heimisch, hat sich aber in der ganzen Welt eingebürgert. Ihre herzförmigen Blätter sind sowohl mit normalen Haaren als auch mit Brennhaaren versehen. Sie blüht den ganzen Sommer hindurch.

Verwendete Teile Ganzes Kraut.
Inhaltsstoffe Indole wie Histamin und Serotonin; Ameisensäure, Acetylcholin, Vitamin A und C, Mineralien wie Eisen, Kieselsäure und Kalium.
Wirkung Beugt Blutungen vor; kreislaufanregend; dermatologisches Mittel; regt den Milchfluß an; kann den Blutzuckerspiegel leicht senken.
Medizinische Verwendung Der Preßsaft der Brennnessel wird zur Behandlung von Hautkrankheiten und Rheumatismus verwendet. Ferner gibt man die Brennnessel als Tonikum bei Anämie, bei nichtinsulinabhängigem Diabetes und zur Förderung des Milchflusses bei stillenden Frauen. Die verwandte Art *Urtica urens* wird in der Homöopathie bei rheumatischen Schmerzen, Verbrennungen und Nesselsucht verschrieben.
Darreichungsformen Saft, frisches Kraut, Auszug, Tinktur, homöopathische Mittel.

Valeriana officinalis (Valerianaceae)

GEMEINER BALDRIAN, KATZENKRAUT, HEXENKRAUT

Katzen geraten durch den Duft der Baldrianwurzel in rauschartige Zustände, während er auf Menschen beruhigend und entspannend wirkt. In der traditionellen Medizin galt Baldrian einst als Allheilmittel. Im Zweiten Weltkrieg behandelte man mit ihm »Bombenneurosen«. Sein typischer Geruch entwickelt sich jedoch erst, wenn man die Wurzel trocknet. Baldrian ist ursprünglich in Europa und Westasien heimisch, hat sich aber mittlerweile auch in Nordamerika eingebürgert. Man findet diese Staude auf tiefliegenden, sandigen Wiesen und an Bächen. Sie hat ein konisches Rhizom, dicke Wurzeln und Blätter aus lanzettförmigen Fiedern. Im Hochsommer entwickelt sie kleine weiße oder rosa Blüten. Ihnen folgen winzige, flaumige Samen, die vom Wind davongetragen werden.

Verwendete Teile Wurzeln.
Inhaltsstoffe Ätherisches Öl mit Valerian-, Isovaleri-

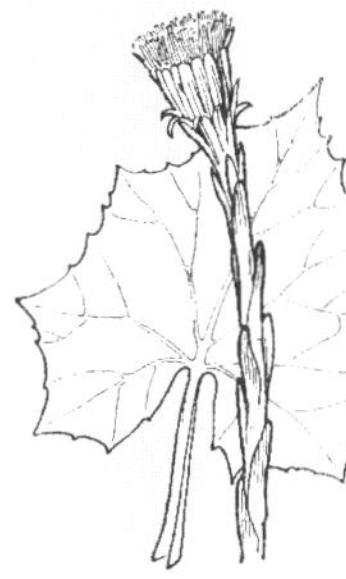

Tussilago farfara

an- und Valerensäure; Valepotriate (Iridoidester), Alkaloide wie Actinidin, Valerin, Valerianin und Chatinidin; Flavonoide, Gerbstoffe.
Wirkung Beruhigend, schlaffördernd, blutdrucksenkend, leicht harntreibend, auswurffördernd; vermindert Muskeltonus und Krämpfe.
Medizinische Verwendung Innerlich bei Angstzuständen, Schlaflosigkeit, nervöser Anspannung und Reizkolon; äußerlich lokal bei Muskelkrämpfen. In der chinesischen Medizin bei Grippe, Rheumatismus, Schlaflosigkeit, Zukunftsangst und traumatischen Verletzungen.
Darreichungsformen Tabletten, Tinktur.

Viburnum opulus, Viburnum prunifolium (*Caprifoliaceae*)

GEMEINER SCHNEEBALL, AMERIKANISCHER SCHNEEBALL

Chaucer kannte die medizinischen Eigenschaften dieser in ganz Großbritannien wildwachsenden Pflanze und riet, man solle sie, so wie sie sei, pflücken und verzehren. Die europäische Art *Viburnum opulus* hat ähnliche Inhaltsstoffe und Verwendungszwecke wie der amerikanische *Viburnum prunifolium,* und oft werden beide Arten zusammen für Arzneien verwendet. *Viburnum opulus* ist ein in Europa, Nordafrika und Westasien heimischer kleiner Strauch mit gelappten Blättern und Büscheln aus kleinen, weißen Blüten, die während des Hochsommers erscheinen. Ihnen folgen rote oder scharlachfarbene, eßbare Beeren.

Verwendete Teile Rinde.
Inhaltsstoffe Hydrochinone wie Arbutin, Cumarine wie Scopoletin und Scopolin; Gerbstoffe.
Wirkung Vermindert Muskeltonus und Krämpfe; beruhigend, wundheilend.
Medizinische Verwendung Bei schmerzhafter Menstruation und Muskelkrämpfen, insbesondere Darmkrämpfen, ferner bei drohendem Abort.
Darreichungsformen Abkochung, Tinktur.

Vinca major, Vinca minor (*Apocynaceae*)

GROSSES IMMERGRÜN, KLEINES IMMERGRÜN

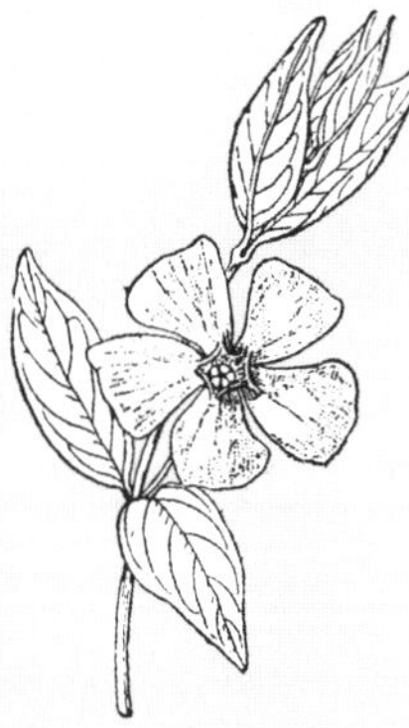

Vinca major

Um das Große Immergrün ranken sich zahlreiche Aberglauben. So hieß es früher, mit Regenwürmern und Hauswurz vermischt eingenommen, würde es die Liebe zwischen Mann und Frau entfachen. Darüber hinaus wurde es aber auch mit dem Tod in Verbindung gebracht und deshalb auf die Särge von Kindern gelegt. *Vinca major* ist eine in Europa heimische kriechende Staude, die auf alkalischen Böden wächst. Sie hat glänzende, ovale dunkelgrüne Blätter und violette Blüten mit fünf Kronblättern, die während des Frühsommers erscheinen.

Verwendete Teile Ganze Pflanze.
Inhaltsstoffe Indolalkaloide wie Majdin, Majordin, Aluaminicin, Reserpin, Sarpagin, Serpentin und Vincamin; Gerbstoffe.
Wirkung Beugt Blutungen vor; adstringierend.
Medizinische Verwendung Innerlich bei übermäßig starker Menstruation und Scheidenausfluß, äußerlich bei Nasenbluten und Hämorrhoiden. *Vinca minor* dient als homöopathisches Mittel *(Vinca)* zur Blutstillung. Die verwandte Pflanzenart *Catharanthus roseus* ist Lieferant der beiden Alkaloide Vincristin und Vinblastin, die man in der Schulmedizin zur Behandlung von Leukämie und Hodgkin-Krankheit einsetzt.
Darreichungsformen Auszug, Tinktur, homöopathische Mittel.

Viola tricolor (*Violaceae*)

STIEFMÜTTERCHEN, DREIFALTIGKEITSKRAUT, FREISAMKRAUT

Diese Pflanze ist ein traditionelles Mittel zur Heilung gebrochener Herzen (jedoch nicht von Herzerkrankungen). Darüber hinaus verwendet man sie seit Jahrhunderten zur Behandlung entzündlicher Hautleiden. Das ein- oder zweijährige kleine Stiefmütterchen ist in Europa heimisch und hat zarte Stengel, an denen lanzettförmige, gesägte Blätter sitzen. Seine charakteristischen Blüten sind gelb, weiß und violett und öffnen sich während des Sommers.

Verwendete Teile Ganzes Kraut.
Inhaltsstoffe Flavonoide, Saponine, Methylsalicylat, Harz, Gerbstoff.
Wirkung Entzündungshemmend, harntreibend, rheumalindernd, auswurffördernd.
Medizinische Verwendung Bei Hauterkrankungen insbesondere Ekzemen sowie Rheumatismus, Gicht und chronischer Bronchitis.
Darreichungsformen Auszug, Tinktur.

Viscum album (*Loranthaceae*)

MISTEL, HEXENBESEN

Die Mistel ist eine Schmarotzerpflanze, und vielleicht ruft sie deshalb Assoziationen an Magie und Zauberei hervor. Dies findet heute noch in dem Brauch Ausdruck, an Weihnachten das Haus mit Mistelzweigen zu schmücken. Druiden verehrten die Mistel als heilige Pflanze, und es hieß, daß sie böse Geister vertreiben könne. Ihr lateinischer Name *Viscum* verrät eine Eigenschaft ihrer Samen, die für die Vermehrung der Mistel lebenswichtig ist – sie sind klebrig, damit sie so lange am Stamm ihrer Wirtspflanze haftenbleiben, bis sie gekeimt sind und eine Wurzel zur Aufnahme von Nährstoffen in die Rinde getrieben haben. Die Mistel ist in Europa heimisch und hat immergrüne, ledrige Blätter. Im Frühsommer entwickelt sie winzige Blüten, denen blaßgrüne bis weiße Beeren folgen, die im Spätherbst reifen.

Verwendete Teile Blätter, Beeren.
Inhaltsstoffe Glykoproteine, Viscotoxine, Phenolsäuren, Flavonoide, Lignane.
Wirkung Gefäßerweiternd, blutdrucksenkend, beruhigend.
Medizinische Verwendung Bei durch Arteriosklerose bedingtem zu hohem Blutdruck, insbesondere wenn er mit Streß einhergeht; ferner bei Krebserkrankungen.
Darreichungsformen Abkochung, Tinktur und Tabletten.
Vorsicht Nur unter ärztlicher Aufsicht einnehmen.

Vitex agnus-castus (*Verbenaceae*)

MÖNCHSPFEFFER, KEUSCHLAMMSTRAUCH

Mönchspfeffer ist dafür bekannt, bei Männern den Geschlechtstrieb zu dämpfen und bei Frauen hormonellen Störungen entgegenzuwirken. Deshalb verwendeten früher Mönche das Kraut, und griechische Frauen verabreichten es ihren Männern, um einem weiteren Anwachsen der Familie vorzubeugen. Selbst heute noch ist es in italienischen Klöstern Sitte, Mönchspfefferblüten auf den Boden zu streuen, wenn Novizen ein Kloster zum erstenmal betreten. Der Mönchspfeffer ist ein im Mittelmeerraum heimischer Strauch mit handförmig zusammengesetzten Blättern und kleinen violetten Blüten, die während des Sommers erscheinen und denen Steinfrüchte folgen. Die ganze Pflanze duftet aromatisch.

Verwendete Teile Samen.
Inhaltsstoffe Iridoidglykoside wie Aucubin und Agnusid; ätherisches Öl, fettes Öl, Flavonoide wie Casticin.
Wirkung Stimuliert die Hirnanhangsdrüse zur Ausschüttung von luteinisierendem Hormon, das die Progesteronproduktion anregt.
Medizinische Verwendung Bei prämenstruellem Syndrom, übermäßig starker Menstruation und Klimakteriumsbeschwerden.
Darreichungsformen Auszug, Tinktur.

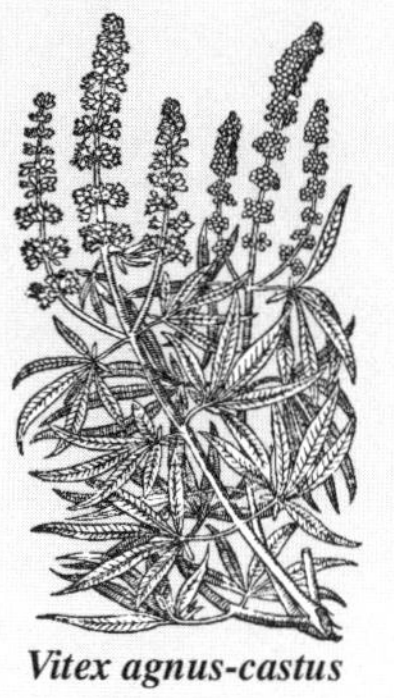

Vitex agnus-castus

Zanthoxylum fraxineum / Zanthoxylum americanum (*Rutaceae*)

ZAHNWEHHOLZ

Bereits die nordamerikanischen Indianer behandelten mit diesem Strauch Zahnschmerzen; Mitte des 19. Jahrhunderts wurde er nach Europa gebracht, und heute verwendet man ihn in der Naturheilkunde unter anderem zur Anregung des Kreislaufs. Man findet ihn nur in den USA, wo er auf nahrhaften Waldböden wächst. Er hat handförmig geteilte Blätter, und seine Zweige sind mit spitzen Dornen besetzt. Seine Blüten erscheinen zu Frühjahrsbeginn.

Verwendete Teile Rinde, Beeren.
Inhaltsstoffe Alkaloide wie Chelerythrin, Magnoflorin, Nitidin und Laurifolin; Pyranocumarine wie Xanthyletin und Xanthoxyletin; ätherisches Öl.
Wirkung Kreislaufanregend, schweißtreibend, rheumalindernd; erhöht den Speichelfluß; Hautreizmittel.
Medizinische Verwendung Bei entzündlichen Erkrankungen der Haut, Gelenke und anderer Organe, bei denen schlechte Durchblutung eine Rolle spielt, sowie bei träger Verdauung, die mit Koliken und Blähungen einhergeht. Chinesische Ärzte verordnen das Zahnwehholz für ähnliche Krankheiten.
Darreichungsformen Abkochung, Tinktur, Tabletten.

Zea mays (*Graminae*)

MAIS

Der Mais ist eine Getreidepflanze. Seine ballaststoffreiche Samenschale unterstützt die Verdauung, und darüber hinaus enthält sie Stärke, Protein und ein an mehrfach ungesättigten Fettsäuren reiches Öl, das das Risiko von Herzerkrankungen senkt. Das »Maishaar«, das man zum Essen gewöhnlich entfernt, ist als Mittel gegen Harnwegserkrankungen hochgeschätzt. Der Mais ist ursprünglich in Südamerika heimisch, wird heute aber auf der ganzen Welt angebaut. Er ist einjährig, und jede Pflanze trägt sowohl männliche als auch weibliche Blüten. Sobald die weiblichen Blüten befruchtet sind, werden die Narben trokken und rostig-braun, und die gelben Körner beginnen sich zu entwickeln.

Verwendete Teile Narben, Griffel.
Inhaltsstoffe Saponine, Allantoin, Sterine und Stigmasterin, Alkaloid, Hordenin; Polyphenole.
Wirkung Harntreibend; beruhigt die Schleimhäute.
Medizinische Verwendung Bei entzündlichen Erkrankungen der Harnwege wie Blasenentzündung, Blasen- und Niereninfektionen und Nierensteinen.
Darreichungsformen Auszug, Tinktur.

Zingiber officinale (*Zingiberaceae*)

INGWER

Ingwer wird oft als orientalisches Gewürz betrachtet, doch schon die alten Griechen benutzten ihn als Heilmittel, und auch die Römer führten ihn in ihren Arzneibeständen mit, als sie 43 n. Chr. in Britannien einfielen. Der Ingwer ist in Südostasien heimisch, wächst heute aber überall in den Tropen, wo er oft kommerziell angebaut wird; der beste Ingwer kommt aus Jamaika. Die Chinesen schätzen den Ingwer so sehr, daß sie ihn etwa für die Hälfte aller Arzneimixturen verarbeiten. Er ist eine Staude mit einem dicken Wurzelstock, langen, sich verjüngenden Blättern und violetten Blütenähren. Die Wurzeln werden erst geerntet, nachdem im Herbst die Blätter bereits abgestorben sind.

Verwendete Teile Wurzeln.
Inhaltsstoffe Ätherisches Öl mit Cineol, Borneol, Zingiberen, Camphen, Citral, Bisabolen und Beta-Phellandren; harzartige Stoffe, die Gingerole, Gingediole, Zingeron und Shogoal enthalten.
Wirkung Kreislaufanregend, schweißtreibend; lindert Blähungen und Koliken; senkt den Cholesterinspiegel; beugt Reisekrankheit vor.
Medizinische Verwendung Bei schlechter peripherer Durchblutung mit kalten Extremitäten, als kreislaufanregendes Mittel zur Wärmung bei Lungenentzündungen sowie bei Verdauungsstörungen, Blähungen und zur Vorbeugung von Reisekrankheit. Chinesische Ärzte verordnen ihn häufig für ähnliche Krankheiten, ferner zur Behandlung von Durchfall, allgemeiner Antriebslosigkeit, Husten und Erkältungen. Ingwertabletten gegen Reisekrankheit sind rezeptfrei im Handel erhältlich.
Darreichungsformen Frische Wurzel, Auszug, Tinktur, Pulver, rezeptfreie Tabletten.

Hausmittel

In beinahe jedem Haushalt gibt es einen Arzneischrank voller pharmazeutischer Präparate, die sich dort im Laufe der Jahre angesammelt haben. Diese Medikamente haben vielfältige Formen, und so werden sich beispielsweise Tabletten, Kapseln, Cremes, Salben, Sirupe und andere flüssige Präparate, Pulver, Zäpfchen und Sprays finden. Jedes ist darauf ausgerichtet, den enthaltenen Wirkstoff in der effektivsten Weise an die Stelle des Körpers zu bringen, wo er gebraucht wird.

Bei der Herstellung von Naturheilmitteln geht man nach demselben Prinzip vor. Natürliche Substanzen können ihre Heilkräfte nur entfalten, wenn man sie richtig aufbereitet und damit sicherstellt, daß die Wirkstoffe extrahiert und dem Körper in der geeignetsten Form zugänglich gemacht werden. Für die Zubereitung eines pflanzlichen Heilmittels muß man beispielsweise zunächst die Teile der Pflanze, die die Wirkstoffe enthalten, ernten und lagern, um diese zu bewahren. Dann müssen die wirksamen Stoffe extrahiert und in der für den Heilzweck geeignetsten Weise aufbereitet werden.

Naturheilmittel sind in Reformhäusern, Naturkostläden und Apotheken sowie bei Spezialfirmen erhältlich. Einige können aber auch nach den untenstehenden einfachen Rezepten selbst hergestellt werden. Gewöhnlich entscheidet am besten ein Arzt, welches Medikament wann und in welcher Dosierung eingesetzt wird; auf den folgenden Seiten wird jedoch eine kleine Zahl einfacher pflanzlicher Mittel und deren Anwendung bei verbreiteten Krankheiten beschrieben.

Kräuter ernten

Es gibt viele wichtige Arzneipflanzen, die für den Hausgebrauch geerntet, getrocknet und gelagert werden können. Bevor man eine Pflanze erntet, muß man sicher sein, daß es sich um die richtige Art handelt. Hier geht es darum, eine giftige nicht mit einer ungiftigen Pflanze zu verwechseln und zu vermeiden, daß man irrtümlicherweise eine eng verwandte Art wählt, die eventuell andere Wirkstoffe enthält. In Zweifelsfällen nehmen Sie zunächst stets eine Probe von Blättern, Blüten, Früchten und Rinde, um die Pflanzenart eindeutig zu bestimmen.

Dann stellen Sie fest, welcher Teil der Pflanze gebraucht wird – das ganze Kraut, Blüten, Früchte, Blätter, Stengel oder Wurzeln. Der falsche Teil einer richtigen Pflanze hat möglicherweise keinerlei medizinischen Wert. Achten Sie auch darauf, qualitativ hochwertiges Material zu ernten und das zum optimalen Zeitpunkt; bei den meisten Kräutern ist dies während der Blütezeit.

Nach der Ernte wird das Material sorgfältig konserviert, damit seine Wirkstoffe nicht verlorengehen. Dazu breitet man es möglichst bald zum Trocknen aus. Durch die Trocknung werden alle Enzyme inaktiviert und natürliche chemische Reaktionen im Pflanzenmaterial verhindert, durch die die in ihm vorhandenen Wirkstoffe verändert würden. Pflanzen, die ätherische Öle enthalten, wie etwa Melisse (*Melissa officinalis*), Pfefferminze (*Mentha piperita*) oder Kamille (*Matricaria recutita*) dürfen jedoch weder in der Sonne noch bei mehr als 40 °C getrocknet werden, da sich die Öle durch die Hitze verflüchtigen können. Bei Wurzeln und Rinde ist jedoch eine Sonnentrocknung möglich, obwohl man auch sie besser an einem warmen, trokkenen, schattigen Platz auf Gittern oder Zeitung ausbreitet.

Das getrocknete Material wird in Pappschachteln oder Papiertüten aufbewahrt und nicht in Gläsern oder Folienbeuteln, wo es leicht schimmeln kann. Die Schachteln und Tüten stellt man dann an einen trockenen, dunklen, gut gelüfteten Platz.

Etikettierung

Da für das ungeübte Auge fast alle getrockneten Kräuter gleich aussehen, muß das Pflanzenmaterial stets mit Namen und Datum versehen werden. Das Datum ist wichtig, damit man zu alte Kräuter aussortieren kann. Man kann auch bereits getrocknete Kräuter kaufen, doch sollte man den Lieferanten sehr genau auswählen und darauf achten, daß die Ware korrekt etikettiert ist. Kontrollieren Sie Erntedatum, Trocknungsverfahren und Lagermethode. Sorgfältig behandelte Kräuter sollten ihre Qualität mindestens zwölf Monate bewahren.

Rezepte für Pflanzenheilmittel

Die Anwendungsform einer Heilpflanze wird gewöhnlich durch die in ihr enthaltenen Wirkstoffe sowie den medizinischen Verwendungszweck bestimmt. Flüssige Zubereitungsformen wie Auszüge oder Tinkturen wendet man innerlich an, entweder um Beschwerden des Verdauungstraktes oder der oberen Atemwege direkt zu behandeln, oder damit sie über den Magen absorbiert und im Körper weitertransportiert werden. Darüber hinaus kann man sie äußerlich anwenden, etwa als Scheidenspülungen.

Cremes und Salben dienen zur lokalen Applikation von Wirkstoffen auf die Haut beziehungsweise direkt darunterliegenden Gewebe wie etwa Muskeln und Gelenke. Umschläge und Kompressen wirken ebenfalls unmittelbar auf bestimmte Hautbereiche ein.

Pulverisierte Kräuter können geschnupft werden, um ein Mittel auf die Nasenschleimhäute wirken zu lassen, während die Inhalation ätherischer Öle die Wirkstoffe direkt zu dem empfindlichen Gewebe tief in die Atmungswege transportiert.

Zäpfchen sind gut geeignet, um Mittel in Scheide oder After zu plazieren, wo sie absorbiert werden.

Bereits zubereitete Tinkturen und Cremes sind noch leichter zu verwechseln als getrocknete Kräuter. Durch sorgfältige Etikettierung in allen Stadien der Zubereitung und Aufbewahrung sollte dies vermieden werden.

Auszüge

Die am einfachsten einzunehmende Zubereitungsform eines Mittels ist der Auszug. Auszüge werden dann hergestellt, wenn Pflanzenmaterial Wasser gut aufnimmt und sich seine Wirkstoffe in heißem Wasser leicht lösen. Blätter und Blüten sind gewöhnlich für Auszüge geeignet, Wurzeln und Rinde dagegen weniger.

Grundrezept Um einen Auszug herzustellen, übergießt man in einem Gefäß mit festschließendem Deckel (zum Beispiel eine normale Teekanne) das Heilkraut mit kochendem Wasser und läßt es 15 Minuten ziehen. Die Verwendung eines Deckels ist besonders dann wichtig, wenn Kräuter mit ätherischen Ölen verwendet werden. Die Öle schlagen sich beim Verdampfen am Deckel nieder und tropfen in den Auszug zurück.

30 g fein gehacktes getrocknetes Material
600 ml kochendes Wasser
Standarddosierung:
dreimal täglich ein Weinglas

Die Mischung mindestens 15 Minuten im Gefäß ziehen lassen, dann durch ein Sieb abgießen. Nicht sofort verwendeten Auszug läßt man vor dem Abgießen im Gefäß abkühlen. Auszüge können im Kühlschrank bis zu 24 Stunden aufbewahrt werden. Mit dem Begriff »frischer Auszug« ist immer ein frisch zubereiteter Auszug gemeint, nicht ein aus frisch geerntetem Material hergestellter Auszug.

Abkochungen

Rinde, Stengel und Wurzeln von Kräutern sind meist nicht nur dicker als Blätter, sondern enthalten auch eine Substanz, sogenanntes Lignan, das in Wasser nur schwer löslich ist. Der Prozeß des Abkochens gewährleistet eine wirkungsvollere Extraktion, als dies bei der Herstellung von Auszügen möglich ist. Typische Abkochungen werden aus den Wurzeln von Eibisch *(Althaea officinalis)* und Löwenzahn *(Taraxacum officinale)* hergestellt.

Grundrezept Zur Zubereitung einer Abkochung kocht man gehacktes oder fein zerteiltes Material zehn bis 20 Minuten in Wasser. Man kann aber auch das Material zunächst für zwölf Stunden einweichen.

30 g gehacktes oder fein zerteiltes Material
600 ml Wasser
Standarddosierung:
dreimal täglich ein Weinglas

Da ein Teil des Wassers verdampft, während die Mischung kocht, ergänzt man die Flüssigkeit nach dem Abgießen mit Wasser wieder auf 600 ml. Abkochungen können im Kühlschrank bis zu 24 Stunden aufbewahrt werden.

Tinkturen

Tinkturen werden mit Hilfe von Lösungsmitteln wie Alkohol oder Glyzerol hergestellt, um Bestandteile zu extrahieren, die in Wasser gar nicht oder nur teilweise löslich sind. Am gebräuchlichsten ist Alkohol, den man in einer Stärke von 45, 60, 70 oder 90 Prozent verwendet. Substanzen wie das Harz von Myrrhe *(Commiphora molmol)* oder Ringelblume *(Calendula officinalis)* lösen sich in höherprozentigem Alkohol besser, doch am häufigsten wird 45prozentiger Alkohol benutzt. Tinkturen haben auch den Vorteil, daß sie die extrahierten Wirkstoffe zwölf Monate und länger konservieren.

Grundrezept Einfache Tinkturen können mit Hilfe von Wodka oder anderen Alkoholika, die mindestens 30 Prozent Alkohol haben, selbst hergestellt werden. Auch schwachprozentigerer Alkohol löst Wirkstoffe, aber er konserviert diese nicht. Gewöhnlich wird eine Tinktur im Verhältnis eins zu fünf zubereitet.

100 g fein gehacktes oder zerriebenes getrocknetes Material
500 ml Alkohol
Standarddosierung:
dreimal täglich fünf Milliliter

Die Zutaten in einem weithalsigen, verschließbaren Gefäß mischen und an einen dunklen Platz stellen. Die Mischung zwei Wochen lang täglich schütteln, dann die Tinktur durch ein Sieb in eine undurchsichtige Flasche füllen, in der sie gelagert wird. In der Praxis ist die Bandbreite der empfohlenen Dosierungen sehr groß – sie ist abhängig von dem verwendeten Heilmittel, dem Alter des Patienten und der zu behandelnden Krankheit.

Sirup

Sirup konserviert zum einen extrahierte Wirkstoffe und ist zum anderen eine gute Zubereitungsform für beruhigende Mittel gegen Husten und Rachenerkrankungen wie Traubenkirsche *(Prunus serotina)*, Eibisch *(Althaea officinalis)* und Süßholz *(Glycyrrhiza glabra)*.

Grundrezept Zur Herstellung von Sirup vermischt man einen Auszug oder eine Abkochung mit Zucker oder fügt eine Tinktur zu einer Lösung aus Zucker und Wasser hinzu.

Weißen Rohrzucker im Gewichtsverhältnis zwei zu eins mit einer Abkochung, einem Auszug oder Wasser vermischen. Dem Zuckerwasser wird im Volumenverhältnis drei zu eins eine Tinktur hinzugefügt.
Standarddosierung: *Alle drei Stunden zehn bis 15 Milliliter.*

Cremes und Salben

Bei Cremes und Salben handelt es sich um eine Mischung aus einer Arznei und einer fetthaltigen Grundlage. Sie sind zur lokalen, äußerlichen Wirkstoffanwendung bestimmt. Cremes sind leichter und enthalten nur wenig Fett. Sie verbinden sich mit den Hautsekretionen, so daß der enthaltene Wirkstoff in die Haut eindringen kann. Salben sind oft schwerer und fetthaltiger als Cremes. Sie sollen sich nicht mit den Hautsekretionen vermischen und haben auf der Haut schützende Wirkung.

Grundrezept Um eine einfache, beruhigende Hautcreme herzustellen, verrührt man eine Tinktur oder einen Auszug mit einer Mischung aus Mandelöl, gebleichtem Wachs und Lanolin.

480 g Mandelöl
120 g Gebleichtes Wachs
120 g Lanolin
200 ml Tinktur oder
400 ml frischen Auszug

Mandelöl, gebleichtes Wachs und Lanolin in einen Topf geben und im Wasserbad erhitzen, bis alles geschmolzen ist. Tinktur oder Auszug auf die gleiche Temperatur bringen und in den Topf geben. Diese Mischung erhitzen, bis sie köchelt, und das gesamte Wasser verdampfen lassen. Dann sofort von der Kochstelle nehmen, bevor sich das Öl überhitzt – dadurch könnten die nunmehr absorbierten Pflanzenextrakte Schaden nehmen. Wenn die Mischung lauwarm ist, füllt man sie zur Aufbewahrung in saubere Gläser mit Schraubverschluß. Cremes halten sich an einem kühlen, dunklen Platz bis zu sechs Monate.

Verbände, Kompressen und Umschläge

Diese Anwendungsformen bieten die Möglichkeit, Mittel direkt auf die Haut zu bringen. Für Verbände und Kompressen verwendet man Verbandmull, den man mit einem Auszug oder einer Abkochung tränkt und um den erkrankten Bereich wickelt oder unter Druck befestigt. Kompressen können auch warm sein. Umschläge bestehen aus befeuchteten Kräutern, die auf die Haut gelegt und mit einer Binde umwickelt werden, damit sie nicht verrutschen. Auch angefeuchtete und erwärmte Kräuterteebeutel eignen sich gut für Umschläge. So kann man beispielsweise Kamillenteebeutel zum Beruhigen und Heilen von Insektenstichen und Ekzemen verwenden.

Hausapotheke mit Naturheilmitteln

Eine große Zahl von Beschwerden und Krankheiten kann mit Naturheilmitteln rasch und wirksam gelindert werden. Darüber hinaus sind viele Naturheilmittel im Gegensatz zu pharmazeutischen Präparaten in ihrer natürlichen Form bereits gebrauchsfertig. Die untenstehende Übersicht beinhaltet eine Reihe gebräuchlicher Heilmittel, mit denen verbreitete Krankheiten behandelt werden können. Leider kann der Laie oft nur schwer entscheiden, wann Symptome so ernst sind, daß ein Arzt hinzugezogen werden muß. Man sollte aber auf jeden Fall daran denken, daß Symptome wie Fieber, Bauchschmerzen, Ohnmacht oder Kopfschmerzen eine ernste Erkrankung zur Ursache haben können. Wenn irgendwelche Zweifel bestehen oder Symptome mehr als drei Tage anhalten, muß ein Arzt aufgesucht werden!

Mittel zur Eigenbehandlung

Heilmittel-Symbole: (Creme) = Creme; (frische Blätter) = frische Blätter; (homöopathische Präparate) = homöopathische Präparate (siehe Seite 24); (Auszug) = Auszug; (Abkochung) = Abkochung; (Umschlag) = Umschlag; (Tinktur) = Tinktur

BESCHWERDEN	HEILMITTEL	DOSIERUNG
Akne	Ringelblume (Tinktur)	2–3mal täglich
Augeninfektionen (einschließlich Bindehautentzündung)	Ringelblume (Auszug)	Als Augenwasser 2–3mal täglich
	Holunder (Auszug)	Als Augenwasser 2–3mal täglich
Blähungen	Kamille (Auszug)	3mal täglich
	Kamille (Tinktur)	3mal täglich
	Ingwer (Auszug)	3mal täglich
	Melisse (Auszug)	3mal täglich
Blasenentzündung	Wegerich (Auszug)	3mal täglich
	Thymian (Auszug)	3mal täglich
Bluthochdruck	Lindenblüten (Auszug)	3mal täglich
Bronchitis	Holunder (Auszug)	3mal täglich
	Knoblauch, frisch	3–5 Zehen täglich
	Thymian (Auszug)	3mal täglich
	Thymian (Tinktur)	3mal täglich
Ekzeme	Ringelblume (Creme) (Auszug)	2–3mal täglich
	Kamille (Umschlag)	2–3mal täglich
Erkältungen	Holunder (Auszug)	3mal täglich
	Knoblauch, frisch	3–5 Zehen täglich
	Ingwer (Auszug)	3mal täglich
	Lindenblüten (Auszug)	3mal täglich
	Thymian (Auszug)	3mal täglich
Frostbeulen	Ingwer (Auszug)	3mal täglich
Furunkel	Ringelblume (Umschlag) (Tinktur)	2–3mal täglich
	Knoblauch, zerdrückt	2–3mal täglich
Fußpilz	Ringelblume (Auszug) (Tinktur) (Creme)	2–3mal täglich
	Thymian (Auszug) (Tinktur)	2–3mal täglich
Grippe	Holunder (Auszug)	3mal täglich
	Lindenblüten (Auszug)	2–3mal täglich
Gürtelrose	Melisse (Tinktur)	2–3mal täglich
Hämorrhoiden	Ringelblume (Creme)	2–3mal täglich
	Wegerich (Creme)	2–3mal täglich
Hautinfektionen	Ringelblume (Auszug) (Tinktur)	als Lotion 3mal täglich
	Knoblauch, zerdrückt	2–3mal täglich
Heuschnupfen	Holunder (Auszug)	3mal täglich in der Heuschnupfenzeit
Husten, produktiver	Holunder (Auszug)	3mal täglich
	Knoblauch, frisch	3–5 Zehen täglich
	Ingwer (Auszug)	3mal täglich
(Fortsetzung)	Thymian (Auszug)	3mal täglich
	Thymian (Tinktur)	3mal täglich
Husten (Reizhusten)	Wegerich (Auszug)	3mal täglich
Insektenstiche/-bisse	Apis (homöopathische Präparate)	z. B. C30 6 Stück im Abstand von 15 Minuten. Die Höhe der gewählten homöopathischen Potenz und die Dosierung kann variieren.
Kalte Hände/Füße	Ingwer (Auszug)	3mal täglich
Kolik	Kamille (Auszug)	3mal täglich
	Kamille (Tinktur)	3mal täglich
	Melisse (Auszug)	3mal täglich
Kopfschmerzen (Spannungskopfschmerz)	Kamille (Auszug)	3mal täglich
	Kamille (Tinktur)	3mal täglich
	Lindenblüten (Auszug)	3mal täglich
Lippenherpes	Melisse (Tinktur)	2–3mal täglich
Lungenentzündung (zur Unterstützung der ärztlichen Therapie)	Knoblauch, frisch	3–5 Zehen täglich
	Thymian (Auszug)	3mal täglich
	Thymian (Tinktur)	3mal täglich
Mageninfektionen	Thymian (Auszug)	3mal täglich
Menstruationsschmerzen	Mutterkraut (frische Blätter)	3 täglich
	Mutterkrautkapseln	Wie angegeben
Migräne	Mutterkraut (frische Blätter)	Bei Anfällen täglich 3; vorbeugend täglich 1
	Mutterkrautkapseln	Wie angegeben
Muskelzerrung	Arnika (homöopathische Präparate)	z. B. C6 oder C12 3mal täglich bei insgesamt 10 Gaben. Die Höhe der gewählten homöopathischen Potenz und die Dosierung kann variieren.
	Arnika (Creme)	2–3mal täglich
Nebenhöhlenentzündung	Holunder (Auszug)	3mal täglich
	Ingwer (Auszug)	3mal täglich
Nervöse Anspannung/	Kamille (Auszug)	3mal täglich
	Kamille (Tinktur)	3mal täglich

Es gibt viele natürliche Heilmittel, die in die Hausapotheke aufgenommen werden könnten. Die folgenden erfüllen zwei Kriterien: Sie sind problemlos erhältlich und vielseitig einsetzbar. Ferner können sie gefahrlos selbst angewendet werden, wobei aber die hier empfohlenen Dosen nicht überschritten werden sollten. Bei Mitteln zur innerlichen Anwendung sollten Kinder zwischen drei und zehn Jahren ein Drittel der Erwachsenendosis und Kinder von elf bis 16 Jahren die Hälfte bekommen. Orale Arzneimittelgaben bei Kindern unter drei Jahren sollten nur in Absprache mit einem Arzt erfolgen. Um für Ihre Erkrankung das geeignete Mittel zu finden, suchen Sie unter der Rubrik »Beschwerden« das zu behandelnde Problem. In den nebenstehenden zwei Spalten finden Sie dann die zur Auswahl stehenden Mittel sowie ihre Dosierung. Weitere Einzelheiten zum Gebrauch der verschiedenen Mittel sind auf der folgenden Doppelseite beschrieben.

Dosierung: = 1 Löffel (5 ml); = 1 Weinglas; = auf den betroffenen Bereich auftragen

BESCHWERDEN	HEILMITTEL	DOSIERUNG
Streß	Melisse	3mal täglich
	Lindenblüten	3mal täglich
Nervöse Unruhe bei Kindern	Kamille	3mal täglich
	Kamille	3mal täglich
	Lindenblüten	3mal täglich
Ödeme	Löwenzahn	10–15 täglich
	Löwenzahn	3mal täglich
	Löwenzahn	3mal täglich
Ohrenschmerzen	Holunder	3mal täglich
Pilzinfektionen	Ringelblume	Als Scheidenspülung 2–3mal täglich
	Kamille	
	Thymian	
Quetschungen	Arnika	z. B. C6 oder C12 6mal im Abstand von 2 Stunden. Die Höhe der gewählten homöopathischen Potenz und die Dosierung kann variieren.
	Arnika	2–3mal täglich
Racheninfektionen	Holunder	3mal täglich
	Knoblauch, frisch	3–5 Zehen täglich
	Wegerich	3mal täglich
	Thymian	3mal täglich
Reisekrankheit	Ingwer	3mal täglich
Rheumatische Schmerzen	Arnika	z. B. C6 oder C12 10 Tage 3mal täglich. Die Höhe der gewählten homöopatischen Potenz und die Dosierung kann variieren.
	Mutterkraut	3 täglich
	Mutterkrautkapseln	Wie angegeben
Schlaflosigkeit	Kamille	3mal täglich
	Kamille	3mal täglich
	Melisse	3mal täglich
	Lindenblüten	3mal täglich
Schnittwunden und Schürfungen	Ringelblume	2–3mal täglich
	Kamille	2–3mal täglich
	Knoblauch, zerdrückt	2–3mal täglich
	Wegerich	2–3mal täglich
Sonnenbrand	Ringelblume	2–3mal täglich
Soor (Mund und Scheide)	Ringelblume	Als Scheidenspülung oder Mundwasser 2–3mal täglich
	Kamille	
	Thymian	
Übelkeit	Kamille	3mal täglich
	Kamille	3mal täglich
	Ingwer	3mal täglich
Übelkeit, morgendliche	Ingwer	3mal täglich
Variköse Geschwüre	Ringelblume	als Lotion 2–3mal täglich
	Knoblauch, zerdrückt	2–3mal täglich
	Ingwer	als Lotion 2–3mal täglich
Verbrennungen, leichtere	Wegerich	2 3mal täglich
	Ringelblume	2–3mal täglich
	Holunder	2–3mal täglich
Verdauungsstörungen	Löwenzahn	10–15 täglich
	Löwenzahn	3mal täglich
	Löwenzahn	3mal täglich
	Ingwer	3mal täglich
	Melisse	3mal täglich
	Thymian	3mal täglich
Verrenkungen	Arnika	z. B. C6 oder C12 3mal täglich bei insgesamt 10 Gaben. Die Höhe der gewählten homöopathischen Potenz und die Dosierung kann variieren.
	Arnika	2–3mal täglich
Warzen	Löwenzahnsaft	2–3mal täglich
	Knoblauchsaft	2–3mal täglich
Würmer	Knoblauch, frisch	3–5 Zehen täglich
	Thymian	3mal täglich
Zahnen	Kamille	3mal täglich
	Kamille	3mal täglich

Apis *(Apis mellifica)*

Insektenstiche und -bisse sind klassische Beispiele für Probleme, die nach einfachen Sofortmaßnahmen verlangen. Beliebt sind homöopathische Mittel wie *Apis*, das aus Honigbienen hergestellt ist. Es eignet sich zur Behandlung von Stichen, Bissen und anderen schmerzhaften Schwellungen oder entzündlichen Erkrankungen.

Anwendung In der Apotheke sind Präparate unterschiedlicher Stärke erhältlich.

Arnika *(Arnica montana)*

Arnika ist bei innerlicher Anwendung sehr giftig, ausgenommen als homöopathisches Mittel. Arnikatabletten und (homöopathische oder pflanzliche) Cremes dienen zur Behandlung schmerzhafter Quetschungen, die mit Schwellungen einhergehen, sowie zur Schmerzlinderung bei Zerrungen, Verrenkungen und Rheumatismus. Cremes sollten nicht auf die verletzte Haut aufgetragen werden.

Anwendung In der Apotheke sind sowohl Cremes als auch Tabletten unterschiedlicher Stärke erhältlich.

Ingwer *(Zingiber officinale)*

Ingwer hilft nachweislich gegen Reisekrankheit und morgendliche Übelkeit während der Schwangerschaft. Ferner fördert er die Durchblutung der Füße und Hände, so daß er gerne bei Frostbeulen, Krampfadern und kalten Händen und Füßen im Winter eingesetzt wird. Aufgrund dieser Eigenschaft wirkt er bei leichten fiebrigen Erkrankungen wie Erkältungen auch schweißtreibend und veranlaßt die Bildung von wäßrigem Schleim, der bei Nasennebenhöhlenentzündung und Erkältung hilft, die Nase freizumachen. Kleine Mengen Ingwer im Essen regen die Produktion von Verdauungssäften an und lindern Verdauungsstörungen und Blähungen.

Anwendung Am besten ist frische Ingwerwurzel, die als Auszug eingenommen wird. Sollte keine frische Wurzel zur Verfügung stehen, verwendet man pulverisierten Ingwer (1 Teelöffel Pulver auf 600 ml Wasser).

Kamille *(Matricaria recutita* oder *Chamaemelum nobile)*

Dieses Kraut wirkt entspannend und hilft vor allem bei Angstzuständen und Anspannung. Es lindert Spannungskopfschmerzen sowie Übelkeit, Kolik und Blähungen infolge von Streß. Auch kleine Kinder können es bei nervöser Unruhe, Schlafstörungen und Schmerzen beim Zahnen einnehmen. Da es entzündungshemmend und antiseptisch wirkt, ist es zum Auswaschen von Wunden geeignet, vor allem aber zur Behandlung von juckenden und nässenden Ekzemen; bei Soorbefall für Scheidenspülungen.

Anwendung Zur innerlichen Anwendung nimmt man einen Auszug oder eine Tinktur aus den Blüten; äußerlich sollte man jedoch nur Auszüge verwenden. Im Handel erhältliche Teebeutel eignen sich gut für Umschläge bei Ekzemen oder Wunden.

Knoblauch *(Allium sativum)*

Knoblauch ist ein ausgezeichnetes antimikrobielles Mittel zur innerlichen Anwendung. Seine ätherischen Öle wirken bei Erkältungen und Bronchitis schleimlösend und werden bei Infekten der oberen Atemwege eingesetzt. Trägt man ihn zerdrückt auf Furunkel, variköse Geschwüre und Hautinfektionen auf, unterstützt er den Heilungsprozeß und beschleunigt das Abklingen von Infektionen. Knoblauchsaft aus frischen Zehen hilft gegen virusbedingte Warzen.

Anwendung Knoblauch wird sowohl zum innerlichen als auch äußerlichen Gebrauch am besten frisch verwendet. Die Körperausdünstungen, die der Verzehr von Knoblauch zur Folge hat, werden durch die in ihm enthaltenen Wirkstoffe verursacht und sind unvermeidlich. Im Handel gibt es Präparate wie Ölkapseln oder Pillen, die aber weniger wirksam sind als frische Zehen. Zur innerlichen Anwendung kann man die Zehen ganz, in Honig zerdrückt, in Salat-Dressings oder zusammen mit Petersilie, auf einem Brot, essen.

Lindenblüten *(Tilia cordata)*

Mit einem Lindenblütenauszug kann man nervöse Kinder leicht und gefahrlos beruhigen. Ferner wirkt er entspannend bei allen Belastungen und Ängsten des täglichen Lebens, und man kann ihn zu jeder Tageszeit trinken, ohne daß er schläfrig oder abhängig macht. Er lindert Schlaflosigkeit und Spannungskopfschmerz und beschleunigt bei Grippe und Erkältungen den Genesungsprozeß. Darüber hinaus haben Lindenblüten blutdrucksenkende Wirkung. Lindenblütentee ist auch für Patienten geeignet, die auf ärztliche Verordnung blutdrucksenkende Medikamente einnehmen, doch sollte die Dosierung verordneter Mittel nur in Absprache mit einem Arzt geändert werden.

Anwendung Auszüge sollten aus getrockneten Lindenblüten des vergangenen Frühjahrs zubereitet werden. Teebeutel sind in gut sortierten Lebensmittelgeschäften und Drogerien erhältlich.

Löwenzahn
(Taraxacum officinale)

Die Blätter dieses verbreiteten Wildkrautes gehören zu den wirksamsten Diuretika. Sie helfen gegen Ödeme, aufgeblähten Unterbauch sowie Wassereinlagerungen, zum Beispiel bei vor der Menstruation geschwollenen Brüsten. Blätter und Wurzeln enthalten Bitterstoffe, die die Verdauung anregen.

Die Wurzel ist ein »Lebertonikum« und steigert den Gallenfluß, was vor allem bei fettreicher Ernährung für eine gute Verdauung notwendig ist. Phytotherapeuten verordnen Löwenzahnwurzel zur Unterstützung der Leber nach Krankheiten wie Gelbsucht, Hepatitis und Zirrhose. Mit Löwenzahnsaft, insbesondere aus der Wurzel, werden Warzen behandelt.

Anwendung Man kann die Blätter frisch aus dem Garten essen oder getrocknet zur Zubereitung von Auszug und Tinktur verwenden. Die Wurzeln sollten im Herbst geerntet, fein gehackt und als Abkochung eingenommen werden. Gehackt und geröstet eignen sie sich aber auch als (koffeinfreier) Kaffee-Ersatz.

Melisse *(Melissa officinalis)*

Melisse ist ein wunderbar entspannendes Mittel, das schlaffördernd wirkt, ohne abhängig zu machen. Es eignet sich gut, um nervöse Kinder vor dem Zubettgehen zu beruhigen. Bei Erwachsenen hilft es gegen durch nervöse Anspannung bedingte Verdauungsstörungen, Koliken und Blähungen. Herpesbläschen und Gürtelrose können mit Melissentinktur behandelt werden.

Anwendung Am wirksamsten sind Auszüge oder Tinkturen aus dem frischen ganzen Kraut. Man kann Melisse aus dem Garten entweder frisch verwenden oder sie kurz vor der Blüte ernten und sofort einfrieren. Getrocknete Melisse ist im Handel erhältlich, jedoch nicht so wirksam.

Mutterkraut
(Tanacetum parthenium / Chrysanthemum parthenium)

Mutterkraut hat sich als Mittel zur Linderung von Migräne bewährt; es kann auch vorbeugend eingenommen werden, noch bevor die verräterischen Symptome (verschwommenes Sehen und Übelkeit) einsetzen. Darüber hinaus hilft Mutterkraut gegen rheumatische Schmerzen und Menstruationsschmerzen.

Anwendung Am wirksamsten sind frische oder tiefgekühlte Blätter, gute Drogerien führen aber auch Mutterkrautkapseln. Das Mutterkraut ist eine Pflanze, die man leicht im Garten oder Haus ziehen kann, um ganzjährig versorgt zu sein. Da durch das Kauen von Blättern manchmal kleine Mundschleimhautgeschwüre entstehen können, verwendet man die Blätter besser als Brotbelag und kaut sie möglichst wenig.

Ringelblume
(Calendula officinalis)

Die Ringelblume ist eines der wirksamsten Wundheilkräuter und ausgezeichnet zur Behandlung von Schnittwunden, Schürfungen und anderen Hautwunden wie varikösen Geschwüren geeignet. Sie hat stark antimikrobielle Wirkung und tötet Bakterien, Viren, Pilze und viele Protozoen. Darüber hinaus ist sie ein gutes Mittel gegen Fußpilz, Furunkel und Augen- oder Hautinfektionen. Ferner eignet sie sich für Mundwasser oder Scheidenspülungen gegen Soor wie auch als Augenwasser gegen Augeninfektionen. Ringelblumentinktur empfiehlt sich besonders als Lotion zur Behandlung von Pickeln oder Akne während der Pubertät. Ringelblumencreme hilft bei kleineren Verbrennungen, Sonnenbrand, Ekzemen oder Hämorrhoiden.

Anwendung Aus frischen oder getrockneten Blüten können Auszüge, Tinkturen, Umschläge und Cremes hergestellt werden.

Schwarzer Holunder
(Sambucus nigra)

Der Holunder ist eine sehr vielseitige Heilpflanze. Bei Heuschnupfen hilft er gegen laufende Nase und tränende Augen, und wenn man ihn einnimmt, bevor der Pollenflug beginnt, treten die Symptome nicht so stark auf. Ferner lindert er Katarrh und Fieber infolge von Erkältungen, Nasennebenhöhlenentzündung, Grippe und Bronchitis. Äußerlich kann man ihn zur Behandlung von kleineren Verbrennungen einsetzen.

Anwendung Am wirksamsten sind frische Holunderblüten, die jedoch nur zwei bis drei Wochen im Jahr zu Verfügung stehen. Man kann die Blüten aber einfrieren oder behutsam trocknen und bei Bedarf einen Auszug daraus herstellen.

Thymian *(Thymus*-Arten*)*

Thymian aus dem Garten oder der Küche gilt seit langem als wirksames Mittel gegen Atemwegs- und Magenbeschwerden. In seinem ätherischen Öl ist Thymol enthalten, eine stark antimikrobielle Substanz, die bei Lungen-, Rachen- und Mageninfektionen eingesetzt wird. Thymian wird auch bei Erkältungen gegeben, und er eignet sich gut als Expektorans, um bei Lungenentzündungen den Schleim zu lösen. Unterstützt wird diese Wirkung durch seine Eigenschaft, Bronchialkrämpfe zu lindern, wodurch das Atmen erleichtert wird. Thymian wird bei der Therapie gegen Darmparasiten eingesetzt.

Darüber hinaus wirkt das ätherische Öl des Thymians bei Erkrankungen wie Blasenentzündung, wo es zur Entkeimung von Harn und Blase beiträgt. Er hilft ferner bei Pilzinfektionen und kann als Mundwasser und Scheidenspülung bei Mund- und Scheidensoor verwendet werden wie auch als Lotion bei Infektionen von Kopfhaut oder Füßen, wie etwa bei Fußpilz.

Anwendung Auszüge oder Tinkturen können aus dem frischen oder getrockneten ganzen Kraut hergestellt werden. Wer Thymian vom Gewürzbord verwendet, sollte sicher sein, daß er nicht älter als ein Jahr ist.

Wegerich *(Plantago major)*

Der Wegerich ist ein ideales Beruhigungsmittel der Schleimhäute. Er hilft bei Rachen- und Kehlkopfentzündungen, durch Überanstrengung bedingter Heiserkeit und Reizhusten. Wegerichumschläge unterstützen die Wundheilung, insbesondere bei varikösen Geschwüren und anderen langsam heilenden Wunden. Er beruhigt die Schleimhäute bei schmerzhaftem Magenkatarrh, lindert durch Hämorrhoiden bedingte Beschwerden und beruhigt gereizte Harnwege bei Erkrankungen wie Blasenentzündung.

Anwendung Auszüge und Cremes können aus frischen oder getrockneten, zerdrückten Blättern zubereitet werden.

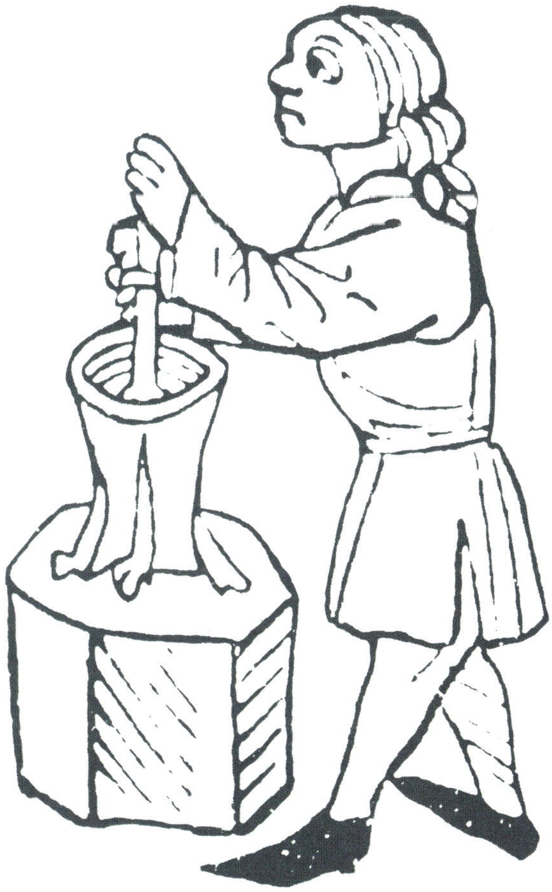

Ein Pflanzenkundiger des 15. Jahrhunderts bei der Zubereitung eines Heilmittels.

Fachbegriffe

Adstringens Stoff, der durch Bindung von Eiweiß in obersten Gewebsschichten, wie etwa Schleimhäuten, eine schützende Membran entstehen läßt.

Ätherisches Öl Flüchtiges Öl mit zahlreichen Inhaltsstoffen, das meist durch Destillation aus Pflanzenextrakten gewonnen wird.

Alchimie Mittelalterliche Form der Chemie, bekannt vor allem durch Versuche, unedle Metalle in Gold zu verwandeln.

Alkaloide In Pflanzen vorkommende Stickstoffverbindungen mit einer Ringstruktur, die zu medizinischen Zwecken eingesetzt werden.

Alterans Medikament zur Umstimmungstherapie.

Aminosäuren Stickstoffhaltige organische Säuren, die die Grundbausteine für Proteine bilden.

Amöben Einzeller, die Krankheiten wie Ruhr hervorrufen können.

Analgetikum Schmerzstillendes Mittel.

Anthrachinone Wichtige Gruppe von Pflanzenwirkstoffen, die als Abführmittel verwendet werden.

Antiallergikum Verhindert allergische Reaktionen oder lindert allergische Symptome.

Antimikrobielles Mittel Zerstört Mikroorganismen.

Antimykotikum Pilzzerstörendes Mittel.

Antioxidans Verlangsamt oder verhindert die Oxidation von Stoffen.

Antiseptikum Beugt Wundinfektionen vor.

Aromatikum Substanz mit einem typischen Geruch oder Geschmack.

Autoimmunkrankheit (Autoaggressionskrankheit) Krankheit, die durch eine Fehlsteuerung im Abwehrsystem des Körpers verursacht wird.

Bakterizid Tötet Bakterien ab.

Bitterstoff Substanz, die die Geschmacksknospen auf der Zunge stimuliert. Dadurch werden die Sekretion von Verdauungssäften und der Appetit gesteigert.

Cholinergische Nerven Alle Nerven, bei denen die Erregungsübertragung durch Acetylcholin erfolgt.

Cumarine Inhaltsstoffe von Gräsern und Leguminosen, die gerinnungshemmende Mittel liefern.

Dengue-Fieber Akute, fieberhafte Infektionskrankheit der Tropen und Subtropen, die durch ein Virus hervorgerufen wird.

Dermatophytie Hautpilzerkrankung.

Diuretikum Steigert die Harnausscheidung.

Emetikum Löst Erbrechen aus.

Emolliens Erweichendes Mittel.

Enzyme Proteine, die bei bestimmten Reaktionen im Körper als Biokatalysatoren wirken.

Expektorans Unterstützt die Verflüssigung und den Abtransport von Schleim und anderem Material in den Atemwegen.

Fettsäuren Bausteine für pflanzliche und tierische Fette.

Flavonoide Große Gruppe von Pflanzeninhaltsstoffen, die pflanzliche Farbstoffe liefern und breite medizinische Wirkung haben.

Follikelstimulierendes Hormon (FSH) Vom Hypophysenvorderlappen abgegebenes Hormon, das bei Frauen die Entwicklung der Follikel im Ovar und bei Männern die Bildung von Samen anregt.

Gallen Wucherungen an pflanzlichen Organen, die als Reaktion auf tierische Parasiten (zum Beispiel durch Einstich oder Eiablage) von der Pflanze als Schutzmaßnahme gebildet werden.

Glaukom Augenerkrankung, die durch einen erhöhten Augeninnendruck verursacht wird.

Glykoside Gruppe von Pflanzeninhaltsstoffen. Sie enthalten Zuckermoleküle, die dazu beitragen, daß die Stoffe löslich bleiben.

Gonadotrophe Hormone Hormone, die sowohl männliche als auch weibliche Geschlechtsdrüsen anregen.

Ischialgie Schmerzen, die aus der Kreuzbeingegend über die Außenseite des Oberschenkels in den Fuß ziehen und die überwiegend durch eine Kompression einer Nervenwurzel auf der Höhe des fünften Lendenwirbels/ersten Kreuzbeinwirbels bedingt sind.

Karotinoide Gelbe oder rote Pflanzenfarbstoffe, die im Körper in Vitamin A umgewandelt werden können.

Kolik Schmerzen, die durch krampfartiges Zusammenziehen eines Organs, wie etwa der Gallenblase, bedingt sind.

Laxans Abführmittel, das den Stuhlentleerungsreflex auslöst.

Liniment Einreibemittel zur Linderung von Muskel- und Gelenkschmerzen, das gewöhnlich hautreizende oder krampflösende Stoffe enthält.

Lipide Fette und fettähnliche Substanzen, die von pflanzlichen und tierischen Organismen gebildet werden.

Luteinisierendes Hormon Vom Hypophysenvorderlappen ausgeschüttetes Hormon, das den Eisprung auslöst und die Bildung von Progesteron in den Eierstöcken beziehungsweise von Testosteron in den Hoden anregt.

Neuralgie Schmerzanfall im Ausbreitungsbereich eines Nervs.

Nutritiv Nährstofflieferant.

Östrogen (Estrogen) Gruppen von Hormonen mit unterschiedlichen Funktionen, die in den Eierstöcken gebildet werden.

Parkinson-Syndrom Zittern an Körperteilen, Steifigkeit der Muskulatur bei passiver Bewegung, Verminderung von Spontan-, Reaktiv- und Ausdrucksbewegung.

Periphere Durchblutung Blutversorgung der äußeren Körperbereiche wie Arme, Beine, Muskeln und Haut.

Polysaccharide Gruppe von Kohlenhydraten, wie etwa Stärke, die aus miteinander verbundenen einfachen Zuckern aufgebaut sind.

Progesteron Weibliches Hormon, das nach dem Eisprung in den Eierstöcken gebildet wird.

Prostaglandine Sammelbegriff für hormonähnliche Substanzen, die im Körper als chemische Botenstoffe agieren.

Protozoen Gruppe tierischer Einzeller, zu denen beispielsweise der Malariaerreger gehört.

Psoriasis Schuppenflechte – chronische Hauterkrankung, charakterisiert durch dicke, silberweiße Schuppen.

Purgativ Abführmittel, das den Stuhl verflüssigt.

Pyrrolizidinalkaloide Bedenkenlos sind folgende Konzentrationen an Pyrrolizidinalkaloiden: 0,1 Mikrogramm täglich bei innerer Anwendung, 10 Mikrogramm täglich bei äußerer Anwendung; homöopathische Arzneimittel ab einer Potenzstufe von D6 bei innerer Anwendung, D4 bei externer Anwendung.
Höhere tägliche Konzentrationen von Pyrrolizidinalkaloiden mit 1,2-ungesättigter Necin-Struktur sind leberschädigend und kanzerogen.

Rhizom Unterirdisches Speicherorgan bei Pflanzen.

Saponine Komplexe organische Verbindungen, die in Wasser schäumen. Sie besitzen Ähnlichkeiten mit Steroiden und Hormonen.

Sedativ Wirkt dämpfend auf Funktionen von Organen und Muskeln und beruhigt das Zentralnervensystem.

Skorbut Durch Vitamin-C-Mangel hervorgerufene Krankheit.

Skrofulose Infektionskrankheit bei Kindern mit ekzematösen und geschwürigen Veränderungen an Mund, Nase und Ohren.

Steriler Trieb Spezialisierter Trieb einer Pflanze, der Nahrungsenergie liefert, aber keine Fortpflanzungsorgane besitzt.

Stupor Bewegungsloser Zustand durch Antriebsverlust bei erhaltenem Bewußtsein.

Tannine Phenolreiche Substanzen, die sich in Rinde, Holz, Blättern und Gallen zahlreicher Pflanzen finden.

Thallus Vegetationskörper von niederen Pflanzen wie etwa Flechten.

Thrombose Erkrankung, bedingt durch die Entstehung eines Blutgerinnsels in der Blutbahn, was zur Verengung oder Verstopfung des Gefäßes führt.

Tisane In Frankreich gebräuchliche Arzneiform, die im wesentlichen einem schwachen Tee oder Auszug entspricht.

Tonikum Mittel zur Stärkung eines Organsystems.

Bibliographie

Böhmig, Ulf, *Alternative Hausapotheke. Naturnahe Behandlung,* Wien 1985
Boericke, William, *Homöopathische Mittel und ihre Wirkung,* Leer/Ostfriesland 1992
Chopra, Deepak, *Die Körperseele. Grundlagen und praktische Übungen der Ayurveda-Medizin,* Bergisch Gladbach 1990
Dörfler, Hans-Peter; Roselt, Gerhard, *Heilpflanzen gestern und heute,* Leipzig, Jena, Berlin 1990
Heyn, Birgit, *Die sanfte Kraft der indischen Naturheilkunde,* Bern, München, Wien 1992
Hegnauer, Robert, *Chemotaxonomie der Pflanzen,* Therwil 1992
Heinz, Ulrich Jürgen, *Das Handbuch der modernen Pflanzenheilkunde,* Freiburg/Breisgau 1984
Holzner, Wolfgang, *Das kritische Heilpflanzenbuch,* Wien 1985
Homöopathie. Die »sanfte Medizin« von A–Z. Das große Hausbuch, München 1990
Hoppe, Heinz A., *Drogenkunde,* Berlin 1975
Hunnius Pharmazeutisches Wörterbuch, Berlin 1986
Kaestner, Alfred von, *Lehrbuch der speziellen Zoologie,* Stuttgart 1984
Krug, Erich, *Lexikon der Naturheilkunde,* Heidelberg 1989
Leibold, Gerhard, *Das moderne Hausbuch der Naturheilkunde,* Niedernhausen/Ts. 1988
Leung, Albert Y., *Chinesische Heilkräuter,* München 1985
Lingen, Helmut, *Heilpflanzen und ihre Kräfte,* Köln 1988
Pahlow, Mannfried, *Das große Buch der Heilpflanzen. Gesund durch die Heilkräfte der Natur,* München 1989
Ders., *Heilpflanzen,* München 1992
Poletti, Aldo; Schlicher, Heinz; Müller, Alfred, *Heilkräftige Pflanzen,* Weil der Stadt 1990
Porkert, Manfred, *Die chinesische Medizin,* Düsseldorf 1982
Willfort, Richard, *Gesundheit durch Heilkräuter,* Linz 1959

Register

Die **fettgedruckten** Seitenangaben verweisen auf Einträge im Lexikon der Naturheilmittel, die *kursiven* Seitenzahlen auf Einträge im Abbildungsteil. (HM) = homöopathisches Mittel.

A

B

C

Q

R

S

T

Danksagung

Danksagung der Autoren

Unser besonderer Dank gilt der Lektorin Helen Barnett, die uns bei allen Fragen aus den verschiedenen medizinischen Bereichen kenntnisreich und freundlich zur Seite stand. Darüber hinaus danken wir Dr. R. M. Ballentine, Helen Busby, Kerri Caldock, Christopher Hedley, Jeffrey McNeely von der World Conservation Union, Michael McIntyre, Dr. Len Mervyn, Simon Mills, Prof. E. J. Shellard und Hein Zeylstra. Auch das Wellcome Institute for the History of Medicine in London war sehr hilfreich.

Dorling Kindersley dankt Steve Painter für seine Hilfe beim Layout, Sarah Ashun für ihre Assistenz beim Fotografieren, Candace Burch für die Korrektur, Sue Bosanko für das Register und Victoria Wood für das Aufspüren der Requisiten; darüber hinaus Kew Gardens, Merck Limited, Natural History Museum, Novo Nordisk Pharmaceuticals Limited, William Ransom & Son.
Folgende Firmen stellten uns freundlicherweise Pflanzen, Tiere und Mineralien zum Fotografieren zur Verfügung:
Culpeper Limited, Hadstock Road, Linton, Cambridge CB1 6NJ; East West Herb Shop, 2 Neal's Yard, London WC2H 9DP; Gregory Bottley & Lloyd, 8–12 Rickett Street, London SW6 1RU; Hambleden Herbs, Hambleden, Henley-on-Thames, Oxfordshire RG9 6SX; Hollington Nurseries, Woolton Hill, Newbury, Berkshire, RG15 9XT; Poyntzfield Herb Nursery, Black Isle, By Dingwall, Ross & Cromarty, Scotland IV7 8LX; Suffolk Herbs, Sawyers Farm, Little Cornard, Sudbury, Suffolk IP33 1NX.

Illustrationen

David Ashby: S. 34, 40
Colette Cheng: S. 11 re.
Sarah Ponder: S. 59, 94, 107, 110, 112, 116, 119, 124, 125

Bildnachweis

Alle Fotografien wurden von Steve Gorton angefertigt, ausgenommen die unten aufgeführten:
Bodleian Library, Oxford (MS. Ashmole 1462): S. 14 ob., 16 unt.
The Bridgeman Art Library, London: S. 16 ob., 20 ob. li.
Britisch Library (010C): S. 12 unt., 26 ob. li.
Dorling Kindersley: S. 19
The Mansell Collection: S. 10 unt.
Mary Evans Picture Library: S. 13 ob., 14 unt., 17, 18 unt., 19 ob., 24 ob.
National Maritime Museum, London: S. 15 unt.
© Photo Michael Holford: S. 10 ob., 13 unt.
Photographer/Aspect Picture Library: S. 22 ob. li.
Photographer/Science Photo Library: S. 28 ob. li.
Werner Forman Archive/Plains Indian Museum, Wyoming: S. 18 ob.